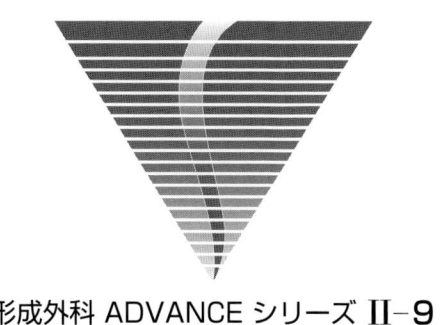

形成外科 ADVANCE シリーズ II-9

骨延長術
最近の進歩

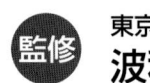 東京大学教授
波利井 清紀

 北海道大学教授
杉原 平樹

克誠堂出版

執筆者一覧
(五十音順)

秋月　種高	東京警察病院形成外科
飯田順一郎	北海道大学大学院歯学研究科歯科矯正学分野
井川　浩晴	北海道大学医学部形成外科
今井　啓介	大阪市立総合医療センター形成外科
大森喜太郎	東京警察病院形成外科
川嶋　邦裕	北海道大学医学部形成外科
日下部豊寿	北海道大学歯学部附属病院咬合系歯科
倉片　　優	東京警察病院形成外科
小室　裕造	順天堂大学医学部形成外科
佐藤　兼重	昭和大学医学部形成外科
佐藤　博子	慶応大学医学部形成外科
佐藤　嘉晃	北海道大学歯学部附属病院咬合系歯科
志田　裕子	東京大学医学部顎口腔外科
柴田　　実	新潟大学医学部形成外科
菅原　康志	自治医科大学形成外科
杉原　平樹	北海道大学医学部形成外科
須佐美隆史	東京大学医学部顎口腔外科
鈴木　啓之	昭和大学医学部形成外科
高戸　　毅	東京大学医学部顎口腔外科
多久嶋亮彦	東京大学医学部形成外科
田嶋　定夫	前大阪医科大学形成外科
中島　龍夫	慶応大学医学部形成外科
浜西　千秋	近畿大学医学部整形外科
平野　明喜	長崎大学医学部形成外科
平林　慎一	帝京大学医学部形成外科
福田　慶三	愛知医科大学形成外科
保阪　善昭	昭和大学医学部形成外科
安井　夏生	徳島大学医学部整形外科
米原　啓之	帝京大学医学部形成外科

序

　過去20年間に形成外科領域における手術手技はきわめて急速な進歩を遂げた。Microsurgery，遊離皮弁，筋皮弁，頭蓋顔面外科，tissue expansion，膜性骨延長術，内視鏡手術などの新たに開発・臨床応用された手技は，形成・再建外科の適応を拡大し，当該患者のQOL向上に多大な恩恵をもたらしている。

　頭蓋顔面骨の骨延長術は，1990年前後の動物実験による報告以来，過去10年間で，多くの基礎・臨床報告と精力的な骨延長器機の開発を基礎に，急速に臨床応用が普及し，現在は形成外科の臨床で広く用いられている。先行した長管骨仮骨延長術と異なり，頭蓋顔面領域における骨延長術では，咬合機能などを熟慮した複雑な曲面での骨延長が求められる。したがって，三次元的骨延長が可能な小型延長装置の開発や治療期間の短縮など，今後，頭蓋顔面骨の骨延長術固有の課題を解決し，本法の適応を確立することで，21世紀における頭蓋顔面形態異常に対する低侵襲手術としての発展が期待される。

　本書では，長管骨をふくめ頭蓋顔面骨骨延長に関する基礎と臨床について，豊富な経験を持つ先生に創意・工夫や今後の課題を，分かりやすく記述していただいた。

　本書が，形成外科医のみならず外科医全般にとっても有用な成書となり，また本法をさらに飛躍・発展させるための一助となれば幸いである。

2002年4月

北海道大学医学部形成外科学教室
杉原　平樹

目　次

I　骨延長術の歴史
（杉原平樹）

　　はじめに　3
　　A．長管骨における骨延長術　3
　　B．頭蓋顔面骨における骨延長術　4
　　まとめ　6

II　基礎

1．長管骨の骨延長と基礎……………………11
（浜西千秋）

　　A．臨床的基礎知識　11
　　B．仮骨延長の基礎　13
　　C．最新の知見　17
　　まとめ　18

2．下顎骨

骨延長における骨再生機序……………………20
（米原啓之，小室裕造）

　　はじめに　20
　　A．下顎骨骨欠損部修復過程　20
　　B．下顎骨骨延長骨再生過程　21
　　C．延長時のX線像の検討　23
　　D．骨癒合時期について　23
　　E．過去に報告されている観察結果について　24
　　F．組織学的観察結果についての考察　25
　　G．骨膜の関与について　25
　　H．骨再生時の軟骨形成について　25
　　I．拡大力および延長頻度の影響　26

骨延長の基礎……………………27
（川嶋邦裕，井川浩晴，杉原平樹）

　　はじめに　27
　　A．延長手技　27
　　B．イヌ下顎骨仮骨延長実験　28
　　C．結果　28
　　D．考察　30

関節頭に対する影響……………………34
（米原啓之，高戸　毅）

　　はじめに　34
　　A．顎関節の解剖　34
　　B．顎関節の運動　35
　　C．下顎骨変形の分類　35
　　D．各種骨延長装置　36
　　E．骨延長方向の影響　37
　　F．関節頭への影響についての文献的考察　38

培養骨膜由来細胞による骨延長部における骨形成促進について……………………40
（多久嶋亮彦）

　　はじめに　40
　　A．実験1　41
　　B．実験2　44
　　C．考察　45

3．上顎骨・中顔面……………………49
（小室裕造）

　　はじめに　49
　　A．歴史　49
　　B．上顎・中顔面骨延長の基礎的研究の現況および将来の可能性　50
　　C．考察　54

4．頭蓋骨……………………57
（福田慶三）

　　はじめに　57
　　A．概念　57
　　B．対象と方法　58
　　C．結果　58
　　D．考察　59

III 臨床

5．部位

長管骨 ……………………………………………………………………………………67
（安井夏生）

はじめに　67
A．Ilizarov法の概念　67
B．骨延長の適応　67
C．術前の準備　68
D．手技　68
E．術後管理　69
F．症例　69
G．考察　71

指趾骨 ……………………………………………………………………………………73
（柴田　実）

はじめに　73
A．概念　73
B．解剖　74
C．術前の評価　74
D．骨延長術による治療　74
E．骨延長術以外の延長手技　75
F．症例　78
G．考察　82

下顎骨：片側 ……………………………………………………………………………86
（井川浩晴，川嶋邦裕，佐藤嘉晃）

はじめに　86
A．概念　86
B．適応　87
C．術前後の評価　87
D．手技　87
E．術後管理　88
F．症例　88
G．考察　90

下顎骨：両側 ……………………………………………………………………………93
（高戸　毅，須佐美隆史）

はじめに　93
A．概念　93
B．適応　94
C．術前の評価　94
D．手技　94
E．術後管理　96
F．症例　96
G．考察　98

上顎骨：上顎，中顔面の骨延長術 ……………………………………………………102
（秋月種高，大森喜太郎）

はじめに　102
A．骨延長器　102
B．上顎，中顔面の各種骨延長術の実際　103
C．症例　105
D．考察　109

上顎骨：上下顎同時 ……………………………………………………………………111
（佐藤兼重，鈴木啓之）

はじめに　111
A．概念　111
B．解剖　111
C．術前の評価と準備　112
D．手技　112
E．術後管理　113
F．症例　113
G．考察　116

上顎骨：Le Fort III ……………………………………………………………………118
（今井啓介，田嶋定夫）

はじめに　118
A．術前の評価　118
B．手技　118
C．術後管理　119
D．症例　119
E．考察　121

上顎骨：Le Fort IV ……………………………………………………………………123
（田嶋定夫，今井啓介）

はじめに　123
A．術前の評価　123
B．手技　123
C．術後管理　124
D．症例　124
E．考察　126

頭蓋骨 ·· 128
（菅原康志）

- はじめに　128
- A．手技　128
- B．症例　129
- C．考察　130

6. デバイス

外固定 ·· 137
（平林慎一, 菅原康志）

- はじめに　137
- A．外固定型骨延長器の分類　137
- B．代表的な外固定型骨延長器とその特長　139
- C．今後の展望　140

内固定 ·· 143
（倉片　優）

- はじめに　143
- A．特徴　143
- B．デバイス　144
- C．延長器の装着　145
- D．症例　145
- まとめ　147

7. 疾患

唇顎口蓋裂 ·· 149
（佐藤兼重, 保阪善昭）

- はじめに　149
- A．概念と意義　149
- B．術前の評価　149
- C．手技　150
- D．術後管理　150
- E．症例　151
- F．考察　151

Hemifacial microsomia ·· 156
（井川浩晴, 川嶋邦裕）

- はじめに　156
- A．概念　156
- B．分類　157
- C．治療方針　157
- D．術前の評価　157
- E．手技　158
- F．術後管理　159
- G．症例　159
- H．考察　163

Treacher Collins症候群 ·· 166
（佐藤博子, 中島龍夫）

- はじめに　166
- A．概念　166
- B．手技　168
- C．症例　169
- D．考察　170
- まとめ　171

小下顎症 ·· 173
（平野明喜）

- はじめに　173
- A．小下顎症（両側性）の特徴　173
- B．手術の適応　174
- C．従来の下顎骨骨切り術の適応　174
- D．骨延長　175
- E．両側下顎延長　176
- F．問題点と対策　177
- G．症例　179

頭蓋骨早期癒合症 ·· 184
（今井啓介, 田嶋定夫）

- はじめに　184
- A．術前の評価　184
- B．手技　185
- C．術後管理　185
- D．症例　187
- E．考察　188

8. 分析・矯正

顎骨骨延長の周術期における矯正 ………………………………………………… 190
（佐藤嘉晃，日下部豊寿，飯田順一郎，井川浩晴）

- はじめに 190
- A．概要 190
- B．解剖および術前後の評価 190
- C．矯正治療 198
- D．症例 200
- E．考察 202

中顔面骨延長術における軟部組織の変化と延長骨の後戻りについて …………… 209
（秋月種高，大森喜太郎）

- はじめに 209
- A．中顔面骨延長術における軟部組織の変化 209
- B．中顔面骨延長術における延長骨の後戻りの観察 211
- C．考察 212

9. 骨トランスポート法 ………………………………………………………………… 217
（高戸　毅，志田裕子）

- はじめに 217
- A．概念 217
- B．適応 219
- C．術前の評価 219
- D．手技 219
- E．術後管理 220
- F．症例 221
- G．考察 222

索　引 ……………………………………………………………………………………… 285

I 骨延長術の歴史

I 骨延長術の歴史

SUMMARY

　膜性骨である頭蓋顔面骨の骨延長術は，1973年Snyderならびに1986年Persingらの動物実験による報告が，本法の臨床応用の可能性を示唆して以来，過去10年間で多くの基礎的実験報告と精力的な骨延長器機の開発を基礎に，きわめて急速に臨床応用が普及した。20世紀最後の形成外科領域における新しい手術手技として，現在は形成外科の臨床で広く用いられ，ほぼ確立された手術手技となっている。本稿では，長管骨骨延長術の基礎的事項を踏まえて，頭蓋顔面骨の骨延長術を歴史的観点から総論的に述べた。
　今後，頭蓋顔面外科における骨延長術は口腔内の小型延長器や，多方向への延長が可能な内固定型自動延長装置などの開発が進むに従い，頭蓋顔面形態異常に対する主要な手術手技としてさらなる発展が大いに期待される。骨延長術は，骨移植による合併症の回避，周囲軟部組織の拡大・延長，低侵襲手術の一つとして多くの利点を有している。頭蓋顔面骨領域における骨延長術では，延長の方向・速度・間隔，延長装置の仕様や装着方法，治療期間の短縮などを含め，形態を考慮した頭蓋顔面骨の骨延長術固有の至適条件を検討・確立する必要があり，今後もさらなる基礎・臨床研究が必要である。
　また，最近報告の見られる膜性骨骨延長術の骨再生に関与する各種成長因子などに関する分子生物学的研究は，将来的に骨延長術における骨形成促進のための薬物療法の開発なども期待され，その研究成果を待ちたい。

はじめに

　骨延長術（distraction osteogenesis）が骨移植を必要としない長管骨骨延長術として開発されたのは周知の通りである。その基本的原理は，外（内）固定骨延長器を用いて骨切りを行った骨の両断端間の距離を徐々に拡大し，間隙に骨再生を促して骨化を誘導する方法である。長管骨の骨延長術は1904年，Codivilla[1]の最初の症例報告以来，長期間定型的な手術法とはならず，Ilizalov[2)~4)]による動物実験を踏まえた詳細な報告が国際的な評価を得て，急速に本法の臨床応用が普及し，とくに整形外科領域での確立された手術手技となった。一方，膜性骨である頭蓋顔面骨の骨延長術は，Snyder[5]およびPersing[6]らの動物実験の報告が，本法の臨床応用の可能性を示唆して以来，1990年以降，動物実験ならびに各種の骨延長器の開発を基礎として急速に臨床応用が普及し，現在は形成外科領域での確立された手術手技となっている。
　本稿では，長管骨骨延長術の基礎的事項を踏まえて，頭蓋顔面骨の骨延長術を歴史的観点から総論的に述べる。

A 長管骨における骨延長術

　長管骨の骨延長術は，1904年Codivillaによる脚長差のある患者に対する大腿骨の骨延長術が最初の報告とされており，大腿骨骨切り後，外固定装置により患肢を健側の下肢長まで延長し，十分な骨化が認められた時点で外固定装置を除去したとするものである[1]。その後も骨切りの工夫を含めた手術手技の改良ならびに固定・延長装具の開発などが試みられたが，感染や延長部の癒合不全，延長後の骨折などの合併症の発生率が高かったため，必ずしも定型的な手術手技としては普及しなかった[7)8)]。ほぼ半世紀を経た1950年代始め，ロシアの外科医Ilizarovが独自に開発した創外固定装置を用いて本法を骨折の治療に応用していたが，長管骨延長術に関する国内での報告は当時の「鉄のカーテン」に隠れたままであった[2]。1989年，Ilizalovはイヌの脛骨を用いて，周囲の軟部組織の影響をも考慮に入れ，かつ最大限に骨化を誘導するための原則的基準を提唱した[2)~4)]。現在も，これらの原則が長管骨のみならず，頭蓋顔面骨骨延長術の一つの指標としても用いられており，この報告は，長管骨骨延長術の定型的術式としての普及を加速させた。
　長管骨の骨延長術で良好な骨再生を誘導するためには，一般に外固定延長器による強固な固定が不可欠である[2)8)]。長管骨骨延長術における骨再生機序について，固定力が弱く延長時に骨断端面が不安定な場合は，組織学的に軟骨性骨化を経て骨化が完了する。一方，強固で安定した固定力の下での骨延長では膜性骨化が起こり，強度の高い骨化を得ることができるとされている[2)~4)10)11)]。
　骨延長術における骨再生機序については多くの報告があり，骨膜の存在と骨内膜の血行が骨延長部の骨再生能に関与するきわめて重要な要因であることが指摘され[2)~4)11)~13)]，骨膜および骨内膜の血流を温存する方法としてcorticotomyによる骨延長術が推奨された[2)~4)]。さらに，De Bastiani, Aldegheriらはcorticotomy後の軟部組織・骨膜・骨髄組織などの創傷部位がある程度安定す

るまで，数日間のlatent periodをおいて骨延長を開始すべきであると述べている[14)~17)]。このlatent periodについては長管骨の場合，一般に5～15日[2)3)14)]と報告されているが，年齢により異なり，一般に若年者ほど短い[18)19)]。また，Ilizarovはイヌを用いた実験から延長速度と延長間隔が骨再生に強い影響を与えることを明らかにしている。報告によると延長速度は1mm/日がもっとも理想的であり，0.5mm/日では骨切り部の早期骨癒合が生じ，2mm/日では骨再生能が低下して骨癒合が遅延する可能性が高くなるとしている[3)]。また，1日の延長距離を数回に分割する方法，さらに自動延長装置を用いた持続的な延長法についても報告されている[2)4)]。これらの手技は骨再生のみならず，骨延長に伴う周囲軟部組織の拡張においても同様であり，組織学的検討から，骨膜，神経，筋膜，筋肉，血管が正常な組織構築を保ちながら増殖成長することが確認されている[2)4)]。1回0.25mm，1日4回という延長速度と間隔は，現在も一つの基準として臨床に適用されており[15)16)20)21)]，疼痛や関節の異和感，骨再生の状態などにより，微調整が行われている[14)17)22)23)]。

長管骨延長術は骨端線での骨延長術を含め，歴史的にも多様な臨床応用が試みられており[24)~27)]，その適応はますます拡大するものと思われる。

B 頭蓋顔面骨における骨延長術

膜性骨である頭蓋顔面骨は解剖学的にも生理学的にも四肢長管骨とは異なる点が多い。長管骨は発生学的に軟骨性骨化を呈するが，頭蓋顔面骨は膜性骨化を示す。また，頭蓋顔面骨における骨折治癒機転でも，長管骨に見られるような過剰な仮骨形成を見ることはない。したがって，長管骨において確立された骨延長手技を頭蓋顔面骨に直接適用することは必ずしも妥当ではない。

1. 下顎骨骨延長術

a. 動物実験

頭蓋顔面骨領域の骨延長術を動物実験として初めて試みたのは1973年，Snyderら[5)]である。イヌの咬合不全モデルを用い，骨切り後14日間骨延長を行い，本来の正常咬合を得られたとし，下顎骨における骨移植なしの骨延長術の可能性を示唆した。同様の結果は1977年，Michieliら[28)]も報告しているが，1992年Karpら[29)30)]はイヌを用いた一連の実験で，下顎骨延長時の骨切りは皮質骨のみを切るいわゆるcorticotomyでの骨形成が良好であるとし，骨再生は膜性骨化であることを示した。膜性骨における骨再生機序に関しては，Komuroら[31)]も，ヒトの頭蓋顔面骨における骨延長術後の骨化でも膜性骨化であると報告している。

1994年，放射線照射が仮骨延長に与える影響に関し，Gantousら[32)]はイヌの下顎骨に放射線照射後6カ月で骨延長を行い，2cmの延長が得られたと報告した。また，1994年Anninoら[33)]は，trifocal distraction osteogenesisによる手技を用いた，イヌの広範囲な下顎骨欠損の再建を報告している。これらの結果は骨延長術が頭頸部悪性腫瘍切除後の放射線照射例や広範な下顎骨欠損例に対する新しい骨再建法の一つとなる可能性を示唆している。

b. 臨床応用

1992年，McCarthyら[34)]はhemifacial microsomiaの小児を対象に，初めて下顎骨骨延長術の臨床応用を行った。Hemifacial microsomiaの3症例に対し片側の下顎骨延長を，またNager's syndromeの1症例に両側の下顎骨延長を行った。予定の仮骨延長を終了した後，骨化が完了し十分な強度を得るまでの8～10週間延長装置を装着し，最終的に18～24mmの骨延長が得られたとし，本法の臨床における有効性を確認する一方，装置刺入部皮膚の肥厚性瘢痕，長期間の外固定装置装着による患児への精神的負担などの問題点を明らかにした。

その後，短期間に下顎骨延長術による先天性・後天性下顎低形成の治療症例が報告され[35)~40)]，頭蓋顔面外科領域における有用な手術手技として普及するとともに，手技や固定装置の改良が加わり，本法はしだいにより安全で安定した手術手技へと発展した。

下顎骨延長術の術前計画や術後評価について，1993年Takatoら[35)]は，骨延長の方向ならびに延長距離を術前に正確に計画するための，CTを用いた頭蓋骨の立体モデルの作製による術前のシミュレーションを提唱し，Sugiharaら[36)]も三次元CTによる実体モデルに関する報告を行っている。また，Hughesら[37)]は三次元CTを用いて，延長による骨の体積変化を測定し，両側の延長例では平均25％の増加を報告した。

さらに下顎骨延長は気道閉塞による致死的病態の改善にも応用され，Mooreら[38)]は咽頭狭窄のため気管切開が必要なTreacher Collins症候群の小児例に対し下顎骨骨延長を行い，咽頭腔の拡大と気道が確保され，気管チューブを抜去し得たと報告している。また，Judgeら[39)]，Carmenら[40)]は，Pierre Robin症候群，Klippel-Feil症候群を含む重篤な下顎骨低形成による閉塞性呼吸困難を呈した生後1～18カ月の乳児に対する下顎骨骨延長が病態の改善にきわめて有効であったと報告している。

下顎骨は解剖学的に体部・下顎角部・下顎枝と曲面の

異なる形態のため，臨床に有用な延長方向として三次元的骨延長が必要となる[35]。1995年，Molina[41]は106例の下顎骨骨延長例に対し，下顎角部で2カ所にcorticotomyを行い，下顎体部を水平方向に，下顎枝を垂直方向に延長するという異なる2方向への骨延長法を報告した。また，下顎骨歯槽部の骨欠損に対し歯槽骨を垂直方向へ骨延長する方法も開発されている[42]～[44]。

通常の1カ所で骨延長を行う方法はmonofocal distraction osteogenesisと呼ばれるが，最近，短期間により大きい骨延長量を得るために，2カ所でのosteotomyまたはcorticotomyによる骨延長を行うbifocal distraction osteogenesis[41]，さらには中間骨（transport disk）を2つにするtrifocal distraction osteogenesisによる延長効率の向上も試みられている[45]。

2. 上顎骨・頭蓋骨の骨延長術

a. 動物実験

中顔面における骨延長に関する動物実験では，1993年Rachmielら[46]の羊を用いた中顔面の骨延長で，最大43mmの上顎骨骨延長を行った報告が最初である。1994年Glatら[47]は，イヌの頬骨側方延長による頬骨の厚みと頬骨の拡大を報告した。また1995年，Altuna[48]は骨切り後，矯正装置を用いた猿の上顎骨の骨延長術を報告している。さらに1996年，Rachmielら[49]は，羊にLe Fort IIと眼窩骨周囲の骨切りを行い，眼窩骨と中顔面を同時に骨延長し，顔面骨変形に対する三次元的再建の可能性を示唆するとともに，眼窩骨と眼窩内容の延長拡大効果を報告している。一方，Staffenbergら[50]はイヌの実験系を用いて骨縫合が癒合する前であれば，骨切りなしに骨縫合部を延長できることを示した。このことはApert症候群などの中顔面低形成の症例に対する早期骨延長術の臨床応用の可能性を示唆している。

1997年Yamamotoら[51]は，人工歯根と口腔内延長器による上顎延長法を報告した。上顎骨骨切りの後，その両端に埋め込んだチタン製implantを用いて骨延長を行うもので，イヌにおいては最終的に上顎骨10mmの延長が得られたと述べている。

一方，頭蓋骨早期癒合症などへの適応の可能性を求め，頭蓋骨骨延長術の動物実験では比較的早期に頭蓋骨縫合部での骨延長が試みられた。Persingら[6]は，1986年spring expander deviceを，1994年Tschakaloffら[52]は内固定装置を用いて，短頭モデル家兎の頭蓋骨を延長・拡大する実験を行い，Movassaghiら[53]は，家兎の前頭鼻骨縫合をspring deviceを用いて拡張させた。

また1991年，家兎のfrontosphenoid sutureにspring deviceを装着して延長することで，頭蓋底部の拡大のみならず同側の環状縫合の拡大されたことから[54]，Apert症候群などの頭蓋顔面変形が頭蓋底部の劣成長によって惹起されると考えられる疾患に対し有効な治療法となる可能性が示された。

b. 臨床応用

臨床における頭蓋顎顔面領域の骨延長術がもっとも広く行われたのは，上顎骨低形成に起因する咬合不全と気道狭窄に対する上顎骨の急速延長法であるが[55]～[58]，前述した多くの動物実験の結果を踏まえて，骨延長術はあらゆる先天性頭蓋顔面変形へと適応が急速に拡大した[59]～[61]。

Cohenら[59]は，唇顎口蓋裂の小児に対し上顎骨骨延長を行い，上顎骨低形成による咬合異常と中顔面の後退を改善した。do Amaralら[60]は，Apert症候群およびCrouzon症候群の患者7例にmonobloc osteotomyによる骨延長を行い，眼球突出と中顔面の形態を改善させた。Nakajimaら[62]は頭蓋骨早期癒合症の患者に対して頭蓋骨を8～22個の骨片に分割した後，骨延長を行い全頭蓋骨のremodelingを行った12例を報告している。Chinら[63]は，中顔面低形成を呈したPfeiffer症候群の12歳の症例に対し，Le Fort III osteotomyと内固定装置による20mmの前方移動を行い，整容的な改善を得た。

3. 硬口蓋部の骨延長術

1997年，Carlsら[64]はイヌを用いて硬口蓋部の骨延長を試み，硬口蓋中央部に骨切りを行い，延長器を口腔内で硬口蓋部の矢状方向に装着し骨延長を行っている。7～10mm延長が得られ，硬口蓋部のような薄い骨での骨延長が可能であることを示した。さらに，最近ではAschermanら[65]がイヌに口蓋裂を作成し，硬口蓋部後方部に骨切りを行い，遊離した後方の口蓋骨を延長している。硬口蓋部骨延長による骨再生は組織学的に明らかな膜性骨化を呈しており，軟骨性骨化の所見は認められなかった[65][66]。また，口蓋骨の骨延長に伴い軟口蓋も延長されることも明らかになっており[66]，この術式を口蓋裂における鼻咽腔閉鎖機能不全の治療に応用することで，より生理的な治療法になりうる可能性を示した。しかし，未だこの分野の骨延長術についてはほとんどが動物実験のみの報告であり，実際の臨床応用は今後の大きな課題であろう。

4. 骨延長装置

現在，多様な骨延長装置が開発されたことで，頭蓋顔面骨の骨延長術の臨床適応が拡大しているが，骨延長術

は強固な外固定装置を用いることから始まった。外固定装置は現在も広く用いられているが，骨延長術では長期の固定期間が必要で，ピン刺入部からの感染や刺入部に肥厚性瘢痕を残すことも多い。とくに頭蓋顔面骨の骨延長術での外固定装置は，固定期間が長いため，患者の日常生活における制約やamenityの面からも支障となる。これらの問題点を解決する方法として内固定装置が開発された。1995年Altunaら[67]は口腔内の骨延長装置を用いて，猿の下顎骨体部の延長を行った。また1995年，McCarthyら[68]はイヌの実験モデルを用いて，下顎角部も口腔内骨延長装置により安全に延長できることを示した。1996年Sawakiら[69)70]は，口腔内装置の小型化を指向し，人工歯根を用いた内固定装置によるイヌの下顎骨延長を報告している。

骨延長術における持続的骨延長法は，新生骨や周囲軟部組織がより正常な組織構築を保ちながら拡張され[2)4]，また，煩雑な手動による延長操作や延長時の疼痛から開放されるという利点をもつ。頭蓋顔面領域での自動延長装置を用いて，Schmelzeinsenら[71]は豚の下顎骨を13mm，またPloderら[72]は羊の下顎骨を13.6mm延長したと報告している。また，頭蓋顔面領域では長管骨とは異なり，目的とする理想的な延長骨の形態を得るためには，三次元的な延長が必要となる。このような多方向への骨延長や延長角度の変換に対応した延長装置の開発も行われており，Seldinら[73]は，曲率半径5cmに弯曲したプレートとギアを用いて曲線的な延長を可能とした斬新な小型の半埋入式延長器を開発し，小豚の下顎骨の延長を行った。また，臨床でも，Tharanonら[74]は，延長方向をあらゆる角度に設定できる外固定延長装置を用いて，hemifacial microsomiaの患者の下顎骨延長を行っている。

まとめ

頭蓋顔面骨の骨延長術は口腔内の小型延長器や，多方向への延長が可能な内固定型自動延長装置などの開発が進むに従い，本法は頭蓋顔面形態異常に対する主要な手術手技としてさらなる発展が期待される。骨延長術は，①骨移植による合併症を回避できること，②骨採取が不要であること，③周囲軟部組織が骨の延長とともに延長・拡張されること，また④手術侵襲が小さいことなど多くの利点を有している。頭蓋顔面骨領域における骨延長術は，長管骨の骨延長術を応用した手技であるが，その技法をそのまま適用できるものではなく，延長の方向・速度・間隔，延長装置の仕様や装着方法など形態も考慮した頭蓋顔面骨の骨延長の至適条件を検討確立する必要があり，今後もさらなる基礎・臨床研究が必要である。

また，最近報告の見られる膜性骨骨延長術の骨再生に関与する各種成長因子などに関する分子生物学的研究は[75]～[80]，将来その成果が集約されることで，骨延長術における骨形成促進のための有効な薬物療法の開発などが期待される。

（杉原平樹）

文献

1) Codivilla, A. : On the means of lengthening in the lower limbs, the muscles and tissues which are shortened through deformity. 1904. Clin. Orthop., 301 : 4-9, 1994.
2) Ilizarov, G. A. : The tension-stress effect on the genesis and growth of tissues : I. The influence of stability of fixation and soft tissue preservation. Clin. Orthop., 238 : 249-281, 1989.
3) Ilizarov, G. A. : The tension-stress effect on the genesis and growth of tissues : II. The influence of the rate and frequency of distraction. Clin. Orthop., 239 : 263-285, 1989.
4) Ilizarov, G. A. : Clinical application of the tension-stress effect for limb lengthening. Clin. Orthop., 250 : 8-26, 1990.
5) Snyder, C. C., Levine, G. A., Swanson, H. M., et al. : Mandibular lengthening by gradual distraction : Preliminary report. Plast. Reconstr. Surg., 51 : 506-508, 1973.
6) Persing, J. A., Babler, W. J., Nagorsky, M. J., et al. : Skull expansion in experimental craniosynostosis. Plast. Reconstr. Surg., 78 : 594-603, 1986.
7) Compere, E. L. : Indications for and against the leg lengthening operation : use of the tibial bone graft as a factor in preventing delayed union, nonunion, or late fracture. J. Bone Jt. Surg., 18 : 692-705, 1936.
8) Paterson, D. : Leg-lengthening procedures ; a historical review. Clin. Orthop., 250 : 27-33, 1990.
9) Aronson, J., Harrison, B. H., Stewart, C. L., et al. : The histology of distraction osteogenesis using different external fixators. Clin. Orthop., 241 : 106-116, 1988.
10) Tajana, G. F., Morandi, M., Zembo, M. M., et al. : The structure and development of osteogenic repair tissue according to Ilizarov technique in man : characterization of extracellular matrix. Orthopedics, 12 : 515-524, 1989.
11) Delloye, C., Delefortrie, G., Coutelier, L., et al. : Bone regenerate formation in cortical bone during distraction lengthening. Clin. Orthop., 250 : 34-42, 1990.
12) Kojimoto, H., Yasui, N., Goto, T., et al. : Bone lengthening in rabbits by callus distraction : the role of periosteum and endosteum. J. Bone Jt. Surg., 70 : 543-549, 1988.
13) Frierson, M., Ibrahim, K., Boles, M., et al. : Distraction osteogenesis : a comparison of corticotomy techniques. Clin. Orthop., 301 : 19-24, 1994.
14) De Bastiani, G., Aldegheri, R., Renzi-Brivio, L., et al. : Limb lengthening by callus distraction (callotasis). J. Pediatr. Orthp., 7 : 129-134, 1987.
15) Aldegheri, R., Renzi-Brivio, L., Agostini, S. : The callotasis

method of limb lengthening. Clin. Orthop., 241 : 137-145, 1989.
16) Price, C. T., Cole, J. D. : Limb lengthening by callotasis for children and adolescents : early experience. Clin. Orthop., 250 : 105-111, 1990.
17) Stanitski, D. F. : The effect of limb lengthening on articular cartilage : an experimental study. Clin. Orthop., 301 : 68-72, 1994.
18) Tetsworth, K., Pale, D. : Basic science of distraction histogenesis. Curr. Opin. Orthop., 6 : 61-68, 1995.
19) White, S. H., Kenwright, J. : The timing of distraction of an osteotomy. J. Bone. Jt. Surg., 72 : 356-361, 1990.
20) Young, J. W. R., Kostrubiak, I. S., Resnik, C. S., et al. : Sonographic evaluation of bone production at the distraction site in Ilizarov limb lengthening-procedures. A. J. Roentgenol., 154 : 125-128, 1990.
21) Dahl, M. T., Gulli, B., Berg, T. : Complications of limb lengthening : a learning curve. Clin. Orthop., 301 : 10-18, 1994.
22) Rajacich, N., Bell, D. F., Armstrong, P. F. : Pediatric applications of the Ilizarov method. Clin. Orthop., 280 : 72-80, 1992.
23) Fishgrund, J., Paley, D., Suter, C. : Variables affecting time of bone healing during limb lengthening. Clin. Orthop., 301 : 31-37, 1994.
24) Sledge, C. B., Noble, J. : Experimental limb lengthening by epiphyseal distraction. Clin. Orthop., 136 : 111-119, 1978.
25) De Bastiani, G., Aldegheri, R., Brivio, L. R., et al. : Linb lengthening by distraction of the epiphyseal plate. J. Bone Jt. Surg., 68 : 545-548, 1986.
26) Rudolf, K. D., Preisser, P., Partecke, B. D. : Callus distraction in the hand skeleton. Injury, 31 suppl. 1 : 3-20, 2000.
27) Netscher, D. T. : Applications of distraction osteogenesis : Part II. Clin. Plast. Surg., 25 : 561-566, 1998.
28) Michieli, S., Miotti, B. : Lengthening of mandibular body by gradual surgical-orthodontic distraction. J. Oral Surg., 35 : 187-192, 1977.
29) Karp, N. S., Thorne, C. H. M., McCarthy, J. G., et al. : Bone lengthening in the craniofacial skeleton. Ann. Plast. Surg., 24 : 231-237, 1990.
30) Karp, N. S., McCarthy, J. G., Schreiber, J. S., et al. : Membranous bone lengthening : A serial histological study. Ann. Plast. Surg., 29 : 2-7, 1992.
31) Komuro, Y., Akizuki, T., Kurakata, M., et al. : Histological examination of regenerated bone through craniofacial bone distraction in clinical studies. J. Craniofac. Surg., 10 : 308-311, 1999.
32) Gantous, A., Phillips, J. H., Catton, P., et al. : Distraction in the irradiated canine mandible. Plast. Reconstr. Surg., 93 : 164-168, 1994.
33) Annino, D. J., Gougen, L. A., Karmody, C. S. : Distraction osteogenesis for reconstruction of mandibular symphyseal defects. Arch. Otolaryngol. Head Neck Surg., 120 : 911-916, 1994.
34) McCarthy, J. G., Schreiber, J. S., Karp, N. S., et al. : Lengthening of the human mandible by gradual distraction. Plast. Reconstr. Surg., 89 : 1-8, 1992.
35) Takato, T., Harii, K., Hirabayashi, S., et al. : Mandibular lengthening by gradual distraction : analysis using accurate skull replicas. Br. J. Plast. Surg., 46 : 686-693, 1993.
36) Sugihara, T., Kawashima, K., Igawa, H., et al. : Mandibular lengthening by gradual distraction in humans. Eur. J. Plast. Surg., 18 : 7-10, 1995.
37) Hughes, T. H., Maffulli, N., Green, V., et al. : Imaging in bone lengthening : a review. Clin. Orthop., 308 : 50-53, 1994.
38) Moore, M. H., Guzman-Stein, G., Proudman, T. W., et al. : Mandibular lengthening by distraction for airway obstruction in Treacher-Collins syndrome. J. Craniofac. Surg., 5 : 22-25, 1994.
39) Judge, B., Hamlar, D., Rimell, F. L. : Mandibular distraction osteogenesis in a neonate. Arch. Otolaryngol. Head Neck Surg., 125 : 1029-1032, 1999.
40) Carmen, G. M., Luis, M. : Distraction osteogenesis for obstructive apneas in patients with congenital craniofacial malformations. Plast. Reconstr. Surg., 105 : 2324-2330, 2000.
41) Molina, F., Ortiz, M. F. : Mandibular elongation and remodeling by distraction : a farewell to major osteotomies. Plast. Reconstr. Surg., 96 : 825-840, 1995.
42) Urbani, G., Lombardo, G., Santi, E., et al. : Distraction osteogenesis to achieve mandibular vertical bone regeneration : a case report. Int. J. Periodontics Restorative Dent., 19 : 321-331, 1999.
43) Oda, T., Sawaki, Y., Ueda, M. : Experimental alveolar ridge augmentation by distraction osteogenesis using a simple device that permits secondary implant placement. Int. J. Oral Maxillofac. Implants, 15 : 95-102, 2000.
44) Gaggl, A., Schultes, G., Karcher, H. : Distraction implants : a new operative technique for alveolar ridge augmentation. J. Craniomaxillofac. Surg., 27 : 214-221, 1999.
45) Costantino, P. D., Shybut, G., Friedman, C. D., et al. : Segmental mandibular regeneration by distraction osteogenesis. Arch. Otolaryngol. Head Neck Surg., 116 : 535-545, 1990.
46) Rachmiel, A., Potparic, Z., Jackson, I. T., et al. : Midface advancement by gradual distraction. Br. J. Plast. Surg., 46 : 201-207, 1993.
47) Glat, P. M., Saffenberg, D. A., Karp, N. S., et al. : Multidimentional distraction osteogenesis of the canine zygoma. Plast. Reconstr. Surg., 94 : 753-758, 1994.
48) Altuna, G., Walker, D. A., Freeman, E. : Surgically assisted rapid orthopedic lengthening of the maxilla in primates-relapse following distraction osteogenesis. Int. J. Adult Orthodon. Orthognath. Surg., 10 : 269-275, 1995.
49) Rachmiel, A., Levy, M., Laufer, D., et al. : Multiple segmental gradual distraction of facial skeleton : an experimental study. Ann. Plast. Surg., 36 : 52-59, 1996.
50) Staffenberg, D. A., Wood, R. J., McCarthy, J. G., et al. : Midface distraction advancement in canine without osteotomies. Ann. Plast. Surg., 34 : 512-517, 1995.
51) Yamamoto, H., Sawaki, Y., Ohkubo, H., et al. : Maxillary

advancement by distraction osteogenesis using osseointegrated implants. J. Craniomaxillofac. Surg., 25 : 186-191, 1997.
52) Tschakaloff, A., Losken, H. W., Mooney, M. P., et al. : Internal calvarial bone distraction in rabbits with experimental coronal suture immobilization. J. Craniofac. Surg., 5 : 318-326, 1994.
53) Movassaghi, K., Altobelli, D. E., Zhou, H. : Frontonasal suture expansion in the rabbit using titanium screws. J. Oral Maxillofac. Surg., 53 : 1033-1043, 1995.
54) Persing, J. A., Morgan, E. P., Cronin, A. J., et al. : Skull base expansion : craniofacial effects. Plast. Reconstr. Surg., 87 : 1028-1033, 1991.
55) Timms, D. J. : The reduction of nasal airway resistance by rapid maxillary expansion and its effect on respiratory disease. J. Laryngol. Otol., 98 : 357-362, 1984.
56) White, B. C., Woodside, D. G., Cole, P. : The effect of rapid maxillary expansion on nasal airway resistance. J. Otolaryngol., 18 : 137-143, 1989.
57) Lehman, J. A., Haas, A. J. : Surgical-orthodontic correction of transverse maxillary deficiency. Clin. Plast. Surg., 16 : 749-775, 1989.
58) Stromberg, C., Holm, J. : Surgically assisted, rapid maxillary expansion in adults : a retrospective long-term follow-up study. J. Craniomaxillofac. Surg., 23 : 222-227, 1995.
59) Cohen, S. R., Burstein, F. D., Stewart, M. B., et al. : Maxillary-midface distraction in children with cleft lip and palate : a preliminary report. Plast. Reconstr. Surg., 99 : 1421-1428, 1997.
60) Do Amaral, C. M. R., Di Domizio, G., Tiziani, V., et al. : Gradual bone distraction in craniosynostosis. Scand. J. Plast. Reconstr. Hand Surg., 31 : 25-37, 1997.
61) Cohen, S. R., Rutrick, R., Burstein, F. D. : Distraction osteogenesis in the human craniofacial skeleton : A preliminary report. J. Craniofac. Surg., 6 : 368, 1995.
62) Nakajima, H., Fujii, S., Tanaka, T., et al. : Dynamic whole skull remodeling for craniosynostosis by distraction osteogenesis after morsellation craniotomy. Plast. Surg. Forum, 23 : 426, 2000.
63) Chin, M., Toth, B. A. : Distraction osteogenesis in maxillofacial surgery using internal devices : a review of five cases. J. Oral Maxillofac. Surg., 54 : 45-53, 1996.
64) Carls, F. R., Jackson, I. T., Topf, J. S. : Distraction osteogenesis for lengthening of the hard palate : Part I. A possible new treatment concept for velopharyngeal incompetence. Experimental study in dogs. Plast. Reconstr. Surg., 100 : 1635, 1997.
65) Ascherman, J. A., Marin, V. P., Rogers, L., et al. : Palatal distraction in a canine cleft palate model. Plast. Reconstr. Surg., 105 : 1687-1694, 2000.
66) Carls, F. R., Schupbach, P., Sailer, H. F., et al. : Distraction osteogenesis for lengthening of the hard palate : Part II. Histological study of the hard and soft palate after distraction. Plast. Reconstr. Surg., 100 : 1648, 1997.
67) Altuna, G., Walker, D. A., Freeman, E. : Rapid orthopedic lengthening of the mandible in primates by sagittal split osteotomy and distraction osteogenesis : a pilot study. Int. J. Adult Orthodon. Orthognath. Surg., 10 : 59-64, 1995.
68) McCarthy, J. G., Staffenberg, D. A., Wood, R. J., et al. : Introduction of an intraoral bone-lengthening device. Plast. Reconstr. Surg., 96 : 978-981, 1995.
69) Sawaki, Y., Ohkubo, H., Hibi, H., et al. : Mandibular lengthening by distraction osteogenesis using osseointegrated implants and an intraoral device : a preliminary report. J. Oral Maxillofac. Surg., 54 : 594-600, 1996.
70) Sawaki, Y., Ohkubo, H., Hibi, H., et al. : Mandibular lengthening by intraoral distraction using osseointegrated implants. Int. J. Oral Maxillofac. Implants, 11 : 186-193, 1996.
71) Schmelzeinsen, R., Neumann, G., Von der Fecht, R. : Distraction osteogenesis in the mandible with a motor-driven plate : a preliminary animal study. Br. J. Oral Maxillofac. Surg., 34 : 375-378, 1996.
72) Ploder, O., Mayr, W., Schnetz, G., et al. : Mandibular lengthening with an implanted motor-driven device : preliminary study in sheep. Br. J. Oral Maxillofac. Surg., 37 : 273-276, 1999.
73) Tharanon, W., Sinn, D. P. : Mandibular distraction osteogenesis with multidirectional extraoral distraction device in hemifacial microsomia patients : three-dimentional treatment planning, prediction tracings and case outcomes. J. Craniofac. Surg., 10 : 202-213, 1999.
74) Seldin, E. B., Troulis, M. J., Kaban, L. B. : Evaluation of a semiburied, fixed-trajectory, curvilinear, distraction device in an animal model. J. Oral Maxillofac. Surg., 57 : 1442-1446 ; discussion 1447-1448, 1999.
75) Stewart, K. J., Weyand, B., Van't Hof, R. J., et al. : A quantitaive analysis of the effect of insulin-like growth factor-1 infusion during mandibular distraciton osteogenesis in rabbits. Br. J. Plast. Surg., 52 : 343-350, 1999.
76) Tavakoli, K., Yu, Y., Shahidi, S., et al. : Expression of growth factors in the mandibular distraction zone : a sheep study. Br. J. Plast. Surg., 52 : 434-439, 1999.
77) Babak, J. M., Norman, M. R., Douglas, S. S., et al. : Rat mandibular distraction osteogenesis : II. Molecular analysis of transforming growth factor beta-1 and osteocalcin gene expression. Plast. Reconstr. Surg., 103 : 536-547, 1999.
78) Ross, D. F., Richard, D., Yan, Y., et al. : The Role of transforming growth factor-beta, insulin-like growth factor I, and basic fibroblast growth factor in distraction osteogenesis of the mandible. J. Cranio. Surg., 10 : 80-86, 1999.
79) Arun, K. G., Lian-Sheng S., Timothy, S., et al. : Effects of transforming growth factor-β and mechanical strain on osteoblast cell counts : An in vitro model for distraction osteogenesis. Plast. Reconstr. Surg., 105 : 130-139, 2000.
80) Douglas, S. S., Babak, J. M., Noemn, M. R., et al. : Gene expression of TGF-β, TGF-β receptor, and extracellular matrix proteins during membranous bone healing in rats. Plast. Reconstr. Surg., 105 : 2028-2038, 2000.

II 基礎

1 長管骨の骨延長と基礎
2 下顎骨
  骨延長における骨再生機序
  骨延長の基礎
  関節頭に対する影響
  培養骨膜由来細胞による骨延長部における骨形成促進について
3 上顎骨・中顔面
4 頭蓋骨

II 基礎

1 長管骨の骨延長と基礎

SUMMARY

　長管骨骨延長の歴史は今世紀の始めにさかのぼる。そして延長装置の改良などにより可能骨延長量は増大し，適応は拡大されてきた。現在，外傷後の短縮や先天性短縮，低身長以外に，腫瘍や骨髄炎病巣あるいは先天性脛骨偽関節部切除後の大きな骨欠損を延長自家骨で埋める骨移動式仮骨充填術（bone transport）の技術も完成した。また骨組織にとどまらず，血管，皮膚，筋腱に伸展力を加え続けて組織の増大を引き起こすdistraction tissue neogenesisの概念は医用再生工学の旗頭としてすでに実践されている。骨端軟骨板を牽引延長する方法は手術侵襲は最少であるが年齢適応がある。しかし，頭蓋・顎・顔面外科においても応用可能であろう。

　仮骨延長の場合，多くは半年以上の延長器の装着が必要で，さまざまの問題を引き起こす。まず，ピン刺入部からMRSA感染を来すことである。そのため最近は髄内から骨切りする特殊髄内釘による閉鎖式延長が行われる。また，仮骨形成や成熟不良例が必ずあり，延長器の遷延装着，再骨折や弯曲などを来す。仮骨形成量やその成熟度は定量的評価が可能であり，仮骨の低形成が疑われる場合は形成を刺激する必要がある。骨延長による軟部組織の相対的短縮は血管・神経障害，関節拘縮・脱臼，さらには関節軟骨を破壊して変形性関節症を引き起こしてくる。下顎骨延長後の顎関節への長期的影響なども問題となろう。スクリューの皮膚の刺入痕や延長瘢痕は醜いものであり，後に瘢痕形成手術を必要とする。これらの合併症は患者に延長術を行う前にはっきりと告知しておく必要がある。

　骨端部を侵す多くの骨系統疾患，ターナー症候群，下垂体性小人症，正常低身長など，本来脚延長の適応のない病態に対し，患者や家族の外観の改善要求に安易に応じて延長を行うことは，保険診療上あるいは倫理上問題があるだけでなく，さまざまの合併症や患者の不満を招くなど，患者と医師のいずれにとってもきわめて危険な行為である。

A 臨床的基礎知識

　長管骨骨延長の歴史は今世紀の始めにさかのぼる。しかし，一般的に行われるようになったのは第二次大戦後のことで，世界各地で戦傷による骨欠損や短縮，疾患ではポリオの下肢短縮などに試みられるようになった。その後さまざまの合併症が克服可能となり，延長装置の改良，さらに骨移植を必要としない仮骨延長手技の導入などにより可能延長量は増大し，適応は拡大されてきた。現在，外傷後の短縮や先天性短縮，さまざまの低身長が骨延長の対象となり，さらには腫瘍や骨髄炎病巣，あるいは先天性脛骨偽関節部切除後の大きな骨欠損を延長自家骨で埋める骨移動式仮骨充填術（bone transport）の技術も完成した（図1・1）。また，骨組織にとどまらず皮膚であれ筋腱であれ伸展力を加え続けて組織の増大を引き起こすdistraction tissue neogenesisの概念がさまざまのテクニックで実践されている。

　整形外科における延長以外のdistraction tissue neogenesisの適応は先天性の手足の変形，外傷後の関節の進行性の変形などであり，その矯正を一気にメスを加えて行うのではなく，ゆっくりと引っ張り，曲げ，あるいは圧迫して組織の形成・移動を行わせつつ達成する技術である。

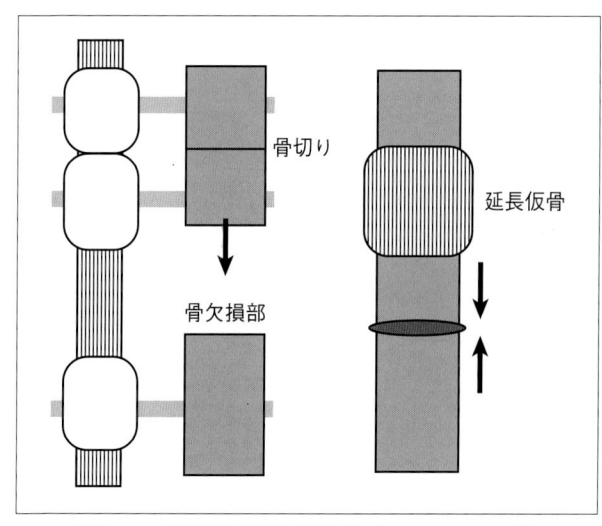

図1・1　骨移動式仮骨充填術（bone transport）

また，創外固定によって行う延長は1cmあたり1カ月と長期に渡るため，MRSAの院内感染が問題となりつつある最近は，長管骨の場合2〜3cmの延長であれば髄内釘を用いた術中の一期的延長法が見直されつつある。また，髄内から骨切りし，延長中の疼痛という問題はあるが，アルビジア特殊髄内釘による5〜10cmの暫時的延長が可能になっている。

骨端軟骨板を牽引延長する方法[1)2)]は手術侵襲は最少であるが，時期が骨端軟骨板閉鎖直前か直後に限られるという年齢適応がある。骨端軟骨板牽引法は頭蓋・顎・顔面外科においても応用可能で，たとえば冠状縫合早期癒合例など，癒合直後であれば骨切りなしでも頭蓋骨の延長が可能であろう。長管骨で延長器を用いた仮骨延長の場合，上述したように多くは半年以上の延長器の装着が必要となる。そのため克服可能とはいえさまざまの問題を引き起こす。まずピン刺入部からMRSA感染を来すことが珍しくない。また，仮骨形成・成熟不良例が必ずあり，延長器の遷延装着，除去後の再骨折や弯曲などを来す。長管骨であれば仮骨形成量やその成熟度は単純X線[3)]，CT，DEXA，超音波などを用いて定量が可能[4)]であるので，もしも仮骨の低形成が疑われる場合は仮骨軸加圧[5)]，自家骨髄細胞注入[6)]，電気刺激[7)]，超音波刺激[8)]などで仮骨の形成を刺激する必要がある。下顎骨や顔面骨あるいは頭蓋骨などの膜様骨の延長仮骨の成熟判定には超音波による％ECHO評価が有用であろう[4)9)]。

軟骨無形成症などのように本来軟部組織が過剰に形成されている場合は，10cm以上の大量骨延長でも正常患者における四肢の骨延長に比較すると軟部組織の問題は少ないが，それでも軟部組織の相対的短縮状態を引き起こし血管・神経障害，関節拘縮，関節脱臼を発生させ，さらには関節軟骨を破壊して変形性関節症を引き起こしてくることは常識となりつつある。下顎骨延長後の顎関節への長期的影響なども問題となろう。四肢延長ではピンあるいはスクリューによる皮膚の刺入痕や長い延長瘢痕は醜いものであり，後に瘢痕形成手術を必要とする。これらの合併症は患者に四肢延長術を行う前にはっきりと告知しておく必要がある。技術的諸問題が解決しうるようになったとはいえ，骨端部を犯す多くの骨系統疾患，ターナー症候群，下垂体性小人症，本人の劣等感による正常低身長など，本来脚延長の適応のない病態であるにもかかわらず，患者や家族の外観改善要求に屈して安易に延長を行う風潮が見られるが，これは保険診療上あるいは倫理上問題があるだけでなく，さまざまの合併症や結果的に患者の不満を招き，患者と医師のいずれにとってもきわめて危険な行為である。

しかし，長管骨以外の頭蓋・顎・顔面の膜様骨の延長や延長技術を応用した軟部組織の矯正は，その仮骨形成の基礎的な研究にも興味がわくが，臨床的にも未知の可能性を秘めた分野である。

筆者自身1984年にOrthofix単支柱式脚延長器を導入して以来，臨床的に成長軟骨帯牽引法[2)]，仮骨延長，そしてrotatory distraction法[10)]（図1・2）などさまざまの骨延長や，弯曲変形あるいは関節変形の矯正を行ってきた。また，長管骨の延長において，約1/5の割合で延長仮骨に形成不全や成熟不全が生じることを経験し，臨床上の必要から延長仮骨の形成や成熟をできるだけ早期にしかも客観的に評価する必要が生じ，さまざまの試みを行った。その結果としてX線[3)]，DEXA[9)]，超音波[4)]，振動分析[11)]などの手段を用い，ある程度客観的に評価できることを報告してきた。そしてできるだけ早期に異常を発

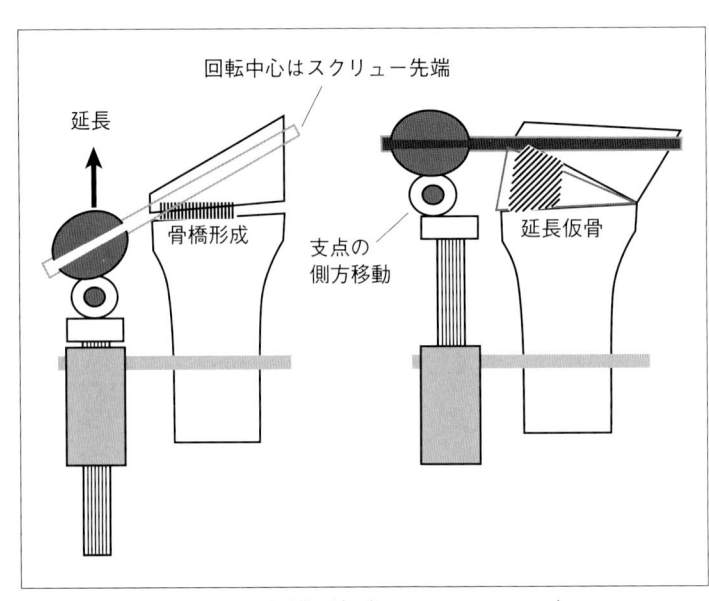

図1・2　回転矯正法（rotatory distraction）

見し，骨形成や骨成熟を刺激する必要から，仮骨圧迫，骨髄血注入，電気刺激といったさまざまの方法を試みるとともに，それらの効果を動物実験で証明する努力をしてきた。その中で1992年に延長仮骨には内軟骨性骨形成だけではなく，膜様骨形成部が層状にしかも大量に出現することを発見し，以後骨形成に関わる基礎研究を延長仮骨のおもに膜様骨化部を用いて行っている。今回，長管骨骨延長の基礎というテーマを頂いたので，それらの推移を報告し，ついで現在の世界における研究の到達点を概観する。

B 仮骨延長の基礎

1. 延長仮骨の形成と特徴

a. 骨切り局所組織

骨端軟骨板を牽引する場合は少し異なるが，通常の骨延長を行おうとするとまず骨切りを行うことになる。骨膜は骨皮質から剥離されるかあるいは切離されるため，骨切り部に形成される組織は基本的には骨折組織と同様である。すなわち血腫が形成され，血腫の器質化とともに，まず骨膜，骨髄由来の未分化間葉系細胞が遊走して増殖する。またHGF，TGF-β1，BMP，b-FGFなどのlocal factorが血小板や骨基質から全身に放出される。またこれらは血腫内へ放出され，いったん蓄えられて徐放され，活性化される[12]。そしてこれらによって未分化間葉系細胞は軟骨芽細胞や骨芽細胞への分化を誘導される[13]。また，III型→II, IX, X型→I型の順にコラーゲンが発現し[14]，また骨芽細胞からオステオカルシン，オステオポンチンといった多数の因子，またbiglycan, decorinといった骨プロテオグリカンが産生され骨基質が形成される。

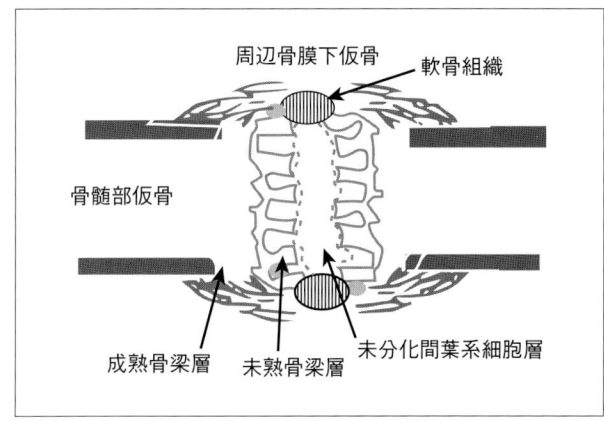

図1・3　延長仮骨シェーマ
骨髄部仮骨は5層の層状構造を呈する。

b. 延長仮骨（図1・3, 1・9）

こういった未熟な仮骨が形成され始めたころから骨延長を開始することになる。骨膜に近い周辺の骨延長部では軟骨細胞への分化が急速に起こり，骨折仮骨と同じく多量の内軟骨性骨化が早期から見られる。しかし，延長仮骨が骨折仮骨と異なる点は長管骨の延長仮骨では通常延長間隙中央部にX線学的に骨透亮層が観察され，その部分は組織学的にはおもに豊富な小血管を伴う線維芽細胞様組織によって構成されており[14]，それらが直接骨芽細胞に分化して未熟骨梁層，そして成熟骨梁層を形成してゆく膜性骨化が規則正しく，しかも大量に認められるという点である。また，軟骨細胞と思われる細胞が柱状に配列し，肥大軟骨細胞を経ないで骨梁を形成してゆくといった部分も存在し，内軟骨性骨化と膜性骨化の中間系というべき骨化形態が認められることもある[27][28]。

これらの線維芽細胞様細胞の起源は骨髄細胞や骨膜由来の間葉系骨原細胞（osteoprogenitor cell）であることが示唆されている。

c. 長管骨を用いた膜様骨化モデル

われわれは1994年以来，この膜様骨形成を営む長管骨延長仮骨中央部と分化前の未分化間葉系細胞層に注目し細胞分化シグナルや遺伝子カスケードの解析，骨芽細胞分化に続く膜性骨化の分析，また遷延した骨化を再現し，骨形成不全のメカニズムを調べ，また骨形成を刺激する可能性のあるさまざまな因子の働き，そして血管新生に関連したさまざまな事象を観察し，客観的に評価するための実験モデルとして優れていることを明らかとしてきた。仮骨の物理的特性を研究する実験動物としては羊や犬がよく用いられるが，骨代謝の研究のためには家兎がよく用いられ，最近は各種抗体やプローベの種類が豊富でしかも骨形成動態がウサギほど旺盛ではない，ラット，あるいはマウスが用いられるようになってきている。また，最近は膜性骨の延長モデルを作成するためにとくに顔面外科，形成外科領域では下顎骨も実験部位としてよく用いられる。

われわれの研究では家兎ではOrthofix M-100，ラットには自家製の延長器を用いて延長仮骨を作成した。

2. 形成仮骨の客観的評価方法

a. 仮骨のX線分類[3]（図1・4）

長管骨の延長仮骨をX線的に6種類に分け，円錐型，直線型，中細り型を正常とし，形成不全型として，延長器の装着された反対側の圧迫力の働く側だけに仮骨形成の見られる対側型，柱状型，そして形成の見られない無形成型を選び，形成不全型が疑われた場合は，延長をス

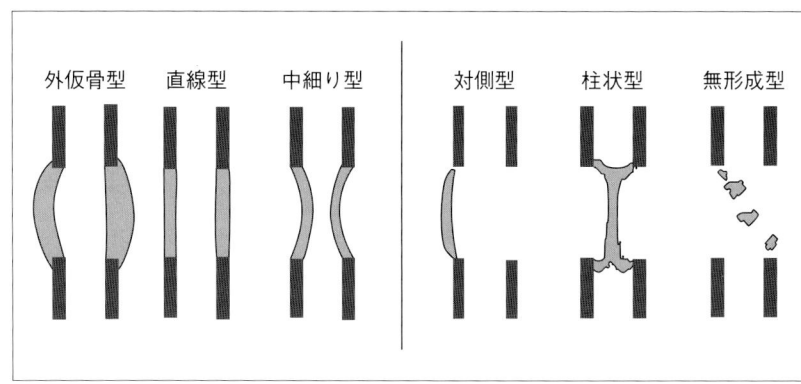

図1・4 延長仮骨X線分類

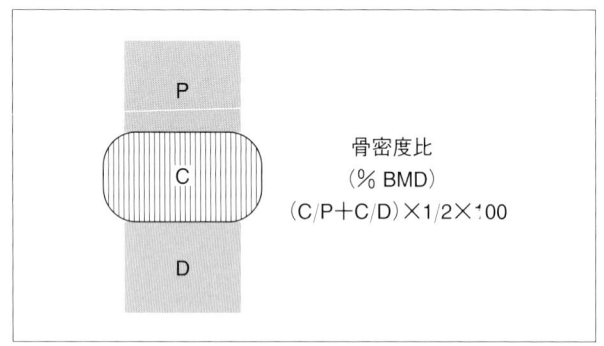

図1・5 DEXAによる骨形成評価
近位部，延長仮骨，遠位部のBMD値をそれぞれP，C，Dとした骨密度比（％BMD）の計算式。

トップする，反対に仮骨を圧縮する，ポンピング操作を行う，あるいは後で述べるような仮骨形成刺激を行うことを勧めた。

b. DEXAによる骨密度測定[15]（図1・5）

延長を行うと，骨切りされた骨皮質は延長中から延長後も萎縮し続ける。これは骨質の維持に必要な圧迫荷重が消失するために当然の現象と考えられる。そのため延長部仮骨の骨密度の推移を客観的に知るために骨全体の萎縮による影響を補正する必要がある。そこで近位および遠位の脛骨の骨密度をそれぞれP，Dとし，仮骨骨密度CをそれぞれPとDで除した平均値として骨密度比，％ bone mineral densityという値を導入した。これにより脛骨骨密度の個体差や骨全体の萎縮による影響を補正することができた。また，延長操作によって引き起こされる骨皮質の萎縮現象も再現性が高く，海綿骨の萎縮モデルは多数あるが，貴重な皮質骨の萎縮モデルであり，その骨密度の推移を測定することにより後述するようなビスフォスフォネートの骨萎縮抑制効果を証明することが可能であった。

c. ECHO評価[4]（図1・6）

超音波断層装置の画像のヒストグラム分析機能のある機種を用い，もっとも組織の未熟な仮骨中央部にリニアプローベをあて，できるだけ全周から縦断および横断像を撮像する。それぞれの画像上で仮骨表層とその直下に任意領域を指定し，それぞれのヒストグラムデータを得，この領域内にもっとも多く分布する輝度を表層部領域をA，その直下をBとして，A－Bの輝度低下量を表層で反射されたechoと考え，さらにそれをAで割った値「$(A-B)/A \times 100$」を仮骨表層超音波反射率（％ECHO）と名づけた。

また，％ECHOが力学的強度を反映するかどうかを見るため，家兎を用いて実験的に延長した仮骨をモニターし，それらの数値が実際に測定した仮骨の破断強度と相関するかどうかを調べ，臨床応用の妥当性を評価した。その結果，延長部の仮骨曲げ強度と％ECHO値は相関係数0.891と非常によく相関し（図1・7），％ECHO約70％で健常側の脛骨強度である平均52kgfに達した。これまでにこの表層反射率を用いて臨床例において仮骨の成熟をモニタリングし，経験的に表層反射率が約70％に達すると延長器を除去しても安全であると考えていたが，この実験的結果から，兎における延長仮骨がやはり約70％で健側と変わらない強度を獲得することが明らかとなり，これまでの臨床的経験を裏づける結果となった。また延長終了後％ECHO値が70％に達する期間は患者の年齢に強く相関することも明らかにした（図1・8）。また，この仮骨成熟期間が年齢に相関することはDEXAによる評価によっても明らかとなった。

d. 振動評価[11]

延長仮骨を骨不連続性のモデルとして行った共振強度分析は，ほかの方法では困難な骨成熟のかなり早期より健常骨との物理的連続性を捉えることが可能であった。そして軸圧負荷や荷重による仮骨の骨梁構造の微妙な変化を鋭敏に反映し，骨の物性回復過程を経時的に追跡しうる優れた判定方法であると思われた。

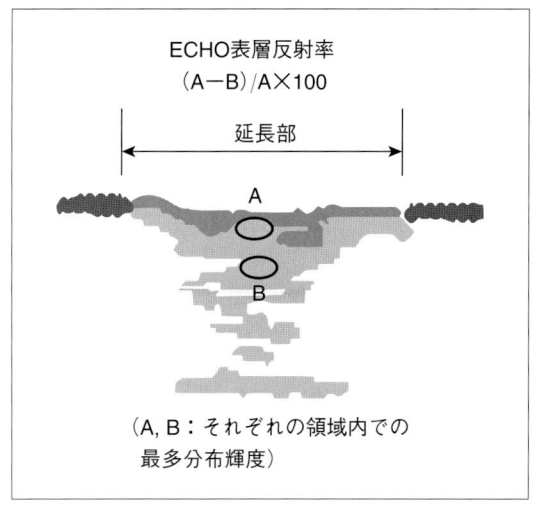

図1·6 ECHOによる骨形成評価
ECHO表層反射率（％ECHO）の計算式。

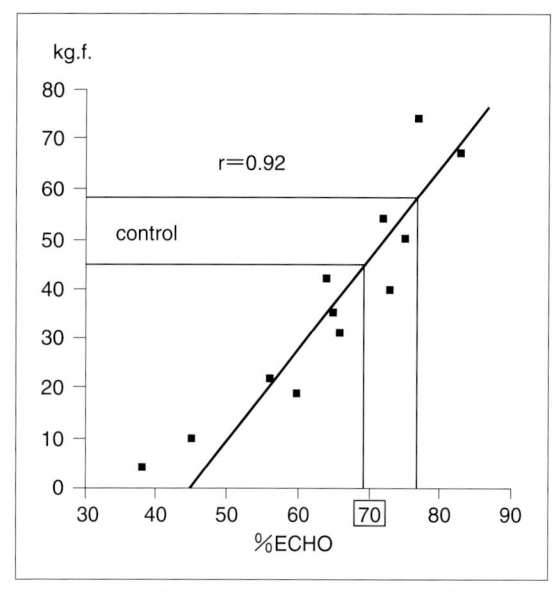

図1·7 ％ECHO評価と仮骨強度との相関

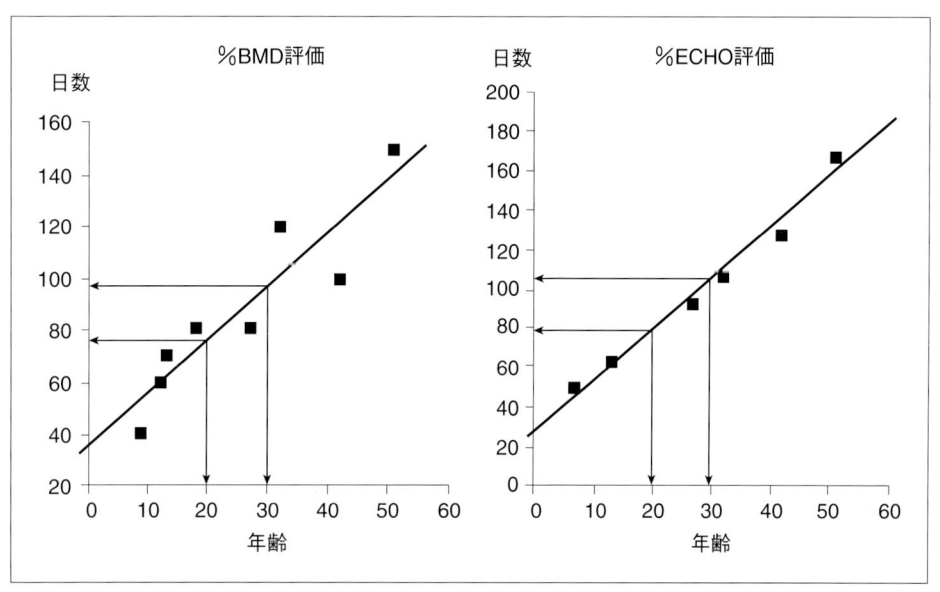

図1·8 延長終了後，仮骨の％BMDと％ECHOの値がそれぞれ正常骨の70％に達するまでの期間と患者年齢との相関
ほぼ直線的に相関しており延長器除去の目安となる。

3．延長仮骨を用いた実験

a. 静的圧迫実験[5]

実際の臨床例で荷重の重要性として理解されている静的圧迫による骨形成への有効性を延長仮骨の組織学的変化によって観察した。ウサギ脛骨を14日間で10mm仮骨延長し，その後3日間で仮骨長の20％の静的圧迫を加え，その後3日間経過した後仮骨を採取し，マロリーアザン染色，HE染色で観察した。

その結果，未分化間葉系細胞層がおもに圧縮され，マロリーアザン染色像で濃染された。対照群では未熟な骨梁から未分化間葉系細胞内に延長方向に平行にコラーゲン線維が入り込んでいるのが観察されるが，圧迫群では未分化間葉系細胞層全体が未熟な線維性骨へと変化していた。HE染色で圧迫群を観察すると未分化間葉系細胞が全体に骨芽細胞化して未熟骨を生成しつつあり，また骨梁の表面でも骨芽細胞が著明に重層化しているのが観察された（図1·9）。骨梁先端部から未分化間葉系細胞層に至る領域で単位面積あたりの骨芽細胞，および破骨細胞をカウントすると1mm^{2}のグリッド内での骨芽細胞数は対照群で（平均±SD）323±31個であったが圧迫群では1301±274個と有意に増加し，また破骨細胞数も0.5±0.5個が11±7個と増加していた（いずれもp＜0.001）。仮骨を圧迫すると骨芽細胞による直接膜性骨化が刺激されること，またリモデリングも刺激されることがうかがわれた。

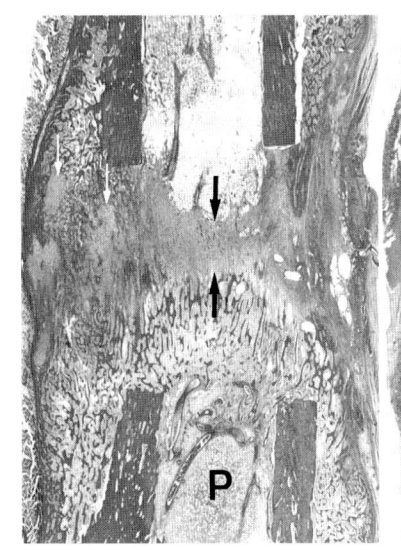 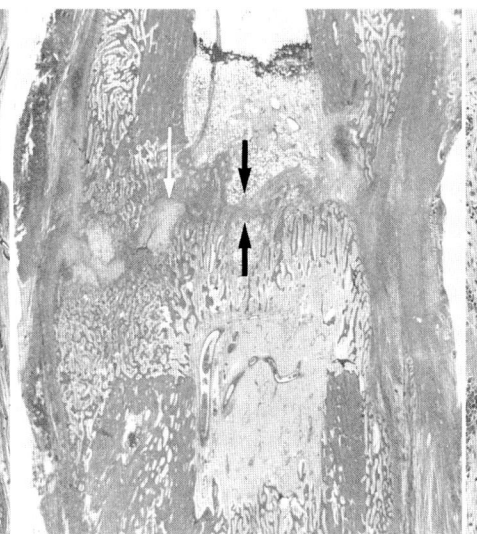 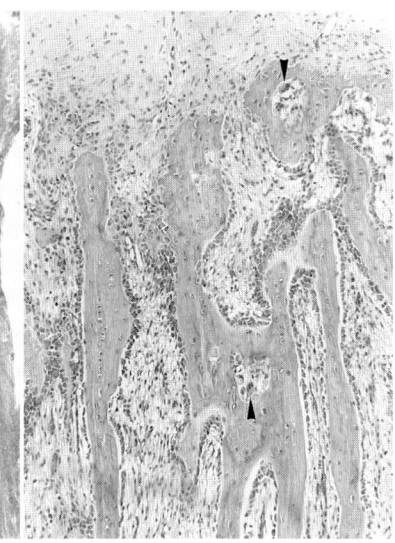

(a) 延長終了時の仮骨。矢印で挟まれた部分が未分化間葉系細胞層である。白矢印：軟骨巣（マロリーアザン染色），P：近位部骨髄

(b) 3日間仮骨を静的に圧迫。矢印で挟まれた未分化間葉系細胞層は圧迫され，旺盛な骨梁形成が認められる。

(c) 静的圧迫後未分化間葉系細胞層へ入り込む新生骨梁先端部の拡大HE染色像。骨芽細胞の著明な増殖と骨梁上での重層化が認められる。矢印：増加した破骨細胞

図1・9　延長仮骨静的圧迫実験

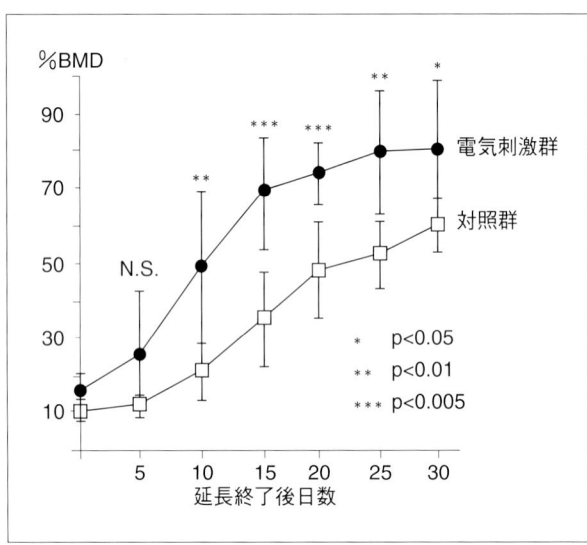

図1・10　電気刺激による仮骨形成刺激（％BMD評価）

b. 自家骨髄細胞延長仮骨内注入実験[6]

ウサギ脛骨の骨切り延長手術時，反対側の大腿骨より採取した自家骨髄細胞を新鮮分離し，延長終了時に延長仮骨内に注入しその効果をDEXAを用いて評価した。

仮骨の骨密度を％BMDで評価したところ，明らかな骨形成の刺激効果が認められた。またその刺激効果は，基本的に仮骨形成の遅い成熟家兎においてより著明に認められた。

c. 電気刺激実験[7]

絶縁したスクリューを電極としてウサギ脛骨に作成した仮骨部を挟み，20mAの直流電流を0.8秒間隔，持続時間0.8秒のパルスで1日12時間負荷した。DEXAで評価すると延長後通常見られる健常部皮質骨の骨萎縮が刺激側でより少なく，また延長仮骨の骨密度の上昇が刺激側で有意に速やかであった（図1・10）。

これらのように実験的に仮骨への軸加圧刺激，自家骨髄細胞注入，直流電気刺激が骨芽細胞を刺激し膜性骨化を促進し，いずれも骨形成の刺激に有効であるということが証明された。その機転として仮骨への軸加圧刺激は直接あるいは電気生理学的変化を通じてメカノレセプターを刺激し，カルシウムイオン，PKCなどの細胞内messangerシステムを介して未分化間葉系細胞の骨芽細胞への分化を促すと考えられる[16]。電気生理学的変化としては古くは骨折部の圧迫による圧電効果として知られていたが[17]，電気刺激による細胞膜電位，膜透過性の変化，電流によって引き起こされる細胞膜上のレセプターやサイトスケルトンの変化[18][19]，PGE_2[20][21]やさまざまの成長因子の刺激[22][23]による骨の形成やリモデリングへの影響が知られている。自家骨髄細胞の注入は骨芽細胞に分化しうるosteoprogenitor cell[24]を局所に補充することになるため有効であると考えられる。

d. 骨基質蛋白の遺伝子発現[25]

1）c-fosの発現

c-fosは外的刺激に反応して一番最初に一過性に発現が誘導される遺伝子群の代表であると考えられている。われわれはウサギ，およびラットの延長仮骨を用い，周

辺部骨膜下仮骨には延長終了時から骨梁の骨芽細胞にc-fosの発現を認めた。これは骨切りという外的刺激に対し骨膜が反応し，延長開始以前からすでにc-fosが発現し旺盛な骨梁が形成されたことを示している。また，中心部延長仮骨ではc-fosは遅れて発現し，まず未分化間葉系細胞や，未熟な線維性骨を形成している骨芽細胞にc-fos蛋白を証明した。これは延長刺激がc-fosの発現を促し，未分化間葉系細胞から骨芽細胞への分化を誘導しつつある可能性を示唆している。

2）osteonectinの発現

延長終了後に発現がもっとも旺盛で骨髄腔延長部より周辺部の骨膜下，近位および遠位の骨梁層に強く発現を認め，未分化間葉系細胞から骨芽細胞，骨細胞への分化にも関与していることが示唆されたが，内軟骨性仮骨部では発現が弱く，軟骨細胞の分化にはさほど関与していないことを明らかにした。

3）osteocalcin

骨に特異的に存在するビタミンK依存性のγ-carboxyglutamic acid（Gla）含有蛋白で硬組織特有の蛋白質で石灰化に関係すると考えられているが，筆者らは延長終了後3日目から経時的にosteocalcinを証明し，このことは石灰化以前から発現があったことを示しており，むしろ骨の過剰な石灰化を抑制し旺盛な骨基質形成に関与していることを示唆した。

4）コラーゲン蛋白

延長仮骨において1型コラーゲンを骨梁形成部に，2型コラーゲンを内軟骨骨化部に認めているが，3型コラーゲンの発現も未熟な骨梁と未分化間葉系細胞層との移行部で始めて証明している。

e. ビスフォスフォン酸による皮質骨の吸収抑制作用[15]

実験的延長仮骨だけではなく，骨延長後に見られる皮質骨の自然吸収現象を応用し，DEXAによって骨代謝を評価した。その結果，ビスフォスフォン酸（pamidronate）の1回の静注により，延長後に通常見られる皮質骨の骨吸収に対する抑制作用が認められた。また，延長仮骨の石灰化への影響は見られなかった。海綿骨の評価しか行えない骨粗鬆症研究モデルに対して，皮質骨の代謝を研究できるユニークなモデルと考えている。

C 最新の知見

1）仮骨形成の促進

延長仮骨の形成を刺激するために超音波による細胞レベルの機械的刺激[26]や，衝撃力を加えて骨梁を微細に破壊し新鮮骨折化することによる骨形成刺激方法などが実用化しつつある。また，BMPを組み込んだベクターウイルスを用いて，仮骨細胞にBMPを過剰発現させる遺伝子治療なども実験的に試みられつつある。

2）第3の骨化形式の発見

筆者らはすでに軟骨細胞と思われる細胞が柱状に配列し，肥大軟骨を経ないで骨梁を形成する所見を観察していたが，最近これらの軟骨細胞がtype IIコラーゲンだけではなくtype Iコラーゲンも発現するようになり，途中から骨芽細胞へ分化をスイッチするといった可能性が報告されている[27)28)]。すなわち，膜様骨化と内軟骨性骨化のいずれでもない第3の骨化形式ということができる。

3）Angiogenesis

筆者らはすでに延長仮骨の豊富な血管新生と，仮骨の静的圧迫によって血管の途絶が起こり，それが旺盛な骨芽細胞分化への引き金となることを示唆した[5]。そして最近，延長仮骨部，とくに未分化間葉系細胞層に著明な血管内皮成長因子（VEGF）やそのレセプターの発現を観察している[29]。

Liら[30]は血管新生のプロセスはその延長速度によって左右されることを認め，またRoweら[31]は下顎骨の延長モデルを用い膜様骨化における血管新生を観察した。そして新生血管は延長部において骨膜周辺で豊富に認められ，延長部中央ではその数は減少し，新生血管の成熟に関し，経時的に小円形の未熟な血管から長円形の成熟した血管へと形態的な変化を示すことを発表した。またDeCosterら[11]は家兎脛骨bone transportモデルで血管造影を行いtransportされつつある部分に動脈血流の供給を認め，近位の主幹動脈は伸長され，遠位のそれは屈曲蛇行するのを観察している。

4）アポトーシス

Meyerら[32]は家兎下顎骨延長モデルを用いて仮骨のアポトーシスを観察し，伸展力を増していくにつれて比例的にosteoblast like cellのアポトーシス数が増加し，機械的伸展力負荷が骨芽細胞のapoptosisの引き金となる可能性を示唆した。

筆者らは最近骨芽細胞だけではなく伸展力刺激に対する未分化間葉系細胞のアポトーシス，またリモデリングに対応した成熟骨細胞のアポトーシスを観察している[33]。

5）サイトカインの発現

Satoら[34]は延長仮骨におけるBMPの発現を検討し，延長が開始されるとfibrous interzoneにおいて軟骨細胞や骨形成細胞およびそれらの前駆細胞においてBMP-2およびBMP-4 mRNAの発現が著明に増加し，延長中も発現が持続することを報告し，BMP-2およびBMP-4遺

伝子はそのparacrineおよびautcrine作用によって骨形成を促進していると示唆した。

またFarhadieh[35]らは羊下顎骨延長モデルを用い，TGF-β，IGF-1，bFGFの骨梁および骨芽細胞，未分化間葉系細胞の細胞質における局在を認めた。また，速い延長速度で延長された群の方がTGF-βとIGF-1の発現が増加していたことより，メカニカルストレスはこれらの増殖因子を増加させる要素であると考えた。

6）同種骨移植

Haginoら[36]は家兎化骨延長モデル延長部に，ほかの家兎より採取した凍結脱灰脛骨を骨移植することで，2〜3mm/dayというたいへん速い速度で延長したにもかかわらず良好な仮骨形成を得ることができたと報告している。これは未分化間葉系細胞の補充によって骨形成を刺激するという意味で，自己骨髄血注入を行ったわれわれの実験の延長上の仕事ということができる。

7）オキシゲンラジカルの局在

筆者らは最近内軟骨性骨化部分の肥大軟骨細胞層だけではなく未分化間葉系細胞層にnitrogen oxideやsuperoxideによって合成されるさらに強力なオキシゲンラジカルであるパーオキシナイトライトの局在を証明している。延長仮骨の豊富な血管新生と骨化の橋渡しをすると考えられる。

まとめ

以上，長管骨延長仮骨は内軟骨性骨化モデルとして用いる事ができるだけでなく，膜様骨化を大量にしかも規則正しく観察できる優れたモデルである。長管骨延長モデルを用いたさまざまの基礎的実験がこれからもなされ，骨形成や代謝のメカニズムが明らかになることが期待される。

（浜西千秋）

文　献

1) DeBastiani, G., Aldegheri, R., Renzi Brivio, L., et al. : Chondrodiatasis-Controlled symmetrical distraction of the epiphyseal plate. J Bone Jt. Surg., 68-B : 550-556, 1986.
2) Hamanishi, C., et al. : Early physeal closure after femoral chondrodiatasis. Loss of length gain in 5 cases. Acta Orthopedica Scandinavica, 63(2) : 146-149, 1992.
3) Hamanishi, C., Yasuwaki, Y., Kikuchi, H., et al. : Classification of the callus in limb lengthening. Radiographic study of 35 limbs. Acta Orthop. Scand., 63(4) 430-433, 1992.
4) Hamanishi, C., Yosii, T., Tanaka, S. : Maturation of the distracted callus. Sonographic observations in rabbits applied to patients. Acta Orthop. Scand., 65(3) : 335-338, 1994.
5) Hamanishi, C., Yosii, T., Totani, Y., et al. : Lengthened callus was activated by axial shortening. Histological and cytomorphometrical analysis. Clin. Orthop., 307 : 250-254, 1994.
6) Hamanishi, C., Yosii, T., Totani, Y., et al. : Bone mineral density of lengthened rabbit tibia is enhanced by transplantation of fresh autologous bone marrow cells. An experimental study using dual energy x-ray absorptiometry. Clin. Orthop., 303 : 250-255, 1994.
7) Hamanishi, C., Kawabata, T., Yosii, T., et al. : Bone mineral density changes in distracted callus stimulated by pulsed direct electrical current. Clin. Orthop., 312 : 247-252, 1995.
8) Wiltink, A., Nijweide, P. J., Oosterbaan, W. A., et al. : Effect of therapeutic ultrasound on endochondral ossification. Ultrasound Med. Biol., 21(1) : 121-127, 1995.
9) 浜西千秋：DEXAと超音波を用いた臨床的および実験的延長仮骨の評価法. OS NOW, 25 : 152-156, 1997.
10) Hamanishi, C., Tanaka, S., Tamura, K., et al. : Correction of asymmetrical physeal closure, Rotatory distraction in 3 cases. Acta Orthop. Scand., 61 : 58-61, 1990.
11) 浜西千秋, 三嶋昭彦, 田中清介：振動伝達を応用した骨構造回復の判定. The BONE, 特集『バイオメカニクス』, 8(3) : 117-12, 1994.
12) Grainger, D. J., Wakefield, L., Bethell, H. W., et al. : Release and activation of platelet latent TGF-β in blood clots during dissolution with plasmin. Nature Med., 1 : 932-937, 1995.
13) Hulth, A. : Current concepts of fracture healing. Clin. Orthop., 249 : 265-284, 1989.
14) Sandberg, M. M., Aro, H. T., Vuorio, E. I. : Gene expression during bone repair. Clin. Orthop. Relat. Res., 289 : 292-312, 1993.
15) Miyazaki, H., Hamanishi, C., Yosii, T., et al. : Effect of a single intravenous does of bisphosphonate (pamidoronate) on tibial cortical bone after lengthening. Acta Medica Kinki Univ., 22 : 155-158, 1997.
16) Mochly-Rosen : Localization of protein kinase by anchoring proteins : A theme in signal transduction. Science, 268 (14 April) : 247-251, 1995.
17) Shamos, M. H., Lavine, L. S., Shamos, M. I. : Piezoelectric effect in bone. Nature, 197 : 81, 1963.
18) Robinson, K. R. : The response of cells to electrical fields. A review. J. Cell Biol., 101 : 2023-2027, 1985.
19) Tenforde, T. S. : ELF field interactions at the animal tissue and cellular levels. Electromagnetics in Medicine and Biology, edited by Brighton, C. T., Pollack, S. R., p.225, San Francisco Press, San Francisco, 1991.
20) Somjen, D., Binderman, I., Berger, E. : Bone remodeling induced by physical stress is PGE_2 mediated. Biochem. Biophys. Acta, 627 : 91-100, 1980.
21) Dekel, S., Lenthall, G., Francis, M. J. O. : Release of prostaglandins from bone and muscle after tibial fracture : An experimental study in rabbit. J. Bone Jt. Surg., 63B : 185-189, 1981.
22) Canalis, E., McCarthy, T., Centrella, M. : Growth factors and the regulation of bone remodeling. J. Clin. Invest., 81 : 277-281, 1988.

23) Sporn, M. B., Roberts, A. B., Wakefield, L. M., et al. : Some recent advances in the chemistry of transforming growth factor beta. J. Cell Biol., 105 : 1039-1045, 1987.
24) Owen, M. E., Cave, J., Joyner, C. J. : Clonal analysis in vitro of osteogenic differentiation of marrow CFC-F. J. Cell Sci., 87 : 731-739, 1987.
25) 戸谷由樹:延長仮骨における骨基質蛋白の遺伝子発現. 近畿大医誌, 19 : 553-572, 1994.
26) Wiltink, A., Nijweide, P. J., Oosterbaan, W. A., et al. : Effect of therapeutic ultrasound on endochondral ossification. Ultrasound Med. Biol., 21(1) : 121-127, 1995.
27) Yasui, N., Sato, M., Ochi, T., et al. : Three modes of Ossification during distraction osteogenesis in the rat. J. Bone Jt. Surg., 79-B : 824-830, 1997.
28) Li, G., Simpson, A. H. R. W., Triffit, J. T. : The Role of chondrocytes in intramembranous and endochondral ossification during distraction osteogenesis in the Rabbit. Calcif Tissue Int., 64 : 310-317, 1999.
29) 森 成志:延長仮骨形成における血管内皮細胞増殖因子および受容体の発現. 近畿大学医学雑誌, 26(3) : 127-138, 2001.
30) Li, G., Simpson, A. H. W., Kenwright, J., et al. : Effect of lengthening rate on angiogenesis during distraction osteogenesis. J. Orthop. Res., 17 : 362-367, 1999.
31) Rowe, N. M., Mehara, B. J., Luchs, J. S., et al. : Angiogenesis during mandibular distraction osteogenesis. Ann. Plast. Surg., 42 : 470-475, 1999.
32) Meyer, T., Mayer, U., Stratmann, U., et al. : Identification of apoptotic cell death in distraction osteogenesis. Cell Biol. Int., 23-6 : 439-446, 1999.
33) 森 成志, 山口博史, 岡田正道ほか:延長仮骨にみられる細胞分化とアポトーシス. 日本創外固定・骨延長学会雑誌, 12 : 81-85, 2001.
34) Sato, M., Ochi, T., Nakase, T., et al. : Mechanical tension-stress induces expression of bone morphogenetic protein (BMP)-2 and BMP-4, but not BMP-6, BMP-7, and GDF-5 mRNA, during distraction osteogenesis. J. Bone Mineral Res., 14 : 1084-1095, 1999.
35) Farhadieh, R. D., Dickinson, R., Yu, Y., et al. : The role of transforming growth factor-β, insulin like growth factor I, and basic fibroblast growth factor in distraction osteogenesis of mandible. J. Craniofac. Surg., 10-1 : 80-86, 1999.
36) Hagino, T., Hamada, Y. : Accelerating bone formation and earlier healing after using demineralized bone matrix for limb lengthening in rabbits. J. Orthop. Res., 17 : 232-237, 1999.

Ⅱ 基礎

2 下顎骨
骨延長における骨再生機序

SUMMARY

　下顎骨体部の骨延長を行った場合のＸ線学的な観察では，骨延長終了早期には骨延長部分で中央にＸ線透過性の亢進した部分を認め，これを挟むようにしてその両側に骨断端部分からの新生骨形成を見る3層構造が観察される。中央のＸ線透過性の亢進した部分は線維性結合組織による欠損部の充填を示すと考えられている。骨再生に伴いＸ線透過性の亢進した部分はしだいに幅が狭くなりやがて消失し，骨断端より形成される新生骨は中央に進展し中央部分で癒合していく。この癒合の後，当初網状骨で形成されていた新生骨は次第に層板状の成熟した骨に置換されていく。この過程は，四肢骨における仮骨延長過程のＸ線観察結果と同様なものであり，これは下顎骨が四肢骨と同じ管状構造をとることに関係していると思われる。

　組織学的な観察では，まず骨延長部中央に線維性結合組織の形成が見られ，一方，辺縁の骨断端からは新生骨の形成が見られる。新生骨は当初細い骨梁構造の網状骨などとして骨断端部分より形成され，これが中央へと進展する。また，骨延長部中央に形成された線維性結合組織には，軟骨形成などを経て骨の形成も認められる。これら骨断端からの新生骨と中央の線維性結合組織から形成された新生骨が癒合することにより骨延長部の骨が再生されている。骨の癒合が認められたその後，初めは細い構造を示していた骨梁にはしだいに肥厚が起こり，再生過程の初めには網状骨であった再生骨が，最終的には成熟した層板状骨の皮質骨の形成を得る。下顎骨骨延長時の骨再生過程においては，外骨膜などに旺盛な仮骨の形成を認めることはなく，骨断端部分および延長部中央の結合組織からの新生骨形成が骨再生の主体となる。

はじめに

　骨延長術は，整形外科領域の四肢骨の延長をはじめとして，現在広く臨床において行われている手技である。長管骨である四肢骨では，骨切り部分において仮骨形成が認められ，骨延長時にはこの部分が延長されるため，仮骨延長法とも呼ばれている。一方，形成外科領域で現在骨延長術が多く用いられている顔面領域では，構成している骨は，長管骨ではなく膜性骨であり，このため骨再生過程が長管骨において認められる機序とは異なっている。

　臨床において骨延長術を施行するにあたって，骨再生機序を理解することは，骨延長の速度や待機期間，固定期間などを決定するために重要と考えられる。

A 下顎骨骨欠損部修復過程

　下顎骨は膜性骨であるため，骨再生過程が四肢長管骨とは異なっている。骨延長時の修復過程を理解する基礎的事項として，下顎骨骨欠損部に対して延長を行わない場合の修復過程について述べる。ここでは家兎下顎骨骨欠損部分の修復過程について解説する[1]。

1．Ｘ線学的観察

　骨欠損作成後3週間ほどすると，骨欠損部が部分的に骨性に連続した状態が観察され，その後，全層にわたり骨欠損部分には骨陰影が認められるようになり，骨癒合の得られている状態が観察される（図2・1-a）。しかし，この時期には，骨欠損部分のＸ線透過性が強く認められる部分や軽度の陥凹が認められ，形成された骨皮質の厚さが不均一な状態が認められる。骨陰影はしだいにその陰影の濃さが増加していく状態が観察され，12週間以上においては，骨欠損部分には均一な骨陰影像が見られ，骨皮質の厚さもほぼ均一な骨癒合の状態が認められる（図2・1-b）。

2．組織学的観察

　組織学的には，骨欠損作成後早期の2週目頃には，骨欠損部分の組織間隙に，線維性結合組織や間葉系細胞の集積しているのが観察され，軟骨細胞もこの中に島状に観察される。また，骨欠損部骨断端より新生骨が形成さ

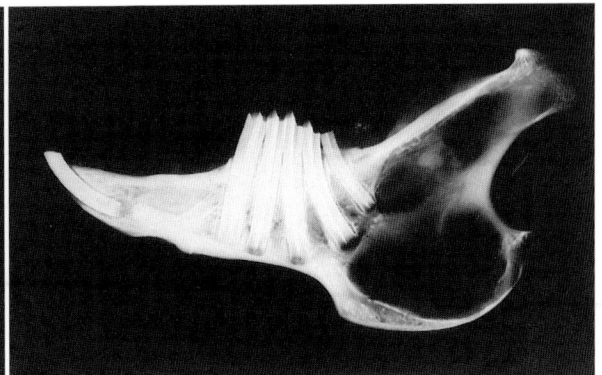

(a) 4週目，矢印の部分に骨癒合を認める。　　　　　　(b) 16週目，全層の骨癒合を認める。
（米原啓之，高戸　毅，須佐美隆史ほか：膜性骨の骨形成に関する実験的研究—第1報：骨欠損部分の修復過程について—. 日形会誌, 14：197-207, 1994. より引用）

図2・1　骨欠損作成後のX線像

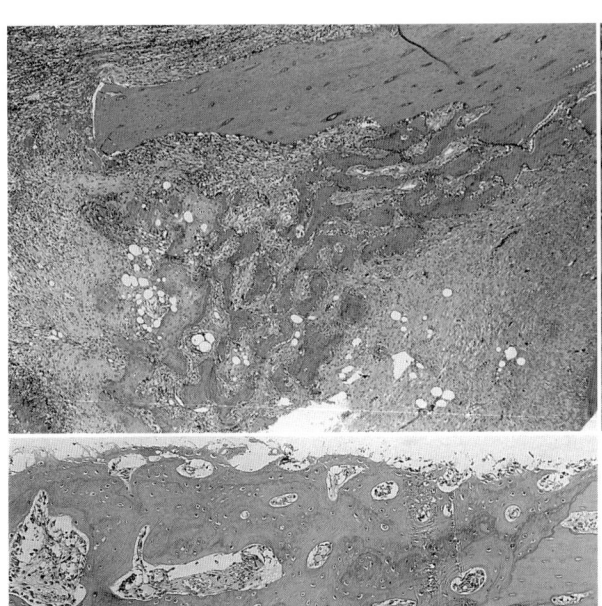
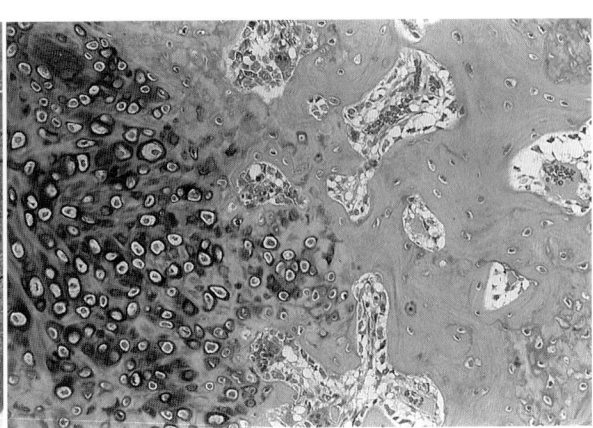
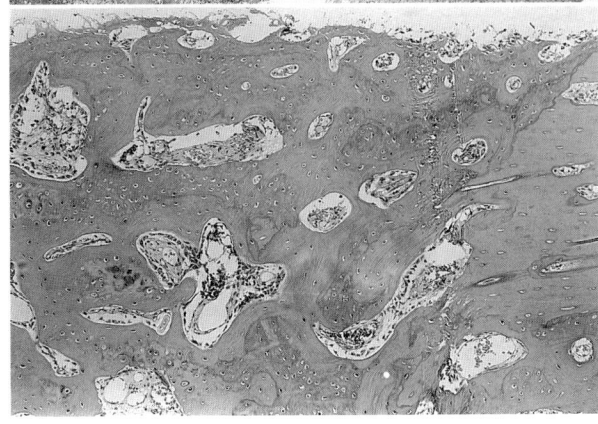

a	b
c	

(a) 2週目，骨断端より新生骨の形成を認める。
(b) 3週目，軟骨組織が骨へと移行する状態を認める。
(c) 6週目，軟骨組織が骨組織へと置換されていく状態が認められる。

図2・2　骨欠損作成後の組織像
（a, c：米原啓之，高戸　毅，須佐美隆史ほか：膜性骨の骨形成に関する実験的研究—第1報：骨欠損部分の修復過程について—. 日形会誌, 14：197-207, 1994. より引用）

れている状態が観察される（図2・2-a）。その後，骨欠損部分の軟骨細胞の数が増加して，比較的大きな塊状の軟骨組織が形成される。その軟骨組織の辺縁部分では，骨小梁が骨断端と連続する状態で形成されている（図2・2-b）。

欠損作成後6週目頃になると，軟骨組織の量は減少し，軟骨組織を取り囲むように新生骨の形成が認められ，骨欠損部分は骨小梁により連続し癒合している（図2・2-c）。新生された骨組織には層板状を示す成熟した骨組織が観察されるようになる。その後，軟骨組織の量はさらに減少し，一方，新生されている骨組織では網状骨が減少し，層板状の骨組織が増加していく。

16週目以降では，骨欠損部分にはもはや軟骨細胞は認められず，一時的に形成されていた軟骨組織は骨組織に置換されている。全体にハーバース管を中心に層板状構造をもつ成熟した骨組織により修復され，外側では厚い皮質骨が形成される。

B 下顎骨骨延長骨再生過程

下顎骨体部に対して骨延長を行った場合における骨再生機序については，過去種々の動物実験の報告が見られる。ここでは家兎下顎骨体部骨延長時の骨再生過程を述べる[2)～4)]。

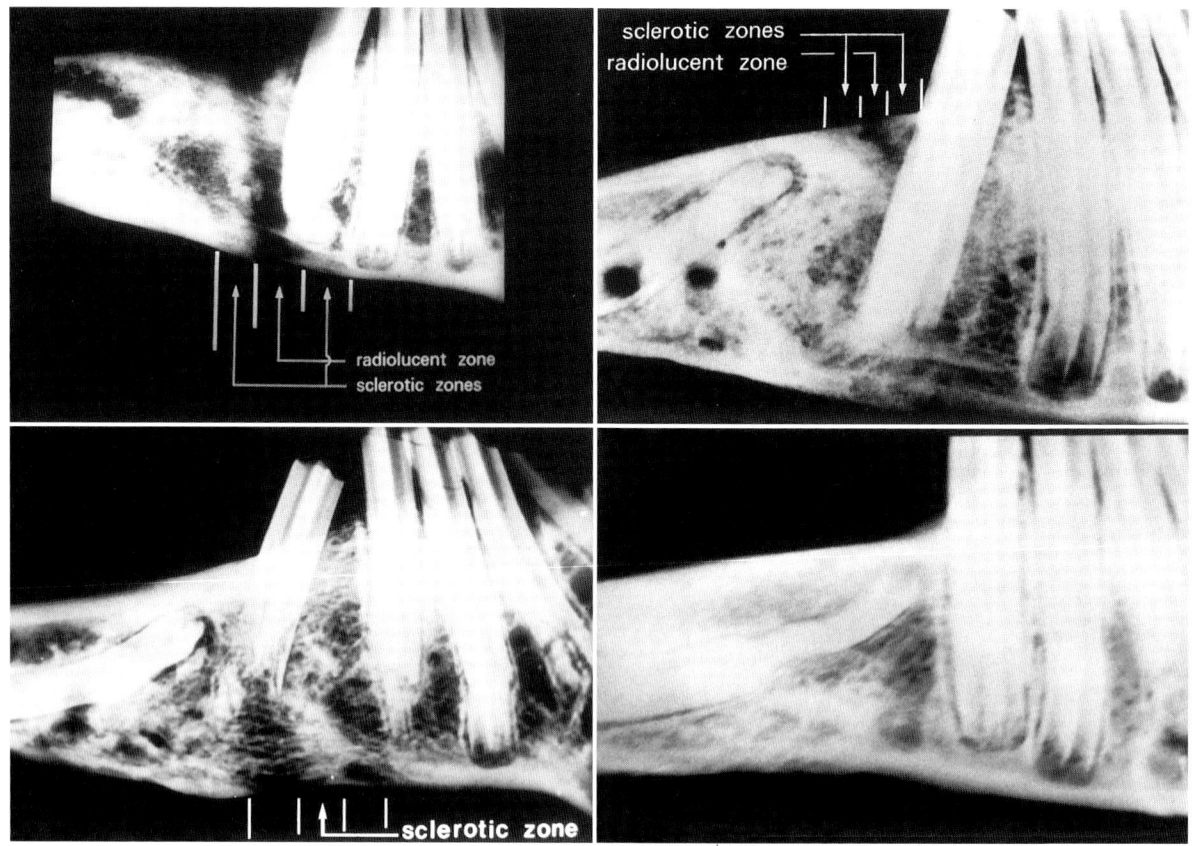

(a) 終了時，透亮帯を挟み硬化帯が認められる3層構造を示す。

(b) 2週目，透亮帯の縮小を認める。

(c) 4週目，中央部分で硬化帯の癒合を認める。

(d) 8週目，骨延長部分は修復されている。

図2・3　骨延長後のX線像

（a：Komuro, Y., Takato, T., Harii, K., et al.：The histologic analysis of distraction osteogenesis of the mandible in rabbits. Plast. Reconstr. Surg., 94：152-159, 1994. より引用）
（b〜d：小室裕造，高戸　毅，波利井清紀ほか：顔面骨骨延長に関する実験的研究－第2報：下顎骨延長におけるX線学的検討，下顎頭の変化，および術後の後戻りについて－. 日形会誌, 15：389-396, 1995. より引用）

実験は，家兎下顎骨臼歯部前方に皮質骨切開を行い，同部に対して創外固定型骨延長器を装着して延長が行われている。骨切り後の延長までの待機期間は2週間，延長速度は1日0.36mmの条件で24日間の延長が行われている。

1. X線学的観察

骨延長終了時には，骨延長部分の中央にはX線透過性の亢進した部分が認められ，一方，骨断端部内側には骨陰影が認められる（図2・3-a）。その後，中央のX線透過性の亢進した部分は次第に縮小し，骨断端部分からの陰影が中央に移動してくる（図2・3-b）。

延長終了4週目頃には，骨断端からの陰影が中央部分で癒合し，骨延長部は新生骨で充填される（図2・3-c）。その後，6週目頃には骨癒合が得られるが，骨癒合早期では延長部中央ではX線透過性が強く，辺縁の骨断端近くでは陰影が濃い状態が観察される。この状態では新生骨がまだ不均一な状態であり，皮質骨化が辺縁より進んでいると考えられる。

延長終了8〜10週目では，骨陰影の濃度も増加しほぼ均一な骨陰影となる（図2・3-d）。髄腔形成も明らかとなり，骨切り部分断端との境界も区別が困難となり，骨再生が完了した状態となる。

2. 組織学的観察

延長期間終了時においては，骨延長部中央に線維性結合組織および出血塊が認められ，両側骨断端からは骨延長部の骨欠損部を架橋するように長軸方向に骨梁の形成が認められる。また，骨欠損部中央には島状の軟骨組織が数個認められる（図2・4-a）。延長終了後2週目では，中心部において新生された骨梁が連続している状態が観察され，隣接部分においては骨梁が皮質骨へとリモデリングされている（図2・4-b）。

延長終了後4週目では，骨欠損部は幼若な網状骨により置き換わり（図2・5-a），この後，骨皮質の厚みが次第に増加し，8週目では骨髄腔の内部の骨梁は吸収され，網状骨は皮質骨へと置換されている（図2・5-b）。10週目では，ハーバース管を取り囲んだ層板状骨の形成が認

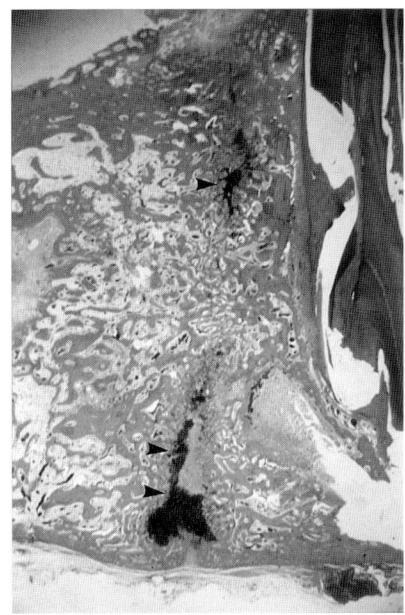
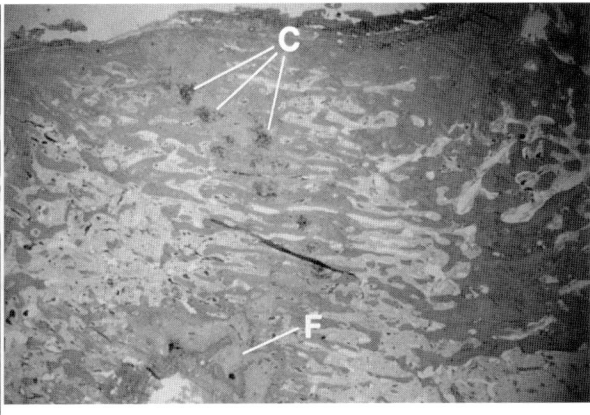

◀(a) 終了時，骨延長部中央に軟骨形成（矢印）を認める。
▲(b) 2週目，骨延長部中央で新生骨の連続を認める。
　C：軟骨組織，F：線維組織

図2・4　骨延長後の組織像
（Komuro, Y., Takato, T., Harii, K., et al.: The histologic analysis of distraction osteogenesis of the mandible in rabbits. Plast. Reconstr. Surg., 94：152-159, 1994. より引用）

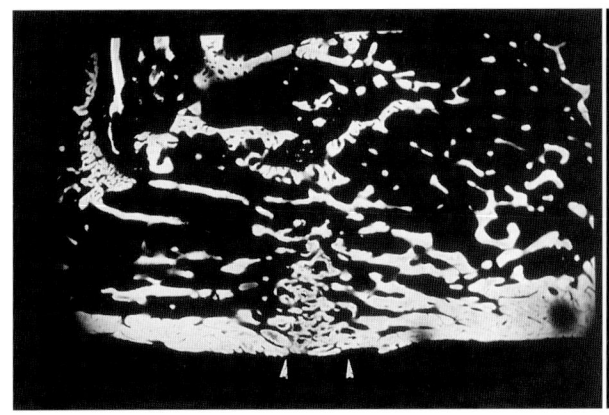
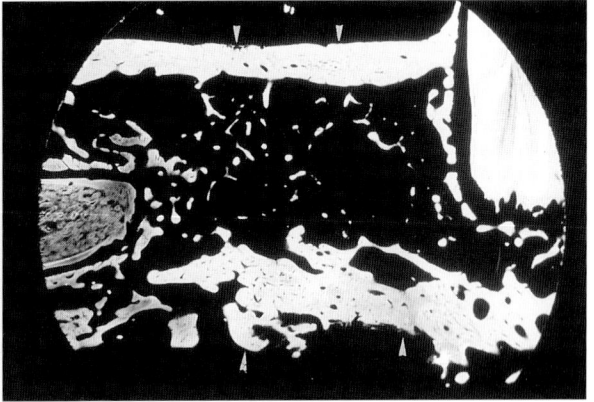

(a) 4週目，骨延長部分に網状骨の形成を認める（矢印）。
(Komuro, Y., Takato, T., Harii, K., et al.: The histologic analysis of distraction osteogenesis of the mandible in rabbits. Plast. Reconstr. Surg., 94：152-159, 1994. より引用)

(b) 8週目，骨延長部分は皮質骨で修復されている（矢印）。

図2・5　骨延長終了後のcontact microradiogram像

められ，成熟した皮質骨の再形成が行われている。

C 延長時のX線像の検討

小室らの家兎下顎骨延長の実験では[2)～4)]，軟X線による観察で，延長終了時には骨延長中央部分に透亮帯（radiolucent zone）を挟み，その前後に硬化帯（sclerotic zone）が認められる3層構造を観察している。この透亮帯は線維性組織による欠損部の充填を示し，硬化帯は形成された仮骨を示すとしている。骨再生過程において，この透亮帯が縮小し硬化帯が中央に移動してくることで仮骨の形成が延長部中央に進んだことを示すとしている。また，この硬化帯の前後に透亮像が観察され，これ

はこの部分でリモデリングにより骨梁が吸収され，皮質骨化が進んでいることによるとしている。

骨癒合の後，当初網状骨で形成されていた硬化帯の骨はしだいに層板状の成熟した骨に置換されていく。この過程は，四肢骨における仮骨延長過程のX線観察結果と同様なものである。これは，下顎骨が四肢骨と同じ管状構造をとることに関係していると思われる。

D 骨癒合時期について

X線像による観察結果から骨癒合の時期について，小室らの家兎下顎体部骨延長を行った実験結果では，延長終了2週目で骨透過性を示す部分の縮小が認められ，4

週目では骨延長部は骨により充填されており、6週目において癒合が得られている[2)〜4)]。同様に家兎を用いた実験を行っているCalifanoらは[5)]、延長終了後7日目に骨透過像の認められる部分の縮小を認め、14日目には骨欠損部分に骨陰影が認められたとしている。一方、Karpらは[6)]、犬の実験によるX線による観察で、延長開始10日目には透亮帯の辺縁で骨形成が認められ、延長終了時には新生骨が骨欠損部に広がり、延長後4週で骨欠損部は骨架橋され、延長終了8週目で成熟された骨により修復されていたとする観察結果を報告している。さらに、羊の下顎枝を用いた実験を行ったKaraharju-Suvantoらは3週目で骨欠損部に骨陰影が認められ、16週目に骨癒合が得られたと報告している[7)8)]。骨癒合の時期については、用いた実験動物の種類や骨延長を行った量などにより、一定の結果が得られていないが、骨癒合が認められる時期は2〜6週頃であり、骨癒合の完成する時期としては延長終了後約10〜15週頃と考えられる。

家兎における、骨延長を行わない場合の骨欠損部分の修復過程では、骨癒合は骨欠損作成後3週目より部分的に行われ、全層の骨癒合は4週において確認されている[1)]。骨延長後の骨修復をこの結果と比較すると、骨延長に伴い骨修復過程が遅延することなく、骨延長後は通常の骨欠損修復とほぼ同様な時期に骨修復が起きていると考えられる。これは、骨延長開始時にすでに骨修復機転が起こり始めており、骨延長期間中にも骨延長部中心部においては、線維性結合組織の集積や軟骨形成などが部分的に起きていると考えられる。また、骨延長部の骨断端においては、骨梁の形成などの骨再生が始まっているものと思われる。これらの変化が、骨延長終了時から本格的に骨延長部の骨修復として働くものと考えられる。

E 過去に報告されている観察結果について

過去に報告されている組織像の観察結果では、組織学的にいくつかの段階を経て骨再生が行われているとする報告が見られる。

1. Karpらの報告[6)]

犬下顎骨体部を延長した結果で、延長早期の組織像においては、骨欠損部には、出血や凝血塊を伴う線維性結合組織が認められる。延長10日目には、コラーゲン束が延長方向に配列し、欠損部中央では骨組織を認めないが、辺縁においては骨断端と連続する線維性結合組織内におけるコラーゲン束の石灰化により形成される細い骨梁が線維性結合組織に進展している。延長終了2週目では、細い骨梁はリモデリングされ広い間隔の太い骨梁へと置換され、骨梁の表面では骨芽細胞による骨形成が活発に認められる。延長終了4週目に、骨断端からの新生骨形成が欠損部中央で融合し、骨架橋が行われている。この後、皮質骨領域を中心に骨形成が盛んに行われ、成熟した層板状骨の量が増加していき、通常の皮質骨が形成されている。

この組織像の観察結果からKarpらは骨形成過程において、4つのゾーンの形成があると報告している[6)]。

①Zone of fibrous tissue

骨欠損の中央に形成される部分にあり、紡錘形の線維芽細胞と未分化間葉系細胞を伴う長軸方向に配列したコラーゲンより構成される。

②Zone of extending bone formation

Zone of fibrous tissueの外側に位置し、骨片表面の骨芽細胞と連続する線維芽細胞および未分化間葉系細胞に特徴づけられる部分である。骨芽細胞は骨基質上で延長方向に水平に分布している。

③Zone of bone remodeling

Zone of extending bone formationの外側に位置し、骨の吸収および添加が認められる部分である。

④Zone of mature bone

Zone of bone remodelingの外側で骨断端に隣接した部分である。皮質骨より形成されその骨梁構造は厚くなっている。

Zone of fibrous tissueが骨再生初期に形成され、これが骨梁の形成やリモデリングによりzone of extending bone formation, zone of bone remodelingとなり、zone of fibrous tissueの部分はしだいに縮小しやがて消失する。一方、zone of extending bone formation, zone of bone remodelingの部分は当初、幼若な骨が形成されているが、しだいに骨の改変が起こり、成熟した骨へと変化し最終的にはzone of mature boneとなり、骨修復が行われると仮定している。

2. Calofanoらの報告[5)]

家兎の下顎骨体部の延長を行った実験結果において、組織学的には、延長終了2週までの早期で間葉系細胞およびプロテオグリカンを伴う凝血塊より構成されるコロイド相、延長終了5週目でヒアルロニダーゼ活性の増加が認められコラーゲンとプロテオグリカンから構成される線維基質および部分的な骨形成を認める線維相、延長終了8週目以降の層板状骨がコラーゲン線維より形成さ

れる線維相の3相の期間を観察観察結果より報告している。

3. Karaharju-Suvantoらの報告[7)8)]

　Karaharju-Suvantoらは羊下顎枝の骨延長実験の結果より，以下のような経過を報告している。組織学的には延長終了1週目では延長方向に沿った線維芽細胞とコラーゲン束が骨欠損部に認められ，また，島状の軟骨細胞や結合組織が観察されている。5週目では骨断端から中心方向への骨形成が認められ，骨欠損部分にはコラーゲン束の架橋が認められ，さらに軟骨の形成も認められる。20週目では骨欠損部分は骨組織により充填されていた。この時，延長側および反対側の骨膜の肥厚が認められた。35週目では骨癒合が完全となり骨リモデリングが始まっていたとしている。

　この結果より，骨延長の修復過程においてはコラーゲンテンプレートの形成，骨欠損部の石灰化，骨癒合，骨リモデリングの4相があるとしている。

F 組織学的観察結果についての考察

　組織学的観察結果については，報告されている実験ごとに使用している実験動物が異なることや，標本の採取時期が異なるため，さまざまな相違点が認められる。しかし全体としては，以下に述べるような過程を経て再生が行われているものと考えられている。

　まず，骨延長部中央に線維性結合組織の形成が見られ，一方，辺縁の骨断端からは新生骨の形成が見られる。新生骨は当初細い骨梁構造の網状骨などとして，骨断端部分より形成され，これが中央へと進展する。また，骨延長部中央に形成された線維性結合組織には，軟骨形成などを経て骨の形成も認められる。これら骨断端からの新生骨と中央の線維性結合組織から形成された新生骨が癒合することにより骨延長部の骨が再生されている。

　骨の癒合が認められた後，初めは細い構造を示していた骨梁にはしだいに肥厚が起こり，再生過程の初めには網状骨であった再生骨が，最終的には成熟した層板状骨の皮質骨の形成を得る。

G 骨膜の関与について

　通常，四肢の長管骨においては，骨の再生過程においては外骨膜の関与が重要であり，骨折などにより骨欠損を生じた場合外骨膜直下に旺盛な仮骨の形成が生じる。下顎骨の延長実験においても，Karaharju-Suvantoらは骨延長後に骨膜の肥厚を観察している[7)8)]。また，Karpらは下顎骨外表面の骨形成を報告している[6)]。しかし，通常下顎骨においては，骨延長後の骨修復の過程では外骨膜の影響は少ないと考えられる。なぜなら，下顎骨の修復過程においては，骨膜の反応による仮骨の形成は非常に少なく，長管骨に認められるような，骨欠損部分が仮骨により肥厚するような状態は観察されない。このことから，下顎骨の再生過程では，外骨膜の骨修復に与える影響は少なく，骨延長部中央に形成された線維性結合組織からの骨形成や骨断端よりの骨梁の形成による骨修復がその主体をなすと考えられる。

H 骨再生時の軟骨形成について

　家兎における通常の骨欠損の場合では，骨修復過程において骨欠損部の中央部分に軟骨組織の形成を認め，この軟骨組織と骨断端の間に新生骨が形成されていた[1)]。膜性骨である下顎骨においては，骨形成は軟骨形成を認めない膜性骨化で起こるとされ，骨欠損部の修復も膜性骨化が主体と考えられている。しかし，骨延長を行わない場合の骨欠損部修復過程においての観察で軟骨組織の出現が確認され，必ずしも膜性骨化のみで骨修復が起こるわけではないと考えられる。

　軟骨組織の出現には，実験動物の年齢，骨欠損部の可動性，血流などによる酸素供給の状態などが影響していると考えられているが，一定の骨欠損を生じた場合には，骨修復過程で軟骨組織の出現があると考えられる。

　骨延長時においては，小室ら[2)~4)]やKaraharju-Suvantoら[7)8)]は軟骨組織の出現を観察しているが，Karpら[6)]は軟骨組織の出現を見たのは，装置が緩んでいた特殊な場合であるとしている。この点について小室も，使用した装置が完全に強固な固定性を有してはいなかったことを指摘している[2)~4)]。また，今回検討した実験報告では実験動物が犬と家兎，羊と異なることから軟骨組織の出現に差が出た可能性も考えられる。Karpらは軟骨の出現は骨形成には必須ではないとして，骨再生の主体は下顎骨においては，膜性骨化が主体であるとしている[6)]。一方，小室らは軟骨の出現を認めることから，膜性骨化が主体であるにしても，部分的には内軟骨性骨化による骨形成も認められると考えている[2)~4)]。この点については，骨延長装置の固定の状況や実験動物による違いなどについてさらなる検討が必要と考えられる。

拡大力および延長頻度の影響

骨延長を行う場合，延長時の拡大力および延長の頻度が骨形成に及ぼす影響については，Meyer らが家兎を用いた実験を行い報告している[9]。この報告によれば，延長終了14日目の段階で，生理的拡大力が作用した場合には骨欠損部分は網状骨および一部には層板状骨の形成が認められる。強い拡大力では延長方向に沿った骨梁構造の形成が認められ，一部には軟骨形成も認められる。最大の拡大力が作用した場合では線維組織の形成が骨欠損部分に認められるとされている。また，骨延長の頻度の違いでは，同じ拡大力で骨延長の頻度が異なる場合には，頻度が少ない場合と多い場合を比較すると，骨欠損部分に形成される組織の構成細胞などはが同一のものが認められ，その形成される組織の広がりなどの形態に差が認められるとしている。通常行われている骨延長は，この報告の最大拡大力に近い状態と考えられる。

（米原啓之，小室裕造）

文　献

1) 米原啓之, 高戸　毅, 須佐美隆史ほか：膜性骨の骨形成に関する実験的研究－第1報：骨欠損部分の修復過程について－. 日形会誌, 14：197-207, 1994.
2) 小室裕造, 高戸　毅, 波利井清紀ほか：顔面骨骨延長に関する実験的研究－第1報：形態学的および組織学的検討－. 日形会誌, 13：19-28, 1993.
3) 小室裕造, 高戸　毅, 波利井清紀ほか：顔面骨骨延長に関する実験的研究－第2報：下顎骨延長におけるX線学的検討, 下顎頭の変化, および術後の後戻りについて－. 日形会誌, 15：389-396, 1995.
4) Komuro, Y., Takato, T., Harii, K., et al. : The histologic analysis of distraction osteogenesis of the mandible in rabbits. Plast. Reconstr. Surg., 94：152-159, 1994.
5) Califano, L., Cortese, A., Zupi. A., et al. : Mandibular lengthening by external distraction : An experimental study in the rabbit. J. Oral Maxillofac. Surg., 52：1179-1183, 1994.
6) Karp, N.S., McCarthy, J.G., Schreiber, J.S., et al. : Membranous bone lengthening : A serial histological study. Ann. Plast. Surg., 29：2-7, 1992.
7) Karaharju-Suvanto, T., Karaharju, E. O., Ranta, R. : Mandibular distraction : An experimental study on sheep. J.Cranio-Max.-Fac. Surg. 18:280-283,1990.
8) Karaharju-Suvanto, T., Peltonen, J., Kahri, A., et al. : Distraction osteogenesis of the mandible : An experimental study on sheep. Int. J. Oral Maxillofac. Surg., 21：118-121, 1992.
9) Meyer, U., Wiesmann, H.P., Kruse-Losler, B., et al. : Strain-related bone remodeling in distraction osteogenesis of the mandible. Plast. Reconstr. Surg., 103：800-807, 1999.

Ⅱ 基礎

2 下顎骨
骨延長の基礎

SUMMARY

骨延長法は，長管骨の骨延長法として整形外科領域で広く普及している手技である．本法は膜性骨である顔面骨へも応用が広がり，現在では下顎骨のみならず，頭蓋骨や上顎骨にも応用範囲が拡大され，頭蓋顎顔面外科領域における有用な手術手技となっている．しかし，膜性骨の骨延長法では，手技の詳細については未だ一定の方法は確立されていない．各項目について考察した．

ビーグル犬を用いて，下顎骨骨延長の実験を行った．Corticotomy, initial gap 0mm, 3mm, 5mm, 7mmとして延長後の骨化の様子を観察した．すべての群において骨化が起こり延長が可能であったが，gap 7mmではgap 3mm以下の群と比較して骨化が遅延し，骨化終了時の皮質骨が菲薄化が認められた．これらのことより，下顎骨骨延長における最適のinitial gapは3～5mmであると考えられた．

下顎骨骨延長時の骨化の形態は軟骨性骨化の性質を示し，延長部位はいったんすべて皮質骨化した後に吸収され，中心部が海綿骨に改変される様子が確認された．

はじめに

骨延長法は，すでに長管骨の骨延長法として整形外科領域で広く普及している手技である[1)2)]．一方，1973年Snyderら[3)]によるイヌの下顎骨骨延長の報告以来，本法は膜性骨である顔面骨へも応用が広がり，1992年McCarthyら[4)]による臨床報告がなされた．現在では，下顎骨のみならず頭蓋骨や上顎骨にも応用範囲が拡大され，頭蓋顎顔面外科領域における有用な手術手技として開発されてきている[5)～8)]．

膜性骨骨延長法では皮切の部位，骨切りの方法，waiting period，延長速度および延長後固定期間などの手技の詳細については未だ一定の方法は確立されておらず，各施設によって多様な方法が用いられている[4)7)9)～11)]．各項目について，文献的に考察する．

A 延長手技

1．皮切

McCarthyらの報告では，下顎角部に直接皮切を行い骨切りを行っている[4)]．創外固定型の延長器を用いる場合には刺入したピンの瘢痕が回避できないために，瘢痕をもたらす皮切を行っても大きな欠点とはならないためである．

最近の埋入型延長器を使用する場合には皮膚に瘢痕を残すことは可能な限り忌避すべきであり，口腔内切開での手術が望まれる．

2．骨切り

Corticotomy（下顎骨全周にcorticotomyを行い延長を行う），骨離断（corticotomyを行った後，用手的に骨折させる．この時，下歯槽神経血管は温存する）のいずれの方法でも骨延長は可能であるが，corticotomyのみで延長を行った場合には延長にかなりの負荷がかかり，延長器が破損する可能性がある[12)]．

3．Waiting period

頭蓋骨や上顎骨の場合には翌日から延長を開始するという報告もあるが，下顎骨延長の場合には，われわれは剥離した骨膜が落ち着くのを待つために，延長器装着後10日間の待機期間をとっている．

4．延長速度

0.5～1mm/日という報告が多い．われわれは1mm/日の速度を用いている．

羊の下顎骨で延長速度の違いによる延長効率を比較した実験では，4mm/日までの速度で骨延長が可能であったと報告されている[13)]．しかし，延長速度が大きくな

るに従い延長部位の骨塩濃度が低下し，4mm/日は1mm/日に比較して有意に強度が低下する。

5．延長後固定期間

骨切りの方法や延長速度により骨化の時期は変化する。X線写真による観察を行い十分に骨化が完了した後に延長器を除去することとなる。後述するように，われわれが行っている骨離断，初期間隙3mm，waiting period 10日，延長速度1mm/日では，延長終了後8週間である。

B イヌ下顎骨仮骨延長実験

1．材料および方法

実験には生後約4カ月，体重8kg前後の雌のビーグル犬40頭を用いて実験を行った。全身麻酔下に下顎骨下縁に5cmの皮切を加え，骨膜を最小限の範囲で剥離した。サージカルバーにて骨皮質全周を切開した後，下顎骨を用手的に骨折させた。この時，下歯槽神経は温存した。骨切り線より1cm離して，直径1.5mmのピンを各骨片に2本ずつ計4本刺入し，延長器を装着した。Stryker社製のHowmedica Mini Hoffman延長器を用いた（図2・6）。延長器の装着後，5-0ナイロンにて骨膜，筋肉，皮膚をそれぞれ縫合した。

2．Initial gapの作成

各群8頭ずつ，initial gapを0mm，3mm，5mm，7mmとした4群と，骨皮質の切開のみを行った群（corticotomy群）の計5群に分け，延長器の調節を行なった。

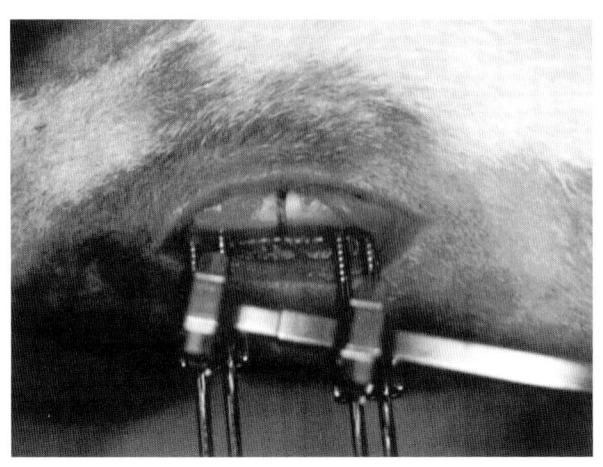

図2・6 延長器装着時（initial gap 3mmの群）

3．延長方法

10日間のwaiting periodの後，1日1mmずつ，延長器の目盛り上で，initial gapも含めて20mmまで骨延長を行った。延長後の固定期間は最長12週とした。

4．検討項目

① 延長終了直後，延長終了後4週，8週，12週にX線撮影を行い，その所見を観察した。また，各群間の延長量を分散分析により検定した。

② 延長終了後4週，8週，12週において，各群3頭を屠殺し下顎骨の肉眼的検討，ならびに脱灰標本のHE染色による組織学的検索を行った。

C 結　果

1．X線計測

X線所見では，initial gap 0mm群と3mm群では8週目には皮質骨化がほぼ完了していた。8週目におけるinitial gap 5mm群ではわずかに間隙が残存していたが，7mm群では明らかな骨陰影の欠損部が認められた（図2・7）。

延長後8週目における延長量をX線像で計測すると，corticotomy群では9.2±1.3mm，initial gap 0mmの群では14.8±1.5mm，gap 3mmの群では17.6±1.7mm，gap 5mmの群では19.2±0.8mm，gap 7mmの群では19.4±0.4mmであった（表2・1，図2・8）。それぞれの群における延長量は，corticotomy群はほかの4つの群に対して有意（$p<0.05$）に延長量が小さかった。Initial gap 0mmの群はgap 3mm，5mm，7mmの群に対して有意に延長量が小さかった。Gap 3mm，5mm，7mmの群間には有意差は認められなかった。

2．肉眼的観察

肉眼的には，initial gap 0mmと3mmの群では延長部が延長終了後8週で，ほぼ正常な皮質骨の外観を呈してい

表2・1 延長結果

initial gap	延長量	骨化完了までの期間
corticotomy	9.2±1.3	8週
0 mm	14.8±1.5	8週
3 mm	17.6±1.7	8週
5 mm	19.2±0.8	8週
7 mm	19.4±0.9	12週

（平均±SD）　　　　　　　　　　　　　　　（n＝5）

(a) corticotomy，延長終了直後。	(b) corticotomy，延長終了後4週。	(c) corticotomy，延長終了後8週。
(d) initial gap 0mm，延長終了直後。	(e) initial gap 0mm，延長終了後4週。	(f) initial gap 0mm，延長終了後8週。
(g) initial gap 3mm，延長終了直後。	(h) initial gap 3mm，延長終了後4週。	(i) initial gap 3mm，延長終了後8週。
(j) initial gap 5mm，延長終了直後。	(k) initial gap 5mm，延長終了後4週。	(l) initial gap 5mm，延長終了後8週。
(m) initial gap 7mm，延長終了直後。	(n) initial gap 7mm，延長終了後4週。	(o) initial gap 7mm，延長終了後8週。

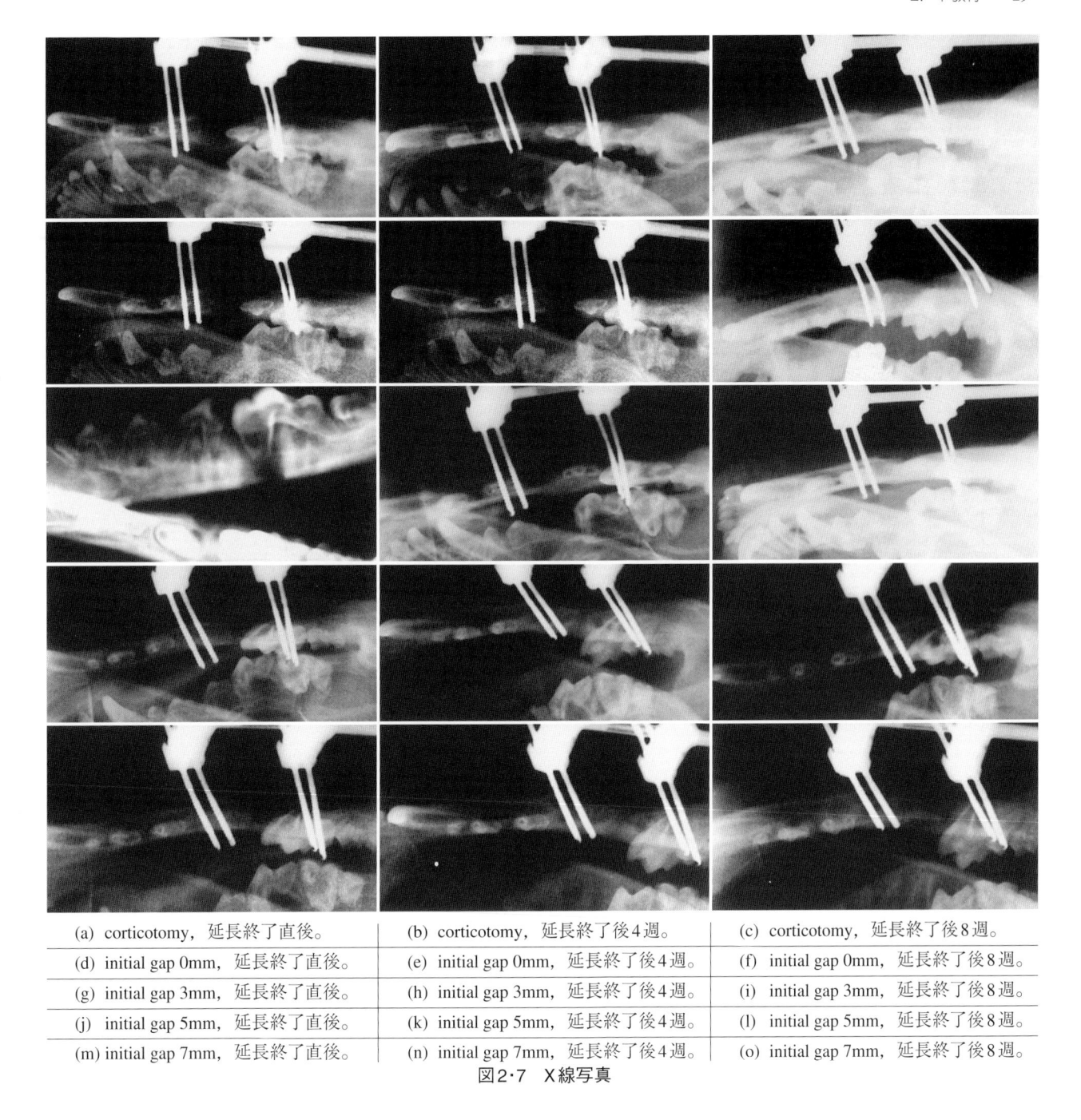

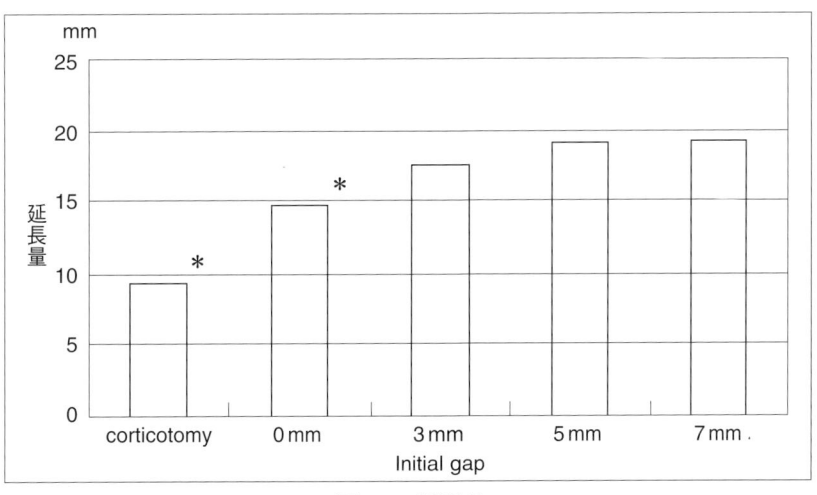

図2・7　X線写真

図2・8　延長量

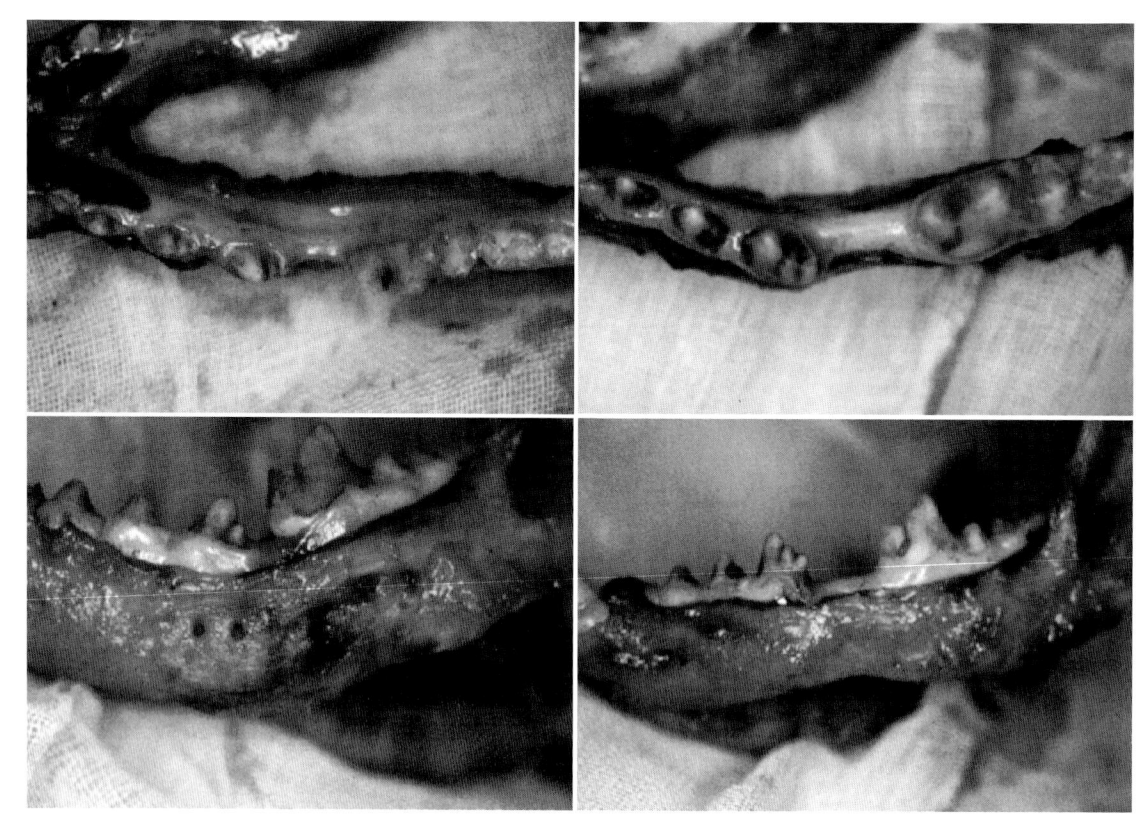

(a) gap 3mm。　　　　　　　　　(b) gap 5mm。わずかに骨の菲薄化が認められる。
図2・9　肉眼所見（延長終了後8週）

た。Initial gap 5mmでは，下顎骨健常部の厚さが10mmなのに対し延長部位では8mmと軽度の菲薄化が認められたが，骨化は完了していた（図2・9）。Initial gap 7mmでは，延長部位での下顎骨の厚さが7mmと菲薄化がより強くなっており，まだ若干の可動性が残存し，骨化の完了とは認められなかった。延長終了後12週ではすべての群において皮質骨化が完了しており，initial gap 7mmの群においても可動性は消失していた。

延長部位の骨の縦断面を観察すると，corticotomy群とgap 0mmの群では，延長終了後8週の時点で正常組織と同様の皮質骨と海綿骨が形成されているのが観察された（図2・10-a）。しかし，gap 3mmの群では延長終了後8週の時点において，延長部位が未だすべてが皮質骨であり海綿骨への変化は認められなかった。12週の時点では，海綿骨への変化が進行していたが，まだ完全には終了していなかった（図2・10-b）。Gap 5mmの群では延長終了後12週の時点においても，延長部位はほぼ皮質骨の状態であり，海綿骨化はほとんど認められなかった（図2・10-b）。Gap 7mmの群では延長終了後12週の時点では，まだすべて皮質骨の状態であった。

3．組織学的所見

組織学的にはすべての群において活発な骨再生が確認された。HE染色では，延長部位に一致して骨芽細胞，類骨，新生骨が認められ，盛んな骨形成を示した。延長終了直後は，すべての群で延長部位に多くの骨芽細胞が認められた。延長終了後4週ではcorticotomy群とinitial gap 0mm群では骨芽細胞に混在して多くの破骨細胞が認められたが，gap 3mm以上の群では少数の破骨細胞が認められるのみであった。延長終了後8週になると，corticotomy群とinitial gap 0mmの群ではすでに破骨細胞は減少し，骨芽細胞と破骨細胞のバランスが正常骨とほぼ同等の状態になっていた。Gap 3mm以上の群では8週目で破骨細胞の数の増加が認められ，gap 5mm以上の群では延長終了後12週になっても破骨細胞は増加したままであった（図2・11）。またどの群においても延長後の骨化が完了した部位では，形成された骨は正常な組織構築であり，周囲の正常骨との境界の確認は不可能であった。

D　考　察

長管骨の骨延長では，corticotomyのみで延長を行う方がより理想的であると考えられており，Ilizarovら[1)2)]はcorticotomyによる延長を行っている。しかし，臨床的には長管骨での全周性のcorticotomyは困難であり，また骨膜を温存することにより完全に骨を離断しても十分に骨延長が可能なために，corticotomyによる骨延長を

(a) corticotomy, 延長終了後8週。
(b) initial gap 0mm, 延長終了後8週。
(c) initial gap 3mm, 延長終了後8週。
(d) initial gap 3mm, 延長終了後12週。
(e) initial gap 5mm, 延長終了後12週。

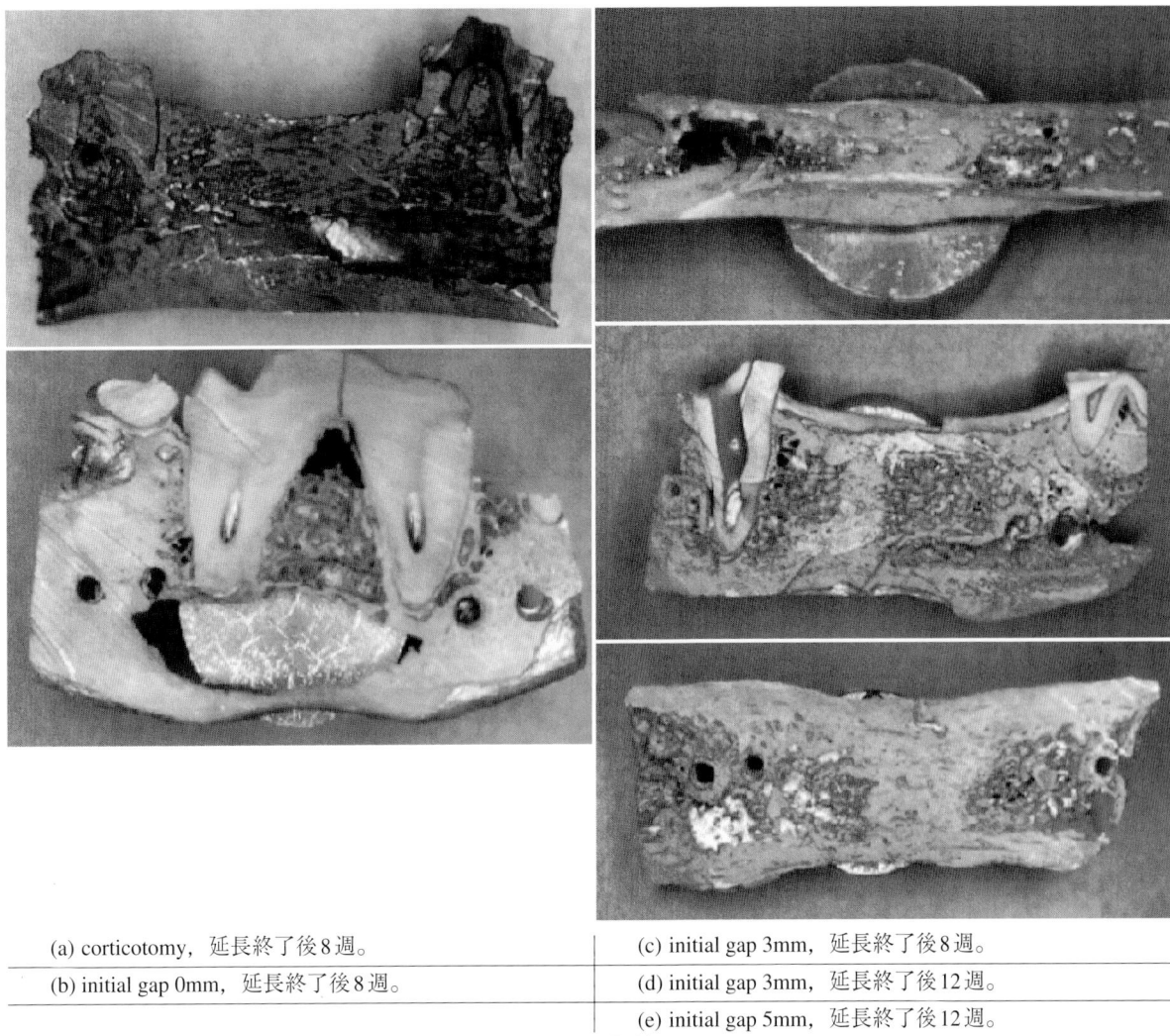

図2・10 骨断面

(a) initial gap 3mm, 延長終了後8週。
(b) initial gap 5mm, 延長終了後8週。

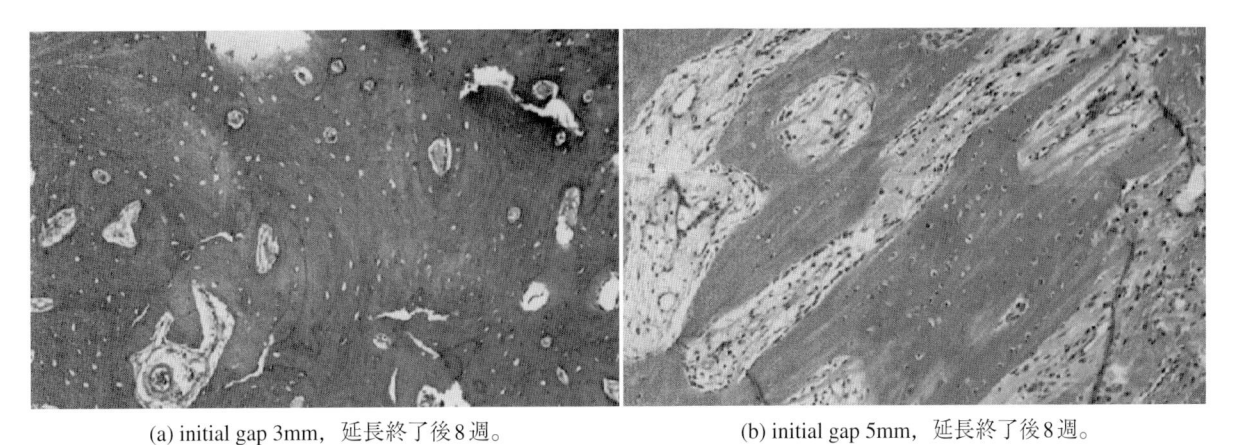

図2・11 光顕像（HE染色）

行っている施設は少なく，完全に骨を離断しての仮骨延長を行っている施設が多い[14)15)]。下顎骨骨延長法でもMcCarthyら[4)]はcorticotomyのみの骨延長を行っているが，骨膜と下歯槽神経を温存すれば，骨延長が十分可能である。Corticotomyのみでの延長よりは，完全に骨折させた方が延長時に必要な力も小さく，より容易に延長を行うことが可能であり，延長量も有意に大きくすることができる。

外に皮切を加えるか口腔内切開で手術を行うかも種々の報告がある。McCarthyらは外に皮切を行っているが，創外固定型の延長器を用いている場合には刺入したピンの瘢痕が形成されるために，あえて口腔内切開にこだわる必要はない。一方，埋入型延長器を用いる場合には可能な限り瘢痕を形成しないために，口腔内切開での手術

が望まれる．最近では一方向の延長の場合には口腔内切開からの埋入型延長器を使用し，複雑な延長が必要な場合には三次元的延長の可能な創外固定型延長器を用いるように，症例による使い分けがなされている[16]．

下顎骨骨延長において7mmまでのinitial gapでは肉眼的ならびに組織学的にも骨再生が可能であった．骨化完了までの期間もinitial gap 5mmまではinitial gap 0mmと差がなく，8週で完了する．これらのことより，骨切り時に骨断端を必ずしも密着させる必要はないと考えられる．骨断端の密着が不要であれば，延長器装着時における延長方向設定の自由度が向上し，最初の延長時に角度をつけた延長も可能となる．今回の実験に用いたイヌの下顎枝の上下幅は平均30mmであったので，骨断端の一端を接触させ，反対側を開いておくことにより，initial gap 3mmでは5度，gap 5mmでは10度の角度をつけることが可能である．延長方向が下顎枝に平行な方向に限定されるよりは，延長方向の自由度が大きくなるため，より理想的な延長が可能になると思われる．

延長速度はわれわれのイヌを用いた実験では1mm/日で延長を行った．ウサギでは1mm/日では骨化が遅れ，0.5mm/日が延長に適している．羊の下顎骨で延長速度を比較した実験では，4mm/日までの速度で骨延長が可能であったと報告されているが，延長速度が大きくなるに従い延長部位の骨塩濃度が低下し，4mm/日は1mm/日に比較して有意に強度が低下する[13]．動物の大きさが原因と思われるが，ウサギの場合は下顎骨に神経血管が通っていないということも延長速度を遅らせる一因になっていると考えられる．

長管骨では約20％に骨形成・成熟不良を起こし延長器除去後に再骨折，弯曲を起こすが，後戻りは生じないといわれている[15]．今回のイヌ下顎骨による実験では，骨形成不全を起こしたものはなかった．またinitial gap 3mmまでは，骨の菲薄化もほとんどなく，良好な骨再生が認められた．Initial gap 7mm群では，延長終了後8週で骨の菲薄化が出現したが，12週においては十分な皮質骨化が確認された．これは，長管骨と膜性骨という違いのほかに，下顎骨は髄質中に固有の神経血管系を有するため，骨形成がより良好になるという推定もできる．

下顎骨骨延長時における骨再生機序は，膜性骨化と軟骨性骨化の両論があり[3,17,18]，未だ異論のあるところである．今回の実験では，延長部位がまず結合組織で充填され，骨断端より延長された間隙に向かって類骨，皮質骨化が起こった．一度完全に皮質骨化した後に，両断端より破骨細胞が侵入して皮質骨を吸収し，最終的に海綿骨が完成する所見が認められた．これらの所見から下顎骨の骨延長における骨再生は軟骨性骨化であることが強く示唆された．

骨延長法における最適なinitial gapを，延長量，延長後の骨の形態などをもとに考えると，corticotomy群およびinitial gap 0mm群では，必要な延長距離を達成するまでにより長期間が必要であり，延長方向の自由度も少ない．また，initial gap 7mm群では骨化の完了がやや遅延し，完成した皮質骨も周囲に比較して菲薄化が認められる．Gap 5mm群では最終的な海綿骨への完成がgap 3mm群よりもやや遅延するが，皮質骨化にはほとんど差異が認められない．

以上のことより，臨床におけるより有用な膜性骨骨延長を考慮すると，イヌ下顎骨の骨延長における最適なinitial gapは，10日間のwaiting periodの後，1日1mmで20mmまでの延長を加え，延長後8週間の固定期間を置いた場合には，3～5mmであると考えられる．

(川嶋邦裕，井川浩晴，杉原平樹)

文　献

1) Ilizarov, G. A. : The tension-stress effect on the genesis and growth of tissues : part I. The influence of stability of fixation and soft tissue preservation. Clin. Orthop., 238 : 249-281, 1989.
2) Ilizarov, G. A. : The tension-stress effect on the genesis and growth of tissues : part II. The influence of the rate and frequency of distraction. Clin. Orthop., 239 : 263-285, 1989.
3) Synder, C. C., Levine, G. A., Swanson, H. M., et al. : Mandibular lengthening by gradual distraction : Preliminary report. Plast. Reconstr. Surg., 51 : 506-508, 1973.
4) McCarthy, J. G., Schreiber, J., Karp, N., et al. : Lengthening the human mandible by gradual distraction. Plast. Reconstr. Surg., 89 : 1-8, 1992.
5) Cedars, M. G., Linck, D. L. 2nd., Chin, M., et al. : Advancement of the midface using distraction techniques : Plast. Reconstr. Surg., 103 : 429-441, 1999.
6) 川嶋邦裕，大浦武彦，杉原平樹ほか：画像解析から見た下顎骨延長術の1例．形成外科, 37 : 1167-1173, 1994.
7) Sugihara, T., Kawashima, K., Igawa, H., et al. : Mandibular lengthening by gradual distraction in humans. Eur. J. Plast. Surg., 18 : 7-10, 1995.
8) 高戸　毅，波利井清紀，小室裕造ほか：片側下顎発育不全に対する下顎骨骨延長法．日形会誌, 13 : 187-197, 1993.
9) Mehrara, B. J., Rowe, N. M., Steinbrech, D. S., et al. : Rat mandibular distraction osteogenesis : II. Molecular anarysis of transforming growth factor beta-1 and osteocalcin gene expression. Plast. Reconstr. Surg., 103 : 536-547, 1999.
10) Rowe, N. M., Mehrara, B. J., Dudziak, M. E., et al. : Rat mandibular distraction osteogenesis : Part I. Histologic and radiographic analysis. Plast. Reconstr. Surg., 102 : 2022-2032, 1998.

11) 立川勝司, 生田義和, 越智光夫ほか：骨延長における最近の進歩－仮骨延長法の概念, 手技を中心として－. 形成外科, 35：155-165, 1992.
12) 川嶋邦裕, 杉原平樹, 井川浩晴：イヌ下顎骨における仮骨延長の実験的研究. 形成外科, 42：1115-1123, 1999.
13) Ross, D. F., Mark, P. G., Dickinson, R., et al. : Effect of distraction rate on biomechanical, mineralization, and histologic properties of an ovine mandible model. Plast. Reconstr. Surg., 105：889-895, 2000.
14) Matev, I. : Thumb reconstruction after amputation at the metacarpophalangeal joint by bone lengthening. J. Bone Jt. Surg., 52(A)：957-965, 1970.
15) 鈴木 潔, 中村 蓼ほか：上肢におけるCallotasisの経験. 日手会誌, 7：116-119, 1990.
16) Jaime, G., John, F. T., Eugenio, A. : Distraction osteogenesis : A new surgical technique for use with the multiplanar mandibular distractor. Plast. Reconstr. Surg., 105：883-888, 2000.
17) Karp, N. S., McCarthy, J. G., Schreiber, J. S., et al. : Membranous bone lengthe-ning : A serial histological study. Ann. Plast. Surg., 29：2-7, 1992.
18) 小室裕造, 高戸 毅, 波利井清紀ほか：顔面骨骨延長に関する実験的研究－第1報：形態学的および組織学的検討－. 日形会誌, 13：19-28, 1993.
19) De Bastiani, G., et al. : Limb lengthening by callus distraction (callotasis). J. Pediatr. Orthop., 7：129-134, 1987.
20) Karp, N. S., Thrne, C. H. M., McCarthy, J. G., et al. : Bone lengthening in the craniofacial skeleton. Ann. Plast. Surg., 24：231-237, 1990.
21) 小室裕造, 高戸 毅, 波利井清紀ほか：顔面骨骨延長に関する実験的研究－第2報：下顎骨延長におけるX線学的検討, 下顎頭の変化, および術後の後戻りについて－. 日形会誌, 15：389-396, 1995.
22) Chin, M., Toth, B. A. : Le Fort III advancement with gradual distraction using internal devices. Plast. Reconstr. Surg., 100：819-830, 1997.
23) Rachmiel, A., Potparic, Z., Jackson, I. T., et al. : Midface advancement by gradual distraction. Br. J. Plast. Surg., 46：201-207, 1993.
24) 米原啓之, 高戸 毅, 須佐美隆史ほか：膜性骨の骨形成に関する実験的研究－第1報：骨欠損部分の修復過程について－. 日形会誌, 14：197-207, 1994.
25) Komuro, Y., Takato, T., Harii, K., et al. : The histologic analysis of distraction osteogenesis of the mandible in rabbits. Plast. Reconstr. Surg., 94：152-159, 1994.

II 基礎

2 下顎骨
関節頭に対する影響

SUMMARY

下顎骨骨延長において，延長される下顎骨に隣接する顎関節には骨延長に伴う力や下顎骨の位置の変化による影響が現れる。顎関節を構成する関節頭にはリモデリングが起こるため，関節部分に加わる影響がそのまま残存することは少ないが，延長方法によっては顎関節への影響が強く認められる場合もある。

顎関節の形態および機能を理解した上で，適切な骨延長を行うことは，骨延長後顎関節への影響を軽減するため必要である。顎関節は側頭骨関節結節，下顎窩および下顎骨頭により形成され，関節中央部分に関節円板があり，これにより上部と下部に分割されている。顎関節は下顎骨の下制，挙上，前進，後退および側方移動の運動を行っている。

下顎骨体部延長による関節頭への影響については，延長側は非延長側に比べ横径および前後径ともに小さくなっており，下顎頭の大きさが小さくなっているとする実験報告がある。また，骨延長終了後に下顎頭の平坦化や骨瘤の形成を見たとする報告もある。組織学的観察では，延長終了早期においては，表面の線維層および軟骨層や骨などに変性が認められたとする報告がある。その後この変化はしだいに通常の状態に戻っていくことが観察され，関節面に対しての変化は可逆的なものであると考えられている。

はじめに

下顎骨骨延長において，延長される下顎骨に隣接する顎関節には骨延長に伴う延長力や下顎骨の位置の変化による影響が現れる。骨延長中には，延長時の下顎骨の拡大力が顎関節に加わり，延長終了後には，下顎骨の形態および位置が延長前の状態とは異なるためこの変化が顎関節に影響を与える。また，骨延長は延長期間が数週間に及ぶため持続的に延長力が顎関節に加わる期間も長い。さらに，延長中より開口などの関節運動は行われているため，位置の変化などが顎関節に及ぼす影響も長期間持続する。顎関節を構成する関節頭にはリモデリングが起こるため，関節部分に加わる影響がそのまま残存することは少ないが，延長方法によっては顎関節への影響が強く認められる場合もある。

顎関節の形態および機能を理解した上で，適切な骨延長を行うことは，骨延長後顎関節への影響を軽減するため必要である。本稿では関節部分の解剖および機能について述べるとともに，各種骨延長が顎関節に及ぼす影響について検討する。さらに過去に報告された下顎骨骨延長の動物実験における顎関節部分の観察結果について文献的考察を行う。

A 顎関節の解剖[1)2)]（図2・12）

顎関節は側頭骨の関節結節，下顎窩および下顎骨の関節突起関節頭により形成される滑膜関節であり，関節面は線維性軟骨で被覆されている。顎関節においては関節頭と下顎窩および関節結節の間に関節円板があり，この関節円板が関節腔を上腔と下腔に分割している。顎関節の関節包は上方では側頭骨の関節結節と下顎窩縁に付着

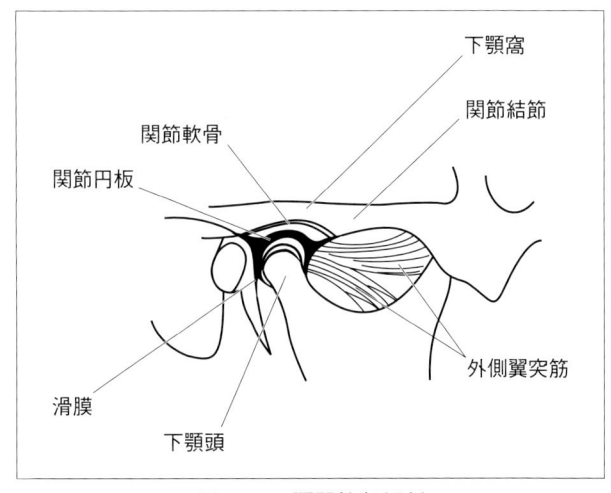

図2・12 顎関節部解剖
(Snell, R. S.：臨床解剖学，第2版，山内昭雄，飯野晃啓訳，メディカル・サイエンス・インターナショナル，東京，1997．より引用）

し，下方では下顎骨頸部に付着している。関節包の内面は滑膜により被われている。

顎関節円板は線維性軟骨により形成されている。関節円板の全周が関節包に付着しているために，この円板は顎関節腔を上腔と下腔とに完全に二分している。関節円板の前方部分は関節包および外側翼突筋と結びついている。また，線維帯を介して下顎骨頭にも結合している。顎関節円板が線維帯により結合しているために，下顎骨が前後方向に運動する時に，下顎骨頭と関節円板が連動することができる。関節円板後部は，下顎窩の後壁に結合する上層と下顎頭の後壁に結合する下層に分けられる。関節円板の上面は前方部分では側頭骨の関節結節により凹面の形状をとり，後方部分では関節窩の形状に対応して凸面の形状をとる。一方，関節円板の下面は下顎骨頭の形態に対応して凹面の形態をとる。

外側翼突筋の一部が下顎骨関節突起の翼突筋窩に付着しているが，顎関節を構成する靱帯としては側頭下顎靱帯，蝶下顎靱帯および茎突下顎靱帯がある。側頭下顎靱帯は関節の外側面を補強する靱帯であり，関節結節から起こり後下方に走行して下顎骨頸部の外側面に付着する膠原線維より形成される。蝶下顎靱帯は顎関節内側面にあり，上方では蝶形骨棘に付着し，下方では下顎骨下顎孔小舌部に付着している。茎突下顎靱帯は顎関節の後内側部に少し離れて位置する，茎状突起から下顎角に達する顎関節を補強する靱帯である。

組織学的には，関節頭の表面は線維成分に富む線維層，細胞密度の高い増殖層，さらに移行層，肥大層，変性層から形成されている。増殖層において軟骨内骨化が認められ，この増殖層の下層の移行層，肥大層において軟骨細胞は徐々に大きくなっている。この下層にはさらに軟骨細胞の核の萎縮や細胞の破壊と骨への置換が認められる変性層が層状に配列している。

B 顎関節の運動[2]

顎関節においては下顎骨の下制，挙上，前進，後退，側方移動の運動が行われる。また，咀嚼時には下顎骨の回旋運動も行われる。

1. 下顎骨下制運動

開口をするに従い下顎骨頭は顎関節円板の下面に接しながら左右方向の水平軸を基点とした回転運動を行う。この時，外側翼突筋の作用により下顎骨全体が前方に移動する。また，関節円板も前方に移動して関節結節の直下に位置するようになる。下顎骨下制は顎二腹筋，頤舌骨筋，顎舌骨筋などの収縮および外側翼突筋の収縮の作用である。

2. 下顎骨挙上運動

下顎骨頭および顎関節円板が後方に引き寄せられ，その後下顎骨頭が関節円板の下面に接しながら回転する。この運動は側頭筋，咬筋，内側翼突筋の収縮による。また，側頭筋の後部筋線維群の収縮が下顎骨頭を後方へ牽引する。関節円板を後方へ移動させる力は関節円板後縁と側頭骨をつないでいる弾性線維組織の作用である。

3. 下顎骨の前進運動

下顎骨が前方に移動する場合には顎関節円板が関節結節の下面に沿って前方に動く。関節円板は下顎骨頭とともに移動するため，その相対的位置関係は変化しない。下顎を正面に突出させる運動は，外側翼突筋の収縮と内側翼突筋の収縮による。

4. 下顎骨の後退運動

下顎骨頭と顎関節円板が後方に牽引される。側頭筋後部筋線維群の収縮作用による。

5. 下顎骨の側方運動

側方運動は一側の下顎骨前進運動と反対側の下顎骨後退運動が同時に起こることによりもたらされる。側方運動が生じている場合には下顎骨の回旋がある程度生じている。

C 下顎骨変形の分類 (図2・13)

Hemifacial microsomia などで下顎骨低形成を示す状態に対して，下顎骨および顎関節の形態に基づき分類が行われている。通常，Pruzansky の行った分類に基づいた3タイプに分類する方法が用いられている[3][4]。

1. Type I

顎関節および下顎骨頭の形態は正常に保たれているが，その大きさが正常側に比べ小さいもの。この変形が認められる場合においては，下顎骨骨延長は下顎枝の部分を延長することにより行われる。

2. Type II

関節窩，下顎骨頭，下顎枝および切痕は同定可能であるが，その形態には低形成や異形成および位置の異常が認められ著しく変形している。このため下顎骨の大きさ

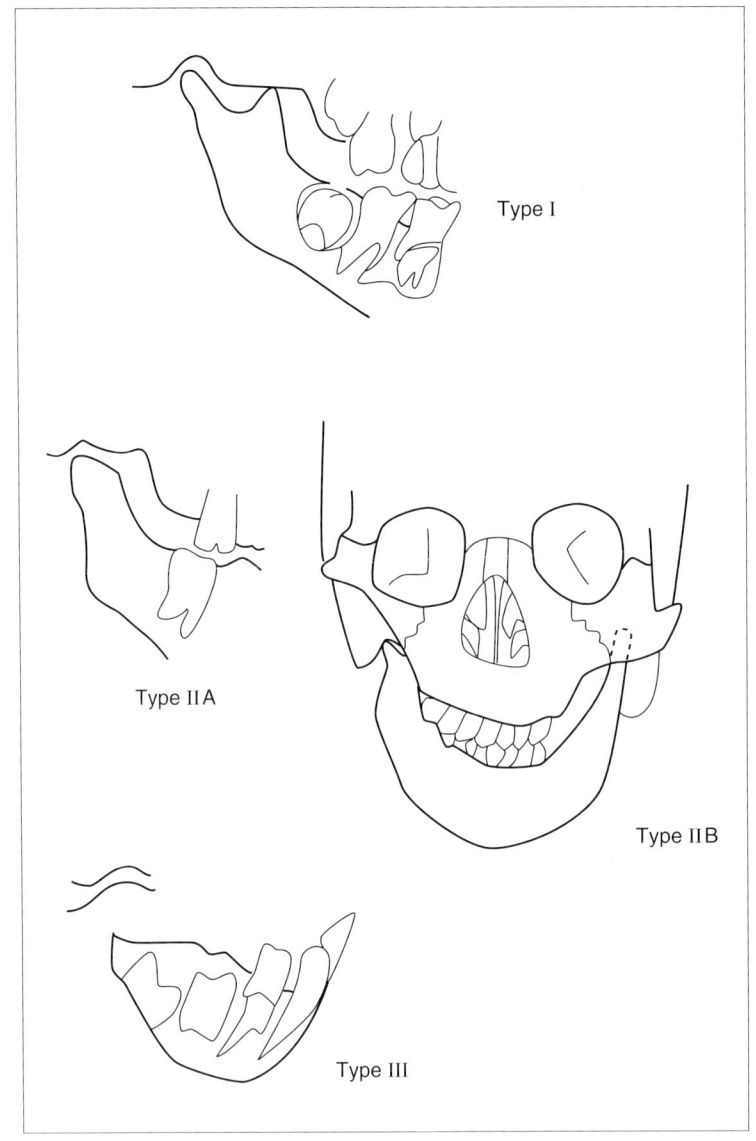

図2・13 下顎骨変形の分類
(Kaban, L. B., Moses, M. H., Mulliken, J. B. : Surgical correction of hemifacial microsomia in the growing child. Plast. Reconstr. Surg., 82 : 9-19, 1988. より引用)

および形態は正常に比べ著明に異なっている。この Type II は顎関節が下顎骨の左右対称の開口が可能な適切な位置を有している Type II A と，顎関節が下方内側前方に偏位しており適切な開口運動のためには復位が必要となる Type II B にさらに分類される場合もある。

Type II A の場合では Type I の場合と同様に下顎枝部分を延長することにより形態が改善される場合が多い。Type II B の場合では変形が高度なため顎関節機能の再建も必要となる。通常では下顎角部分に骨切りを行い後上方へと骨延長が行われる。また，症例によっては上顎の移動も同時に施行される場合もある。

3. Type III

関節窩，下顎枝および顎関節の形態がほとんど認められない状態である。

Type II B の場合と同様に顎関節部分も低形成であり，単純な一方向のみの延長では，十分な顎関節機能の再建が困難なことが多い。Type II B と同様に上顎も同時に移動させる方法や症例によっては垂直方向および水平方向の2方向の骨延長が適応となるものもある。

D 各種骨延長装置

現在，下顎骨の骨延長に用いられて骨延長器には創外固定型，口腔内型，創内固定型などの機種がある。それぞれの延長装置の特性を理解し，延長方法にあった固定装置を用いることが重要である。

1. 創外固定型装置

下顎骨骨延長が臨床的に用いられるようになった当初

より用いられている形態である。下顎骨にピンを挿入し，このピンの先端部分に装置を装着する形態のものである（図2・14-a）。骨延長方向が直線状になっているものもあるが，装置によっては延長装置に可動性のある部分があり，この部分を調節することにより骨延長の方向に角度をもたせることが可能となっているものもある（図2・14-b）。

2．口腔内型装置

装置を口腔内に設置して骨延長を行う形態をとるものである（図2・15）。延長装置自体が口腔内粘膜下にあり延長を行うロッド部分のみ粘膜外に露出するようになっているものや，装置の一部分が口腔内に露出されている形態を取るものもある。骨延長の方向は直線状となっており，創外固定型装置のように延長方向に角度をもたせることはできない。

3．創内固定型装置

延長装置自体を創内に埋入し延長力を加えるロッド部分のみを皮膚外側に突出させ延長を行う装置である（図2・16）。軽量でありほかの装置に比べ構造も単純である。この型の装置においても骨延長の方向性は直線状に限定され，延長方向に角度をもたせて延長を行うことは不可能である。

E 骨延長方向の影響

骨延長を行う部分や延長を行う方向により，顎関節にはそれぞれの延長方向に応じた延長力が加わり，延長による影響が出現する。

1．片側下顎骨体部延長

下顎骨体部の下顎枝に隣接する部分を片側のみに延長する場合には，延長側顎関節には後方に移動しようとする力が加わる。また，非延長側の顎関節にも，延長により下顎骨がシフトするに従い，内後方に向かう力が加わる。

下顎骨体部の前歯部に近い部分を延長する場合には，下顎骨の弯曲による影響が認められるため，顎関節には後方に移動しようとする力とともに側方に移動しようとする力も加わる。このため全体として顎関節部分に加わる力は，後外側に向かう力となる。非延長側顎関節には下顎骨のシフトの影響のため内後方への力が加わる。

2．下顎枝延長

下顎枝を水平骨切りによる骨切開で延長する場合には，延長方向が下顎枝の長軸方向となり，顎関節部分には下方から上方に押し上げるような圧迫力が加わる。こ

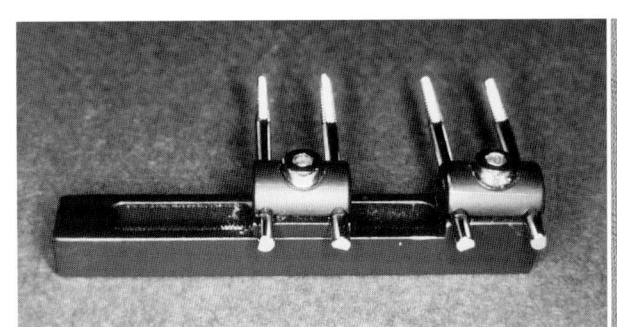

(a) この装置では直線上の延長のみ可能である。 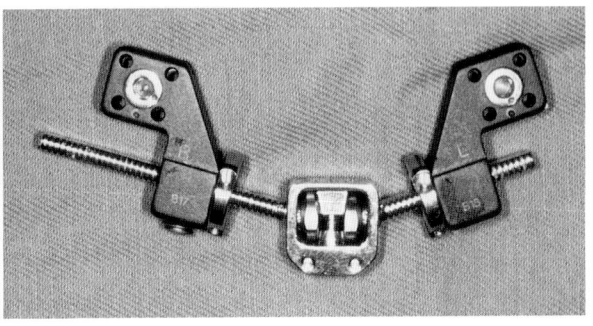　(b) この装置では可変部分があり，延長方向が変化可能である。

図2・14　創外固定型装置

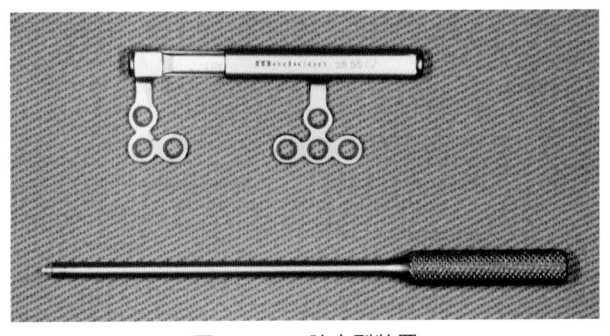

図2・15　口腔内型装置

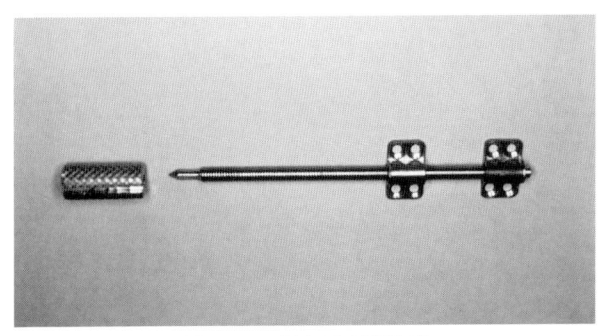

図2・16　創内固定型装置

の延長方向の場合には下顎骨の非延長側へのシフトは比較的少ない。非延長側顎関節には上方への押し上げる力が加わる。

3．下顎角部延長

下顎枝の低形成が認められる症例の延長を行う場合には，下顎角部に斜め方向の骨切りを行い延長を行うことがある。この場合，延長側の顎関節には後上方に向かう力が加わる。延長に伴い下顎骨の非延長側へのシフトが起こり，非延長側の顎関節にも後上方に向かう力が加わる。

4．両側下顎骨延長

Treacher Collins症候群などの下顎骨が両側ともに低形成を示し，下顎骨両側の骨延長が行われる場合に骨延長に伴い顎関節に加わる力は，下顎骨が前後方向に延長されることによる後方に向かう力と下顎骨自体が拡大されることによる外側に向かう力が認められる。前後方向への力は下顎骨が前方に移動するために比較的小さいが，下顎骨が拡大する力による外側への力は両側とも延長による力が加わるため大きな力となり顎関節への影響も大きい。

5．下顎骨正中部延長

下顎骨正中部を延長する場合，顎関節には関節頭が内方に回転する方向に力が加わる。このため関節頭の外側後方および内側前方に力が加わる状態となる。

F 関節頭への影響についての文献的考察

1．関節頭の形態について

小室らは，下顎骨体部の延長が関節頭へ与える影響について，家兎を用いた実験により検討を行っている[5]。下顎頭の変化では，延長終了後8および10週の家兎において下顎頭の左右差を認めている。延長側は非延長側に較べ横径および前後径ともに統計的有意差をもって小さくなっており，延長側において下顎頭の大きさが小さくなっていることが認められたとしている。HE染色標本を用いた組織学的観察を，延長終了後8および10週目に採取した下顎頭に対して行った結果では，延長側および非延長側ともに関節面には炎症性変化や軟骨細胞の変性などの所見は認められず，関節面は正常の形態を維持していたとしている。

この実験では，下顎頭において組織学的には軟骨の変化などは認められていない。通常下顎骨に対して持続的な外力を加えると，軟骨基質が線維状に変化したり，軟骨細胞の増殖が認められるなど組織学的変化が認められるとされている[5]。また，下顎頭部の位置の変化やこの部分に加わる圧力などが軟骨や線維成分の変性を起こし，これによる変化が下顎頭の形態に影響していることが考えられる。この実験では，顎関節にはかなりの負荷が延長中にかかっていたことが予想される。この負荷による変性が延長終了後早期には生じていた可能性があるが，その後の期間のうちに変性が修復していた可能性が考えられる。

一方，この実験では下顎頭は延長側において非延長側と比べ小さくなっている。これは組織学的な変化が修復される過程において，延長側においては下顎頭に加わる圧力などの作用により，骨のリモデリングなどに変化が生じて，再生されてくる下顎頭に矮小化が生じているのではないかと考えられる。

また，この実験では延長を行った部位が下顎体部の前方であったため，顎関節には力学的な負荷が垂直方向ではなく水平方向に加わっていた可能性があり，下顎頭の変形は垂直方向の関節面に生じるのではなく，水平方向の変形が生じていた可能性がある。

犬の下顎体部を延長した実験において，McCormickらは顎関節部分の観察を行っている[6]。延長終了直後において，延長側の下顎頭では後方部分の平坦化が，非延長側の下顎頭では後上方の部分の平坦化が認められたとしている。この平坦化は延長量が多いものほど顕著に見られている。彼らの観察では，この平坦化の見られた部分においては，軟骨が薄くなっている状態が観察され，その下方では軟骨細胞の過形成と新生骨により骨瘤が形成されていたと報告している。延長から10週間経過の後観察した検体においては，下顎頭の平坦化は軽度となり，軟骨下層のリモデリングと骨瘤の吸収を伴う修復が認められている。また，彼らの観察においては，関節窩に下顎頭の平坦化に伴う平坦化が認められている。

一般に顎関節への後方にかかる外力では，関節軟骨の減少や下顎頭の壊死が生じるとされ，また，慢性的な圧迫力では関節円板や下顎頭およびこの関係に対し変化を生じるとされている[6]。McCormickらの実験結果では骨および軟骨の変形は，延長による外力のかかる方向に対応しており，延長側では後方に非延長側では後上方に認められたが，これらの変形は延長側および非延長側においてわずかである。また，認められた変形は延長終了後に修復されており，可逆的なものであった。骨延長に伴う，関節円板と関節頭の関係の不整や壊死や軟骨面の

erosion，軟骨の空胞変性などは認められておらず，下顎骨骨延長による関節への影響は許容範囲のものであるとしている。

2. 組織学的変化

下顎枝の部分を延長した場合の下顎頭の変化については，Karaharju-Suvantoらが羊の下顎枝を延長した実験について報告している[7]。この実験結果では，下顎頭表面の線維層が延長側，非延長側ともに延長終了後4週目までにおいては薄くなっているのが観察され，その後，厚みが増加して，延長終了後20～52週目の期間では，延長側，非延長側ともに通常と同じ厚みになっている。軟骨層は延長終了後4週目までは延長側において厚くなっているが，しだいに薄くなり，5～19週目の状態では延長側では通常の厚みとなるが非延長側では通常より薄い状態になり，延長終了後20～52週目までの期間では，両側とも通常より薄い状態になっている。延長終了早期には軟骨層と骨との間において骨芽細胞の活性が高まり，軟骨が空胞変性したものは骨芽細胞に置き換わっているのが認められている。また，延長終了早期では，骨は網状骨が主体であり，通常の状態に比べ骨梁は太く骨の密度は高くなっている。正常に比べ赤色骨髄と線維組織も多い。延長終了から時間を経ると赤色骨髄と線維組織の量は減少し通常の量になる。骨は層板状骨が増加してくる。

これらの結果により，彼らは軟骨層の増加と減少は骨延長による圧迫による反応性変化と考えている[7]。また，骨芽細胞の活性化と軟骨内骨化は圧力や位置の変化による骨形成過程の変化によると考えている[7]。骨延長では骨の位置は急速に変化し，顎関節がその変化に通常の過程ではついていくことができないため，骨形成が多く起こり網状骨が形成されると考えられる[7]。また，延長終了後，層板状骨の増加や骨芽細胞と破骨細胞の出現を認めることからリモデリングの活性も高いと考えられている[7]。さらに赤色骨髄や線維組織の増加も活性の高まりを示す[7]。

各種の変化が延長側のみならず非延長側にも認められたことは，骨延長においては非延長側に与える影響も考慮することが重要であると考えられる。

彼らは，骨延長の変化は軟骨層および骨の部分を中心に延長側，非延長側どちらにも生じるがこの変化は可逆性のものであり，骨延長による下顎頭に対する大きな障害はないと述べている[7]。

Harperらは猿の下顎骨中央に延長を行いこれによる変化を報告している[8]。この報告によれば，下顎骨頭関節面の前方外側および後方内側の変化は表面の線維層に限局しており，膠原線維の不整などが認められる。関節面中央部の変化は，線維層および軟骨層に認められた。線維層の密な膠原線維束が消失し軟骨層では軟骨の変性が認められ，線維層と軟骨の境界が不明瞭になっている。下顎骨頭関節面の前方部分内側と後方部分外側には軟骨層，軟骨骨移行部分に吸収が認められ，また，線維層の膠原線維の欠如も認められる。この部分は下顎骨正中部分の延長による下顎頭への回転力の圧力がかかる部分である。

関節への圧迫力は線維化や軟骨部分の厚さの減少，関節軟骨のerosionを引き起こすとされているが，この実験では一つの関節面においても回転力のかかる部分において変化がより認められるとしている[8]。

（米原啓之，高戸　毅）

文　献

1) 越智淳三訳：解剖学アトラス，文光堂，東京，1981.
2) Snell, R. S.：臨床解剖学，第2版，山内昭雄，飯野晃啓訳，メディカル・サイエンス・インターナショナル，東京，1997.
3) Pruzansky, S.：Notall dwarfed mandibles are alike. Birth Defects, 1：120-129, 1969.
4) Kaban, L. B., Moses, M. H., Mulliken, J. B.：Surgical correction of hemifacial microsomia in the growing child. Plast. Reconstr. Surg., 82：9-19, 1988.
5) 小室裕造，高戸　毅，波利井清紀ほか：顔面骨骨延長に関する実験的研究－第2報：下顎骨延長におけるX線学的検討，下顎頭の変化および術後の後戻りについて－．日形会誌，15：389-396, 1995.
6) McCormick, S. U., McCarthy, J. G., Grayson, B. H., et al.：Effect of mandibular distraction on the temporomandibular joint: Part1, Canine study. J. Craniofac. Surg., 6：358-363, 1995.
7) Karaharju-Suvanto, T., Peltonen, J., Ranto, R., et al.：The effect of gradual distraction of the mandible on the sheep temporomandibular joint. Int. J. Oral Maxillofac. Surg., 25：152-156, 1996.
8) Harper, R. P., Bell, W. H., Hinton, R. J., et al.：Reactive changes in the temporomandibular joint after mandibular midline osteodistraction. Br. J. Oral Maxillofac. Surg., 35：20-25, 1997.

II 基礎

2 下顎骨
培養骨膜由来細胞による骨延長部における骨形成促進について

SUMMARY

障害を受けた，あるいは機能的に欠損の見られる組織に対する新しい修復方法として培養細胞を利用した組織形成（tissue engineering）の研究が進められている。筆者らは，骨形成の不良な骨延長部において培養細胞を利用して骨新生を促進させることができないかと考え以下の2つの実験を行った。

実験1では，骨形成の不良な骨延長部のモデルを白色家兎脛骨において作成し，培養増殖された脛骨骨膜由来の細胞を，骨間隙に移植することにより以下の結果を得た。

1) 軟X線上，コントロール群では延長終了後4週間経過しても，骨延長した間隙にほとんど骨新生は見られなかったが，培養細胞移植群では培養細胞移植後1週目より骨延長した間隙に骨新生が見られ始め，その後その量は増大していく像が見られた。

2) 骨延長した間隙における骨新生量をX線写真をもとにNIH imageを用いて定量したところ，コントロール群と培養細胞移植群との間に有意差が見られた。

3) 組織学的検索では，コントロール群では骨延長した間隙は細胞成分に乏しく膠原線維が延長方向に配列している像が見られたが，培養細胞移植群では培養細胞が生存し，経過を追うことにより骨新生が生じている像が見られた。

実験2では，膜性骨由来である下顎骨において骨延長を急速に行い，そこに脛骨の骨膜由来培養細胞を移植する実験を行うことにより以下の結果を得た。

1) 軟X線上，コントロール群では延長終了後2週間経過しても仮骨形成がまったく見られずギャップが生じているが，培養細胞移植例では，移植後1週間ですでに骨間隙が新生骨によって埋められている像が見られた。

2) 下顎骨切りを第1，第2小臼歯の間で行ったため，骨形成の見られた培養細胞移植群では，第2小臼歯が前方へ移動し骨延長部内に存在しているのが見られた。

以上の実験により，培養細胞を移植することにより，骨延長部において骨新生を促進することができることが確認できた。近年，あらゆる培養細胞を治療に利用することが考えられているが，本実験はtissue engineeringの手法を臨床応用していく上で，一つの方向を示したと考える。

はじめに

近年，新しい組織再生の方法を目指して，培養細胞を利用したtissue engineeringの研究が盛んに行われている[1,2]。形成外科領域においては皮膚，軟部組織および骨，軟骨などの硬組織を再建することが重要な課題であるが，現在，臨床的にも応用されつつある培養表皮細胞移植もtissue engineeringの一つといえよう[3]。しかし，皮膚以外の組織では，形成外科的に臨床的に用いることのできるレベルにまでは未だ達していない。Tissue engineeringにおいて現在一番問題となっていることは，培養された細胞をどのような形で移植するか，すなわちいかなる足場（scaffold）を用いるかという点にある。現存する素材では，生体に培養細胞を移植した後に，確実にviabilityを保持したまま培養細胞に機能的な分化を行わせることは難しい。

一方Ilizarov, De Bastianiらによって開発された骨延長手術は，近年の創外固定器の発達に伴ない急速に普及してきた[4〜7]。骨移植を要しないこの方法は少ない侵襲で，かつ安全に骨の再建が行えるものであるが，骨新生の遷延のため長期の延長器の装着を余儀なくされたり，延長後に後戻りを生じたりすることもまれではない[8,9]。

筆者らは，この骨延長のメカニズムを時空間的な鋳型と捉えることにより，培養細胞をここに利用すれば，より早く，より強度のある骨形成が行えるのではないかと考え，実験を行った。実験は，以下の2項目に対して，

生後12週，体重1.6〜2.2kgの白色家兎を用いて行った。

実験1：培養骨膜由来細胞の骨延長部における骨形成能を見るため，白色家兎の脛骨を用いて，骨延長終了後の骨欠損部に培養細胞を移植したもの（培養細胞移植群）と，移植を行わなかったもの（コントロール群）を比較する。

実験2：白色家兎の下顎骨を用いて，骨延長開始と同時に培養細胞移植を行ったものと，移植を行わなかったものの延長部における骨形成を観察する。

A 実験1

1. 実験方法

実験1のプロトコールを図2・17に示す。

a. 骨切り手術

左側脛骨周囲を全周性に剥離した後，骨切り予定部であるtibio-fibular junction直下を中心に上下1cmずつ骨膜を全周性に剥離除去した。骨切り部より上に2本，下に2本，計4本のOrthofix M-100®のスクリューを経皮的に刺入後，脛骨を横断骨切りし，創外固定器Orthofix M-100®を装着した（図2・18）。同時に右側脛骨前内側面より5×20mmの大きさで骨膜を剥離し採取した。骨切りを行った左側脛骨は3日間の待機期間の後，1日2回，1mm/1回（1日2mm）の割合で10日間の延長（合計20mm）を行った。

b. 骨膜由来細胞の準備および培養

骨膜由来細胞の培養はNakaharaらの報告した方法に準じて行った[10]。まず，採取された骨膜は，5mlのコラゲナーゼ液（0.25% of 410 units/ml, CLS II）にて37℃のインキュベーター内で2時間消化させた。消化後同量の10%ウシ血清加，Ham's F-12培地で酵素反応を抑制した後，1200回転，5分間の遠心分離を行った。これを10%ウシ血清加，Ham's F-12培地10mlで100mmシャーレ内に播種した。細胞は37℃，5%炭酸ガスインキュベーター内で培養を行った（図2・19）。培地交換は3日おきに行った。

7日間の培養で細胞はシャーレの約80%の面積を占め

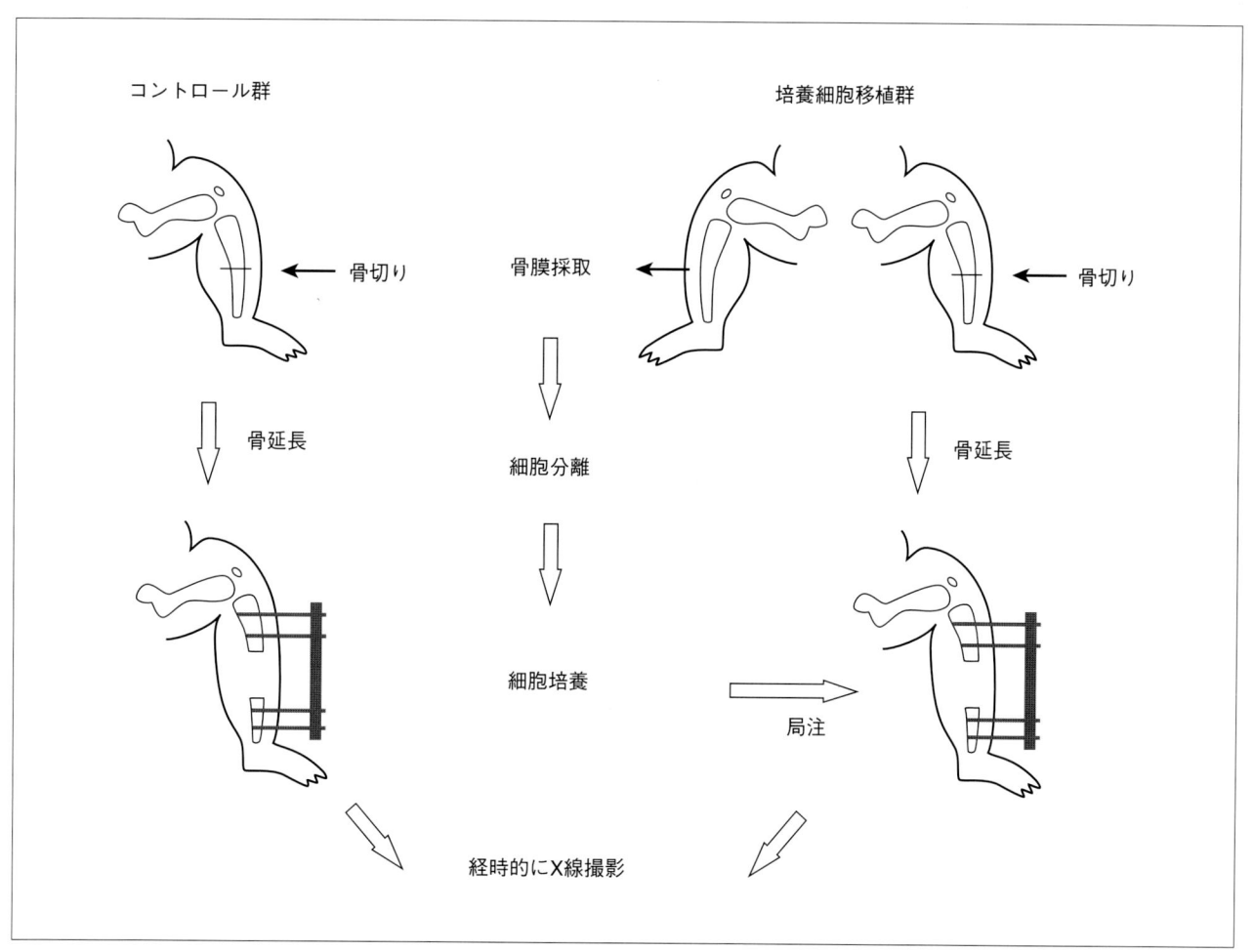

図2・17 実験1のプロトコール
家兎，左側脛骨において，3日間の待機期間の後，10日間で20mmの延長を行った。細胞移植群では，対側脛骨骨膜より分離した細胞を培養増殖した後，骨延長部に局注した。コントロール群では，同様に採取した骨膜は破棄した。

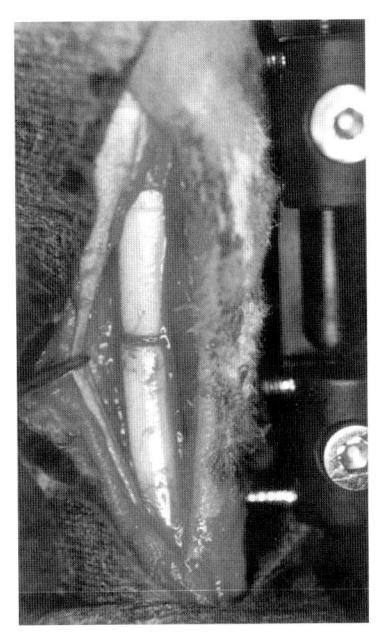

図2・18 脛骨のtibio-fibular junction直下を中心に上下1cmずつ骨膜を除去後，横断骨切りし，創外固定器Orthofix M-100®を装着した。

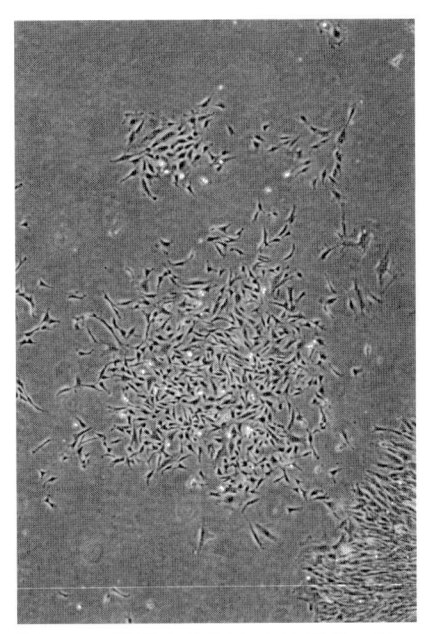

図2・19 骨膜由来細胞の培養後3日目の状態

るまでに増殖する（サブコンフルエント）のでこれをトリプシン処理により，1対5の割合で継代培養を行った。3～4日後にはほぼサブコンフルエントとなるので同様の継代方法を用い，1対3の割合で継代を行った。2継代目の培養細胞はほぼ3日後にはコンフルエントの状態になるため，術後13日目，延長が終了した時点で2回継代された15のシャーレの細胞が準備できたことになる。

c. 培養細胞の移植

細胞移植群では，15のシャーレの細胞をすべて採取し（約$5×10^7$個の細胞数），Ham's F-12培地とともに，1mlシリンジに移した後，22-Gの注射針を用いて骨延長が終了した脛骨に注射した。コントロール群では移植群と条件を揃えるため，骨膜採取を同様に行ったが，採取した骨膜は破棄した。

2. 評価方法

a. 軟X線撮影

20羽の家兎において（細胞移植群10羽，コントロール群10羽）骨延長終了時より週に一度ごとに4週まで軟X線撮影を行い骨新生を観察した。

b. 骨延長部における新生骨の定量的分析

骨間隙における新生骨の定量的分析のためfree computer software systemであるNIH image1.55を用いた[11)12)]。

c. 組織学的検索（HE染色およびAzan-Mallory染色）

組織学的検索のため延長終了後より1日，3日，1週間，以後1週ごとに4週目まで，細胞移植群と，コントロール群より1羽ずつ屠殺し，HE染色およびAzan-Mallory染色を行った。

d. 免疫組織学的検索（BrdU染色）

BrdU染色を用いて，培養細胞をラベルすることにより，培養細胞が移植後に生存していること，およびその局在を調べた。

まず移植の1日前に最終濃度が$50\mu M$となるように培地にBrdUを加えた。細胞移植後1，3，7日後に屠殺後，標本をAvidin Biotin peroxidase complex法により染色した[13)]。この方法により茶褐色の核をもつ細胞は移植された培養細胞であることが確認できた。

3. 結果

a. 軟X線撮影像

骨膜を除去した上，10日で2cmと早い速度で延長を行っているため，細胞移植群，コントロール群ともに延長終了時点においては，骨間隙に骨新生はほとんど見られない。延長終了後1週間目では，コントロールにおいて骨端部においてわずかに骨新生が見られるのみである。しかし，細胞移植したものでは延長終了後1週間目で骨端より欠損部に向かって早くも骨新生が見られる。コントロールにおいては，延長終了後2週目以降には延長部における骨新生領域の増大は見られない。細胞移植したものでは，2週目以降も骨間隙の骨新生領域は増大しており，4週目ではほぼ脛骨欠損部の全域にわたって骨化が見られる（図2・20）。しかし，このように骨欠損の近位部と遠位部が連続性をもつまでに骨化が見られた

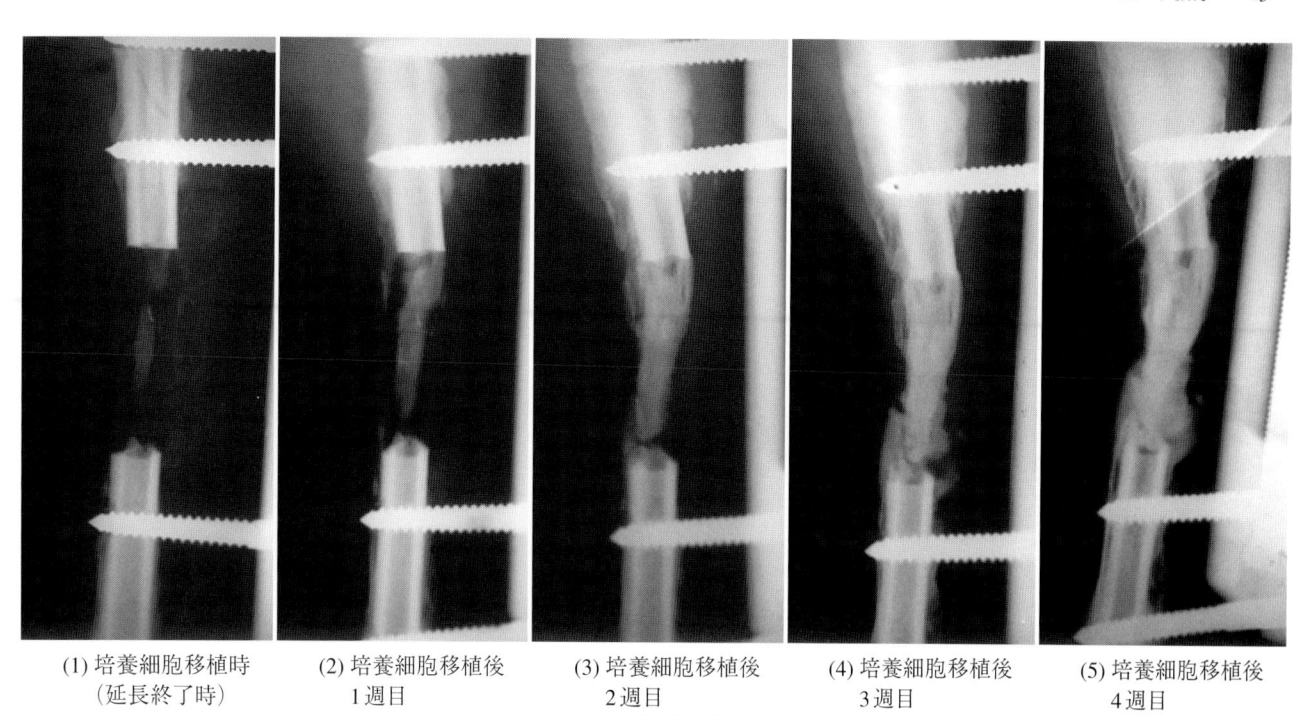

(1) 培養細胞移植時　　(2) 培養細胞移植後　　(3) 培養細胞移植後　　(4) 培養細胞移植後　　(5) 培養細胞移植後
　　（延長終了時）　　　　1週目　　　　　　　　2週目　　　　　　　　3週目　　　　　　　　4週目
(a) 細胞移植群

(1) 延長終了時　　　　(2) 延長終了後1週目　(3) 延長終了後2週目　(4) 延長終了後3週目　(5) 延長終了後4週目
(b) コントロール群

図2・20　延長終了後の軟X線撮影像

のは提示した1例であり，その他では近位端と遠位端が接近してはいるものの，連続性を見るまでには至らなかった。

b. 延長部における新生骨の定量的分析

NIH imageにより求めた骨間隙における新生骨量を，細胞移植群とコントロール群で比較した（図2・21）。この測定では新生骨量はピクセル数として表わされる。この値を元にStudent t検定を行ったところ，移植後1週間目より4週目まですべての週にわたって両者の間には統計学的な有意差が認められた。

c. 組織像

細胞移植群では，移植後3日目，細胞集塊の周辺部より骨化が始まっているのが見られる（図2・22）。同部位のBrdU染色で，この細胞集塊が移植細胞であることが確認できる（図2・23）。コントロール群では，骨端部よりの骨化が少々見られるのみで，骨欠損中央部において膠原繊維の存在は見られるものの細胞成分に乏しく骨新生は見られない（図2・24）。

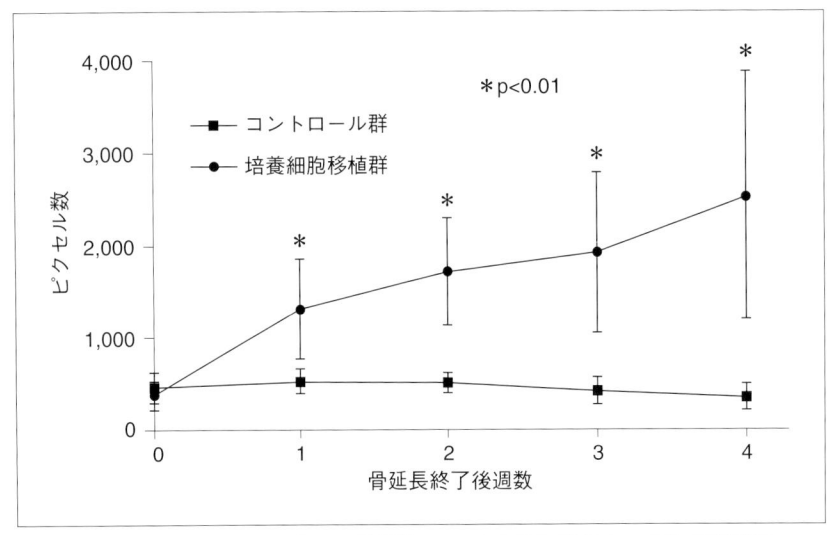

図2・21 NIH imageにより求めた骨間隙における新生骨量を，細胞移植群と，コントロール群で比較した．移植後1週間目より4週目まですべての週にわたって両者の間には有意差が認められた（Student t 検定）．

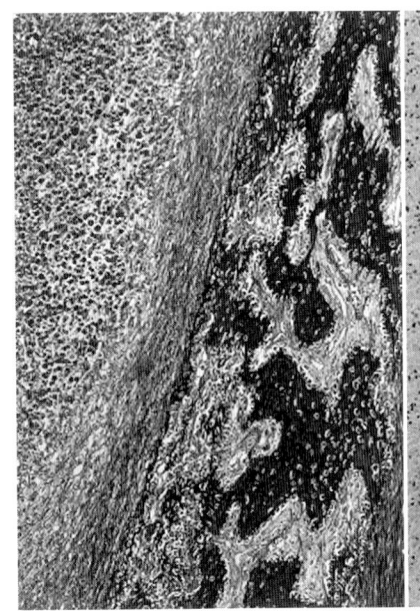

図2・22 細胞移植群における培養細胞移植後3日目の組織像
細胞集塊の周辺部より骨化が始まっているのが見られる．

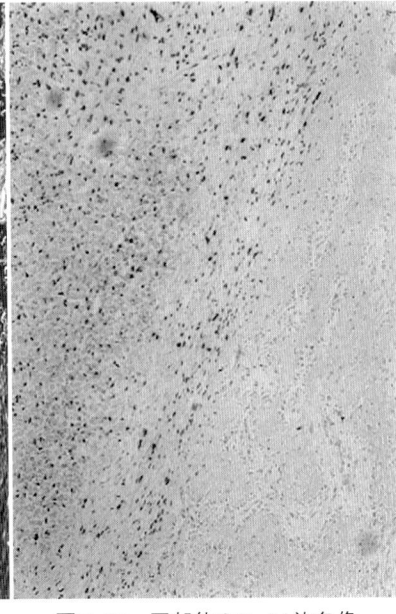

図2・23 同部位のBrdU染色像
この細胞集塊が移植細胞であることが確認できる．

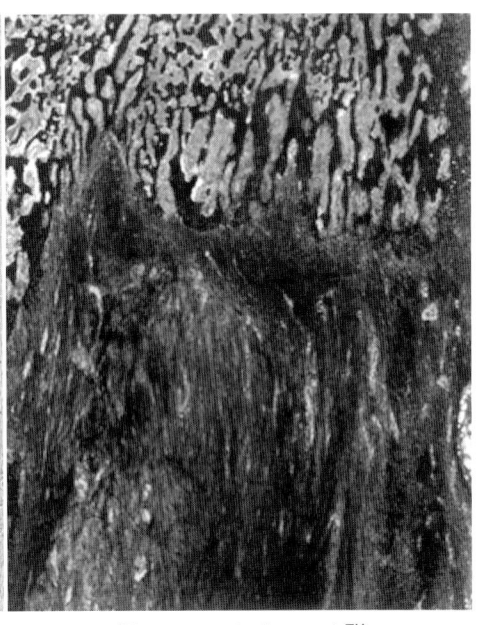

図2・24 コントロール群
骨端部よりの骨化が少々見られるのみで，骨欠損中央部において膠原線維の存在は見られるものの細胞成分に乏しく骨新生は見られない．

B 実験2

1．実験方法

実験のプロトコールを図2・25に示す．

a．骨切り手術

下顎骨切り術は，第一，第二小臼歯間で行った．固定は内固定用エクステンションプレート（形成医科工業）を用いて行った．骨切り術後1週間の待機期間の後，1日1mmのスピードで1週間7mmの延長を行った．

b．骨膜由来細胞の準備および培養

細胞移植例では骨切り術の1週間前に脛骨骨膜より細胞を分離し，実験1と同様に2週間の培養を行い約5×10^7個とした．

c．培養細胞の移植

細胞移植群では，15のシャーレの細胞をすべて採取し（約5×10^7個の細胞数），Ham's F-12培地とともに，1mlシリンジに移した後，22-Gの注射針を用いて骨延長開始と同時に下顎骨に注射した．

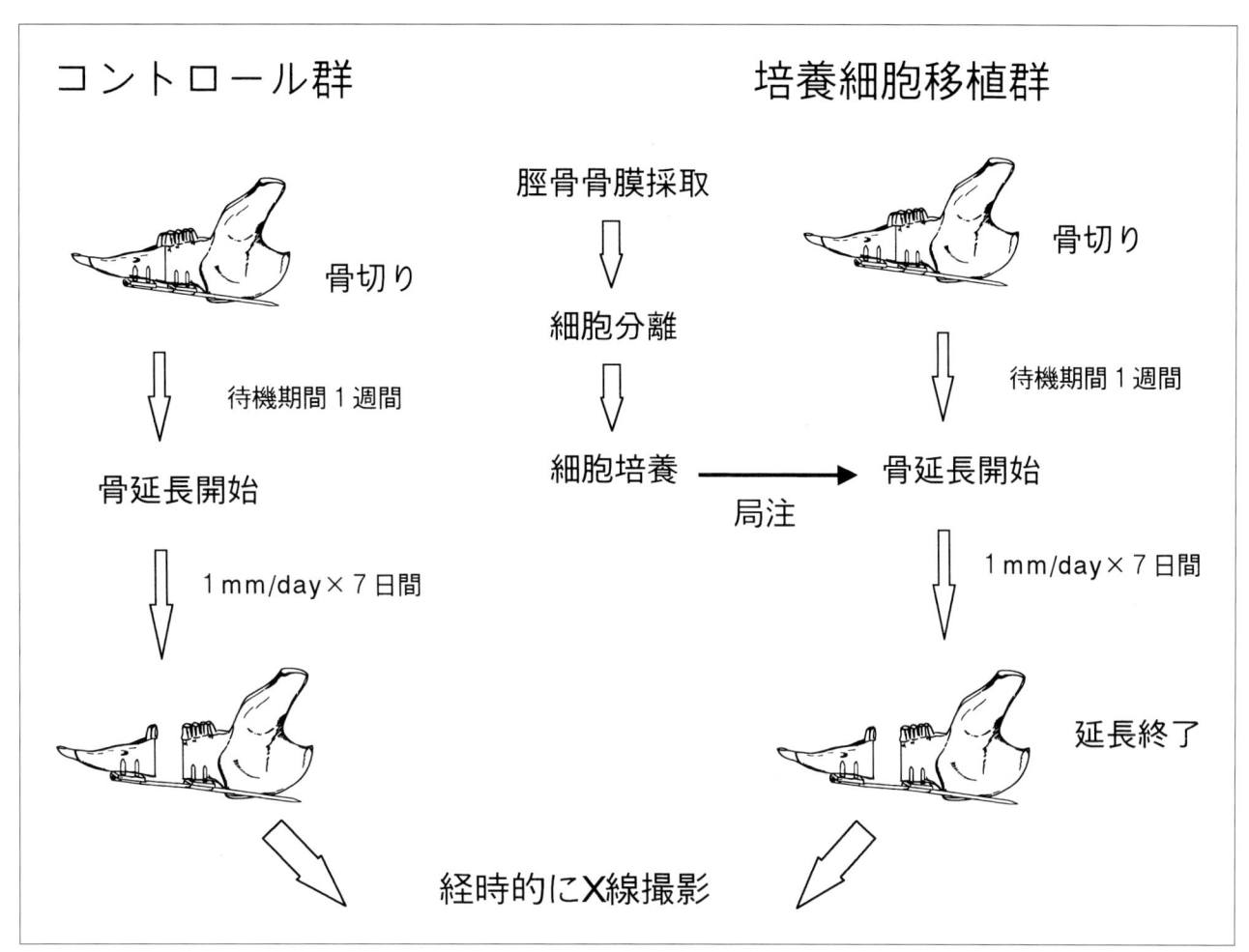

図2・25 実験2のプロトコール

家兎,下顎骨左側において,7日間の待機期間の後,7日間で7mmの延長を行った。細胞移植群では,対側脛骨骨膜より分離した細胞を培養増殖した後,骨延長開始と同時に骨切り部に局注した。コントロール群では,同様に採取した骨膜は破棄した。

2. 結果

1日1mmとかなり早いスピードで延長を行っているため,延長終了時点における軟X線撮影において,細胞移植を行っていないコントロール例では仮骨形成がまったく見られずギャップが生じている。これに対し,培養細胞移植例では延長終了時,すなわち移植後1週間で早くも骨形成が見られる。また第2小臼歯が前方へ移動し骨延長部に存在しているのが見られる(図2・26)。

C 考 察

1. 実験の背景について

近年,骨欠損に対する修復方法として,仮骨延長法や,さらにこれを応用したsegmental bone displacement法を用いた報告が見られる[14]。これらの方法は手術自体は比較的安全かつ侵襲の少ないものではあるが,放射線療法,化学療法,外傷などに伴う骨や周囲組織に対する損傷が強い場合に,骨新生が遅れ,延長が失敗に終わることもまれではない[8,9]。また,頭蓋,顎,顔面領域でも骨延長の臨床応用が行われ始めているが,本来膜性骨由来であるためか骨新生は長幹骨に比較して遅く,延長に時間がかかったり,骨移植を追加することもある[15,16]。骨延長の際に骨新生に大きくかかわっているのは骨膜,ひいては骨膜に存在している骨形成能をもった細胞の存在であるとされている[17]。このため骨形成能をもった細胞の絶対量が少ないことが骨延長部における骨新生不良の原因の一つと考えられる。

一方,培養細胞を利用して新しい組織形成を行うtissue engineeringの技術を応用し,骨形成を行う研究もなされている[18〜20]。現在もっとも実現性が高いと評価されているVacantiらのグループでは,生体内で吸収されるポリグリコール酸で作られたscaffoldに培養した牛,肩甲骨骨膜由来の細胞を組込み,生体内(ヌードマウス皮下)に戻したところ骨組織の形成が見られたことを報告している[2]。しかし,この研究はヌードマウスでしか成功しておらず,ウサギなどを用いた自家移植のモデル

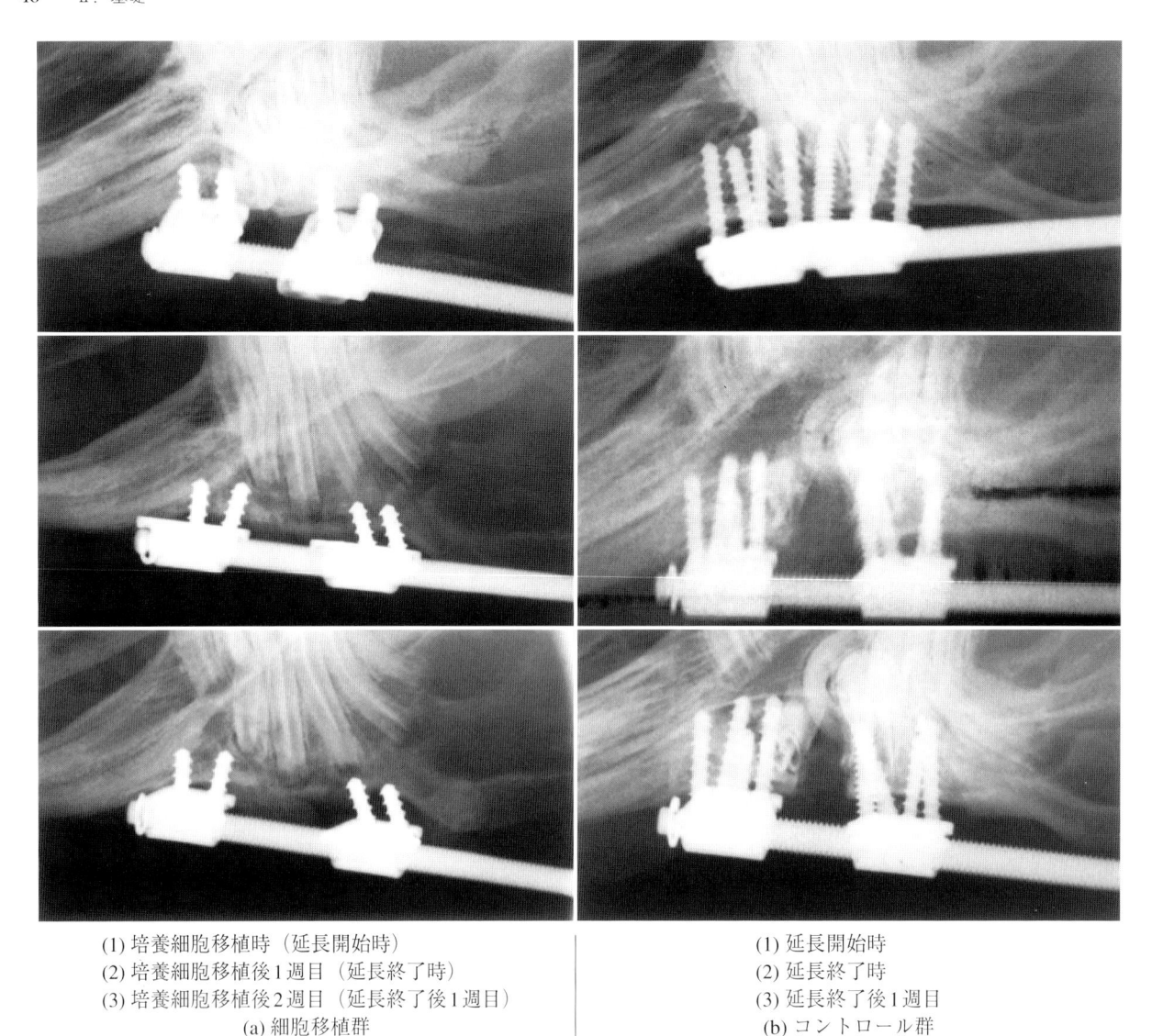

(1) 培養細胞移植時（延長開始時）
(2) 培養細胞移植後1週目（延長終了時）
(3) 培養細胞移植後2週目（延長終了後1週目）
　　　(a) 細胞移植群

(1) 延長開始時
(2) 延長終了時
(3) 延長終了後1週目
　　　(b) コントロール群

図2・26　下顎骨延長部の軟X線撮影像

で行った場合は骨新生は良好ではなかったとのことであった（personal communication）。この原因は自家移植のモデルでは，ポリグリコール酸に対する免疫反応のため，培養細胞が分化することができなかったからだと考えられる。また，仮に適したscaffoldが見つかったとしても，大きな組織を移植しようとすると中心部での組織壊死を起こす可能性が考えられる。これはたとえば遊離の真皮，脂肪移植をしても周辺の一部組織しか生存しないことと同じことであり，大きな問題点といえる。しかし，培養細胞を利用することが大きな魅力であることに変わりはなく，培養表皮を見ても分かる通り，状況さえ選べば臨床的にも応用可能であると考えられる。そこでわれわれは，骨延長術とtissue engineeringを組み合わせることにより，両者の欠点を補いつつ，より良好な，かつ早い骨形成を見ることができるのではないかと考え，実験を行った。

2. 実験モデルについて

Kojimotoらは，家兎脛骨を用いた骨延長の基礎的実験において，骨膜を除去し，1日0.5mmのスピードで延長したものでは，延長後1週目においてほとんど骨新生を見なかったと報告している[17]。今回の実験1でも脛骨骨膜を全周性に除去することにより，骨形成不良の骨延長モデルを作成し，これをコントロールとした。しかし，このコントロール群においても，延長されたギャップにまったく骨新生が見られないわけではなく，細い柱状の骨髄由来の骨形成能をもった細胞より生じたと考えられる骨新生が見られた（図2・20）。このことは骨膜除去により骨形成能をもった細胞が不足しているため骨新生は不良であるものの，この間隙には骨形成能をもった細胞の分化を促す機械的，化学的因子は存在していることを示していると考えられる。予備実験において，われわれは延長によって作成した間隙ではなく，手術的に脛骨骨

幹部を摘出することにより作成した骨欠損に培養細胞を移植してみたが，ほとんど骨形成を誘導ことはできなかった。これはこの骨欠損部が手術後，血腫によって埋められ，そこに移植された培養細胞はviabilityを保つことができなかったためと考えられる。また別の予備実験において，骨延長が終了して1カ月後に培養細胞を移植したモデルを作成したが新しい骨形成をほとんど見ることはできなかった。これは骨切り手術，骨延長といった侵襲によって放出された種々の骨形成を促すサイトカイン[21]が1カ月後の時点ではあまり放出されていないためではないかと考えられる。結果的に今回，実験1において筆者がコントロールとして設けた骨欠損部は臨床的にも骨延長手術の際にしばしば見られる，骨形成不良の状況とほぼ一致していると思われる。

小室らは，家兎下顎における骨延長において，骨切り術後から延長開始までの待機期間を2週間とし，1日0.36mmの延長速度で24日間，トータル8.6mmの延長を行ったものでは骨形成は良好であったが，1日0.72mmの延長速度では，骨形成は不良であったとしている[22]。実験2では，下顎骨切り術後1週間の待機期間の後，1日1mmの延長速度とさらに早いスピードで延長を行っているため，コントロールにおいてはまったく骨形成を見ることはできない。

3．移植細胞について

骨形成能をもつ細胞は骨膜および骨組織内に存在しているが，このうち骨膜に存在している細胞はより未分化なosteogenic cellと考えられている[23]。この実験では骨膜由来の細胞を用いたが，これは生体外において培養を行う際，より未分化な細胞の方が増殖能力が活発であり，また通常の骨延長の際に大きく関わっているのは骨膜とされているためである[17]。骨膜由来細胞は，分離，培養後もその骨形成能力を保持していると報告されている[23]。Nakaharaらは生後1週目のチキンの脛骨骨膜より細胞を分離，培養した後，ヌードマウスの背部皮下に局注したところ骨組織の形成を見たことを報告した[10]。しかし，われわれの追試試験では培養した家兎脛骨骨膜由来細胞を，皮下や筋肉内に注射して自家移植を行ったものでは骨形成を見ることはできなかった。

一方，Goshimaらは家兎脛骨骨髄由来の細胞，あるいはその培養細胞のcell suspensionを皮下に移植して，自家移植を行ったところ骨形成を見なかったが，アパタイトの中に移植された培養細胞からは骨組織が生じたと報告している[24]。これらの骨新生が行われなかった原因は，正常の皮下や筋肉内に培養細胞を受け入れる足場となるような組織がないことや，培養細胞を分化させる物理的・化学的因子がなかったためと考えられる。ヌードマウスを用いて行った実験で骨形成を見ることができたのは，前述したVacantiらのtissue engineeringの実験でも同様であるが，免疫学的な反応の違いなどが理由として挙げられる。

4．X線および組織学的検索結果について

実験1において，骨延長終了時のX線写真上，培養細胞移植群，コントロール群ともに脛骨周囲に骨膜反応様の脛骨の横径肥大となるような新生骨は見られない。これは骨膜を除去していることもあり当然といえる。しかし，培養細胞移植群では1週目以降のX線写真で骨膜反応のような新生骨が脛骨周囲に確認される。組織学的にもBrdU染色で確認を行ったが，この脛骨周囲に見られる骨化は培養細胞が誘導したものであると考えられる。

培養細胞移植後3日目の組織切片上，移植された培養細胞は集塊の中心部では大きな円形の核をもつ細胞であるが，周辺にいくに従ってAzan-Mallory染色で青染する膠原線維の中に埋もれていくように扁平となっている像が見られた。そしてその密になった膠原線維の周囲において骨化が始まっているのが観察された（図2・22）。移植細胞の集塊と骨組織の間の膠原線維が密になっている部分ではBrdU染色に陽性の細胞が見られたが，完全に骨化した組織の中ではBrdU陽性の細胞は見られなかった（図2・23）。このため，新生骨組織中のosteoblast様細胞が培養細胞由来であるのかどうかは今回の実験では判明しなかった。コントロールの骨延長部位には細胞成分そのものに乏しくosteoblast様細胞もほとんど存在しないため，骨組織中のosteoblast様細胞が培養細胞由来でないとしても，培養細胞がosteoblast様細胞を誘導し，ひいては骨新生を誘導していることは間違いないと思われる。

実験2では，下顎骨の延長部位において，脛骨の骨膜由来培養細胞が骨誘導能をもっていることが示された。このことは，膜性骨由来である顔面骨の骨延長に際して，長管骨の骨膜由来細胞を利用できることを表している。この実験結果を人に応用するには，さらなる実験を重ねる必要があると思われるが，たとえば放射線照射を受けた下顎骨のbone transportを行うようなことも可能ではないかと考えられる。

〔多久嶋亮彦〕

1) Langer, R., Vacanti, J. P. : Tissue engineering. Science, 260 : 920-926, 1993.
2) Vacanti, C. A., Vacanti, J. P. : Bone and cartilage

reconstruction with tissue engineering approaches. Otolaryngol. Clin. North Am., 27 : 263-276, 1994.

3) Gallico, G. D., O'Connor, N. E., Compton, C. C., et al. : Permanent coverage of large burn wounds with autologous cultured human epithelium. N. Engl. J. Med., 311 : 448-451, 1984.

4) De Bastiani, G., Aldegheri, R., Renzi, B. L., et al. : Limb lengthening by distraction of the epiphyseal plate. A comparison of two techniques in the rabbit. J. Bone Jt. Surg. Br., 68 : 545-549, 1986.

5) De Bastiani, G., Aldegheri, R., Renzi, B. L., et al. : Limb lengthening by callus distraction (callotasis). J. Pediatr. Orthop., 7 : 129-134, 1987.

6) Ilizarov, G. A. : The tension-stress effect on the genesis and growth of tissues. Part I. The influence of stability of fixation and soft-tissue preservation. Clin. Orthop., 238 : 249-281, 1989.

7) Ilizarov, G. A. : The tension-stress effect on the genesis and growth of tissues : Part II. The influence of the rate and frequency of distraction. Clin. Orthop., 239 : 263-285, 1989.

8) Dahl, M. T., Gulli, B., Berg, T. : Complications of limb lengthening. A learning curve. Clin. Orthop., 301 : 10-18, 1994.

9) Velazquez, R. J., Bell, D. F., Armstrong, P. F., et al. : Complications of use of the Ilizarov technique in the correction of limb deformities in children. J. Bone Jt. Surg. Am., 75 : 1148-1156, 1993.

10) Nakahara, H., Bruder, S. P., Goldberg, V. M., et al. : In vivo osteochondrogenic potential of cultured cells derived from the periosteum. Clin. Orthop., 259 : 223-232, 1990.

11) Black, V. H., Rosen, S. : COSAS 2.0--a Macintosh-based stereological analysis system. J. Struct. Bio., 116 : 176-180, 1996.

12) Gatlin, C. L., Schaberg, E. S., Jordan, W. H., et al. : Point counting on the Macintosh. A semiautomated image analysis technique. Anal. Quant. Cytol. Histol., 15 : 345-350, 1993.

13) Hsu, S. M., Raine, L., Fanger, H. : A comparative study of the peroxidase-antiperoxidase method and an avidin-biotin complex method for studying polypeptide hormones with radioimmunoassay antibodies. Am. J. Clin. Pathol., 75 : 734-738, 1981.

14) Tsuchiya, H., Tomita, K., Shinokawa, Y., et al. : The Ilizarov method in the management of giant-cell tumours of the proximal tibia. J. Bone Jt. Surg. Br., 78 : 264-269, 1996.

15) Sugawara, Y., Hirabayashi, S., Sakurai, A., et al. : Gradual cranial vault expansion for the treatment of craniofacial synostosis : a preliminary report. Ann. Plast. Surg., 40 : 554-565, 1998.

16) Takato, T., Harii, K., Hirabayashi, S., et al. : Mandibular lengthening by gradual distraction : analysis using accurate skull replicas. Br. J. Plast. Surg., 46 : 686-693, 1993.

17) Kojimoto, H., Yasui, N., Goto, T., et al. : Bone lengthening in rabbits by callus distraction. The role of periosteum and endosteum. J. Bone Jt. Surg. Br., 70 : 543-549, 1988.

18) Puelacher, W. C., Vacanti, J. P., Ferraro, N. F., et al. : Femoral shaft reconstruction using tissue-engineered growth of bone. Int. J. Oral Maxillofac. Surg., 25 : 223-228, 1996.

19) Crane, G. M., Ishaug, S. L., Mikos, A. G. : Bone tissue engineering. Nat. Med., 1 : 1322-1324, 1995.

20) Reddi, A. H. : Symbiosis of biotechnology and biomaterials : applications in tissue engineering of bone and cartilage. J. Cell Biochem., 56 : 192-195, 1994.

21) Mundy, G. R. : Inflammatory mediators and the destruction of bone. J. Periodontal Res., 26 : 213-217, 1991.

22) Komuro, Y., Takato, T., Harii, K., et al. : The histologic analysis of distraction osteogenesis of the mandible in rabbits. Plast. Reconstr. Surg., 94 : 152-159, 1994.

23) Nakahara, H., Dennis, J. E., Bruder, S. P., et al. : In vitro differentiation of bone and hypertrophic cartilage from periosteal-derived cells. Exp. Cell Res., 195 : 492-503, 1991.

24) Goshima, J., Goldberg, V. M., Caplan, A. I. : The osteogenic potential of culture-expanded rat marrow mesenchymal cells assayed in vivo in calcium phosphate ceramic blocks. Clin. Orthop., 262 : 298-311, 1991.

II 基礎

3 上顎骨・中顔面

SUMMARY

頭蓋顎顔面領域における骨延長術は，下顎骨より始まり上顎・中顔面，頭蓋骨へとその適応が拡大してきた．とくに上顎・中顔面の骨延長は臨床が先行する形で進み，基礎的研究はまだ遅れているのが現状である．基礎的研究としては，現在までのところ中顔面のLe Fort IIおよびIII型，上顎のsegmentalに準じた骨切り後の延長などが報告されている．いずれの報告でも良好な骨形成を認めており，さまざまな部位での本法の可能性を明らかにしている．さらに延長後のrelapseが少ないことも利点として挙げられている．また新しい概念として骨切りを伴わない縫合部での延長も試みられている．筆者も幼若家兎の前頭鼻骨縫合部での骨切りを伴わない延長（suture distraction）を行い，延長縫合部に骨が形成されるのを確認している．このように本法の可能性の広がりを予見させる研究も増加しつつある．

しかしながら，複雑な形態をとる頭蓋顔面に適した延長装置の開発，治療期間の短縮，咬合の問題など残された課題は山積している．今後はこれらの課題を克服するための基礎的研究が必須であると考える．延長装置では，器具の小型化，多方向への延長などが今後必要とされるであろう．また治療期間の短縮では延長速度のアップ，latent periodおよびconsolidation periodの短縮化を図る必要があり，そのためには骨形成の詳細な過程を明らかにする必要がある．とくに骨新生機序のコンセプトは，四肢骨延長の理論の借り物の範囲を超えていないのが現状であり，今後頭蓋顎顔面領域に独自の理論の確立が必要である．

頭蓋顎顔面領域における骨延長術はまだ始まったばかりであるが，本法は手術の低侵襲化につながるものであり，また従来の骨切り手術にはなかった自由度があり，今後さらなる応用が期待できる．その実現には基礎的研究が欠かせないものと思われる．

はじめに

頭蓋顎顔面領域における骨延長術は，1992年のMcCarthyらによる下顎骨延長の報告[1]を緒として，その後，徐々に上顎を含む中顔面，頭蓋骨へとその適応が拡大されてきた．とくに下顎骨ではその有用性が明らかになるにつれ，症例によっては骨延長術が第一選択の治療法となりうるほどに普及してきた．

これに対し上顎・中顔面においては，その構造が三次元的な複雑さを呈しているため単純ではなく，下顎骨とは異なるアプローチが必要となる．臨床的にも，未だ種々の可能性が模索されている段階であり，必ずしも全ての点で従来の方法を凌駕しているとはいいがたい．

実験的にも頭蓋顔面骨のいろいろな部位で骨延長が試みられている段階である．諸家の実験の結果，さまざまな部位で骨延長が可能であることは明らかになってきた．しかしながら実際の臨床応用を考えた場合，複雑な形態をとる頭蓋顔面に適した延長装置の開発，咬合の問題，長期にわたる治療期間など残された課題は山積しているといわざるを得ない．

本稿では，上顎・中顔面の骨延長の基礎的研究につき現在まで明らかにされた点を総説的に述べ，今後の課題・可能性につき考察を行う．

A 歴史 （表3・1，図3・1，3・2）

中顔面領域の骨延長の報告は，1992年のRemmlerらの家兎を用いたfrontofacial advancementの実験[2]が最初である．その実験は，冠状縫合から翼突板へ到るsuturectomyと側頭頬骨縫合の分離を行い延長器を装着し，前頭顔面骨を一塊とした前方移動を図るというものである．いわばmonoblockの骨延長に相当するものといえる．延長器は外固定型である．評価はセファログラム，X線，組織標本を用いて行われ，延長部に骨形成が見られることを明らかにしている．また本法が冠状縫合早期癒合症の治療に応用できるのではと考察している．1993年，Rachmielらはヒツジを用いた中顔面の延長を行い，

表3・1 上顎・中顔面骨延長の実験的研究の報告

Report	Species	Site	Device	Latent period	Rate(per day)/Rhythm	Distance
中顔面						
Remmler, et al. 1992[2]	rabbit	Frontofacial(monoblock) (図3・1-a)	External	2 weeks	0.35 mm/once a day	12.5 mm
Rachmiel, et al. 1993[3]	Sheep	Midface(Le Fort II) (図3・1-b)	External	4 days	1 mm/twice a day	40 mm
Rachmiel, et al. 1996[6]	Sheep	Midface(Le Fort II)+orbita (図3・1-c)	External	1 week	Midface 1.5 mm, orbita 1 mm/once a day	Midface 30 mm, orbita 20 mm
Glat, et al. 1994[7]	Canine	Zygoma (図3・1-d)	External	1 week	1 mm/once a day	15 mm
Levine, et al. 1998[20]	Canine	Midface (Le Fort III osteotomy)	External	1 week	1 mm/once a day	16 mm
Haluck, et al. 1999[19]	Sheep	Midface (Le Fort III osteotomy) (図3・1-e)	External	4 days	1 mm/once a day	23 mm
		Midface (without osteotomy)	External	2 days	0.14 mm/?	27 mm
上顎骨						
Altuna, et al. 1995[9]	Monkey	Maxilla (図3・2-a)	Intraoral (orthodontic appliance)	1 week	1 mm/four times a day	10 mm
Block, et al. 1995[11]	Canine	Maxilla (図3・2-b)	Intraoral (tooth supported device)	1 week	1 mm/twice a day	10 mm
Block, et al. 1997[12]	Canine	Maxilla	Intraoral (oseointegrated implant)	1 week	1 mm/twice a day	10 mm
Yamamoto, et al. 1997[13]	Canine	Maxilla (図3・2-c)	Intraoral (oseointegrated implant)	10 days	1 mm/once a day	10 mm
Carls, et al. 1997[14]	Canine	Hard palate (図3・2-d)	Intraoral	10-15 days	0.25-0.5 mm/once a day	7-10 mm
骨切りを伴わない中顔面延長						
Staffenberg, et al. 1995[16]	Canine	Midface (without osteotomy)	External	1 day	0.5 to 1 mm/once a day	30 mm
Movassaghi, et al. 1995[17]	Rabbit	Midface (without osteotomy)	External (spring device)	4 weeks		
小室ら, 1997[18]	Rabbit	Midface (without osteotomy)	Internal	1 day	0.7mm/twice a day	8.4 mm

上顎を43mm前方移動したと報告した[3]。その後1年の経過観察の報告では，X線上でも延長部は周囲の骨と見分けがつかず，組織学的にも成熟した層板骨の形態を示したと述べている。また1年で正常の95％までmineralizationが進むことを示し，骨移植が必要ないという本法の利点を中顔面においても明らかにした[4)5]。Rachmielらはさらにヒツジを用いてLe Fort IIおよび眼窩骨切りを行い異なる3つのsegmentを同時にdistractionするという報告も行っている[6]。1994年，Glatらはイヌを用いた頬骨弓の外方への拡大を行い，骨の長軸方向以外への延長の可能性を示した[7]。

一方，上顎骨単独の骨延長は歯科系からの報告が多い。1995年，Altunaらは3頭のサルで歯科矯正具を改造した延長器を用いて上顎のsegmentの前方移動を行い，良好な歯槽骨の形成を見たと報告している。骨切りは犬歯と第1小臼歯間で行われ，合計6本の歯牙を含んだsegmentの前方移動を行っている[8)9]。また口内型の延長器の，外固定型に対する優位性について述べている。Blockらはイヌモデルを用い，歯牙に固定する延長器具による上顎骨の延長を行ったが，歯牙の移動を生じるため，骨に固定する延長器具が望ましいと結論している[10)11]。その後，彼らはosteointegrated implantを用いた延長器で同様の延長を行い，延長器を直接骨に強固に固定する重要性について言及している[12]。Yamamotoらもイヌを用いて同様なosteointegrated implantを用いた口内延長器による上顎延長を報告している[13]。1997年，Carlsらは鼻咽腔閉鎖機能不全の治療を念頭においた，硬口蓋の後方への延長モデルを報告している[14)15]。

以上に述べたものは骨切りを行った上で延長を行う報告であるが，一方で骨切りを行わず縫合線部を延長する試みもなされている。Staffenbergらは幼若なイヌを用いて前頭鼻骨縫合および頬骨側頭骨縫合を延長する方法を報告した[16]。Movassaghiらは30日齢の家兎の前頭鼻骨縫合をスプリングを用いた延長器で延長した[17]。筆者も家兎の前頭鼻骨縫合を骨切りせずに延長し上顎の延長を得た[18]。一方でHaluckらはヒツジの頬骨上顎縫合の延長を試みたが，力学的な強度の問題で延長は不可能であったと報告している[19]。

B 上顎・中顔面骨延長の基礎的研究の現況および将来の可能性

基礎的研究のポイントとなる項目ごとに焦点を当て，また将来の可能性について言及する。

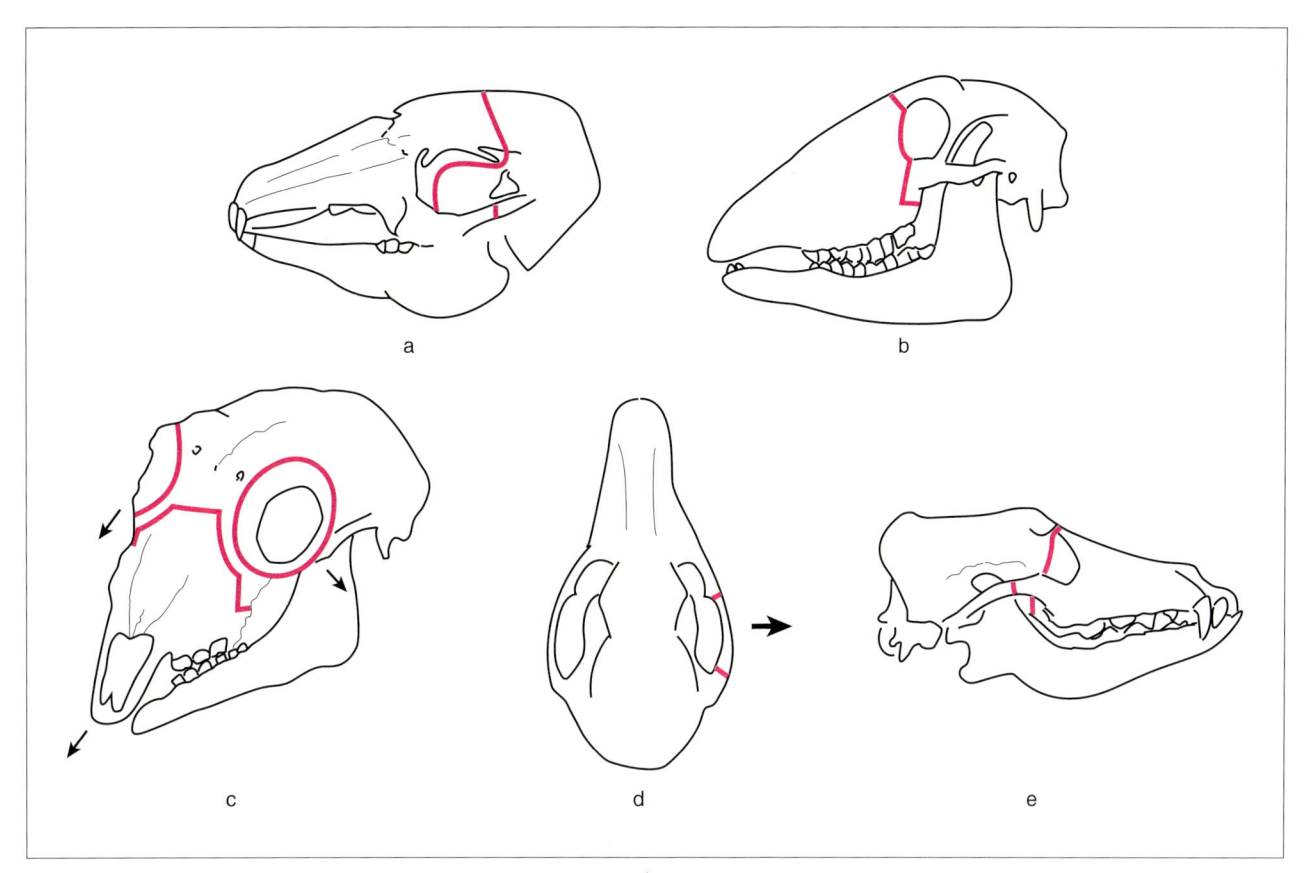

(a) Remmlerら (1992), Rabbit
(b) Rachmielら (1993), Sheep
(c) Rachmielら (1996), Sheep
(d) Glatら (1994), Canine
(e) Levineら (1998), Canine

図3・1　中顔面の骨延長

1. 動物種の選択

これまで上顎・中顔面の骨延長の実験に用いられてきた動物にはサル，ヒツジ，イヌ，家兎などが挙げられる。もちろん臨床を前提とした実験の場合にはサルやヒツジなど大型で，とくに中顔面延長の場合眼窩周囲に全周性に骨が存在する動物が望ましい。イヌはsnout animalでありこの点で中顔面よりも上顎単独延長に向いているといえるかもしれない。家兎は以上の点からふさわしくないが，扱いやすさや経済的な点では利点がある。

ラット・マウスはまったく用いられてこなかったが，今後，分子生物学的な分析や遺伝子導入による治療が行われる際には重要な役割を果たすものと思われる。

2. 延長器のタイプ

延長器には内固定型，外固定型，口内型がある。基礎的実験では，実験の目的によってどのタイプを選択されるかが決まるものと思われる。整容的な問題は無視できるので，延長部分の分析を行うのであれば外固定型が簡単で便利ではある。上顎骨単独延長の報告では口内型が多い。延長器自体の開発にはその大きさ，デザインなどすべてヒトを念頭に置かねばならず動物実験とは馴染みにくい。しかしながら，本法の進歩は延長器自体の改良に負うところが大きいので，重要であることは明らかである。

3. 延長法

a. 骨切り＋骨延長

もっとも一般的なものでIlizarov[20]の原理を応用したものである。Levineらはイヌを用いたLe Fort III型の延長に際し，内視鏡下での骨切りを行っている[21]。術中に骨を移動する必要のない骨延長術においては有用な方法になりうるものと考えられる。

b. 縫合部延長

四肢骨での骨端成長帯での延長[22]に相当するものと考えられる。四肢では必ずしも確実な結果が得られず普及するには至っていない。頭蓋顎顔面骨においては前頭鼻骨縫合部や冠状縫合部での骨切りを伴わない延長が試みられ，幼若な個体であれば可能であることが実験的に明らかにされている[16]〜[18]。

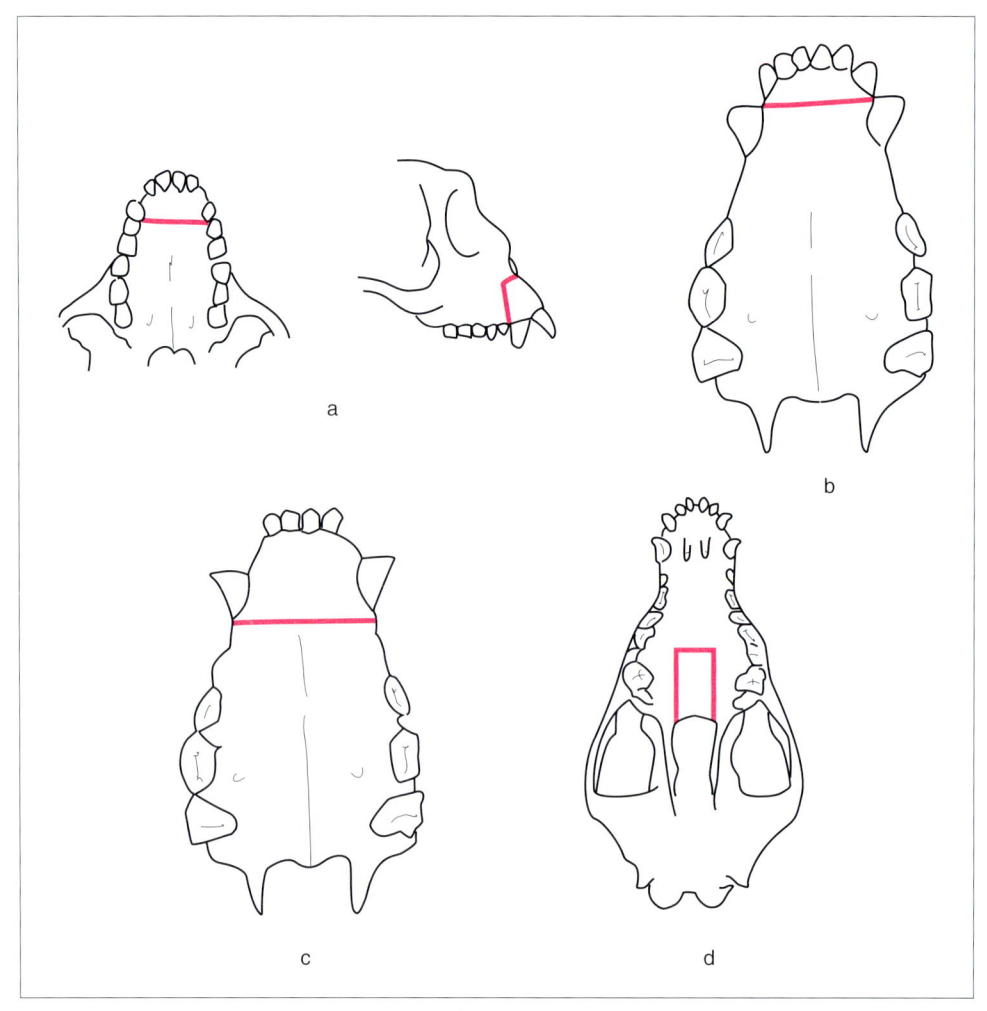

(a) Altuna ら (1995), Monkey
(b) Block ら (1995), Canine
(c) Yamamoto ら (1997), Canine
(d) Carls ら (1997), Canine

図3・2　上顎骨の骨延長

　筆者は内固定型の延長器による幼若家兎での前頭鼻骨縫合の延長実験を行った[18]。その結果，縫合部の離開による中顔面の延長が可能であった。延長終了直後は線維組織で満たされていた縫合延長部は，3カ月後には新生骨により架橋されているのを確認している（図3・3）。ただし延長の際には相当の抵抗があり，必ずしもすぐに臨床応用が可能とは考えにくい。しかしながらsyndromic craniosynostosisでの中顔面骨延長などには応用の可能性があるものと考えられる。

4．延長器の固定部位

　① 骨：外固定型のものでは，ピンを刺入し，そこに延長器を装着するものが一般的である[3)16)21]。ピンのたわみ，刺入部の緩みが問題になると思われる。ほかにプレートを固定し，その上にやぐらを組む要領で延長器を装着するものもある[2]。内固定型のものはプレートを足がかりとする[18]。

　② 歯牙：歯牙の移動が見られたり，延長器装着の際に抜歯が必要であったりするなどの欠点がある[11]。

　③ Osteointegrated implant：歯牙を力点とするよりも固定性に優れている。上顎のsegmentalの移動には良い方法といえるかもしれない[12)13]。ただしimplantの安定まで時間を要するため治療期間が延長する。

5．Latent period（Waiting period）

　諸家の報告では，骨切りを伴った延長ではlatent periodは4～15日に設定されており，もっとも多いのは1週間である。Latent periodの意義は，創の安静，骨切り部への血行の回復，骨膜の修復，延長装置のピンの安定などの意味合いがある。脚延長においてDe Bastianiら[23]が提唱したcallus distractionという概念は，この期間に仮骨形成を待ち，その新生仮骨を延長するというものであり，waiting periodという表現を用いている。しかしながら頭蓋顎顔面領域での骨延長では，四肢の延長時

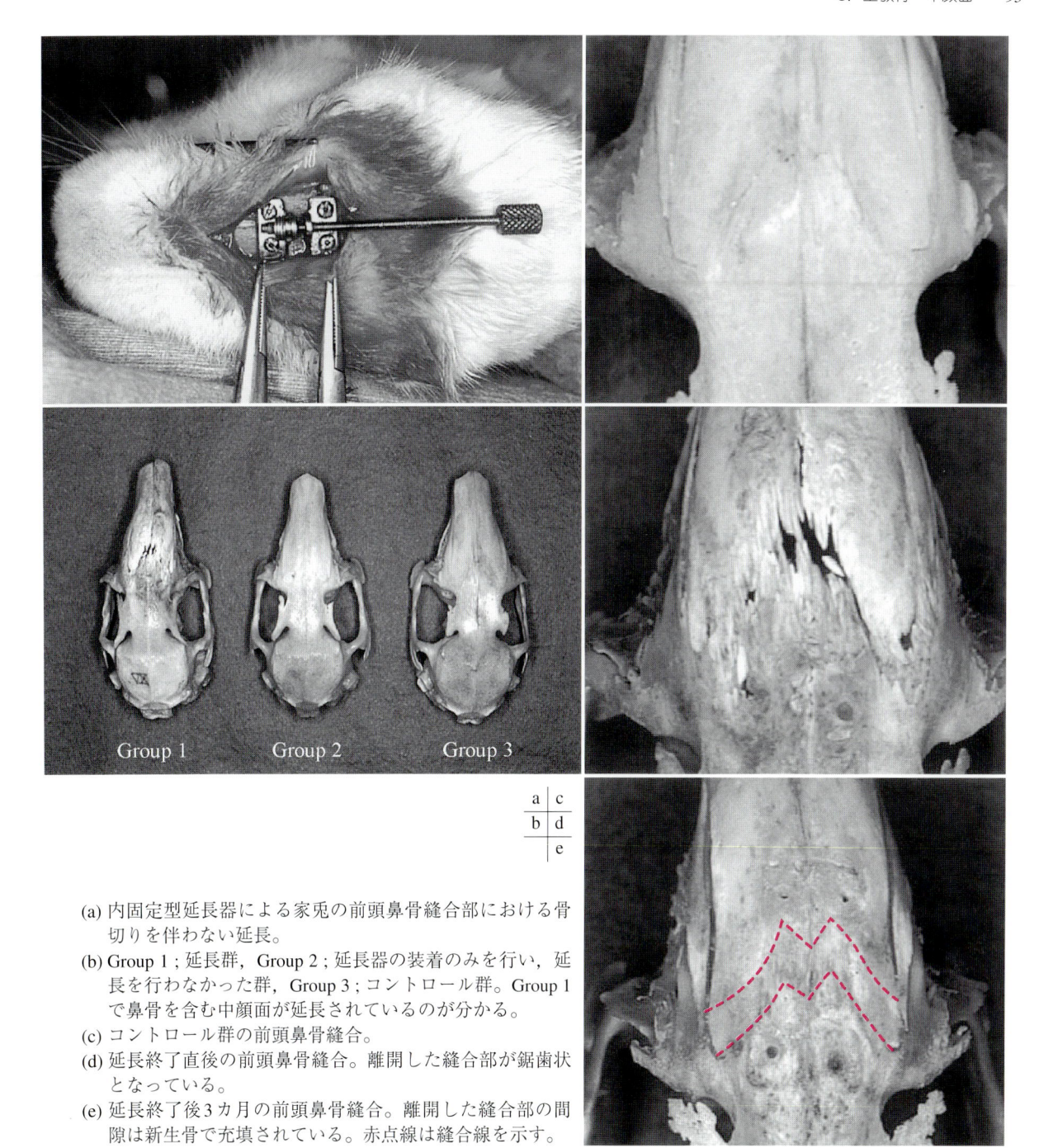

(a) 内固定型延長器による家兎の前頭鼻骨縫合部における骨切りを伴わない延長。
(b) Group 1；延長群，Group 2；延長器の装着のみを行い，延長を行わなかった群，Group 3；コントロール群。Group 1で鼻骨を含む中顔面が延長されているのが分かる。
(c) コントロール群の前頭鼻骨縫合。
(d) 延長終了直後の前頭鼻骨縫合。離開した縫合部が鋸歯状となっている。
(e) 延長終了後3カ月の前頭鼻骨縫合。離開した縫合部の間隙は新生骨で充填されている。赤点線は縫合線を示す。

図3・3　延長実験
(小室裕造, 秋月種高, 依田拓之ほか：延長器を用いた中顔面延長に関する実験的研究—第1報：家兎延長モデルおよび埋入型延長器の検討—. 日形会誌, 17：106-113, 1997. より引用)

に見られるような旺盛な仮骨の形成が見られるわけではない。むしろ延長部の間隙はまず線維組織で充填され，これが徐々に骨化していく像が観察されている。さらには頭蓋顎顔面領域では大きな荷重がかかることがないので，この期間は短縮できる可能性があるものと思われる。

6. 延長速度・頻度

延長速度は1日0.5～1mmに設定された報告が多い。延長距離は動物の骨の大きさにも左右されるので一概にいうことは難しい。ただ現時点では1日1mm程度が限界と思われる。これを伸ばすには延長頻度を細分化していくのが一つの方法である。将来的には骨形成に働くサイトカインの注入や遺伝子導入により距離を伸ばせる可能性があるものと思われる。

7. 骨形成の機序

上顎・中顔面における骨形成の過程を検索した実験はほとんどない。Rachmielら[5]はヒツジを用いたLe Fort

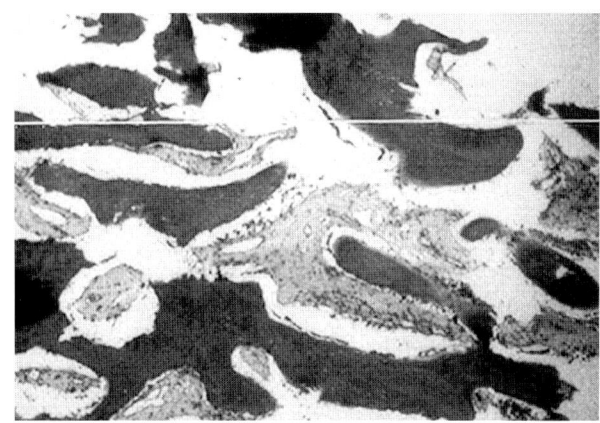

(a) Crouzon病。中顔面延長終了後3カ月時の前頭頬骨縫合部の組織像。延長方向に伸びる骨梁を認める（HE染色，×40）。

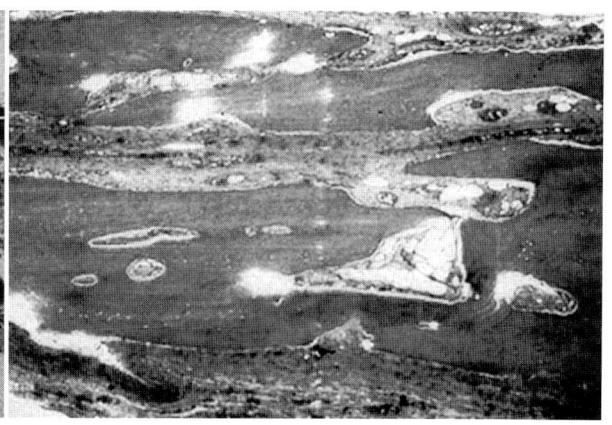

(b) 眼窩離開症。鼻骨骨延長終了後7カ月時の鼻骨延長部の組織像。延長部は成熟した層板骨で充填されており，元の鼻骨と区別がつかない（HE染色，×40）。

図3・4 組織像
(Komuro, Y., Akizuki, T., Kurakata, M., et al. : Histological examination of regenerated bone through craniofacial bone distraction in clinical studies. J. Craniofac. Surg., 10 : 308-311, 1999. より引用)

Ⅱ型に準じた骨延長を行い，経時的な組織学的所見を検討している。かれらの報告によると延長終了後3週で微細な延長方向に伸びた骨梁が出現し，骨梁周囲および内部に酒石酸耐性酸性ホスファターゼ（TRAP）陽性の破骨細胞が見られる。6週では骨梁がリモデリングし層板骨に代わり，全体として層板骨とwoven boneが混在した像を呈する。骨芽細胞が骨梁を取り囲み旺盛な類骨の形成が見られる。TRAP陽性の破骨細胞は減少する。1年後には延長部は層状の緻密骨で満たされる。

筆者も臨床での中顔面延長例において延長された前頭頬骨縫合部の組織（図3・4-a）を，また鼻骨骨延長において延長鼻骨の組織（図3・4-b）を確認する機会を得たが，いずれも延長方向に伸びた新生骨を確認している。この所見は下顎骨の骨延長の際に見られる所見に類似しており，基本的な骨形成過程は同様なものと考えられる。ただし頭蓋顎顔面領域では下肢の骨延長に見られるような豊富な仮骨は認められない。この所見はX線学的にも同様である。したがって頭蓋顎顔面領域においては仮骨延長という表現はあたらず，骨延長という表現が適切ではないかと思われる[24]。

8. 延長後のrelapse

Rachmielら[4]はヒツジの中顔面延長において1年に及ぶ経過を観察し，relapseは2〜3mm（延長距離の7％）と少ないものであったと報告している。Altunaら[9]はサルを用いた上顎の骨延長の実験で延長終了後12週目に延長器を抜去，その後さらに6週間の経過を追い，relapseはなかったと報告している。おそらくは延長部に成熟した骨が形成された後にはrelapseは生じにくいのではないかと推察される。

Relapseを来しにくいということが明らかになれば，本法の大きな利点となる。そのためには延長終了後から延長器抜去までの期間（consolidation period）をどの程度おけばよいかなど，今後研究の余地があるものと考えられる。

C 考 察

現在，諸施設から上顎・中顔面骨延長の報告がされ，その有用性が明らかにされつつある。現在までのところ，延長部には骨形成が認められることが明らかにされており，さまざまな部位で骨延長術が可能であることが示唆されている。

上顎・中顔面の骨延長を従来法と比べると表3・2のような特徴が挙げられる。今後の基礎的実験は，利点・欠点を考慮しながら行っていく必要がある。

延長器はやはり顔面においては内固定型が望ましい。したがって，内固定型で多方向への延長が可能な，器具の開発が望まれる。そのためには延長器の小型化も必要であろう。また本法は種々の骨切り線が設定できるという点で，新しい術式が開発される可能性を秘めている。そのためには解剖学的な検索と，機械自体のハードウエアの研究が必要である。

上顎・中顔面骨延長術において，今後改善されなければならない最大の課題は，治療期間の短縮化および咬合の問題であろう。治療期間の短縮にはlatent periodの短縮化，initial gapの設定，延長速度のアップ，consolidation periodの短縮化などが必要である。これら

表3·2 上顎・中顔面の延長法の利点，欠点

利　点	欠　点
骨移植が不要	長期にわたる治療期間
手術侵襲が少ない	延長器抜去の必要
骨切り線を比較的自由に設定できる	治療期間中の社会生活に困難を伴う（とくに外固定型延長器）
軟部組織の延長も同時に行える	1方向へのみの延長
感染が少ない？	術中に微妙なcontouringができない
Relapseが少ない？	咬合をあわせ難い

の問題を解決していく上で基礎的実験は欠かせないと思われる。現在まで報告された実験は，いずれも形態学的な変化を観察している段階であり，今後は種々のサイトカインの発現，細胞の分化など，分子生物学的な手法を用いた骨新生のメカニズムの分析が必要である。それにより延長速度のアップ，consolidation periodの短縮化につながる治療法が開発されるものと期待される。

咬合の問題も未解決である。現在の方法では延長後に完全な咬合を得るのは難しく，この点が従来のLe Fort型骨切り術に及ばない一つのポイントとなっている。この問題を解決するには歯科矯正を含めた器具の改良が必要であろう。

頭蓋顎顔面領域における骨延長術はまだ始まったばかりであり，長期結果も不十分である。しかしながら本法は手術の低侵襲化につながるものであり，また従来の骨切り手術にはなかった自由度があり，今後さらなる応用が期待できる。その実現には延長器具の改良を含めた基礎的研究が欠かせないものと思われる。　（小室裕造）

文　献

1) McCarthy, J. G., Schreiber, J., Karp, N., et al. : Lengthening the human mandible by gradual distraction. Plast. Reconstr. Surg., 89 : 1-10, 1992.
2) Remmler, D., MaCoy, F. J., O'Neil, D., et al. : Osseus expansion of the cranial vault by craniotasis. Plast. Reconstr. Surg., 89 : 787-797, 1992.
3) Rachmiel, A., Potparic, Z., Jackson, I. T., et al. : Midface advancement by gradual distraction. Br. J. Plast. Surg., 46 : 201-207, 1993.
4) Rachmiel, A., Jackson, I. T., Potparic, Z., et al. : Midface advancement in sheep by gradual distraction : a 1-year follow-up study. J. Oral Maxillofac. Surg., 53 : 525-529, 1995.
5) Rachmiel, A., Laufer, D., Jackson, I. T., et al. : Midface membranous bone lengthening : A one-year histological and morphological follow-up of distraction osteogenesis. Calcif. Tissue Int., 62 : 370-376, 1998.
6) Rachmiel, A., Levy, M., Laufer, D., et al. : Multiple segmental gradual distraction of facial skeleton : an experimental study. Ann. Plast. Surg., 36 : 52-59, 1996.
7) Glat, P. M., Staffenberg, D. A., Karp, N., et al. : Multidimentional distraction osteogenesis. The canine zygoma. Plast. Reconstr. Surg., 94 : 753-758, 1994.
8) Altuna, G., Walker, D. A., Freeman, E. : Surgically assisted rapid orthodontic lengthening of the maxilla in primates : a pilot study. Am. J. Orthod. Dentofac. Orthop., 107 : 531-536, 1995.
9) Altuna, G., Walker, D. A., Freeman, E. : Surgically assisted-rapid orthopedic lengthening of the maxilla in primates : relapse following distraction osteogenesis. Int. J. Adult Orthodon. Orthognath. Surg., 10 : 269-275, 1995.
10) Block, M. S., Brister, G. D. : Use of distraction osteogenesis for maxillary advancement : preliminary results. J. Oral Maxillofac. Surg., 52 : 282-286, 1994.
11) Block, M. S., Cervini, D., Chang, A., et al. : Anterior maxillary advancement using tooth-supported distraction osteogenesis. J. Oral Maxillofac. Surg., 53 : 561-565, 1995.
12) Block, M. S., Akin, R., Chang, A., et al. : Skeletal and dental movements after anterior maxillary advancement using implant-supported distraction osteogenesis in dogs. J. Oral Maxillofac. Surg., 55 : 1433-1439, 1997.
13) Yamamoto, H., Sawaki, Y., Ohkubo, H., et al. : Maxillary advancement by distraction osteogenesis using osseointegrated implants. J. Craniomaxillofac. Surg., 25 : 186-191, 1997.
14) Carls, F. R., Jackson, I. T., Topf, J. S. : Distraction osteogenesis for lengthening of the hard palate : Part I. A possible new treatment concept for velopharyngeal incompetence. Experimental study in dogs. Plast. Reconstr. Surg., 100 : 1635-1647, 1997.
15) Carls, F. R., Schüpbach, P., Sailer, H. F., et al. : Distraction osteogenesis for lengthening of the hard palate : Part II. Histological study of the hand and soft palate after distraction. Plast. Reconstr. Surg., 100 : 1648-1654, 1997.
16) Staffenberg, D. A., Wood, R. J., McCarthy, J. G., et al. : Midface distraction advancement in the canine without osteotomies. Ann. Plast. Surg., 34 : 512-517, 1995.
17) Movassaghi, K. M., Altobelli, D. E., Zhou, H. : Frontonasal suture expansion in the rabbit using titanium screws. J. Oral Maxillofac. Surg., 53 : 1033-1043, 1995.
18) 小室裕造，秋月種高，依田拓之ほか：延長器を用いた中顔面延長に関する実験的研究－第1報：家兎延長モデルおよび埋入型延長器の検討－. 日形会誌 17 : 106-113, 1997.
19) Haluck, R. S., Mackay, D. R., Gorman, P. J., et al. : A comparison of gradual distraction techniques for modification of the midface in growing sheep. Ann. Plast. Surg., 42 : 476-480, 1999.
20) Ilizarov, G. A. : The tension-stress effect on the genesis and

growth of tissues : I. The influence of stability of fixation and soft-tissue preservation. Clin. Orthop., 238 : 249-281, 1989.
21) Levine, J. P., Rowe, N. M., Bradley, J. P., et al. : The combination of endoscopy and distraction osteogenesis in the development of a canine midface advancement model. J. Craniofac. Surg., 9 : 423-432, 1998.
22) Sledge, C. B., Noble, J. : Experimental limb lengthening by epipheseal distraction. Clin. Orthop., 136 : 111-119, 1978.
23) De Bastiani, G., Aldegheri, R., Renzi-Brivio, L., et al. : Limb lengthening by callus distraction (callotasis). J. Pediatr. Orthop., 7 : 129-134, 1987.
24) Komuro, Y., Akizuki, T., Kurakata, M., et al. : Histological examination of regenerated bone through craniofacial bone distraction in clinical studies. J. Craniofac. Surg., 10 : 308-311, 1999.

II 基礎

4 頭蓋骨

SUMMARY

頭蓋縫合早期癒合症の治療法として頭蓋腔の拡大術が受け入れられている。頭蓋骨を一期的に移動させると一過性ではあるが硬膜外死腔が形成され，それが感染や骨壊死の原因となる。とくにmonobloc advancementのように頭蓋底の欠損を伴う場合は上向感染がかなりの頻度で発生する。この術後合併症を避けるためには頭蓋内死腔を作らないことが最適の方法といえる。下顎骨や上顎骨に続いて頭蓋骨の拡大術にも骨延長術が使用されるようになってきた。これまで骨延長術の利点として，骨移植が不要であり，軟部組織も同時に伸展できることが認識されている。頭蓋骨に骨延長術を応用する利点として硬膜外死腔の形成を避けられる可能性について検討した。

成熟猫を用いて，前頭頭頂骨に前頭洞の上壁を含むような骨切りを施行した。一期的に移動したグループでは移動骨片と硬膜の間に前頭洞と連続する空気で満たされた死腔が形成された。骨延長術を用いる動物は，骨片と硬膜の癒着を温存しながら骨延長器を装着したグループと骨片を硬膜から剥離した後に骨延長器を装着したグループに分けた。この2つのグループでは骨延長によって頭蓋骨が移動するにつれて硬膜と脳が上方へ伸展され，頭蓋内死腔を形成しなかった。両者とも骨延長部に骨形成が認められたが，骨片と硬膜の連続性を温存したグループの方が骨形成は良好であった。

2例のCrouzon病小児に対して通常の前頭開頭と中顔面のmonobloc 骨切り術を施行し，埋入型骨延長器を使って前進させた。術後のCTでは硬膜外死腔の形成が認められず，本術式の有用性を示した。

はじめに

下顎骨の骨延長術の動物実験と臨床試験の成功がMcCarthyら[1)2)]によって報告されたのに続いて，上顎骨や眼窩や頭蓋骨にも骨延長術を応用しようという試みが始まった。バネや創外固定装置や埋入型の延長器を使用して頭蓋骨を延長しようという動物実験の結果，顔面骨も含めて頭蓋骨を拡大することが可能であり，骨切り延長部に骨新生を得ることが実証された[3)～6)]。1995年，前頭骨と中顔面骨を骨延長する臨床成功例が報告されて[7)]以来，中顔面骨と頭蓋骨の骨延長術は多くの施設で施行されるようになり，延長装置の改良も進んでいる[8)～10)]。

骨延長術の利点として，骨移動部に骨新生が得られるため骨移植の必要がないことがまず挙げられる[11)12)]。また，周囲の軟部組織も骨と同時に徐々に伸展拡大されるため，一期的な移動では不可能な移動量を得ることができる[13)]。骨移植を用いず軟部組織も拡大されることで，術後の後戻りを少なくすることが期待されている。本稿では，頭蓋骨前進術に骨延長術を使うことの利点として，硬膜外死腔の形成を回避できる可能性について検討した。

A 概 念

Frontal advancementでは術後一時的ではあるが，前進させた前頭骨の後方に硬膜外死腔を生ずる[16)17)]。Monobloc advancementでは前頭蓋底に欠損が生じるため，交通する鼻腔からこの死腔へ上行感染を発生する危険があり，術後の硬膜外膿瘍や前頭骨の壊死が報告されている[18)～20)]。術後合併症を避けるために，monobloc advancementの適応を若年齢に限定したり，前進移動量を少なくしたり，血行のある組織で頭蓋底を再建したりする工夫が報告されているが[11)21)22)]，頭蓋内死腔を形成しないことがもっとも良い方法といえる。

そこで，頭蓋骨前進術に骨延長術を使うことによって硬膜外死腔の形成を避けられるならば，頭蓋骨に対する骨延長術の応用は非常に有益なものといえる。

B 対象と方法

1. 動物実験

15匹の成熟猫を用い，5匹ずつの3群（A群，B群，C群）に分けた．正中矢状線に沿って頭皮を切開し，前頭洞上壁を含むように前頭頭頂骨に20×35mmの骨切り術を施工した．

A群（n＝5）では骨片を硬膜から剥離して遊離骨とし，一期的に8mm上方へ移動してミニプレートにて固定した．骨膜と側頭筋は挙上した骨片の外側縁に縫合固定した．B群（n＝5）では骨片と硬膜の癒着を温存したまま，ミニプレートを使って作製した創外固定型骨延長器を装着した（図4・1）．剥離された骨膜は正中にて縫合した．C群（n＝5）では一度骨片を硬膜から剥離して遊離骨とした後に元に戻し，骨延長器を装着した．骨膜はB群と同じく正中にて縫合した．B群とC群では1週後から1日0.4mmずつ3週間延長を行った．

3群とも頭部CTを用いて術後経過（1週，4週，12週）を観察した．全例12週後に屠殺して頭部を－80℃に冷凍した後に，電動鋸を用いて正中矢状面にて切断し，移動骨片と硬膜外死腔の存在を観察した．さらに，側頭部において骨移動部の病理標本を採取して，ヘマトキシリンエオジン（HE）染色により検討した．

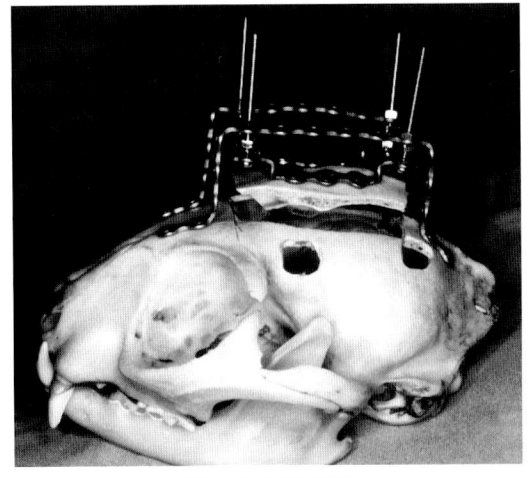

図4・1　動物実験
成熟猫の頭蓋骨に前頭洞を含んだ前頭頭頂骨切りを施行し，ミニプレートで作製した創外型骨延長器を装着した．
（Fukuta, K., Saito, K., Potparic, Z. : A comparison of single-stage versus gradual fronto-parietal advancement in terms of extradural dead space and bone deposition. Br. J. Plast. Surg., 51 : 1-7, 1998. より引用）

C 結　果

1. 動物実験

A群の術後CT像（術後1～12週）では，移動した前頭頭頂骨と硬膜との間に空気で満たされた死腔が形成されていた（図4・2-a）．移動した前頭頭頂骨と側頭骨の間の骨欠損には，12週間経過しても骨形成が認められなかった．凍結頭蓋の正中矢状断面では，挙上した前頭頭頂骨の下面が，前頭洞と交通した空気で満たされた死腔に露出しているのが観察された（図4・3-a）．脳や硬膜が上方へ拡張して死腔を埋めるといった所見は認められなかった．HE染色標本では，挙上した前頭頭頂骨の下面，すなわち，死腔に面した表面に著明な骨吸収像を認めた．この光顕所見でも，移動した骨欠損部に骨形成は認められなかった（図4・4-a）．

B群の骨延長が終了した直後（術後4週）のCTでは，前頭頭頂骨が上方へ7～8mm移動されていたが，頭蓋内に空気の入った死腔は存在しなかった．この時点では，5例中3例に骨移動部の石灰沈着を認めた．12週後のCTでは全例において骨移動部が新生骨で満たされていた（図4・2-b）．凍結頭蓋の断面では，頭蓋腔と前頭洞がどちらも上方へ拡大され，両者は薄い骨性の壁で仕切られていた（図4・3-b）．前頭頭頂骨とともに脳と硬膜が上方へ引き延ばされ，頭蓋内に死腔は形成されていなかった．HE染色標本では，移動した前頭頭頂骨と側頭骨の間に骨の移動方向と平行に配列した膠原線維と新生骨の形成を認めた（図4・4-b）．前頭頭頂骨の骨間腔には骨細胞が存在し，前頭頭頂骨の吸収や死滅を示唆する所見は見られなかった．

C群の術後4週のCTではB群と同じく，骨片が挙上されていても頭蓋内死腔は形成されていなかった．骨移動部の骨沈着は5例とも未だ確認できなかった．術後12週（図4・2-c）では，5例とも骨欠損部に石灰沈着が確認できたが，その量はB群のものに比べて少ない印象を受けた．凍結頭蓋の断面では前頭頭頂骨と一緒に脳と硬膜が上方へ引き延ばされ，頭蓋内に死腔を形成していなかった（図4・3-c）．光顕所見では，骨移動部が縦に配列した膠原線維で満たされ，その中に部分的に骨沈着を認めた．骨形成はB群よりも少ない印象を受けた（図4・4-c）．前頭頭頂骨に明らかな吸収像は認められなかったが，その骨間腔には骨細胞が存在するものと存在しないものがあった．

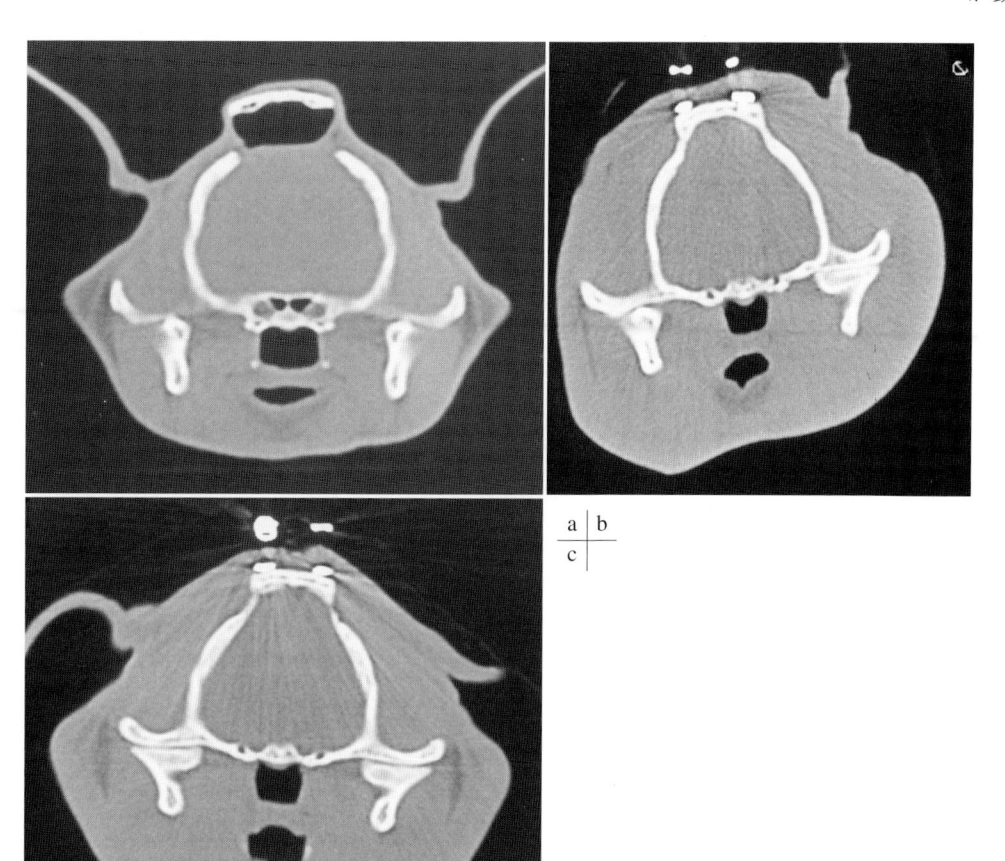

(a) A群（一期的移動）：空気で満たされた硬膜外死腔が形成され，骨移動部には骨形成を認めない。
(b) B群（硬膜付着温存）：上方へ拡大された頭蓋内には死腔形成を認めず，骨移動部には骨新生を認める。
(c) C群（硬膜剥離）：上方へ拡大された頭蓋内には死腔形成を認めず，骨移動部には薄い骨沈着を認める。

図4・2　術後12週のCT像
(Fukuta, K., Saito, K., Potparic, Z. : A comparison of single-stage versus gradual fronto-parietal advancement in terms of extradural dead space and bone deposition. Br. J. Plast. Surg., 51 : 1-7, 1998. より引用)

2. 臨床例

Crouzon病2例に対して延長術を用いたmonobloc advancementを施行した。前頭骨は遊離骨片として取り外し，中顔面に対してmonobloc advancementの骨切りを行って十分可動させた後に元の位置に戻して埋入型の骨延長器を取り付けた（図4・5-a）。症例1（5歳，女）では，10mm前方へ延長した。症例2（7歳，男）では20mmの延長を行った。2例とも，延長開始直前と完了直後のCTで，硬膜外に死腔形成は認められなかった（図4・5-b, c, 4・6-a, b）。ただし，症例2では延長後に前頭部硬膜下の髄液腔が拡張していた（図4・6-b）。

D 考　察

Frontal advancementの術後に一時的ではあるが硬膜外死腔が形成されることは，臨床例で報告されている[16)17)]。とくに年長児や成人例では，硬膜と脳が拡張して死腔を埋めるまでに長時間を要する。これまで成熟家兎を使った動物実験では，鼻咽腔と交通をもたない硬膜外死腔を作成すると9カ月経過しても死腔が消失しないことが確認されている[23)]。今回のわれわれの研究は前頭洞の発達した猫を実験モデルに採用し[24)]，前頭洞と交通した硬膜外死腔を作成することができた。これは前頭洞が発達した年長児や成人例にfrontal advancementを行った状況に相当すると考えられる[25)]。実験では，一期的に骨を移動すると硬膜外死腔が形成され，3カ月経過しても脳や硬膜による死腔の減少や消失は観察されなかった。移動した頭蓋骨片は前頭洞と交通した死腔に露出されたままで，硬膜からの血行が欠如していたため，著明な骨吸収を生じていた。皮膚側からの血行だけでは頭蓋骨片を栄養するのに不十分であると示唆された。

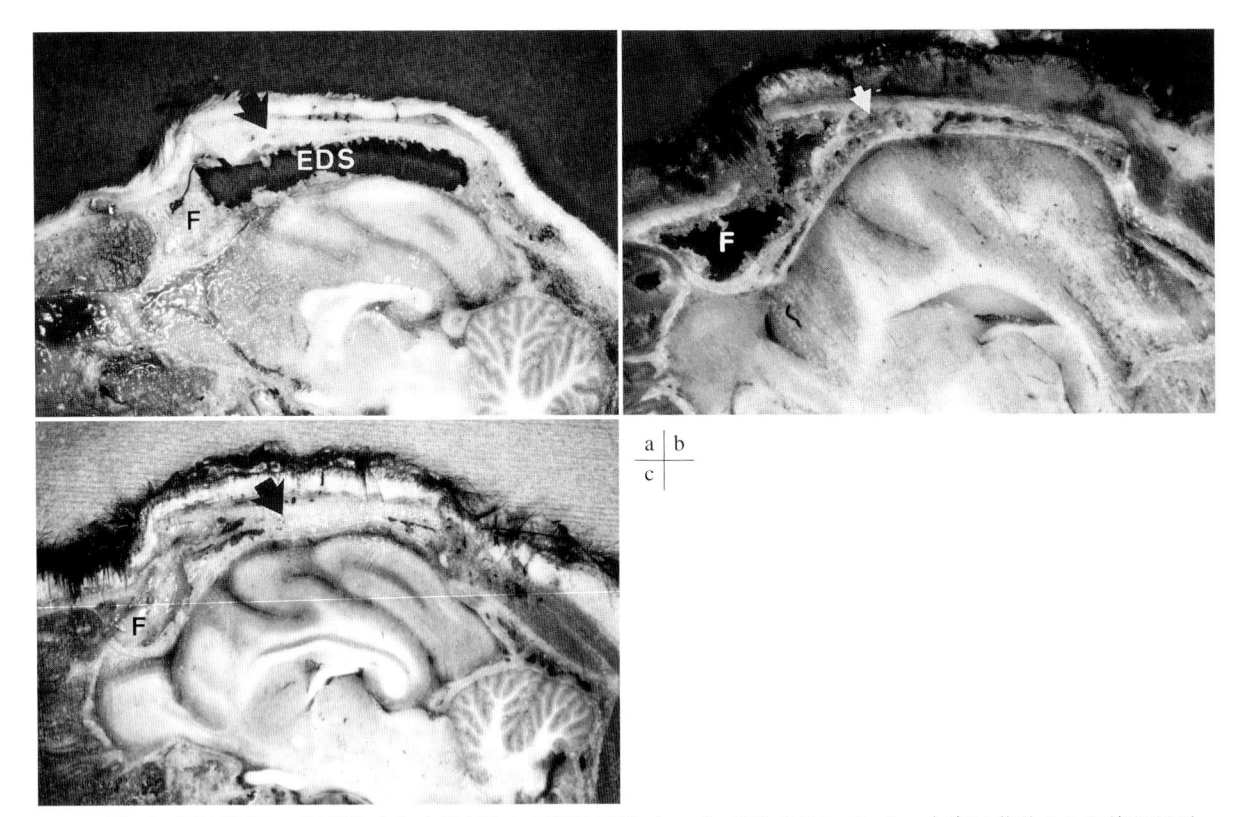

(a) A群(一期的移動):前頭洞(F)と連続した硬膜外死腔(EDS)が形成されている。矢印は移動された前頭頭頂骨を示す。前頭洞(F)内の硬組織は前頭洞の中隔である。
(b) B群(硬膜付着温存):前頭頭頂骨とともに脳と硬膜が上方へ引き延ばされて、死腔形成を認めない。拡大された前頭洞(F)と頭蓋内腔は完全に隔壁されている。
(c) C群(硬膜剥離):前頭頭頂骨とともに脳と硬膜が上方へ引き延ばされて、死腔形成を認めない。拡大された前頭洞(F)と頭蓋内腔は完全に隔壁されている。

図4・3 凍結頭蓋の正中矢状断面
(Fukuta, K., Saito, K., Potparic, Z. : A comparison of single-stage versus gradual fronto-parietal advancement in terms of extradural dead space and bone deposition. Br. J. Plast. Surg., 51 : 1-7, 1998. より引用)

今回の研究では骨延長法を頭蓋骨の前進術に用いて死腔形成の予防ができるかを検討した。Monobloc advancementでは前頭開頭した骨片を取り外してから頭蓋底の骨切りを行うのが一般的である[16)18)22)]。したがって、monobloc advancementに骨延長術を応用すると、一度遊離された前頭骨を前進させることになる[8)10)]。そこで本研究では、骨延長を行うにあたって、骨片と硬膜の癒着を温存したまま延長を開始する方法と一度骨片を硬膜から剥離挙上した後に延長を行う方法を検討してみた。

その結果、どちらの方法でも硬膜と脳が上方へ拡張されて死腔形成は見られず、骨延長を用いた頭蓋骨移動が死腔形成の予防に有用であることが証明された。後者の方法でも死腔形成を回避できたのは、頭蓋骨片がいったん硬膜から遊離されても延長を開始するまでの1週間で硬膜と再癒着し、骨延長の進行とともに硬膜と脳を牽引拡張するためと考えられる。したがって、われわれの動物実験の結果は骨延長術をmonobloc advancementに用いれば、前頭部および頭蓋底に硬膜外死腔を形成しないこ

とを示唆している。実際に2例の臨床経験でも、硬膜外死腔は発生しなかった。

動物実験ではCTおよび組織学的検討において骨延長間隙には新生骨が確認された。骨形成は開頭骨片の硬膜付着を温存した方が勝っているという印象を受けたが、遊離骨片を硬膜上に戻してから骨延長しても骨の新生が見られたのは興味深い。遊離骨移植と骨延長術を併用した手術手技の可能性を示唆している。　(福田慶三)

文　献

1) Karp, N. S., Thrne, C. H. M., McCarthy, J. G., et al. : Bone lengthening in the craniofacial skeleton. Ann. Plast. Surg., 24 : 231-237, 1990.
2) McCarthy, J. G., Schreiber, J., Karp. N. S., et al. : Lengthening the human mandible by gradual distration. Plast. Reconstr. Surg., 89 : 1-8, 1992.
3) Persing, J. A., Morgan, E. P., Cronin, A. J., et al. : Skull base expansion : Craniofacial effects. Plast. Reconstr. Surg., 87 : 1028-1033, 1991.
4) Remmler, D., McCoy, F. J., O'Neil, D., et al. : Osseous expansion of the cranial vault by craniotasis. Plast. Reconstr.

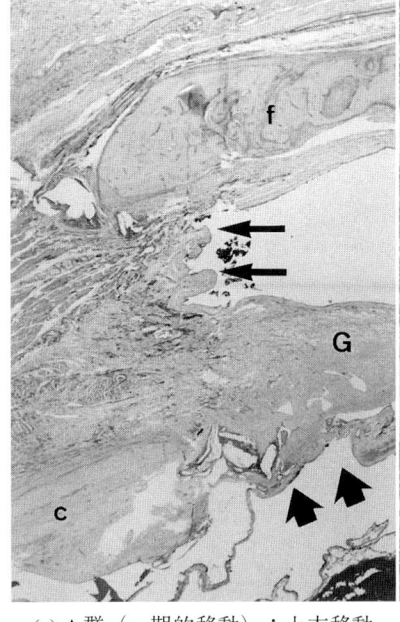

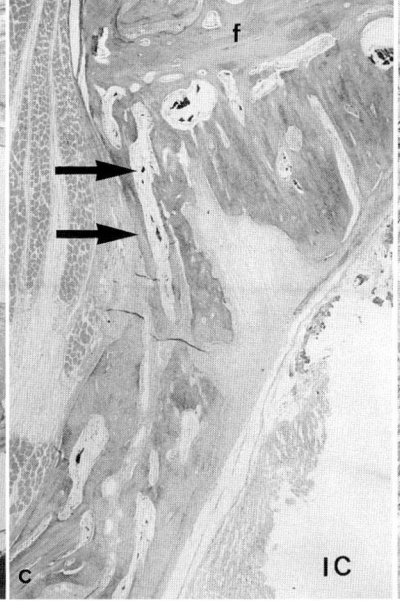

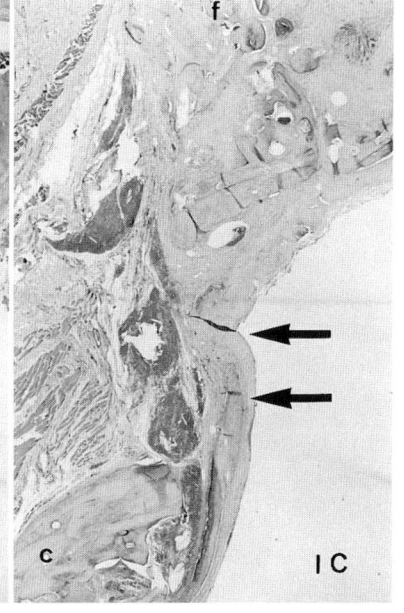

(a) A群（一期的移動）：上方移動された前頭頭頂骨（f）の一部は線維組織に置き換えられている。移動骨片と頭蓋冠（c）の間の骨間隙（細矢印）には骨新生が認められない。硬膜表面（太矢印）は肉芽組織（G）に覆われている。

(b) B群（硬膜付着温存）：前頭頭頂骨（f）と頭蓋冠（c）の隙間（矢印）は縦に配列する膠原線維と新生骨で埋められている。前頭頭頂骨は生きた骨組織の像を示す。脳組織は組織切片作成過程で脱落して欠如している。ICは頭蓋内腔。

(c) C群（硬膜剥離）：前頭頭頂骨（f）と頭蓋冠（c）の隙間（矢印）にはわずかながらの骨新生が見られる。

図4・4　HE染色標本（×20）

（Fukuta, K., Saito, K., Potparic, Z. : A comparison of single-stage versus gradual fronto-parietal advancement in terms of extradural dead space and bone deposition. Br. J. Plast. Surg., 51 : 1-7, 1998. より引用）

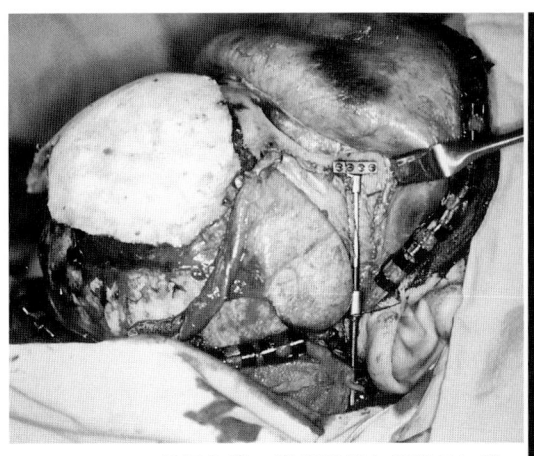

(a) monobloc骨切り後，眼窩外側と側頭骨に埋入型骨延長器を固定した。

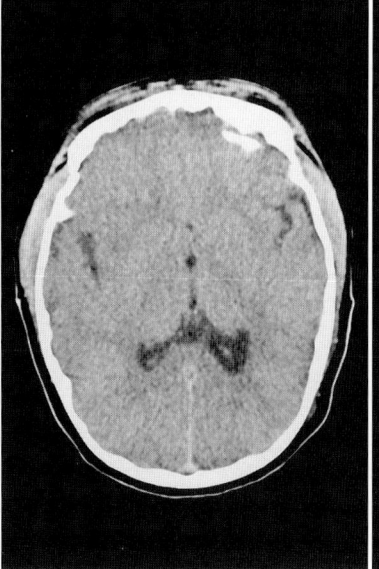

(b) 骨延長開始直前のCT。

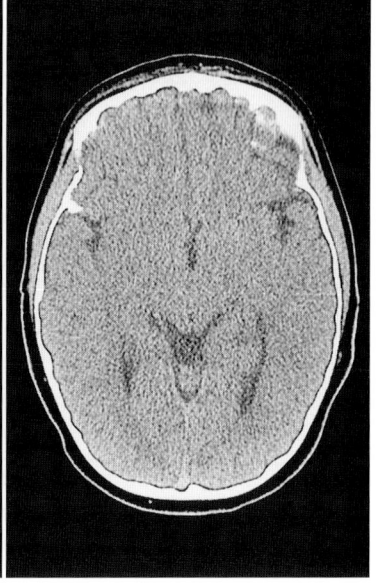

(c) 10mmの骨延長完了直後のCT。

図4・5　症例1：5歳，女，Crouzon病

（福田慶三，梅本泰孝，小泉正樹ほか：頭蓋骨延長術と頭蓋内死腔の研究；Monobloc advancementへの応用．形成外科，42：1125-1132, 1999. より引用）

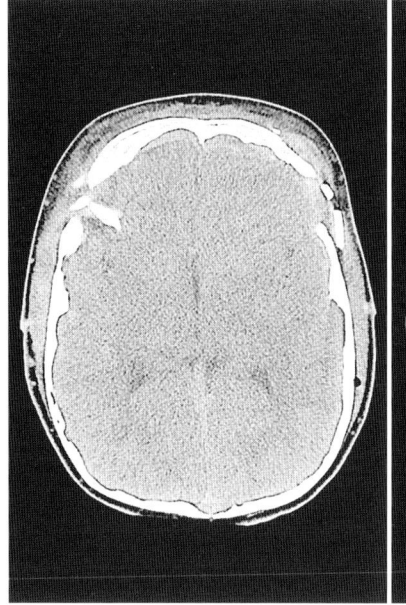

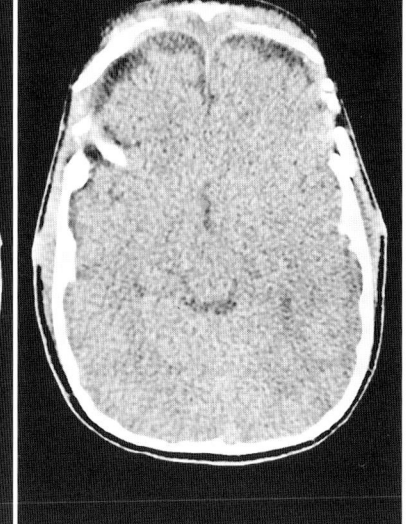

(a) 骨延長開始直前のCT。

(b) 20mmの延長完了直後のCT。硬膜外死腔は形成されておらず，硬膜下に髄液腔の拡大を認める。

図4・6 症例2：7歳，男，Crouzon病
（福田慶三，梅本泰孝，小泉正樹ほか：頭蓋骨延長術と頭蓋内死腔の研究；Monobloc advancementへの応用．形成外科, 42：1125-1132, 1999. より引用）

Surg., 89：787-797, 1992.
5) Barone, C. M., Ferder, M., Jimenez, D. F., et al. : Distraction of the frontal bone outside the cranial plane : A rabbit model. J. Craniofac. Surg., 4 : 177-181, 1993.
6) Lalikos, J. F., Tschakaloff, A., Mooney, M. P., et al. : Internal calvarial bone distraction in rabbits with experimental coronal suture immobilization : effects of overdistraction. Plast. Reconstr. Surg., 96 : 689-698, 1995.
7) Fairley, J., Mülhbauer, W., Anderl, H. : Continuous midfacial distraction. Craniofacial Surgery 6 : Proceedings of the Sixth International Congress of the International Society of Craniofacial Surgery, edited by Marchac, D., pp.287-288, Monduzzi Editore, Bologna, Italy, 1995.
8) Cohen, S. R., Boydston, W., Burstein, F. D., et al. : Monobloc distraction osteogenesis during infancy : report of a case and presentation of a new device. Plast. Reconstr. Surg., 101 : 1919-1924, 1998.
9) Sugawara, Y., Hirabayashi, S., Sakurai, A., et al. : Gradual cranial vault expansion for the treatment of craniofacial synostosis : A preliminary report. Ann. Plast. Surg., 40 : 554-565, 1998.
10) 福田慶三, 梅本泰孝, 小泉正樹ほか：頭蓋骨延長術と頭蓋内死腔の研究；Monobloc advancementへの応用．形成外科, 42：1125-1132, 1999.
11) Ilizarov, G. A. : The tension-stress effect on the genesis and growth of tissues : I. the influence of stability of fixation and soft-tissue preservation. Clin. Orthop., 238 : 249-281, 1989.
12) Ilizarov, G. A. : The tension-stress effect on the genesis and growth of tissues : II. the influence of rate and frequency of distraction. Clin. Orthop., 238 : 263-285, 1989.
13) Fisher, E., Staffenberg, D. A., McCarthy, J. G., et al. : Histologic and biochemical changes in the muscles affected by distraction osteogenesis of the mandible. Plast. Reconstr. Surg., 99 : 366-371, 1997.
14) Fukuta, K., Saito, K., Potparic, Z. : An experimental study of craniofacial distraction and intracranial dead space. Craniofacial Surgery 6 : Proceedings of the Sixth International Congress of the International Society of Craniofacial Surgery, edited by Marchac, D., pp.293-294, Monduzzi Editore, Bologna, Italy, 1995.
15) Fukuta, K., Saito, K., Potparic, Z. : A comparison of single-stage versus gradual fronto-parietal advancement in terms of extradural dead space and bone deposition. Br. J. Plast. Surg., 51 : 1-7, 1998.
16) Posnick, J. C., Al-Qattan, M. M., Armstrong, D. : Monobloc and facial bipartition osteotomies for reconstruction of craniofacial malformations : A study of extradural dead space and morbidity. Plast. Reconstr. Surg., 97 : 1118-1128, 1996.
17) Spinelli, M. H., Irizarry, D., McCarthy, J. G., et al. : An analysis of extradural dead space after fronto-orbital surgery. Plast. Reconstr. Surg., 93 : 1372-1377, 1994.
18) Ortiz-Monasterio, F., Fuente del Campo, A., Carrillo, A. : Advancement of the orbits and the midface in one piece, combined with frontal repositioning, for the correction of Crouzon's deformities. Plast. Reconstr. Surg., 61 : 507-516, 1978.
19) David, D. J., Cooter, R. D. : Craniofacial infection in 10 years of transcranial surgery. Plast. Reconstr. Surg., 80 : 213-225, 1987.
20) Fearon, J. A., Whitaker, L. A. : Complications with facial advancement : A comparison between the Le Fort III and monobloc advancement. Plast. Reconstr. Surg., 91 : 990-995,

1993.
21) Tessier, P. : The monobloc frontofacial advancement : Do the pluses outweigh the minuses? (Discussion). Plast. Reconstr. Surg., 91 : 988-989, 1993.
22) Wolfe, S. A., Morrison, G., Page, L. K., et al. : The monobloc frontofacial advancement : Do the pluses outweigh the minuses? Plast. Reconstr. Surg., 91 : 977-987, 1993.
23) Rachmiel, A., Potparic, Z., Jackson, I. T., et al. : Extradural dead space following cranial bone advancement. Ann. Plast. Surg., 32 : 148-155, 1994.
24) Mickel, T. J., Rohrich, R. J., Robinson, J. B. : Frontal sinus obliteration : A comparison of fat, muscle, bone, and spontaneous osteoneogenesis in the cat model. Plast. Reconstr. Surg., 95 : 586-592, 1995.
25) Jackson, I. T. : Infection following frontosupraorbital advancement. Perspect Plast. Surg., 1 : 93-99, 1987.

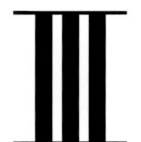

III 臨床

5 部位
  - 長管骨
  - 指趾骨
  - 下顎骨：片側
  - 下顎骨：両側
  - 上顎骨：上顎，中顔面の骨延長術
  - 上顎骨：上下顎同時
  - 上顎骨：Le Fort III
  - 上顎骨：Le Fort IV
  - 頭蓋骨

6 デバイス
  - 外固定
  - 内固定

7 疾患
  - 唇顎口蓋裂
  - Hemifacial microsomia
  - Treacher Collins症候群
  - 小下顎症
  - 頭蓋骨早期癒合症

8 分析・矯正
  - 顎骨骨延長の周術期における矯正
  - 中顔面骨延長術における軟部組織の変化と延長骨の後戻りについて

9 骨トランスポート法

III 臨床

5 部位
長管骨

SUMMARY

長管骨を骨切りし創外固定器を用いて徐々に牽引する方法はdistraction osteogenesis と呼ばれ，主として整形外科の分野で四肢の機能再建に用いられてきた。最近は四肢だけでなく顎顔面領域の疾患にもdistraction osteogenesisの原理が応用されるようになり，その適応は歯科，口腔外科，形成外科領域に広がりつつある。適応範囲が広がるにつれ，さまざまな工夫が行われ新たな展開が生み出される。それはそれですばらしいことであるが，ときには原法をふり返り反省してみることも必要な場合がある。

そこで本稿では基本に戻り，まずdisracton osteogenesis の原理を解説し，ついで筆者自身の経験に基づいた四肢における骨延長の適応，手技，術後管理などについて述べた。

はじめに

シベリアの片田舎の街クルガンでIlizarovが独自の創外固定器を考案したのは1950年代のことである[1]。自転車のスポークと馬の蹄鉄を組み合わせて第2次世界大戦の傷病兵の骨折の治療に創外固定器として用いたことが始まりといわれる。Distraction osteogenesis と呼ばれる骨延長法が西側に紹介されたのは1980年代の初め頃であるが，その後Ilizarov法は急速に普及し，長管骨の変形や短縮に対する整形外科的治療概念は大きく変わった[2]。たとえば外傷や骨髄炎により骨の成長障害が発生した場合，従来ならば長い方の骨（健側）の短縮を行うことで左右等長化を図ってきたが[3,4]，今では短い方の骨（患側）を延長再建するのが当然と考えられるようになった。また従来なら切断して義足を装着するしかなかったような重度四肢先天奇形でも，計画的な骨延長術を行うことにより自分の足で歩くことが可能となった[5]。今やIlizarov法の原理は骨延長術だけではなく骨折治癒促進や変形矯正，偽関節の治療[6]，変形性関節症の治療[7]などにも幅広く応用されるようになり，筋骨格系全体の治療大系に大きな影響を及ぼしたといえる。最近では顎顔面骨の領域でもIlizarov法の原理に基づく骨延長術が施行され，さまざまな創外固定器が開発されている[1]。

A Ilizarov法の概念

Distraction osteogenesis とは，corticotomy（骨髄血行を温存し骨皮質だけを切る方法）により切離した骨を創外固定器を用いて毎日1mm（0.25mm/6h）ずつ牽引して延長する方法である（図5・1）。骨切り部には仮骨が形成され続け，目的の延長量に達して牽引を停止すると速やかに骨癒合が得られる。骨移植は必要としない。すなわちdistraction osteogenesisとは組織再生機構を巧みに利用した生物学的骨延長法であるといえる[2]。

Ilizarovは延長中に発生する持続的な機械的牽引刺激が仮骨形成を促進すると考え，この効果をtension-stress effectと呼んだ[8,9]。適度なtension-stressは仮骨形成だけでなく筋肉や神経，血管，皮膚などの増殖再生も促すと考えられ，その結果，骨の長さに適合した軟部組織が自然に形成される。すなわち結合組織の細胞はすべて適度な機械的牽引刺激に反応して増殖再生する能力があると考えられ，その意味でIlizarov法の原理はdistraction histoneogenesisとも呼ばれるようになった。この概念は最近ますます注目を浴び，そのメカニズムを分子レベルで解明すべく世界各国で最先端の研究が行われている[10〜13]。

B 骨延長の適応

四肢骨延長の適応となる疾患には先天奇形や骨髄炎，骨腫瘍，外傷後の骨短縮などが含まれる。3cm以上の脚長差は跛行や側弯，腰痛の原因となるため，成長終了時までに何らかの方法で補正することが好ましい。安定した手術成績が得られるようになった現在では，3cm以下の脚長差でも脚延長術の適応となる疾患は多いと考えて

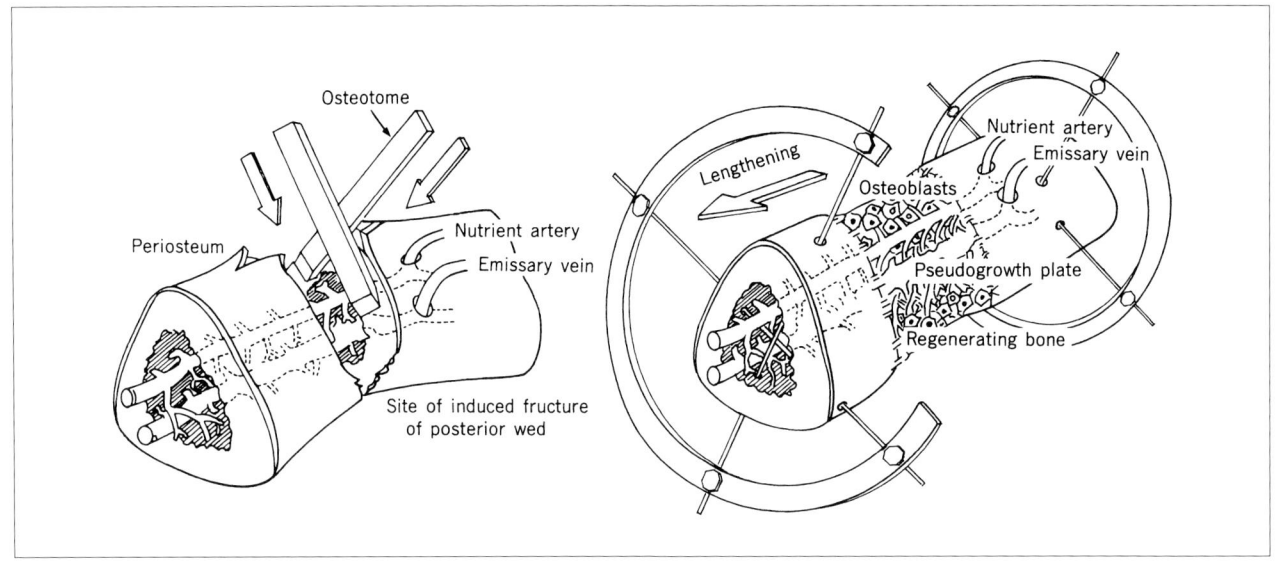

図5・1　distraction osteogenesisの原理
Corticotomyにより骨髄血行を温存し0.25mm/6hの速度で延長する。
（安井夏生：骨延長術．小児内科, 30：1685, 1998. より引用）

いる．

　骨の短縮の程度は少なくても強い変形がある場合，骨延長術を応用して変形矯正を行うことができる．たとえば思春期の外傷による骨端線部分損傷などでは骨長の短縮は1〜2cmでも15度以上の角状変形を呈する場合が珍しくない．このような場合は骨の凹側だけ延長することにより変形を矯正することができる[3)7)]．

　両下肢延長術の適応となるのは軟骨無形成症をはじめとする四肢短縮型小人症である[14)15)]．延長と同時にO脚などの変形矯正を施行することができる．両側の上肢の短縮があると頭や尻に手が届かないなど患者の悩みは切実である．両上腕の延長は骨端線が閉じた10代の後半に行うことが多い[16)17)]．

C 術前の準備

　四肢骨延長術を行う場合，もっとも大切なことは術前の作図である．X線写真をトレースしてピン刺入部位と骨切り部位をあらかじめ作図しておく．延長後の骨のアライメントも作図により計算できる．慣れないうちは術前にフレームを組んでみることも大切である．術中に考え込む時間が短縮できるし，不足している部品が明らかになる．実際の手術は術前の作図通りにいかないことも多いが，作図ができなくて手術がうまくいくはずがない．

D 手技

　四肢骨延長術の手術手技は延長器の装着（ピン刺入）と骨切りとからなる．

1. 延長器

　用いるべき延長器にはOrthofix創外固定器に代表される片側式のもの（図5・2）とIlizarov創外固定器に代表される円筒形のもの（図5・3）とがある．前者は簡便で軽量であるため単純な骨延長によく用いられ，後者は延長と同時に変形矯正を行う場合に用いられることが多い．最近は伸縮する髄内釘が考案され大腿骨延長を中心に用いられている（図5・4）[18)]．

2. ピン

　用いるべきピンには貫通ピン（ワイヤー）とハーフピン（スクリュー）がある．筆者は骨幹部にはハーフピンを，骨端部にはワイヤーを多用する．ハーフピンはプレドリリングを行ってからセルフタッピングスクリューを刺入するようにしている．チタン製のピンはステンレス製のものより骨への親和性に優れるが弾性が高いため延長中にピンがたわむ傾向がある．最近はステンレスピンのネジ山部分だけハイドロキシアパタイトでコーティングしたものが市販されている．ピン刺入はイメージ透視下に行うが，神経や血管を避け，筋肉もできるだけ貫かない方向で行う（図5・5）．

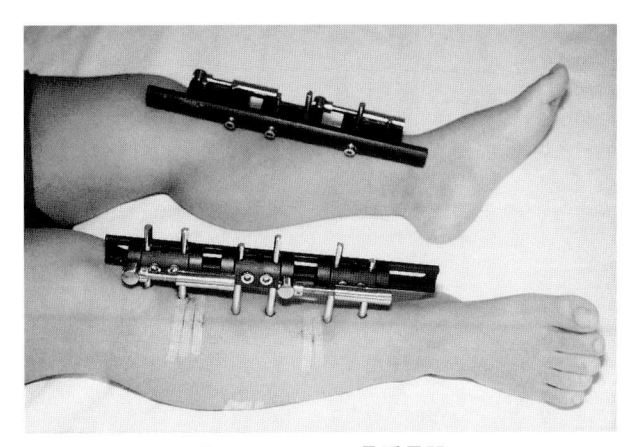

図5・2 Orthofix骨延長器
軟骨無形成症に対する両下腿骨延長。2カ所骨切りによるbifocal lengtheningを行うため6本のハーフピンを使用している。

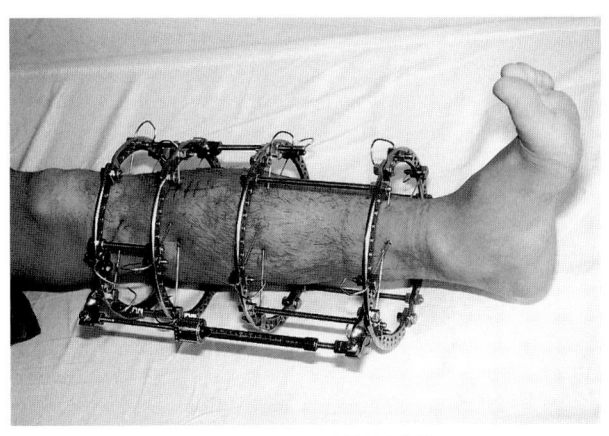

図5・3 Ilizarov創外固定器
延長と同時に内反変形と回旋変形を矯正した。

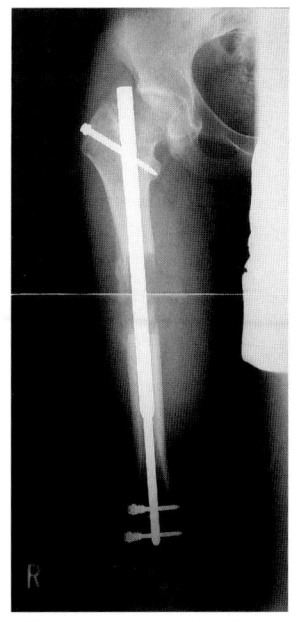

図5・4 アルビジア髄内釘による大腿骨延長
髄内釘の内筒と外筒との間で回旋させると延長される構造になっている。延長は患者自身が大腿を内外旋させて行う（15往復で1mm延長）。

3. 骨切り

延長部に良好な骨形成を得るためには骨切りはできるだけ骨幹端で行うこと，骨膜や骨髄血行を温存したcorticotomyを行うことなどが重要とされる。しかし，ピン刺入部位との関係から骨切りは骨幹部で行わざるを得ない場合も多く，corticotomyは現実にはosteotomyになってしまう場合も少なくない。われわれは軟部組織の侵襲が最小限で，安全でかつ十分な骨形成の期待できる骨切り法としてpercutaneous multidrilling osteotomyを用いている[19]。

E 術後管理

術後1週間は毎日ガーゼ交換を行う。その後，滲出液がなくなればピン刺入部は開放（no dressing）にしてさしつかえない。シャワー浴も許可している。延長は術後7日間のwaiting periodをおいてから0.25mm/6h（1mm/day）の速度で開始する。たとえば10cm延長するためには100日間要するはずであるが，実際には途中で延長速度を遅くすることが多いのでもっと日数がかかる。目的の延長量に達してから骨癒合が完成するまで3〜4カ月間を要する。全治療期間を延長量で割り（Healing Index）骨癒合の目安にしている。Healing Indexは30前後（つまり1cm延長するのに約1カ月かかる）になることが多い[15)20)]。

F 症例

1. 軟骨無形成症

現在までに両下肢延長術を施行した軟骨無形成症と軟骨低形成症患者は60名を越える。原則として片側式延長器を用いて10〜12歳頃に両下腿延長を行い，13〜15歳頃に両大腿延長を行うようにしている（図5・6）[15]。大腿，下腿とも約10cmの延長を行うため手術から抜釘までおよそ10カ月を要する。O脚変形の強い症例にはIlizarov創外固定器を用いて延長と同時に変形矯正を行う（図5・7）。手術の時期に関しては医学的な問題よりも学校や家庭の問題，すなわち社会的背景を優先させて考えるようにしている。

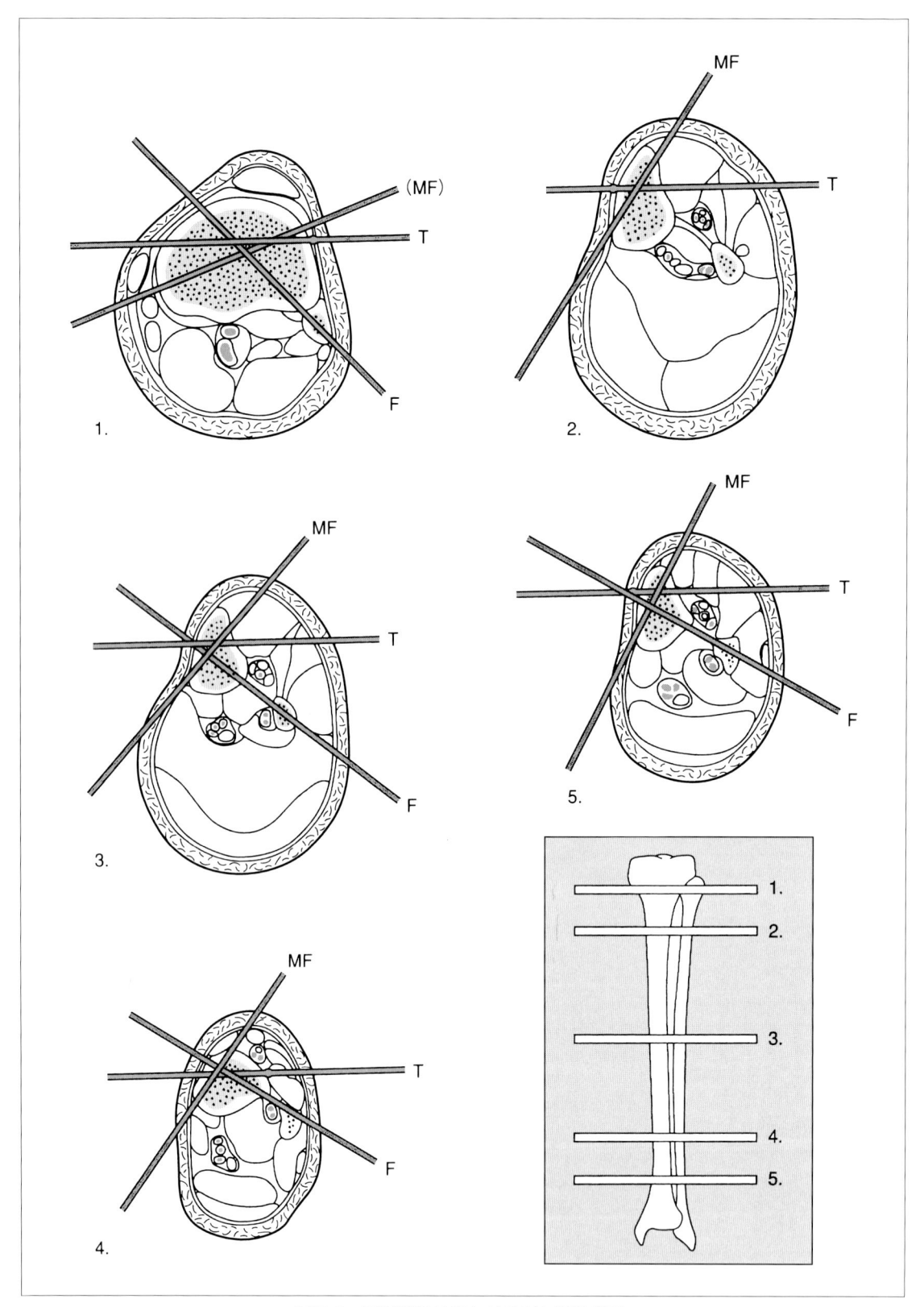

図5・5 下腿骨延長におけるピン刺入部位
ピン刺入部位は骨と神経・血管・筋肉の解剖学的位置関係で制約される。
(濱田良機ほか:創外固定法,赤松功也,井上四郎編,p.226,文光堂,東京,1998.より引用)

2. 先天性腓骨列欠損症

　先天性腓骨列欠損症は腓骨の欠損と足趾列の欠損を特徴とする重度四肢奇形であり,成長修了時の脚長差が25cm以上に及ぶものが珍しくない[21]。従来はいかに早期から義足に適合する断端を形成するかが治療の中心となっていた疾患である。

　図5・8は先天性腓骨列欠損症の重症型で,左腓骨の全欠損と左第4,5足趾列の全欠損を認める。脛骨は著しく短縮すると同時に前方凸の角状変形を認め,患児は骨

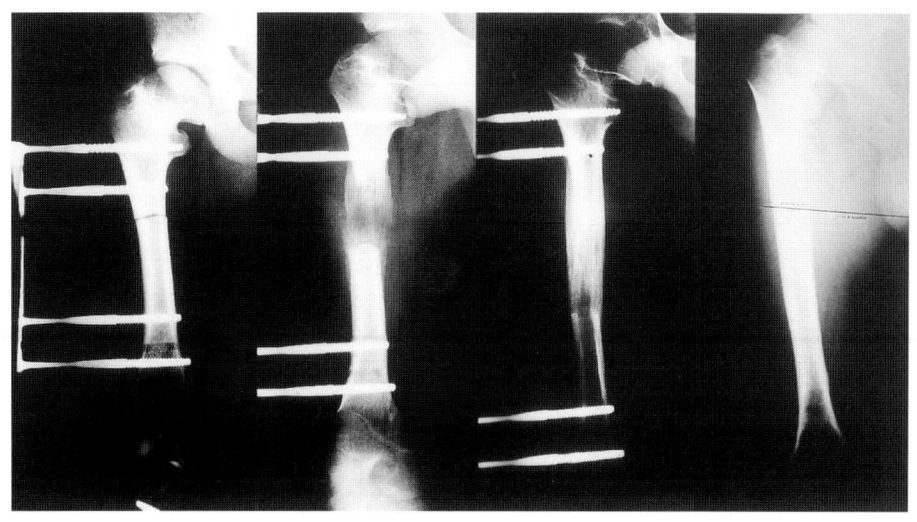

(a) 術直後。　　　(b) 延長中。　　　(c) 8cm延長。　　　(d) 抜釘後。

図5・7　軟骨無形成症における大腿骨延長
Orthofix延長器を用いて8cmの延長を行った。

(a) 術前。　　　　　(b) 延長中。　　　　　　　　(c) 抜釘後。

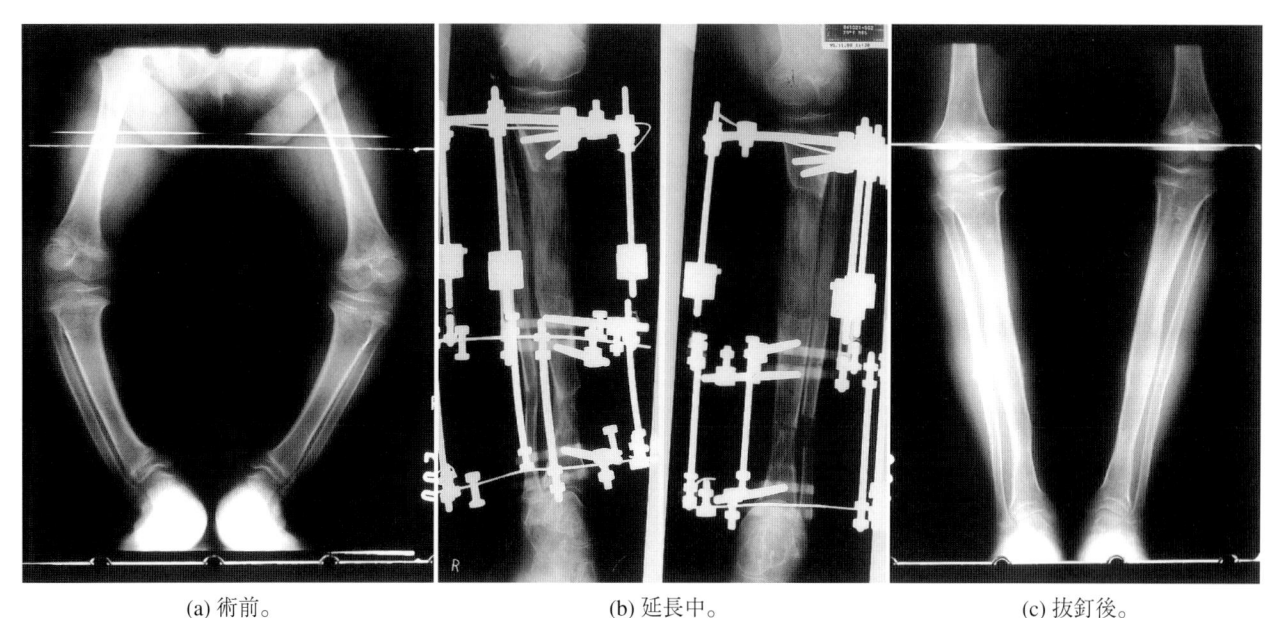

図5・7　軟骨無形成症における下腿骨延長
Ilizarov創外固定器を用いて延長と同時にO脚変形の矯正を行った。

盤を傾斜させ尖足位で歩行していた。3歳6カ月の時に第1回目の下腿延長術を施行し当面の脚長差（7cm）を補正した。その後は半年に一度ずつ経過観察を行ったが，健側の成長とともにしだいに脚長差が再発したため，8歳3カ月の時に第2回目の下肢延長術を施行した。脛骨と大腿骨の同時延長を行い計9cmの脚長補正を行うと同時に外反変形の矯正を施行した。全治療期間は6カ月で最初の1カ月だけ入院治療を行った。9歳の現在，脚長差はなく下肢アライメントも完全に正常化し，装具なしで全力疾走できるようになった。成長終了時までに再び脚長差が生じると予測されるため，思春期前後に第3回目（最終）の骨延長術を予定している。

G 考　察

Ilizarov法の概念が本邦に導入されて15年が過ぎた。延長量を競う時代はすでに終わり，骨の変形を正確に矯正し四肢機能をいかに改善させるかに焦点が絞られるようになった。われわれは延長器や手術方法にさまざまな工夫をこらし臨床成績の向上を目指してきたが，手術だけでなく術後の管理がきわめて重要である。合併症を避けるためには創外固定器の特性と四肢の機能解剖を知りつくしている必要があるが，何より大切なことは患者の訴えに謙虚に耳を傾ける姿勢である。この臨床医学の基本を忘れると痛い目に遭う。

（安井夏生）

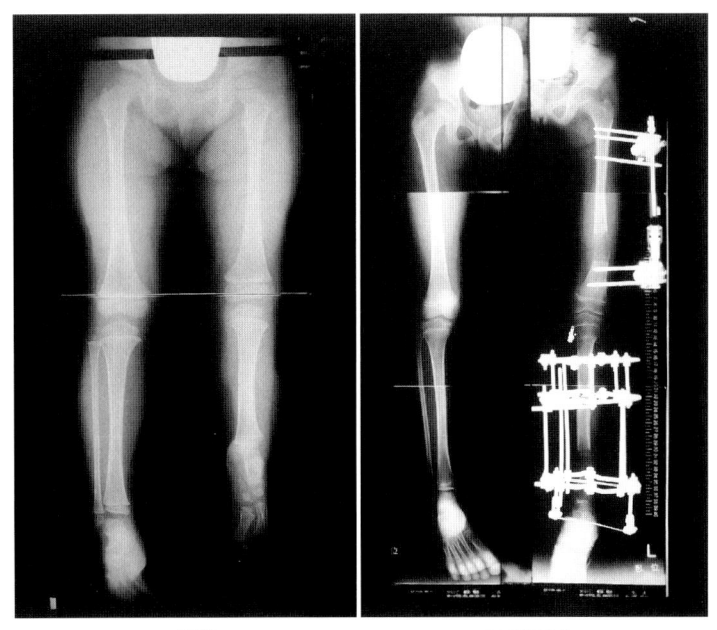

(a) 術前。　　　　　　　　(b) 延長中。
図5・8　先天性腓骨列欠損症
大腿骨はモノチューブ，下腿骨はIlizarov創外固定器を用いて延長と同時に外反変形の矯正を行った。

文　献

1) 安井夏生：仮骨延長の概要とその歴史．顎骨延長術の臨床応用，伊藤学而，上田　実，高戸　毅編，pp.10-15，クインテッセンス出版，東京，1999．
2) 安井夏生：骨延長の基礎と臨床．日整会誌，65：1131-1142，1991．
3) Pablos, J., Canadell, J.：骨延長法：その方法と適用，安井夏生訳，南江堂，東京，1990．
4) 安井夏生：下肢長不等の予測．骨・関節・靱帯，5：1133-1140，1992．
5) 安井夏生：イリザロフ法による骨延長術（VHSビデオ27分），マルホフィルムライブラリー No.49, 1993．
6) 安井夏生ほか：先天性下腿骨偽関節症に対するBone Transport．臨床整形外科，33：295-300，1998．
7) 安井夏生ほか：変形性膝関節症に対するhemicallotasis法．整形・災害外科，37：1231-1238，1994．
8) Ilizarov, G. A.：The tension-stress effect on the genesis and growth of tissues. Part I: the influence of stability of fixation and soft-tissue preservation. Clin. Orthop., 238：249-281, 1989.
9) Ilizarov, G. A.：The tension-stress effect on the genesis and growth of tissues. Part I: the influence of the rate and frequency of distraction. Clin. Orthop., 239：263-285, 1989.
10) Yasui, N., et al.：Three modes of ossification during distraction osteogenesis in the rat. J. Bone Jt. Surg., 79-B：824-830, 1997.
11) Sato, M., et al.：Expression of bone matrix proteins mRNA during distraction osteogenesis. J. Bone Miner Res., 13：1221-1231, 1998.
12) 安井夏生：仮骨延長術における類軟骨性骨化；内軟骨性骨化と膜性骨化の橋渡し機構．細胞工学，17：378-383, 1998．
13) Sato, M., Ochi, T., Nakase, T., et al.：Mechanical tension-stress induces expression of bone morphogenetic protein (BMP)-2 and BMP-4, but not BMP-6, BMP-7, and GDF-5 mRNA, during distraction osteogenesis. J. Bone Miner Res., 14：1084-1095, 1999.
14) 安井夏生：Achondroplasia症に対する両下肢延長術．手術，43：1589-1597, 1989．
15) Yasui, N., et al.：Lengthening of the lower limbs in patients with achondroplasia and hypochondroplasia. Clin. Orthop., 344：298-306, 1997.
16) 安井夏生ほか：上腕骨の延長；その手術手技．整形・災害外科，41：111-116, 1998．
17) Yasui, N., Kawabata, H., Nakase, T., et al.：Humeral lengthening and deformity correction. Der. Orthopaede., 29：58-62, 2000.
18) 安井夏生：髄内釘による大腿骨延長術（VHSビデオ23分），日本整形外科学会編，1997．
19) Yasui, N., Nakase, T., Kawabata, H., et al.：A technique of percutaneous multidrilling osteotomy for limb lengthening and deformity correction. J. Orthop. Sci., 5：104-107, 2000.
20) De Bastiani, G., et al.：Limb lengthening by callus distraction (callotasis). J. Pediatr. Orthop., 7：129-134, 1987.
21) 安井夏生ほか：先天性腓骨欠損症に対するイリザロフ法．整形・災害外科，40：893-900, 1997．

III 臨床

5 部位
指趾骨

SUMMARY

　指趾の欠損再建は腸骨，脛骨移植による骨延長と皮弁を組み合わせた延長法に始まり，マイクロサージャリー技術の導入以後は血管付組織移植による再建，延長が可能になった。また，より最近の進歩として四肢の短縮を矯正するのに，骨切り術部を緩徐に延長しながら，形成されてくる化骨によって組織移植なしに四肢延長を行う方法が開発され，この手法は指趾延長にも応用可能となっている。

　新しい治療法の開発に伴い，組織移植のうちでも，従来の骨移植，皮弁を用いた再建法は適応が淘汰され，骨延長術に取って代わられたものも多い。しかし，従来法は延長量の限界が比較的低く，移植組織採取部に欠損を生ずるなどの問題はあるものの，母指の外傷性部分欠損などには安定した成果が得られ，ほかの方法が予定通りいかない場合にはsalvage法としても選択できる利点がある。

　血管付組織移植を用いれば関節機能を含めた再建が可能となり，成長期の小児に用いれば，移植再建部位の成長を期待できる利点がある。Wrap around法を用いれば，形態的にきわめて優れた母指や指が再建可能である。しかし，この方法は移植組織に用いた足部欠損に，新たな欠損をつくることになる。この意味では，骨延長術の最小侵襲法としての利点を越えることはできない。しかし，骨延長術では縦軸方向の長さの延長は獲得できるが，関節再建による機能改善や爪の再建による指の外見の改善は望めない。

　また，特殊な方法として，先天性の指節形成不全に対しては，骨膜付趾節骨移植を1歳以下の時期に行えば，血管茎を付けなくとも移植骨の骨端線機能を温存することが可能であり，移植骨の術後成長が維持できる。この方法の問題点は足趾に短縮変形を形成されることであるが，この問題に何らかの有効な予防策を講じて改善できれば，より優れた再建法となりうる。

　これら，各種再建法の利点，欠点をよく考え，症例に応じた治療法を採択すれば，目的とする再建が可能である。

はじめに

　骨延長術（distraction osteogenesis, callotasis）は欠損治療法における近年の大きな進歩の一つに挙げられる。ほかにも機能面をおもな目的とした長さの延長から，外見の再建を主目的にした方法まで，目的に応じた延長，再建が可能となっている。しかし，どの方法にも長所と短所があり，目的とともに移植組織の使用によってもたらされる欠損の問題や，治療に要する期間，合併症の問題を総合的に考慮して治療法を選択する必要がある。

　以上の観点から，本稿では従来法のうちでも未だ有用な治療法として適応を考慮すべきものと，化骨延長や骨膜付趾骨移植など新しい治療法として，一般に広く導入されるべき治療法とを取り上げる。

A 概念

　指趾の欠損，短縮は外傷後や，先天的な形成障害に見られる。こうした障害に対して，一期的に延長を行う方法を中心に，骨移植，皮弁形成を組み合わせた再建方法が従来行われてきた。とくに母指は延長による治療効果がもっとも期待できる部位であり，さまざまな延長法が考案されてきた。しかし，爪や関節が欠損した母指を単に延長しただけでは，機能的にそれなりの改善を得られても，形態的に満足できる再建はできない。

　その後，マイクロサージャリーを用いた組織移植による再建術の導入により，初めて外見とともに関節の動きや優れた感覚をもつ，より高度の再建が可能となった。この方法は，足指などのほかの部位からの組織移植を利用する点で，ドナー部の犠牲はある程度避けられないが，再建母指の外見，機能の両方から，もっとも満足できる

結果が得られる点で，今後も大きな選択肢の一つと考えられる。

一方で，Ilizarov法[1)～4)]に始まる骨延長術の開発，導入により，欠損再建の治療法として，骨移植を必要としない指趾骨の延長が可能となった。従来の一期的に延長，骨移植する方法に比べ，創外固定器を用いて骨切り部を緩徐に延長し，化骨形成を得るこの方法は疼痛も少なく，神経血管束の延長許容量も高い。また，関節の屈曲拘縮や関節の不安定性出現などの頻度も低く，骨移植などを要しない，大きな利点を有する。この方法は骨移植などを要しない点で最小侵襲という新しい概念にも合致しており，有用な治療法の選択肢の一つとなっている。

しかし，この骨延長術による指の延長では，症例によっては延長部分の矮小化や骨折などの問題を来す場合もあるので，安全な延長量をよく見極め，場合によっては骨移植やピンの刺入などの補助固定材料使用を考慮する必要がある。

小児期での外傷性欠損や先天性の手指，および足趾の欠損再建にあたっては成人例とは違い，成長に伴う長さのアンバランスの再発生を考慮して治療計画を立てる必要がある。

先天性欠損の治療法の，最近の進歩の一つに，遊離骨膜付趾節骨が挙げられる。この方法を幼少児期の早期に行うと，移植骨の骨単線機能が温存され，骨膜からの骨化により，横方向の骨成長が，また維持された骨端線部の機能からの，内軟骨性骨化による縦方向の成長が起こり，骨膜と骨端線の両方法からの骨成長を期待できる方法である。

以上，欠損にはいくつかの再建方法の選択枝があるので，個々の症例に応じてその適応をよく吟味し，決定する必要がある。

B 解 剖

指（趾）骨は長管骨に属し，皮質骨の外側は外骨膜 periosteum が囲み，内側の骨髄側からは内骨膜 endosteum が膜様構造として取り囲んでいる。内骨膜の内側には骨髄があり，造血機能がある。

骨形成には膜性骨化（intramenbranous ossification）と内軟骨性骨化（enchondral ossification）との2つの様式がある。前者は骨膜結合組織の osteoprogenitor cell より骨芽細胞が形成され，骨基質を形成し，いわゆる直接骨化の形態をとるもので骨の横径成長に関与する。後者は発育期長管骨に存在する骨端成長軟骨における内軟骨性骨化による骨化形態をとる縦方向の骨成長である。

骨延長術における皮質骨のみの切離 corticotomy の概念は，内外の骨膜，とくに内骨膜を温存し，骨形成能をできるだけ良好に保持しようという考えに基づいている。また，骨延長にあたっては皮膚，神経血管束，屈・伸筋腱の緊張と，これに伴う関節運動制限が問題となる。これらのいずれかの組織が延長の限界要素となりうるので，伸筋腱など制限要素になりやすいものはあらかじめ，腱延長操作に準じた部分腱切り術や，母指延長術において解剖学的な筋力のバランスからどうしても生じてしまう，内転拘縮の予防を目的として，母指外転位におけるピン固定などを延長器装着時に行う工夫を常に考慮しておくことは解剖学的見地からも合理的であると考えられる。

C 術前の評価

欠損に対する再建術の適用は以下のいずれかに該当する。

1) 絶対的適応：欠損のままでは手の総合機能上著しい障害を認める場合（具体例として母指欠損，母指以外の4指欠損，全指欠損など）。

2) 相対的適応（整容上の適応）：欠損部を整容上の目的で補填しても手の総合機能障害しない場合（たとえば母指MP関節遠位における部分切断に対する延長術など）。

D 骨延長術による治療[5)～12)]

1．延長器具の選択

創外固定器（図5・9）のうちでも骨延長術に用いることのできる構造になっている，いわゆる骨延長器と呼ばれる構造に特化しているものは限られている。

①Hoffmann型ミニ延長器（図5・9-a 最上段）
②Orthofix M-100®（図5・9-a 第2段）
③生田式延長器（図5・9-b）

の3つのタイプがあるが，下腿骨延長目的の装置と違い，単純に一方向の延長のみ可能になった構造になっている。生田式は生田式血管縫合用のクリップを改良したもので貫通ピンを用いる構造になっている。ほかの2装置は片側ピンを用いるタイプである。片側ピン式の延長器では装着側は反対側に比べ，力が加わりやすいため延長側凸の変形がでる傾向があることに留意する必要がある。先天異常の指延長を行う場合などは対象となる指節骨が小さく，かつ短いため，装着対象からの制約を受け

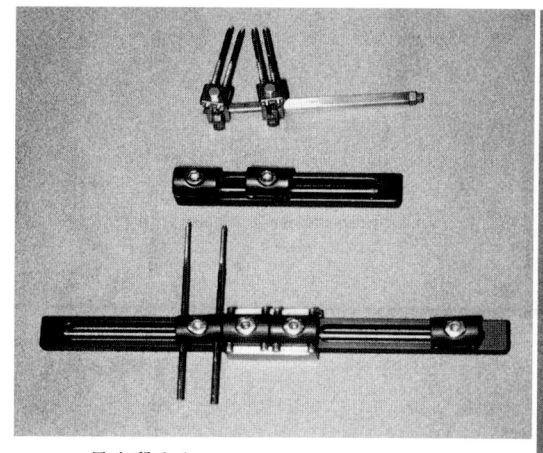

(a) 最上段から Mini-Hoffman, Orthofix M-100, 最下段は Orthofix M-100 を2つ組み合わせたもの（前腕骨延長用に手を加えたもの）。

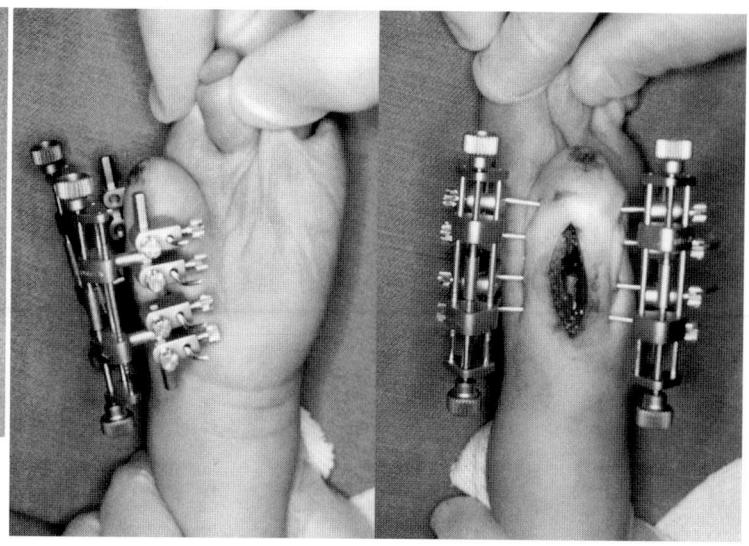

(b) 生田式骨延長器。

図5・9 創外固定器

やすい。延長する骨が短いため，ときには関節を跨いだピンニングが必要になることがある。

筆者らはこれまで②のOrthofix M-100を用いることが多かったが，Hoffmann型ミニ延長器はより小型で，指の延長に特化下した器具であり，指趾骨のうちとくに指延長に適している。中足骨にはOrthofix M-100が使いやすい。

2. 骨切り術および延長器の装着

骨切り部に設定したレベルが中央になるように固定用のピンを遠位と均一にかかるようにガイドを用いて，2本ずつ挿入する。この，固定ピンに延長器が予定どおり装着できることを確かめた後，外骨膜を最小限に剥離し，ドリルポイントを用いて扇状に骨穿孔を行い，最終的にノミを補助に用いて骨切り術を行う。良好な化骨形成には内骨膜をできるだけ温存することが重要とされるが，一般若年者では化骨形成能は旺盛なので，骨膜下にpower sawを用いて骨切り術を行っても，通常問題はない。骨切り術後に再度骨延長器を装着し，創を閉じる。

3. 術後管理

延長操作は骨切り術後1週間前後に開始するが，1日0.5～1mmの延長になるように，起床後，就寝までの間に2～4回に分けて延長を行う。コントロールのX線写真で化骨形成の状態を見ながら，延長速度を調節する。幼少児期の早期に行う場合は骨形成能が高いので，1日1mmを4回に分けて延長を行う場合もある。化骨形成が進みすぎて延長操作の妨げにならないように注意し，目標量を調節しながら延長する。延長終了後，そのまま化骨が十分量形成（consolidation）された時点で，延長器の固定力により，延長部の横方向への変形を防止しながら縦方向の固定をはずして，縦方向のストレスが骨延長部にかかるようにセッティングする（dynamization）。

延長器装着中は固定ピン刺入部の創管理を家庭で行えるように，患者もしくは家族に創治療方法の指導を行う。ピン刺入後，1週間以上経過したら刺入部は開放とし，朝夕，綿棒に消毒薬（オキシドール，イソジン液など）を付け，清潔・乾燥状態に保たせる。ゲンタシン，イソジンゲルなどの軟膏を塗布してもよいが，できるだけ乾燥状態に保つ方が適切である。シャワーを許可し，終了後に創の処置を行わせる。

E 骨延長術以外の延長手技

1. 母指欠損の再建

a. 欠損母指再建が有意義な理由

母指は指に比べて，以下のような特殊性がある。

①知覚が良好ならIP関節，MP関節（ときにはCM関節も含めて）が動かなくても役立つ。

②再建によりピンチ（pinch），握り（grasping）が可能になる。

b. 再建された母指の必要条件

有用な母指として機能できるためには以下の条件が満たされることが必要である。

①十分な知覚（tactile gnosis）をもつ。

②ほかの指と対立できる長さと動きをもつ。

③対立時の安定性をもつ。

④痛みがない。

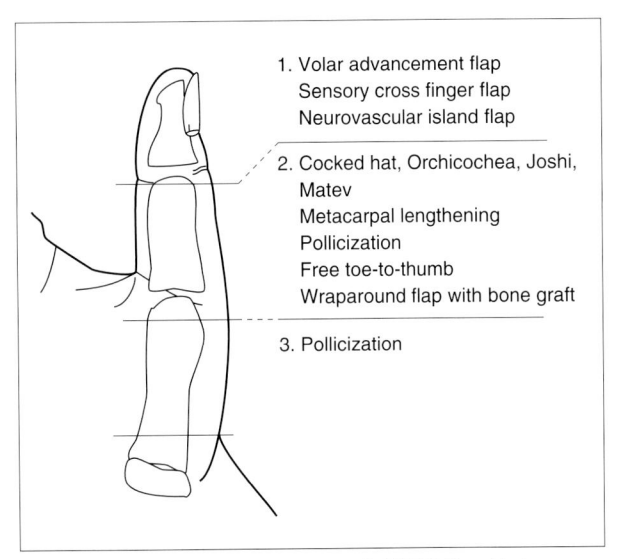

図5・10　母指3区分による各種再建法の適応

1. Volar advancement flap
   Sensory cross finger flap
   Neurovascular island flap
2. Cocked hat, Orchicochea, Joshi, Matev
   Metacarpal lengthening
   Pollicization
   Free toe-to-thumb
   Wraparound flap with bone graft
3. Pollicization

c. 再建方法

再建のプランニングが大切であり，患者の年齢，性，職業，利き手，患者の希望から決める．欠損レベルの違いにより再建法を決定する[13)14)]（図5・10）．

①遠位，1/3での欠損

中節が50％以上残存している場合は機能的に長さとしては十分である．先端部に高度の瘢痕，知覚異常がある場合，良好な知覚をもつために皮膚で置き換えることが必要である．

②中1/3での欠損

器用なつまみ，大きなものの握りが困難である．この長さであれば，母指球筋群の機能が完全またはある程度期待できる．

1) Gillis cocked-hat flap法[15)16)]

①母指断端から延長する長さより，数mm近位に橈側1/3周囲に横切開を加える．②皮下組織とともに皮膚を帽子状に骨から剥離する．③移植骨を帽子状皮弁に入れ，指骨断端と固定，橈側皮膚欠損部に遊離植皮をする．この方法では1.5〜2cmの延長が可能であり，知覚は保持される．

欠点：吸収による移植骨の短縮と，こどもでは再建母指の成長が期待できない．

2) Orchicochea法[17)18)]

第1中手骨背部にdistal baseのlateral flap，第2中手骨背部にproximal baseのdorsal flapをデザインし，2回のdelayを施行する（1回目は皮切のみ，2回目は皮弁を作成）．

3) Joshi法[19)]

Joshi法は母指の遠位部切断に対する断端形成の方法として本法を報告したが，この方法は基節骨遠位部での母指の切断の場合の延長に応用できる．

①同側のmidlateral inisionおよびproximal finger creaseに神経血管束のみを残し，横切開を加え，手掌の皮膚を神経血管束皮弁にして挙上をする．②背側の皮膚も前進できるように近位方向に剥離する．③腸骨移植により延長し，おもに掌側の神経血管束皮弁により，移植骨を被覆する．④掌側母指基部での皮膚欠損部には示指橈側に起こした皮弁で覆う．⑤示指橈背側の皮膚欠損部に遊離植皮を行うか，または縫合閉鎖する．

4) Matev法[20)〜22)]

若年患者の第1中手骨骨幹部の骨切り術にdistraction装置をかけて，しだいに延長する方法．骨切り後，数日間をおいてから1日1〜1.5mm延長し，25〜35日をかけてしだいに延長した後，骨移植と第1指間部のZ形成術を併用する．断端の皮膚が良くない状態であれば掌側，背側の皮弁を回旋して被覆する．

以上の4法はいずれも，骨延長術を用いて置き換えることが可能である．しかし，1) 法は一期的再建が可能であるが2) 3) 法は二期的再建である点を考慮すると，今後は骨延長術に取って代わられる場合が多いと考えられる．4) 法も従来，注目された方法であるが，少しの工夫で骨移植のいらない骨延長術に転換できる．

再建母指の機能を十分発揮できるようにするためには，化骨延長法とともに，第1指間部の皮膚Z形成術による延長，皮弁挿入，内転筋の切離操作を適切に行うことが肝要である．

5) Wrap around flapによる再建[23)]

母指に移植した腸骨を第1足指から採取した爪付きのtoe flapで包み，整容的にも良好な母指を再建する方法．末節基部から中1/3レベルの切断に適応がある．追加移植骨の骨吸収を避けるために第1足趾遠位1/3の末節骨を付けて移植する．中1/3レベルでは長さを確保するために腸骨移植を加える．問題点として移植腸骨の吸収，指腹皮膚の不安定を来す場合がある．

6) 遊離皮弁と腸骨移植を併用した再建

移植腸骨を知覚付きの足背皮弁で包み，母指を再建する．橈骨動脈皮弁や後骨間動脈皮弁を逆行性の血行付きの皮弁として用い，使える母指を再建することが可能であるが整容的にはwrap around法に遠く及ばない．

7) Toe-to thumb transfer[24)25)]

第2趾を移植する方法であり，成長可能な機能的に優れた母指を再建することが可能であり，小児の母指再建により適応があると考えられるが，整容的にwrap around flapなどに比べて劣る．

2. 母指以外の欠損再建[26)27)]

基本的に母指以外の欠損再建も母指と同様の手法が可能であるが適用に関しては違いがある。

母指以外の指の再建にあたっては少なくとも，再建によってほかの指の機能障害を来してはならない。形態上の再建を目指す場合にはwrap around flapを応用した手法により，優れた整容を得ることが可能であるが，技術的に難度が高く，部分壊死に対する配慮などの，手技的な工夫を加える必要がある。

切断された小指の再建に関しては，社会復帰への特殊な事情を考慮して手術適用などに特別な配慮を要する場合もある。再建対象が多数にわたる場合と，1本の場合では，前者は機能的配慮を，後者はどちらかといえば整容を重視した立場から適用を決定する。

3. 先天性指欠損に対する骨膜付趾節骨移植術による延長法[28)～37)]

先天性指欠損症は患指の骨関節部分が肢芽形成されずに生ずるが縦方向の指成長障害である。絞扼輪症候群もこの症状を来すが頻度は高くなく，短合指症形態をとるものが多く，10,000人に3，4人の頻度で見られる。

この疾患では患指の軟部組織の形成は良好で正常な知覚と遺残的な爪が存在していることがあり，未発達な屈・伸筋腱が存在する。典型的な例では基節骨の基部が存在している。

こうした症例に骨移植を行って患指の延長を行うことができるが，小児の欠損再建にあたっては術後の成長を考慮する必要がある。この目的を達成するためには，通常は血管付きの組織移植による再建が必要になる。しかし，幼少児の早期において，非血管付きの遊離骨膜付指節骨移植を手に行うと，大半の症例で骨端線の開存が維持できる。

筆者は先天性指欠損症の症例，とくに1歳半以下の症例では第一選択の治療法としている。

a. 趾節骨採取

再建指の皮膚ゆとりの状態と足趾指節骨の大きさ（軟骨部分が多いので長さの測定に注意する必要がある）を見て，どの趾節骨を移植するか決定する。皮切はV型とし，伸筋腱は中央部でいったん縦に切離するか，伸筋腱の脇から入り，腱をよけて指節骨を剥離する。採取する趾節の選択方針としては移植骨が1個であればどちらかの4，3，2趾の順で1本を，2個であれば両側より，3個であれば一側より2個，4個であれば両側2個を採取する。重要なのは採取の際に趾節骨側に丁寧に骨膜を付けることと，場合によっては側副靱帯も付着させることである。骨膜を付けないで移植した場合，骨端線の開存が維持できないことが判明している。

b. 趾節骨採取後の足趾短縮予防

趾骨採取後の足趾をそのままにすると機能上の問題は目立たないが，外見上，採取足趾の短縮は避けられないので，できるだけ短縮予防処置の工夫を要する。基節骨採取の場合は中節骨採取の場合より短縮傾向が強い。この短縮変形を予防するのに現時点で有効な方法は，採取趾骨レベルの屈伸筋腱を縫合してinterposisional graftとする方法で，これによりある程度は短縮を抑制できる。

より新しい興味ある方法として最近，内側骨端部を含め，腸骨内板を一側皮質骨付きの移植骨として採取・移植し，腸骨の変形も来さないようにし，趾骨採取後欠損部を再建する方法（川端法）があり，筆者もこの方法を取り入れているが，今後の経過観察を行わないと短縮予防効果の程度は分からない。

c. 移植を受ける指側の準備

指背のzig-zag切開を用いたこともあったが，瘢痕が目立つため，現在は手掌側のzig-zag切開を用いている。腱様の軟部組織を縦割，もしくはその脇から剥離し，伸筋腱様の軟部組織との間に移植のためのスペースを作成する。基節骨の一部が残存する場合はこの側部の骨膜に移植骨の側副靱帯を逢着することにより，移植骨の安定性をもたらすことが可能である。またこの操作により，移植骨と基節骨との間に関節として有効な可動域が約60％に獲得できる。

指尖部はできるだけ軟部組織を温存するように操作する。この際，脊椎手術用の小椎間拡大器を用いて余裕のあるスペースを作成しておく。骨固定には0.7mm径のキルシュナー鋼線を用いる。指尖部より逆行性に縦に串刺しにしてもよいが，固定操作により指尖の血行が阻害されることがあるので注意を払う必要がある。血行障害を認める場合は，指尖部からの挿入をやめて，斜めに鋼線を刺入固定することにより指尖血行の改善が得られる。鋼線刺入は10～12週を目標とし，十分な固定を行う。

d. 短合指型の皮膚分離手術

もともと短合指症のタイプであった場合は移植後に指間部が徐々に持ち上がるので，移植後2～3年の適切な時期に指間部形成を行い，指の相対的な延長効果を得る。

e. 追加手術としての骨移植，骨延長術

趾骨移植後にさらなる骨延長を目的として，初回の趾骨移植後1年以上経過した時点で腓骨を骨膜下で採取

78　Ⅲ．臨床

し，前回の移植接合部にinterpositional graftとして移植・再延長する方法もとられる．腓骨採取部位は骨膜を温存してあれば，腓骨が再生される特徴がある．

また，最終的に移植骨を含めて患指の骨，軟部組織の太さが十分であれば，骨延長術により最終的な延長を行うことができる．

F 症　例

【症例1】24歳，女，右第5中手骨短縮症（図5・11）

一期的腸骨移植（15mm）と伸筋腱延長術を施行．中手骨短縮症の改善は明らかであるが，手背部の手術創は目立つ．技術的にはより困難になるが，手掌側からのアプローチを選択すべきである．

【症例2】3歳4カ月，女，先天性絞扼輪症候群（図5・12）

当初，骨延長術を行う予定であったが，化骨形成が十分でないため骨移植に切り替えた症例である．20mmの延長を行った．術後，内転拘縮の傾向が出現したので，内転筋解離術を行い第1指間部を拡大後，上腕内側皮弁で創を閉鎖した．骨延長後6年の状態では，脂肪除去の追加を行っていないが適切な指間の深さが形成され，母指を有用に使用している．

【症例3】1歳11カ月，男（図5・13）

前腕部横断欠損の形態であるが先端部には遺残的な指の先端があり，先天性短合指症と診断した．生後5カ月で遺残性の指を除去した．生後1年11カ月の時点で尺骨が橈骨に比べより高度の成長障害を来しており，橈骨の

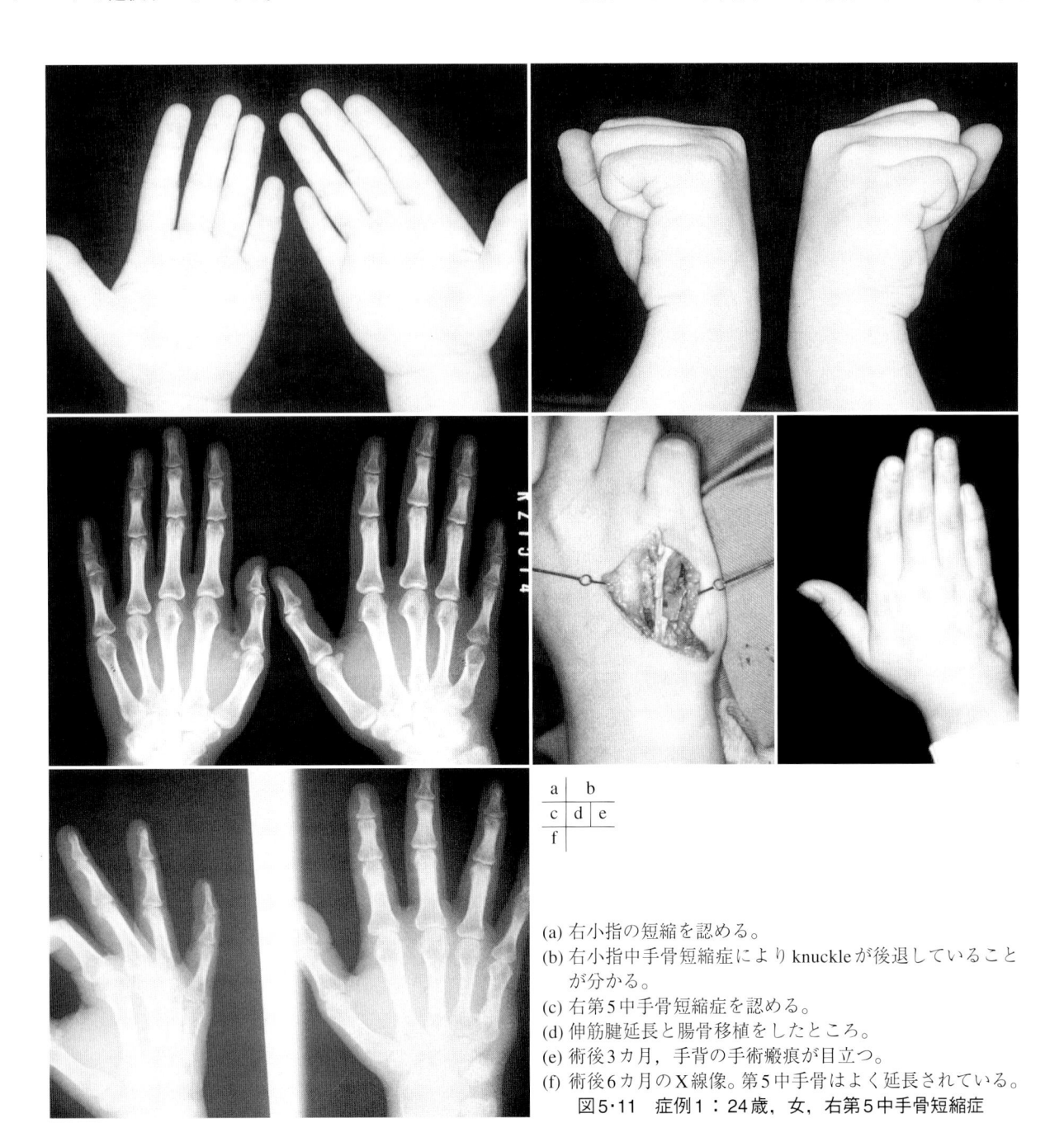

a	b
c	d	e
f		

(a) 右小指の短縮を認める．
(b) 右小指中手骨短縮症によりknuckleが後退していることが分かる．
(c) 右第5中手骨短縮症を認める．
(d) 伸筋腱延長と腸骨移植をしたところ．
(e) 術後3カ月，手背の手術瘢痕が目立つ．
(f) 術後6カ月のX線像．第5中手骨はよく延長されている．

図5・11　症例1：24歳，女，右第5中手骨短縮症

骨頭が前方に亜脱臼していた。Orthofix M-100骨延長器を用いて，1日0.7mmずつ延長し，この器具の最大延長量である33mm延長を行い，橈骨骨頭も整復された。その後，橈骨の成長が追いついてきたので最初の骨延長2年半後の時点で，再度尺骨を30mm延長した。反体側は正常であるが，患肢は補助肢としてよく使われている。

【症例4】3歳7カ月，男（図5・14）

右手母指と第1指間部に挫傷を受け，母指の部分壊死，母指内転拘縮を来した。3週間後に右第1足趾からwrap around flap変法として，末節骨全体を付けたflapを挙上・移植した。母指の指節骨の骨端線が閉鎖しており，将来も母指の成長が期待できないので，受傷後2年4カ月の時点で骨延長術による母指の延長を計画した。

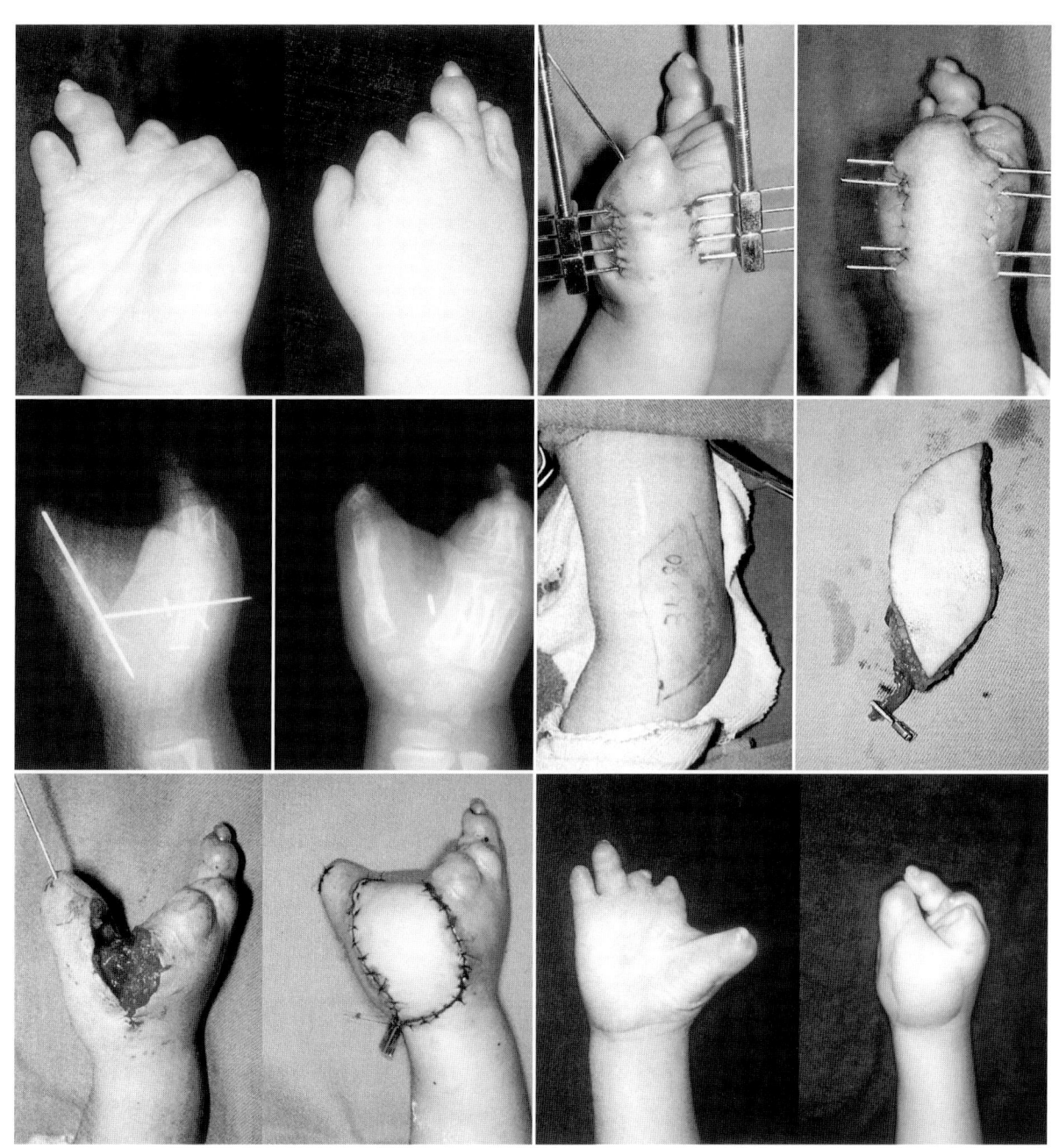

(a) 母指の化骨延長術を計画した。
(b) 延長器を装着したところ。
(c) 延長中に化骨形成が不良であったので，腸骨移植に切り替え，20mmの延長が得られた。
(d) 移植骨の癒合がほぼ完了。内転拘縮予防の目的でピンが刺入されている。
(e) 骨癒合完成時。
(f) 上腕内側皮弁のデザイン。
(g) 挙上された皮弁。
(h) 母指内転拘縮解離と上腕内側皮弁による創閉鎖。
(i) 初回術後6年。脂肪除去手術をしていないが十分な第1指間深さが獲得されている。

a	b	c
d	e	f	g
h	i		

図5・12 症例2：3歳4カ月，女，右手絞扼輪症候群

80　Ⅲ．臨床

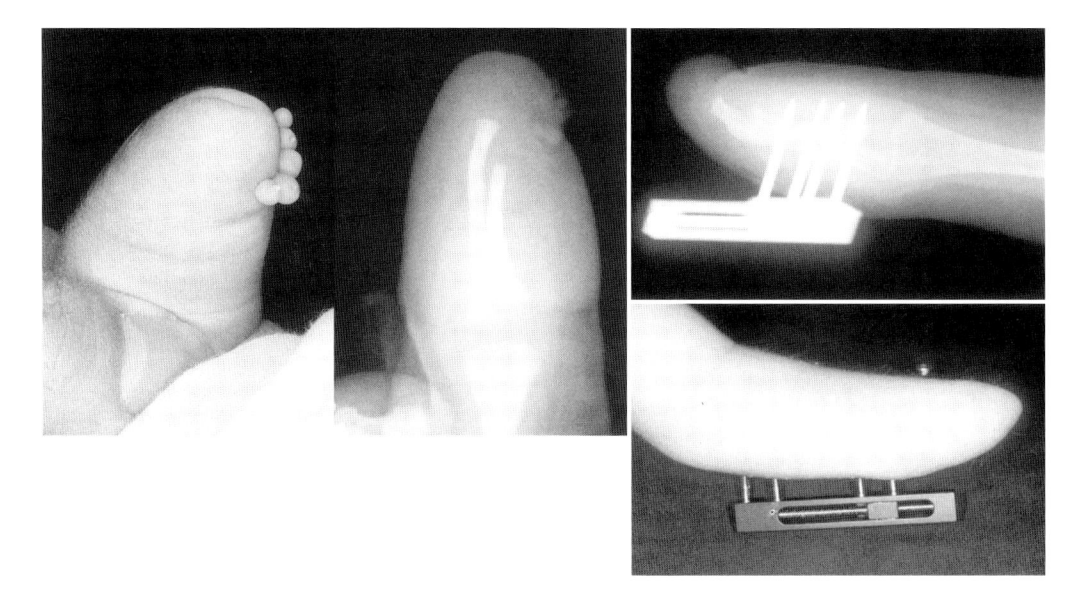

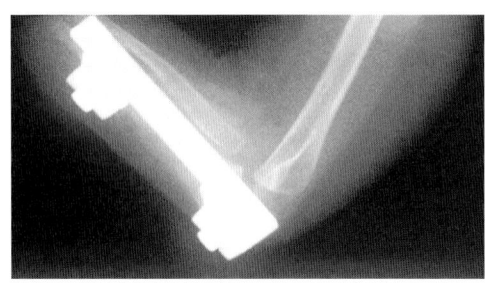

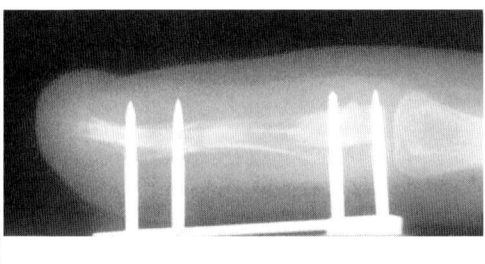

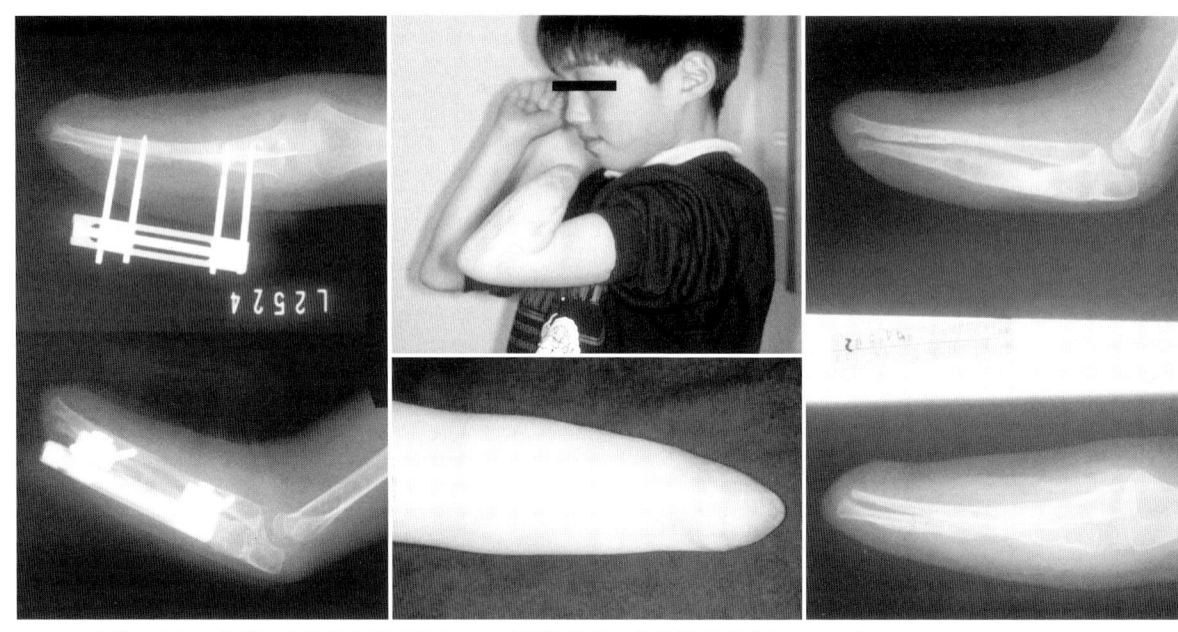

a	b
	d
c-1	c-2
e	f
	g
	h

(a) 生後1カ月の状態。痕跡的な指を認める。手関節以遠の骨組織は形成されていない。
(b) 短縮の強い尺骨の延長のため，Orthofix M-100を装着した。
(c) Orthofix M-100の限界まで骨延長を行い，延長前に前方亜脱臼位にあった橈骨頭は整復位となっている。
(d) 再度尺骨延長のため延長器を装着中。
(e) 再度30mm延長を終了して，化骨の成熟を待っている時点のX線像。
(f) 術後8年の肘屈曲。
(g) 肘伸展。
(h) 術後8年のX線像。

図5・13　症例3：1歳11カ月，男

a | b
c | d
e

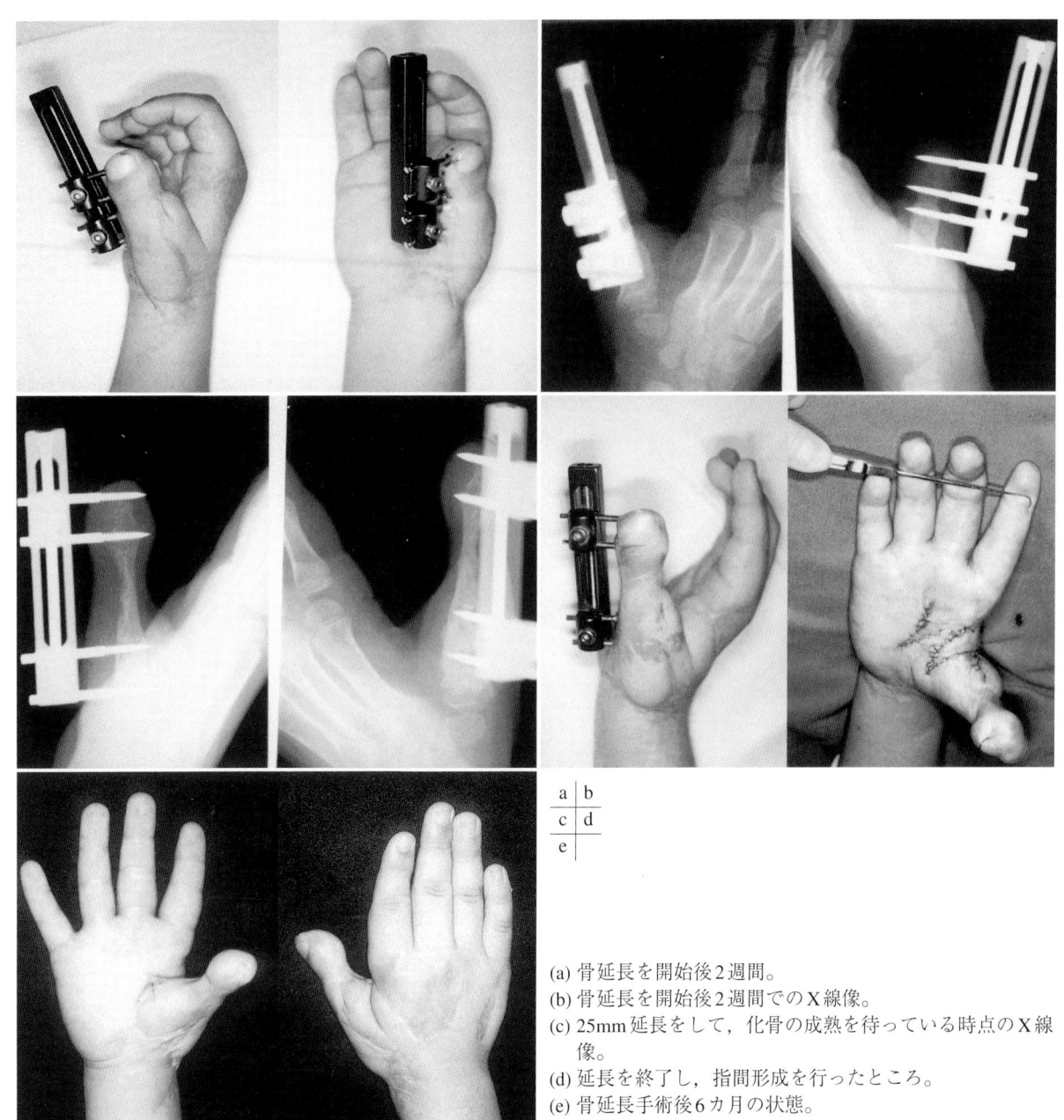

(a) 骨延長を開始後2週間。
(b) 骨延長を開始後2週間でのX線像。
(c) 25mm延長をして、化骨の成熟を待っている時点のX線像。
(d) 延長を終了し、指間形成を行ったところ。
(e) 骨延長手術後6カ月の状態。
図5・14 症例4：3歳7カ月、男

Orthofix M-100を装着し、25mm延長した。延長終了後、母指内転拘縮解離術を施行した。開存骨端線は移植した足趾遠位指節骨の存在するのみなので再延長が必要になる可能性がある。

【症例5】14歳、女、右第1足趾中足骨短縮症（図5・15）

化骨延長法による中手骨延長を計画、Orthofix M-100を装着した。現在治療中で、23mmを延長したが、ほぼ十分量の延長が得られており、化骨の形成・成長を待っている。

【症例6】12歳2カ月、男、右手、示〜小指中節骨短縮症（図5・16）

中指中節骨の延長を計画し、遠・近の固定ピンはそれぞれPIP、PIP関節を挟んで装着し、延長操作中これらの関節は一時的に固定された状態とした。0.75mm/day速度で延長し、最終的に25mmの延長を行い、目的とする長さが得られた。

【症例7】1歳3カ月、男、両手絞扼輪症候群（図5・17）

生後1年3カ月で両側の第2趾の中節骨を反対側の示指に、第3趾基節骨を反対側の中指に移植した。術後1年8カ月で右手の合指症分離術を行い、その8カ月後に左手の合指症分離術を行った。とくに右手の示指、中指にかなりの延長が得られた。移植骨によって関節が形成された右中指PIP関節可動域は－42°の伸展、67°の屈曲で可動域25°、右示指PIP関節は伸展－34°、屈曲90°で可動域56°である。

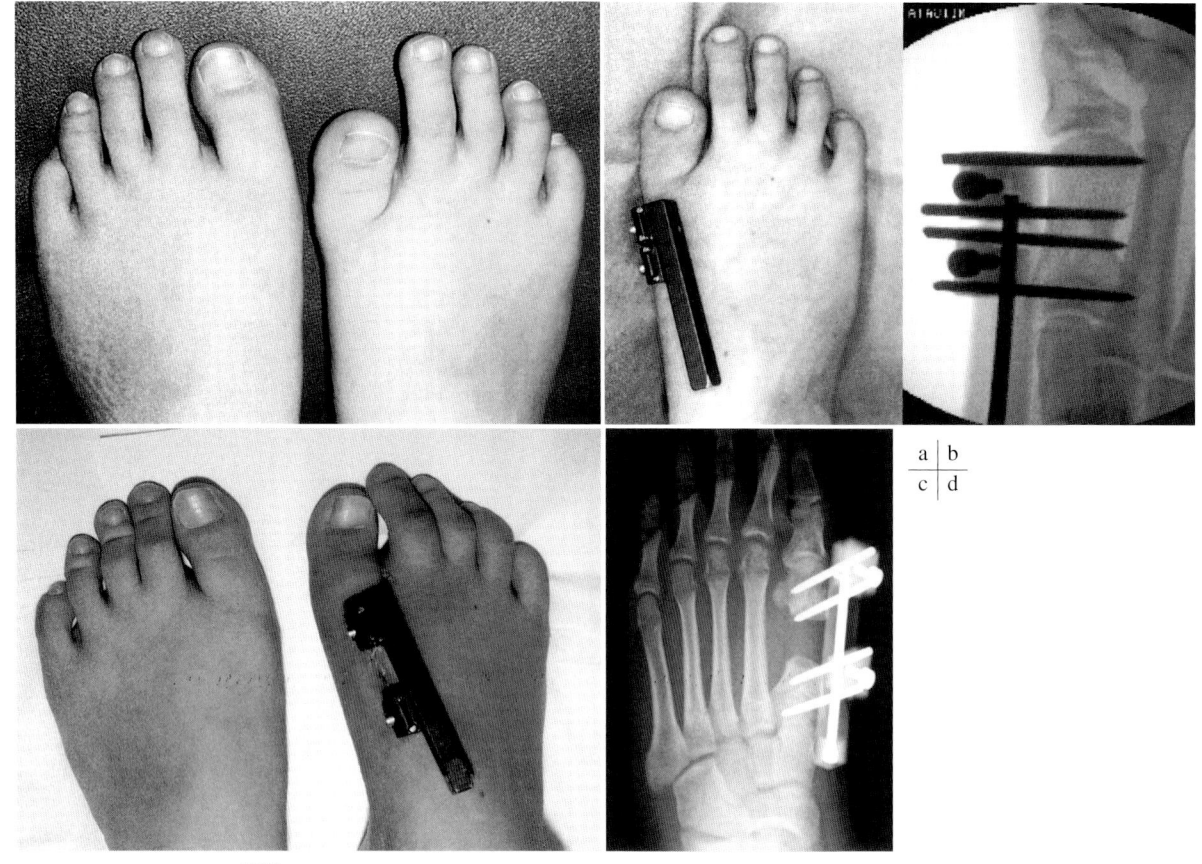

(a) 術前。
(b) 骨延長器を装着，骨切りを終了したところ。
(c) 23mm延長を終了したところ。
(d) この時点では化骨形成はまだ十分でないが，目的の延長量は獲得されている。

図5・15　症例5：14歳，女，右第1足趾中足骨短縮症

G 考　察

適応，禁忌，合併症，手技上の問題点，長所，短所については各項目で述べたが最後にまとめて比較する。

骨延長術を用いた方法は移植骨採取が不要であることが最大の利点であるが，問題点としては延長にある程度の期間が要すること，場合によっては関節拘縮，痛みによる限界がありうることである。また，目的量を延長できても，延長部の骨形成が不十分な場合かキルシュナー鋼線の刺入や骨移植の追加を考慮すべである。

従来法による骨延長法では安定した結果が得られるが，骨延長術に比べ手，骨，軟部組織の移植，移動操作が加わるので，基本的には化骨延長法を第一に考慮すべきであると考えられる。

マイクロサージャリーを用いた再建法のうち，とくにwrap around法を用いた再建は整容的にもっとも優れた結果が得られ，ことに日本では第一の再建手術法となっている。問題点はドナー採取部欠損と技術的に難度が高いことである。

先天性手指欠損症に対しては，骨膜付き足趾移植術は第一の選択と考えてよいが，問題はドナー足趾の短縮であり，これをできるだけ予防する工夫が必要である。

（柴田　実）

文　献

1) Ilizarov, G. A. : The tension-stress effect on the genesis and growth of tissues : Part I. The influence of stability of fixation and soft-tissue preservation. Clin. Orthop. Rel. Res., 238 : 249-281, 1989.
2) Ilizarov, G. A. : The tension-stress effect on the genesis and growth of tissues: Part II. The influence of the rate and frequency of distraction. Clin. Orthop. Rel. Res., 239 : 263-285, 1989.
3) Ilizarov, G. A. : Clinical application of the tension-stress effect for limb lengthening. Clin. Orthop. Rel. Res., 250 : 8-26, 1990.
4) Ilizarov, G. A., Ledyaev, V. I. : The replacement of long tubular bone defects by lengthening distraction osteotomy of one of the fragments. 1969. Clin. Orthop. Rel. Res., 280 : 7-10, 1992.
5) Godunova, G. S. : Elongation of metacarpal and phalangeal bones using a distraction method by children and juveniles

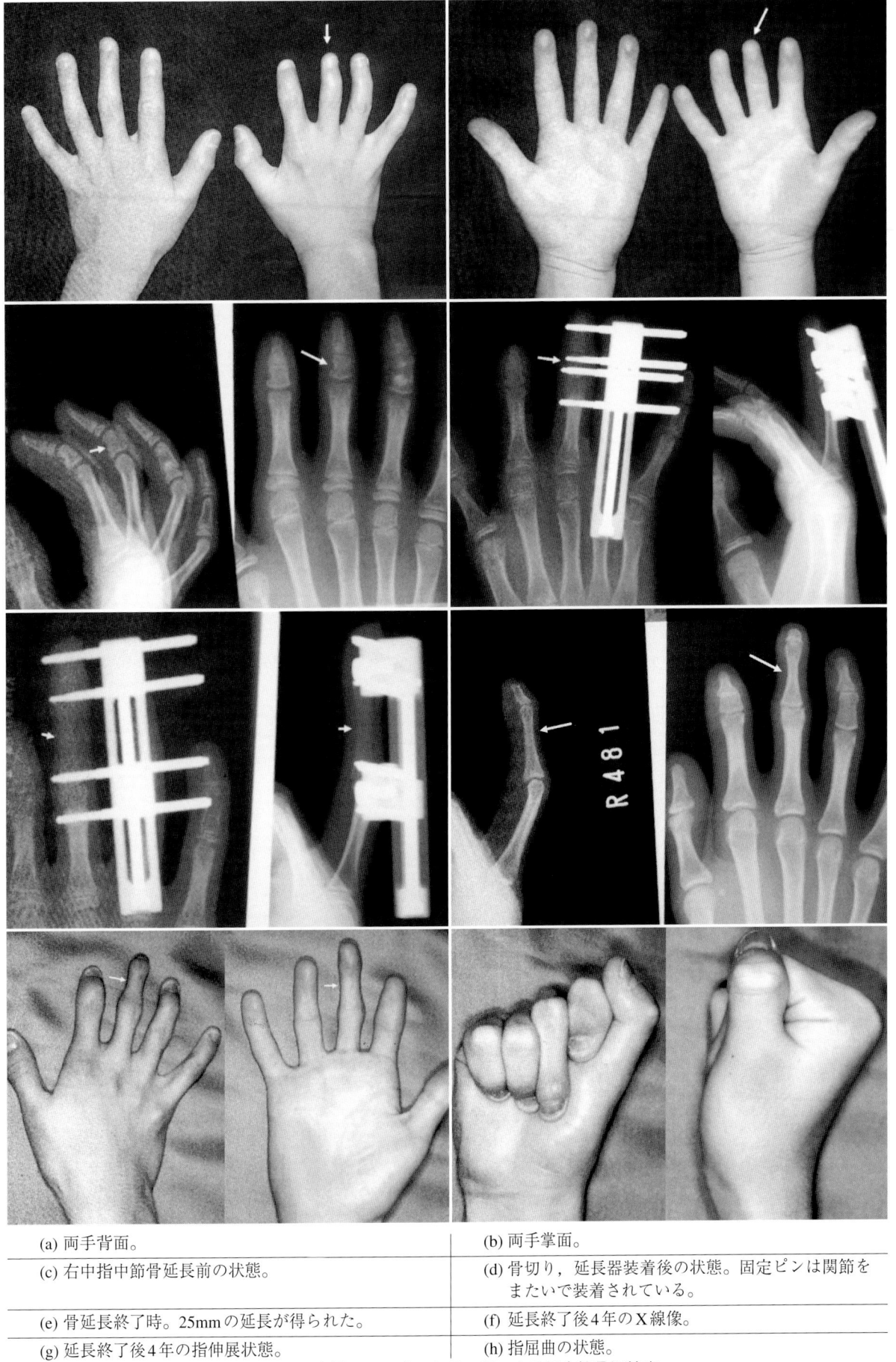

(a) 両手背面。
(b) 両手掌面。
(c) 右中指中節骨延長前の状態。
(d) 骨切り，延長器装着後の状態。固定ピンは関節をまたいで装着されている。
(e) 骨延長終了時。25 mmの延長が得られた。
(f) 延長終了後4年のX線像。
(g) 延長終了後4年の指伸展状態。
(h) 指屈曲の状態。

図5・16 症例6：12歳2カ月，男，右手指中節骨短縮症

84　Ⅲ. 臨床

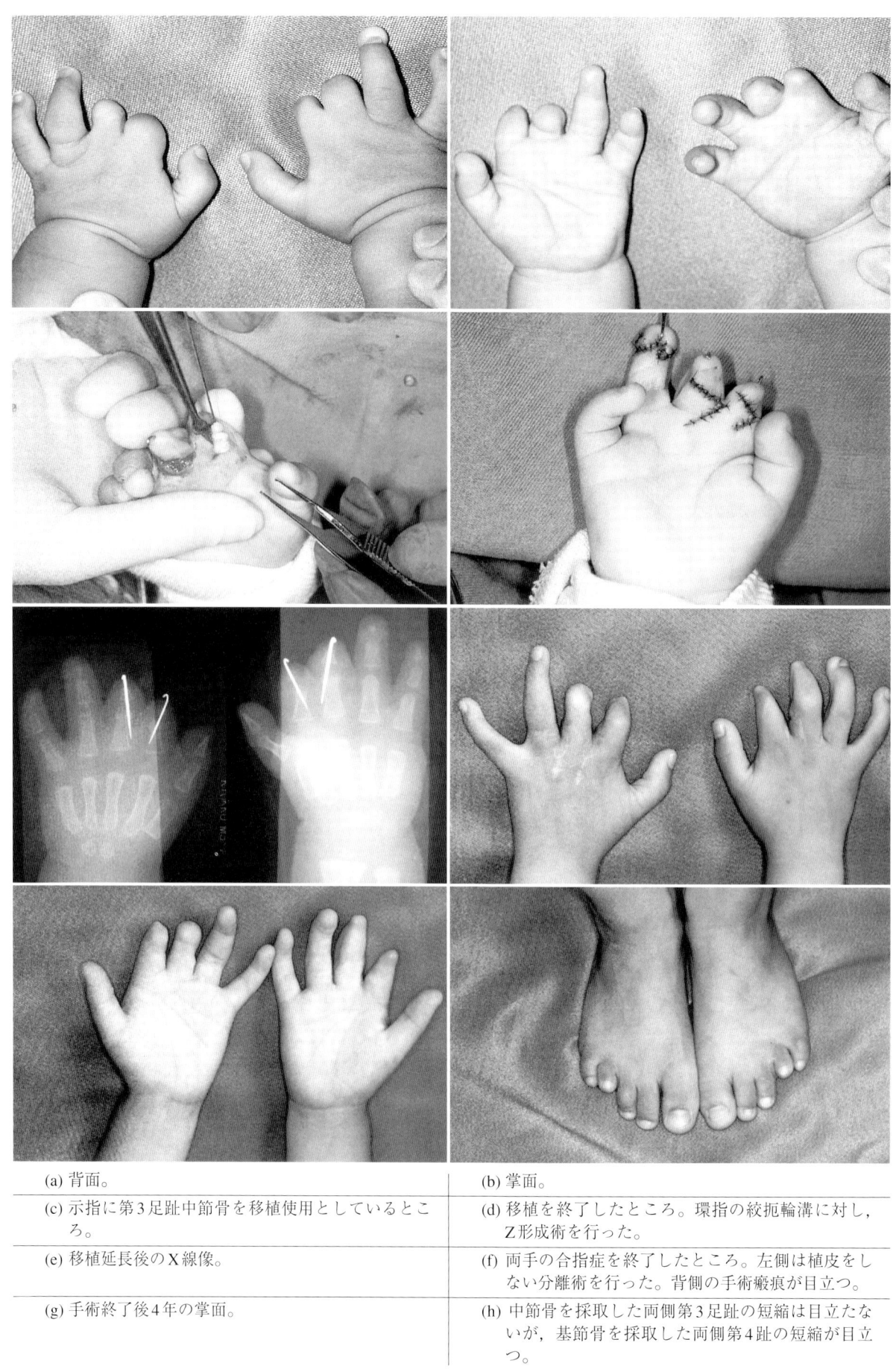

(a) 背面。	(b) 掌面。
(c) 示指に第3足趾中節骨を移植使用としているところ。	(d) 移植を終了したところ。環指の絞扼輪溝に対し，Z形成術を行った。
(e) 移植延長後のX線像。	(f) 両手の合指症を終了したところ。左側は植皮をしない分離術を行った。背側の手術瘢痕が目立つ。
(g) 手術終了後4年の掌面。	(h) 中節骨を採取した両側第3足趾の短縮は目立たないが，基節骨を採取した両側第4趾の短縮が目立つ。

図5・17　症例7：1歳3カ月，男，両手絞扼輪症候群

with inborn developmental anomalies of the hand. Acta Chir. Plast., 21 : 37-45, 1979.
6) Kessler, I., Hecht, O., Baruch, A. : Distraction-lengthening of digital rays in the management of the injured hand. J. Bone Jt. Surg., 61(A) : 83-87, 1979.
7) Manktelow, R. T., Wainwright, D. J. : A technique of distraction osteosynthesis in the hand. J. Hand Surg., 9(A) : 858-862, 1984.
8) Wenner, S. M. : Angulation occurring during the distraction lengthening of digits. Orthopaedic Review, 15(3) : 177-179, 1986.
9) Walton, R. L., Brown, R. E., Giansiracusa, D. F. : Psoriatic arthritis mutilans: digital distraction lengthening: pathophysiologic and current therapeutic review. J. Hand Surg., 13(A) : 510-515, 1988.
10) Seitz, W. H. Jr., Froimson, A. I. : Digital lengthening using the callotasis technique. Orthopedics, 18(2) : 129-138, 1995.
11) Singer, D. I., O'Brien, B. M., Angel, M. F., et al. : Digital distraction lengthening followed by free vascularized epiphyseal joint transfer. J. Hand Surg., 14(A) : 508-512, 1989.
12) Takakura, Y., Tanaka, Y., Fujii, T., et al. : Lengthening of short great toes by callus distraction. J. Bone Jt. Surg. Br. 79(6) : 955-958, 1997.
13) Littler, J. W. : On making a thumb: one hundred years of surgical effort. J. Hand Surg., 1 : 35-51, 1976.
14) Morrison, W. A., O'Brien, B. M., MacLeod, A. M. : Experience with thumb reconstruction. J. Hand Surg., 9(B) : 223-233, 1984.
15) Gillies, H. :Autograft of an amputated digit. A suggested operation. Lamcet, 1 : 1002,1940.
16) Lewin, M. L. : Patial reconstruction oof thumb in one-stage operation. A procedure for lengthening the first metacarpal. J. Bone Jt. Surg., 35(a) : 573, 1958.
17) Orcicochea, M. : Reconstruction of the thumb using two flaps from the same hand. Br. J. Plast. Surg., 24 : 345-350, 1971.
18) Orticochea, M. : Lengthening finger stumps amputated through the middle phalanx with local flaps and bone grafts. Br. J. Plast. Surg., 33(1) : 127-131, 1980.
19) Joshi, B. B. : One-stage repair for the distal amputation of the thumb. Plast. Reconstr. Surg., 45 : 613-615, 1970.
20) Matev, I. B. : Thumb reconstruction after amputation at the metacarpophalangeal joint by bone lengthening. J. Bone Jt. Surg., 52A : 957-965, 1970.
21) Matev, I. B. : Thumb reconstruction through metacarpal bone lengthening. J. Hand Surg., 5 : 482-487, 1980.
22) Matev, I. B. : The bone-lengthening method in hand reconstuction : Twenty years' experience. J. Hand Surg., 14(A) : 376-378, 1980.
23) Morison, W. A., et al. : Thumb reconstruction with a free neurovascular wrap-around flap from thebig toe. J. Hand Surg., 5(A) : 575-583, 1964.
24) Lister, G. D., Kalisman, M., Tsai, T. M. : Reconstruction of the hand with free microvascular toe-to-hand transfer : Experience with 54 toe transfers. Plast. Reconstr. Surg., 71 : 372-386, 1983.
25) Tsai, T. M., Jupiter, J. B., Wolff, T. W., et al. : Reconstruction of severe transmetacarpal mutilating hand injuries by combined second and third toe transfer. J. Hand Surg., 6(A) : 319-328, 1981.
26) 吉津孝衛ほか: Wrap around flap変法による母指以外の指再建の経験. 日手会誌, 4 : 284-288, 1987.
27) 中島英親: 手指のDIP関節付近の切断に対する再建. 形成外科, 33 : 661-669, 1990.
28) Wilson, J. N. : Epiphyseal transplantation. J. Bone Jt. Surg., 48A : 245-256, 1966.
29) Caroll, R. E., Green, D. P. : Reconstruction of hypoplastic digits using toe phalanges (abstract). J. Bone Jt. Surg., 57A : 727, 1975.
30) Rank, B. : Long term results in epiphyseal transplants in congenital deformities of the hand. Plast. Reconstr. Surg., 61 : 321-329, 1978.
31) Goldberg, N. H., Watson, K. : Composite toe(phalanx and epiphysis) transfers in the reconstruction of the aphalangic hand. J. Hand Surg., 7 : 454-459, 1982.
32) Buck-Gramcko, D., Pereira, J. A. R. : proximal toe phalanx transplantation for bony stabilization and lengthening of partially aplastic digits. An. Hand Surg., 2 : 107-118, 1990.
33) Buck-Gramcko, D. : The role of nonvascularized toe phalanx transplatation. Hand Clin., 6 : 643-659, 1990.
34) Toby, E. B., Koman, L. A., Poehling, G. G. : Extraperiosteal toe phalanx transfer for congenital aphalangia : refinement of technique. Orthopedics, 13 : 1371-1373. 1990.
35) Radocha, R. F., Netscher, D., Kleinert, H. E. : Toe phalangeal grafts in congenital hand anomalies. J. Hand Surg., 18(A) : 833-841, 1993.
36) James, M. A., Durkin, R. C. : Nonvascularized toe proximal phalanx transfers in the treatment of aphalangia. Hand Clin., 14 : 1-15, 1998.
37) Kleinman, W. B. : Nonvascularized toe proximal phalangeal transplantation for reconstruction of the aphalangic hand. The Hand, Strickland, J. W., pp.125-149, Lippincott-Raven Publishers, Philadelphia, 1998.

III 臨床

5 部位
下顎骨：片側

SUMMARY

　頭蓋顎顔面領域における骨性欠損・変形の治療は，現在骨延長術の導入により新たな展開を迎えつつある。

　片側下顎骨延長術は，下顎非対称を示す先天性・後天性疾患が最もよい適応となる。したがって，hemifacial microsomia，顎変形症，幼小児期の外傷・感染に起因する片側下顎骨低形成などがその対象疾患となる。下顎枝の低形成が咬合および整容の面から臨床上問題となる症例では，骨切り術や骨移植術などを考慮する前に小児期に積極的に試みてよい術式である。ただし，骨延長術は基本的に骨の体積を生理的に増大させる方法であり，最終的に適正な咬合を確立するため，成長期終了以降上下顎同時骨切り術などの骨性再建が必要となる可能性は常に念頭に入れておくべきである。

　術前画像診断，シミュレーション・サージャリーなどにより，下顎骨のみならず頭蓋顔面骨格全体について骨性変形の局在および重症度を診断し，corticotomyの部位，延長方向，延長量を決定する。

　口腔内切開より下顎角を全周性に骨膜下に剥離し，下歯槽神経を温存しつつ下顎枝のcorticotomyと用手骨折による骨離断を行い，初期延長として3mm開けた状態で延長器を装着する。一方向性の延長でよい場合は埋入型骨延長器を，複雑な延長が必要な場合は三次元的延長の可能な創外型延長器を用いる。

　術後10日より1日1.0mmの延長を行い，延長終了は顔面の対称性，咬合状態などを参考にして最終的に決定するが，後戻りを考慮し数mmは過矯正ぎみに延長しておく。延長後は延長器を固定したままで保定とし，2週間ごとにX線写真による経過観察を行い，十分な骨化の完了を確認した後延長器を抜去する。延長器除抜去後は後戻りを防ぐ目的でfunctional applianceを6～12カ月間装着する。

はじめに

　1905年のCodivilla[1]の報告に始まる骨延長術は，Ilizarov[2,3]，De Bastianiら[4]により改良が加えられ，現在四肢長管骨に広く普及している術式である。一方，1973年にSnyderら[5]によりイヌにおける下顎骨延長の実験報告がなされ，膜性骨にも骨延長術が適用しうることが示唆され，1992年McCarthyら[6]により下顎骨に対して初めての臨床応用が報告された。以来，骨延長術は頭蓋顎顔面領域においても有用な治療法の一つとしてその適応が拡大されつつある。

　本稿では，われわれの行っている片側下顎骨延長術の詳細について述べるとともに，代表的臨床例を供覧する。

A 概　念

　片側下顎骨延長術は主として先天的ならびに後天的片側下顎低形成に適用されるが，従来これらの疾患に対しては，機能的・整容的理由から小児期に下顎枝骨切り術や骨移植術，肋軟骨移植術（costochondral graft）などが行われることが少なくなかった[7]。しかしながら，成長に伴う変形の再発の問題があり，とくに肋軟骨移植では移植骨の低成長[8,9]や過成長[10,11]により変形はさらに複雑になり，最終的な下顎の形態を予知し難いという欠点があった。しかも，小児期における下顎骨および採骨部への手術は侵襲が大きく，再手術が困難となる場合も少なくない。

　一方，骨延長術は，外科的に作成された骨の不連続局面に一定方向に漸次作用する物理的牽引力により，生体自身の骨再生能を利用し結果的に骨の延長を図るというもので，骨移植を必要としないため採骨部の犠牲を伴わない。しかも，従来の骨切り術に比べ手技が簡便であり，手術部位への侵襲も少なく，合併症も少ない。したがって，その後必要となれば，同部位における再骨延長術や骨切り術も可能である。加えて，小児期における下顎骨延長術は，functional matrixを正常化し，その後の顎発育の健全化を促すことが期待できる[6]。したがって，片側下顎低形成に対する下顎骨延長術は，下顎枝骨切り術

や骨移植術，肋軟骨移植術などを考慮する前に行うべき，成長期終了以前における第一選択の外科治療といっても過言ではない．

B 適　応

片側下顎骨延長術は，先天性ならびに後天性要因による下顎非対称を示す疾患がもっとも良い適応となる．したがって，hemifacial microsomia（HFM），顎変形症，幼小児期の外傷・感染に起因する片側下顎低形成などがその対象疾患として挙げられる．

下顎骨延長術において年齢的制約はとくにないと考える．下顎枝の低形成が咬合および整容の面から臨床上問題となる症例では，小児期に積極的に試みてよい術式である．骨延長により下顎骨の体積が増加することで，早期に顔面の非対称性を改善し，かつ，以後の顎発育の適正化および顎関節・咬合・咀嚼などの口腔内諸機能の正常化を企図することができるからである．

下顎枝の低形成が軽度な症例では，まずfunctional applianceによる矯正治療が主体となるが，矯正治療が有効でない場合は下顎骨延長術が適応となる．また，下顎枝がほぼ全欠損を示す重症例では，肋軟骨移植により，移植後の低成長[8)9)]ないし過成長[10)11)]の問題はあるにせよ，顎関節の再建を図るのが妥当であろう．さらに，下顎骨延長術を受けた後も変形が残存する場合には，成長期終了前の再延長術も選択肢の一つとして考慮してよい治療法である．

成長期終了以後，矯正治療単独では対処し得ない顔面非対称や不正咬合が残存した場合には，最終的な骨性再建術としては，病悩期間が短く，手術手技の確立している上下顎同時骨切り術が，上下顎同時骨延長術[12)]よりも現時点では第一選択と考えざるを得ない．ただし，下顎枝矢状分割術による下顎骨移動後，遊離ないし血管柄付骨移植術が必要となるような重症例では，成長期終了以降であっても，上下顎同時骨延長術が適応となると考える．

C 術前後の評価

顔貌および口腔診査，顔面および口腔内写真，パノラマX線写真，頭部X線規格写真（正面像，側面像），半調節性咬合器，3D-CTなどによる下顎骨低形成の局在および重症度診断を行う．また，下顎骨のみならず上顎骨，さらには頭蓋顔面骨格全体についても変形の程度を把握しておくことが重要である．

とくに複雑な変形を伴う症例では，術前の3D-CTより三次元実体モデルを作製し，シミュレーション・サージャリーを行い，corticotomyの部位，延長方向，延長量の確認を行う[13)14)]（図5・18）．

D 手　技

経鼻挿管による全身麻酔下に，下顎枝矢状分割術と同様に患側口腔内下顎枝前方で粘膜切開を行い，下顎枝下部から下顎角を骨膜下に全周性に剥離する．まず，術前の画像解析やシミュレーション・サージャリーに準拠して決定されたcorticotomy予定線を作図し，下歯槽神経管や埋覆歯を避けて，corticotomy予定線の近位および遠

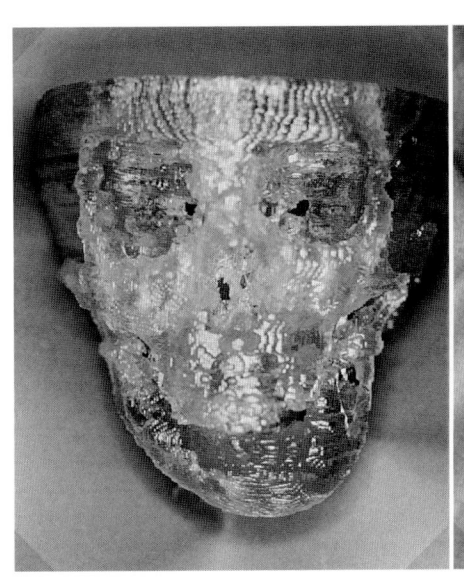

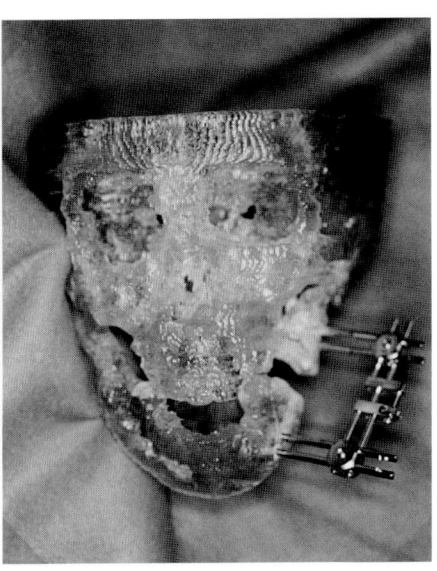

(a) 下顎骨延長前．　　　　　　　　(b) 下顎骨延長後．
図5・18　三次元実体モデルによるシミュレーション・サージャリー

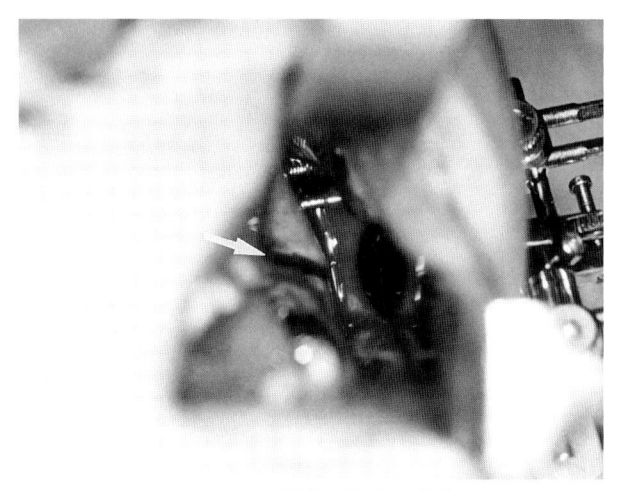

図5・19 下顎骨延長術の実際
Corticotomyと用手骨折による骨離断後，初期延長として3mm開けて（矢印）延長器を装着する。

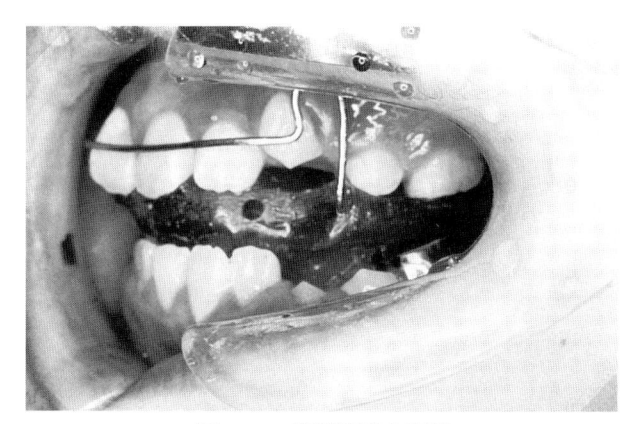

図5・20 術後管理の実際
延長器抜去後functional applianceを6〜12カ月間装着し，後戻りを防ぐ。

位に可及的に2本ずつ，スクリューピンをトラッカールを用いて経皮的にbicorticalに刺入する。ついでcorticotomy予定線に沿ってサージカル・ソーを用い，全周性にcorticotomyを行い，ついで骨膜を温存して用手的に下顎骨を骨折させ離断する（greenstick fracture）[14]。サージカル・ソーによるcorticotomyは下歯槽神経管に達しない深さまでで十分であり，皮質骨の削除も不要である。用手的骨折はきわめて容易であり，下歯槽神経に損傷を与えることなく，これを確実に温存することができる。スクリューピンに埋入型ないし創外固定型骨延長器を装着し，骨離断部断端どうしを初期延長として3mm離して固定する[14]（図5・19）。

最近では，埋入型骨延長器[15)16)]の臨床応用が盛んになるに従い，創外固定型骨延長器との症例による使い分けを行っている。単純な延長でよい場合には口腔内切開から埋入型骨延長器を使用し，複雑な延長が必要な場合には三次元的延長の可能な創外型延長器[17]を用いている。

E 術後管理

手術創が落ち着くのを待ち，術後10日より延長を開始する[14]。延長速度は1日1.0mmとする[14]。下顎骨延長時，下歯槽神経伸展による知覚障害や対側顎関節の疼痛などが出現する可能性はあるが，この場合には症状が消失するまでいったん延長を戻し，延長速度を落として再延長する。延長終了時期は顔面の対称性，咬合状態などを参考にして決定するが，数mmは過矯正ぎみに延長しておく。

延長終了後は延長器を固定したままの状態で保定を行う。骨切り術の術式や延長速度により骨化時期は異なる。2週間ごとにX線写真による経過観察を行い，十分に骨化が完了したことを確認した後延長器を除去する。延長器抜去後は延長後の後戻りを防ぐ目的で，functional applianceを6〜12カ月間装着する（図5・20）。Functional applianceのopen biteになった側の上顎臼歯部を徐々に削除しながら，臼歯の挺出を促しつつ安定した咬合を確保する。

F 症 例

【症例1】 10歳，男，右hemifacial microsomia

右下顎骨低形成（図5・21-a）に対して，前述のわれわれの方法で右下顎骨延長術を施行した。右下顎枝下方の骨断端間を初期延長として3mm開け，Howmedica社製創外固定型骨延長器をピン4本で装着した。術後10日より1.0mm/日の延長速度で，10日間で10mm，初期延長量と合わせて計13mmの延長を行った。延長終了後8週で延長部の間隙に骨化陰影が認められ，延長終了後10週で延長器を抜去した。下顎が右上後方に偏位し，かみ込んだ状態が改善された。延長器抜去後6カ月間，後戻り予防のためfunctional applianceを装着した。骨延長術後5年，15歳の現在，下顎および顔面の正中はほぼ一致し，咬合平面は水平で，咬合状態は良好である（図5・21-b）。

【症例2】 9歳，男，右Goldenhar症候群

著しい顔面非対称，頤右側偏位，傾斜咬合，右下顎骨低形成（図5・22-a）に対して，われわれの方法で右下顎骨延長を施行した。右下顎枝下方の骨断端間を初期延長として3mm開けた状態で，Aescrap社製創外固定型骨延長器をピン4本で装着した。術後10日より1.0mm/日の延長速度で，11日間で11mm，初期延長量と合わせて計14mmの延長を行った。延長終了後8週で延長部の間

(a) 術前。　　　　　　　　　　　(b) 右下顎骨延長術後5年，15歳。下顎と顔面の正中はほぼ一致し，咬合平面は水平で，咬合状態は良好である。

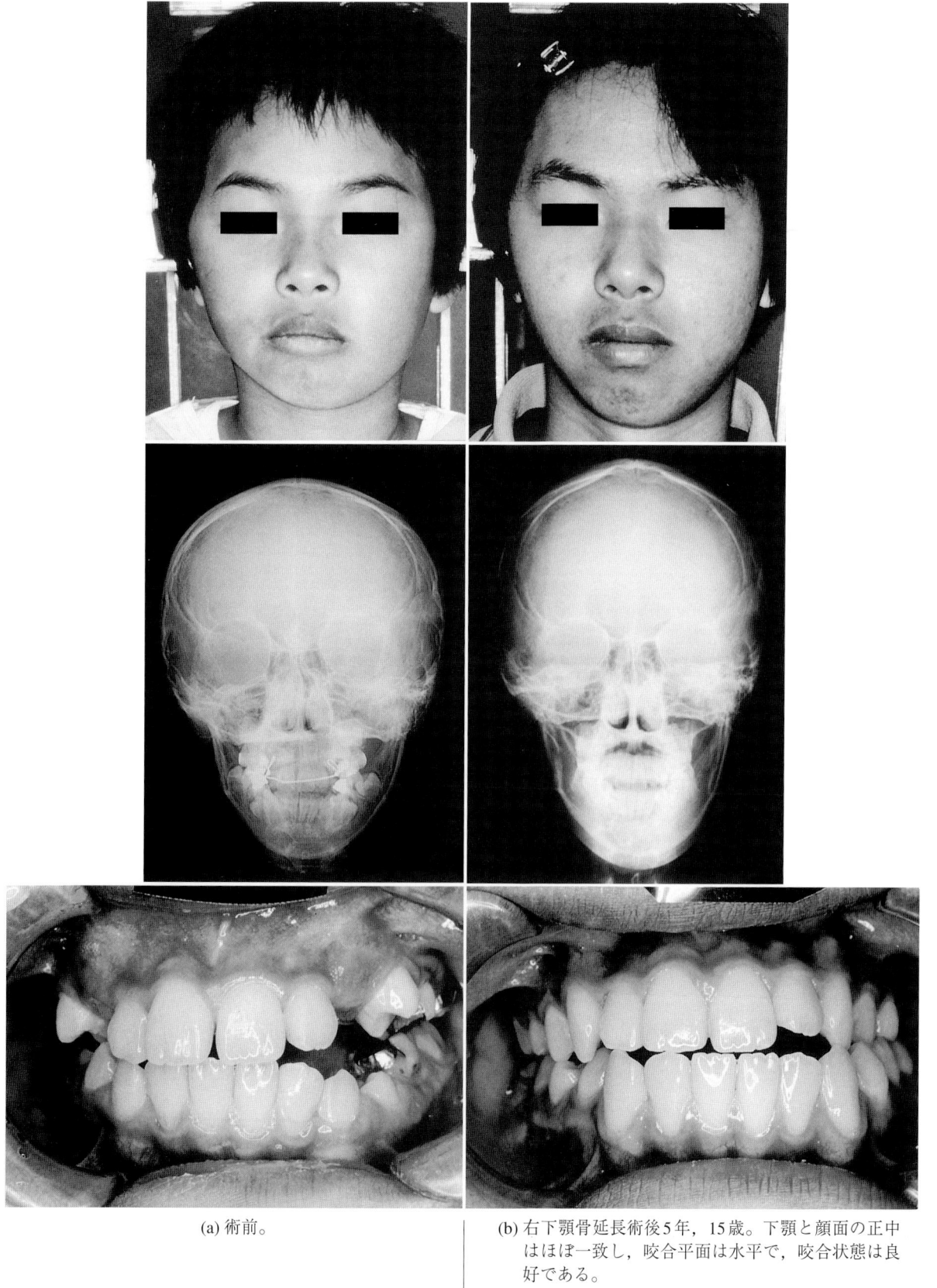

図5・21　症例1：10歳，男，右hemifacail microsomia

隙に骨化陰影が認められ，延長終了後10週で延長器を抜去した。後上方に偏位しかみこんだ状態にあった右下顎は，前下方および左方へ偏位した。延長器抜去後8カ月間，咬合が安定するまでfunctional applianceを装着し

た。咬合平面は水平となり，顔面の非対称性は著明に改善され，骨延長術後4年，13歳の現在に至っている（図5・22-b）。

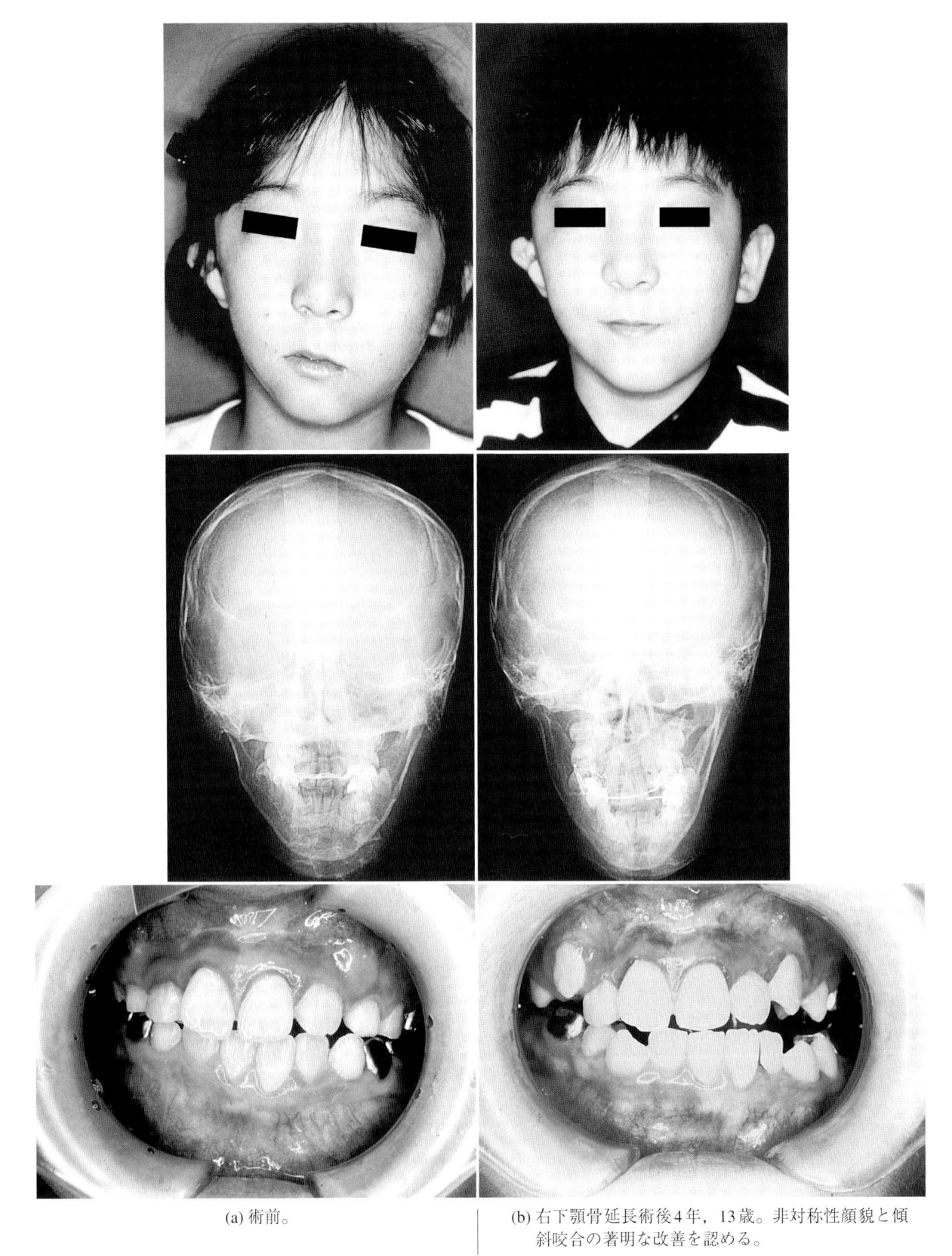

(a) 術前。　　　　　　　　　　　(b) 右下顎骨延長術後4年，13歳。非対称性顔貌と傾斜咬合の著明な改善を認める。

図5・22　症例2：9歳，男，右Goldenhar症候群

G 考　察

　片側下顎骨延長は両側下顎骨延長に比べ，方法論的，手技的に困難を伴う。小顎症などにおける両側下顎低形成は左右対称の場合がほとんどであり，延長方向も比較的単純で制御しやすい。しかしながら，片側下顎低形成では障害の範囲と程度により下顎骨の変形はさまざまであり[19)～21)]，延長方向は三次元的複雑さを呈し[22)]，無理な延長は顎関節に少なからぬ負担を強いることになる。

Corticotomyの部位と方向を慎重に選定することで、延長方向の決定はある程度可能ではあるものの、変形の強度な症例ではこれのみでは不十分である。われわれは、corticotomyに加えて用手的骨折により、下歯槽神経に損傷を与えることなく、骨膜を温存しつつ下顎骨を完全に離断している[13)14)]。しかも、骨離断部断端どうしを初期延長として3mm離した状態で延長器を装着している[13)14)]。Corticotomy単独よりは下顎骨を完全に骨折離断させた方が、延長器のネジの回転に要する力は小さくてすみ、したがってより容易に延長を行うことができる。また、骨折離断後に骨断端を密着させるよりは初期延長として間隙を開けた方が、延長器装着時に骨片間に角度をつけるなど延長方向設定の自由度が増し、延長方向が一元的な方向に限定されず、より理想的な延長を行うことができる。しかも、初期延長を行うことにより、延長開始までの待機期間中に予想される線維化を回避でき、したがって無理な力を要せずに延長が可能であり、延長量も大きくできる。3mmの初期延長を行っても骨化の遅延が認められないことは、基礎実験[23)]、臨床経験[13)14)]から確認している。最近では、単純な延長でよい症例には埋入型骨延長器[15)16)]を利用し、複雑な延長が必要な症例には三次元的延長の可能な創外型骨延長器[17)]を用いている。

術後の後戻りについては、セントリックストップが形成されている間は、ほとんど後戻りは認められない。しかしながら、乳歯冠が脱落し、咬合が悪化すると同時に、急速に後戻りが出現する症例をわれわれは経験している[13)]。咬合状態が後戻りに与える影響はきわめて大きく、延長器抜去直後からfunctional applianceを装着するなどの矯正治療が後戻りを防ぐ上で必須である。後戻りを考慮に入れて、過矯正ぎみに骨延長を行うのも一つの方法であり、われわれは術前分析より数mm程度の過延長を行っている。

骨延長術は基本的に骨の体積を生理的に増加させる方法であり、延長後の咬合管理および下顎骨の発育様式[24)]など多くの未解決の問題があり、最終的な咬合確立のために将来上下顎骨切り術が必要となる可能性は否定できず、常に念頭に置いておかねばならない。しかしながら、骨延長術は骨移植を必要とせず、骨のみでなく、皮膚、筋肉などの軟部組織の延長も可能といわれており[6)]、頭蓋顔面骨の先天性・後天性欠損や変形の治療に広く応用しうる術式であると考えられる。

（井川浩晴, 川嶋邦裕, 佐藤嘉晃）

文献

1) Codivilla, A. : On the means of lengthening in the lower limb, the muscles and tissues which are shortened through deformity. Am. J. Orthop. Surg., 2 : 353-369, 1905.
2) Ilizarov, G. A. : The tension-stress effect on the genesis and growth of tissues : Part I. The influence of stability of fixation and soft tissue preservation. Clin. Orthop., 238 : 249-281, 1989.
3) Ilizarov, G. A. : The tension-stress effect on the genesis and growth of tissues : Part II. The influence of the rate and frequency of distraction. Clin. Orthop., 239 : 263-285, 1989.
4) De Bastiani, G., Aldegheri, R., Renizi-Brivio, L., et al. : Limb lengthening by callus distraction (callotasis). J. Pediatr. Orthop., 7 : 129-134, 1987.
5) Snyder, C. C., Levine, G. A., Swanson, H. M., et al. : Mandibular lengthening by gradual distraction : Preliminary report. Plast. Reconstr. Surg., 51 : 506-508, 1973.
6) McCarthy, J. G., Schreiber, J., Karp, N., et al. : Lengthening the human mandible by gradual distraction. Plast. Reconstr. Surg., 89 : 1-8, 1992.
7) McCarthy, J. G., Grayson, B. H., Coccaro, P. J., et al. : Craniofacial microsomia. Plastic Surgery, edited by McCarthy, J. G., Vol.4, pp.3054-3100, W. B. Saunders Co., Philadelphia, 1990.
8) Vargervik, K., Ousterhout, D. K., Farias, M. : Factors affecting long-term results in hemifacial microsomia. Cleft Palate J., 23 (suppl. 1) : 53-68, 1986.
9) Padwa, B. L., Mulliken, J. B., Maghen, A., et al. : Midfacial growth after costochondral contraction of the mandibular ramus in hemifacial microsomia. J. Oral Maxillofac. Surg., 56 : 122-127, 1998.
10) Munro, I., Phillip, J., Griffen, G. : Growth after construction of the temporomandibular joint in children with hemifacial microsomia. Cleft Palate J., 26 : 303-309, 1989.
11) Guyuron, B., Lasa Jr., C. I. : Unpredictable growth pattern of costochondral graft. Plast. Reconstr. Surg., 90 : 880-886, 1992.
12) Monasterio, F. O., Molina, F., Andrade, L., et al. : Simultaneous mandibular and maxillary distraction in hemifacial microsomia in adults : Avoiding oclusal disasters. Plast. Reconstr. Surg., 100 : 852-861, 1997.
13) 川嶋邦裕, 大浦武彦, 杉原平樹ほか : 画像診断から見た下顎骨延長術の1例. 形成外科, 37 : 1167-1173, 1994.
14) Sugihara, T., Kawashima, K., Igawa, H. H., et al. : Mandibular lengthening by gradual distraction in humans. Eur. J. Plast. Surg., 18 : 7-10, 1995.
15) Chin, M., Toth, B. A. : Distraction osteogenesis in maxillofacial surgery using internal devices : review of five cases. J. Oral Maxillofac. Surg., 54 : 45-53, 1996.
16) Diner, P. A., Kollar, E., Martinez, H., et al. : Submerged intraoral device for mandibular lengthening. J. Cranio-Maxillofac. Surg., 25 : 116-123, 1997.
17) Gateno, J., Teichgraeber, J. F., Aguilar, E. : Distraction Osteogenesis : A new surgical technique for use with the multiplanar mandibular distraction. Plast. Reconstr. Surg., 105

: 883-888, 2000.
18) Gateno, J., Teichgraeber, J. F., Aguilar, E. : Computer planning for distraction osteogenesis. Plast. Reconstr. Surg., 105 : 873-882, 2000.
19) Pruzansky, S. : Not all dwarfed mandibles are alike. Birth Defects, 5 : 120-129, 1969.
20) Kaban, L. B., Moses, M. H., Mulliken, J. B. : Surgical correction of hemifacial microsomia in the growing child. Plast. Reconstr. Surg., 82 : 9-19, 1988.
21) Posnick, J. C. : Surgical correction of mandibular hypoplasia in hemifacial microsomia : A personal perspective. J. Oral Maxillofac. Surg., 56 : 639-650, 1998.
22) Gateno, J., Teichgraeber, J. F., Aguilar, E. : Computer planning for distraction osteogenesis. Plast. Reconstr. Surg., 105 : 873-882, 2000.
23) 川嶋邦裕, 井川浩晴, 杉原平樹 : 仮骨延長の基礎. 骨延長術：最近の進歩, 杉原平樹編, pp.27-33, 克誠堂出版, 東京, 2002.
24) Kusnoto, B., Figueroa, A. A., Polley J. W. : A longitudinal three-dimentional evaluation of the growth pattern in hemifacial microsomia treated by mandibular distraction osteogenesis : A preliminary report. J. Craniofac. Surg., 10 : 480-486, 1999.

III 臨床

5 部位
下顎骨：両側

SUMMARY

Pierre Robin sequernce, Treacher Collins症候群やNager症候群に見られる小下顎症において，比較的若年期に両側下顎骨延長術が施行される場合がある。この適応として，第1に重度の呼吸障害を呈する小下顎症において，下顎を延長し舌を前方に移動させることにより呼吸改善を得る場合が挙げられる。この方法を用いることにより気管切開口を閉鎖することが可能になっている。

第2に両側下顎骨延長により，若年期に顔貌の著しい改善を得られる。骨切り術は通常，成長が終了してから施行されるが，顔貌の変形のためにコンプレックスをもち，子どもの心理に悪影響を及ぼすことが指摘されている。著しい変形を呈する症例でも，就学期前に同法を用いて変形の軽減を図ることが十分可能になってきた。この方法では骨の移動に伴い，オトガイ部の軟部組織などが同時に拡張されるという利点がある。

第3に咬合状態の改善を図る場合である。両側下顎骨延長は，片側下顎骨延長に比較して延長後の咬合は安定し，後戻りも少ないようである。しかし，若年期における骨延長だけで良好な咬合状態を得ることは困難な場合が多く，成人になってから骨切り術が必要になることもある。また，延長部の歯胚の発育停止や位置異常が起こる場合もあり，骨皮質切開においてその位置や深さに細心の注意が必要である。

現在では口腔内延長装置が用いられることが多いが，小児では装置が大きすぎたり，両側延長により下顎頭間の距離が拡大しやすいので顎関節障害に注意が必要である。この点，創外型延長装置はピンがたわむため問題が少ないようである。また最近では，下顎の小さい一般矯正歯科患者において，下顎骨体部での両側下顎骨延長が試みられており，こうした下顎骨延長術は今後さらに発展することが期待される。

はじめに

先天的あるいは後天的理由により生じた重度の小下顎症に対して，変形が成長に伴い増悪するという観点から，過去には低年齢時期に下顎枝矢状分割術やL字型骨切り術などの顎骨骨切り術，costochondral graftや骨移植が施行されていた[1)2)]。しかし，成長に伴い変形が再発することや，とりわけ，costochondral graftでは移植骨が成長しなかったり，逆に過成長のためさらに複雑な変形が生じることもあり，結果を予測できないという欠点があった[3)4)]。また低年齢期において，このような手術を施行すれば，骨切り部および骨採取部位などへの侵襲は大きく，再手術が困難な場合も多い。

これに対し，McCarthyらは1992年に，このような顎変形の治療において，下顎骨骨切り術および骨移植に代わるべき方法として，下顎骨延長術の報告を行った[5)]。この方法を用いれば骨移植を必要とせず骨延長が可能である。また幼少児期に行っても，患者の侵襲は骨切り術や骨移植に比較して大きくない。最近では，当初用いられていた創外型延長装置に代わり，口腔内装置が多く用いられるようになってきており[6)~8)]，患者の負担も軽減されてきている。本稿では，この両側下顎骨延長術について術式を述べるとともに，症例を供覧する。

A 概 念

下顎骨延長法は，整形外科領域において，片側下肢短縮や軟骨無形成症など四肢短縮型低身長に対する脚延長術[9)10)]を顔面骨に応用したものである。1992年にMcCarthyらにより下顎骨延長が臨床応用されて以来[5)]，下顎骨ばかりでなく，頭蓋骨，上顎骨や歯槽骨にも広く用いられてきている。両側下顎骨延長は，先天的および後天的な理由で生じた重度の小下顎症に適応されることが多く，呼吸状態の改善，顔貌の改善および咬合の改善を目的としている。同法は幼少期に行うことが可能で，侵襲が小さく，また骨延長に伴いオトガイ部などの軟部組織が拡張されるという効果もあり，従来行われてきた

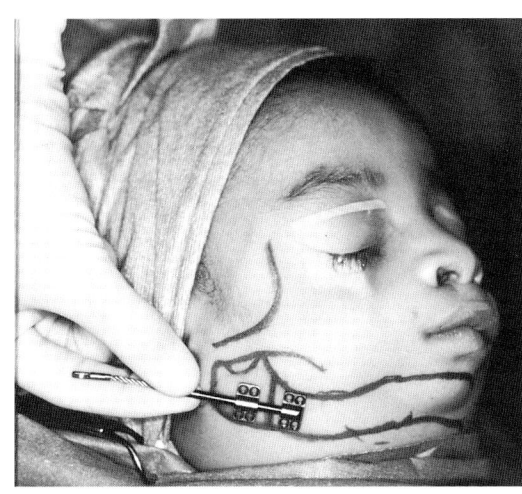

(a) 創内型骨延長器装着のデザイン。

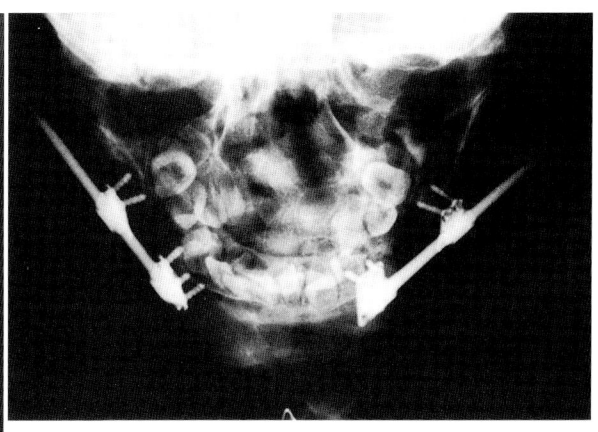

(b) 下顎骨延長中のX線像。

図5・23 Treacher Collins症候群を有する1歳児における，呼吸障害の改善を目的とした両側下顎骨延長

顎骨骨切り術，骨移植やcostochondral graftに代わるべきものである[5)11)～13)]。

B 適 応

両側下顎骨延長術は，Pierre Robin sequernce，Treacher Collins症候群やNager症候群に見られる下顎枝短縮例の小下顎症に適応されることが多い。このような先天的小下顎症における骨延長は，幼少期に行われる場合が多く，年齢的な制限はとくにないと考えている。このような患者における本法の適応として，第1に重度の呼吸障害を呈する小下顎症において，下顎を延長し舌を前方に移動させることにより呼吸改善を得る場合が挙げられる（図5・23-a，b）。この方法を用いることにより気管切開口を閉鎖することが可能になっている。

第2に両側下顎骨延長により，若年期に顔貌の著しい改善を得られる。骨切り術は通常，成長が終了してから施行されるが，顔貌の変形のためにコンプレックスをもち，子どもの心理に悪影響を及ぼすことが指摘されている。著しい変形を呈する症例でも，就学期前に同法を用いて変形の軽減を図ることが十分可能になってきた。この方法では骨の移動に伴い，オトガイ部の軟部組織などが同時に拡張されるという利点がある。第3に小下顎症に伴う咬合不良の改善を図る場合である。

また最近では，小下顎症で咬合不良を呈する一般矯正歯科患者において，下顎骨体部での両側下顎骨延長が試みられており[14)]，今後適応がますます広がっていくと考えている。

C 術前の評価

パノラマX線写真，頭部X線規格写真（セファログラム），三次元CT像などによる評価を行い，骨変形の状態を十分に把握しておくとともに，口腔内石膏模型を作製して歯列や咬合状態を把握しておく。また，セファロ分析を行い，咬合平面で下顎骨延長を行った際の予想分析を行い，延長方向および延長距離をあらかじめ決定しておく。また，下顎骨の大きさに対し，どのタイプの延長装置を用いるか決定する。

さらに可能であれば，延長装置の装着状態や延長終了時の状態などを確認するため，プラスチック製実体モデルを作製し，模擬手術を行うことが好ましい[11)]。最近では，コンピュータグラフィックを用いて変形を分析し，延長終了後の状態を予測することにより延長方向および延長量を決定し，個々の変形に応じた延長装置を作製することも可能になっている[15)16)]。

年齢および顎変形によっては，矯正治療を行った後に骨延長術を施行することも，安定した結果を得る手段と考えられる。

D 手 技

骨延長術を実施するにあたり，まず大切な点は，使用する延長装置の選択である。口腔内装置を原則的に第一選択とするが（図5・24-a～e），小児では大きすぎて使用困難な場合もある。小児においては皮膚を貫いて，延長装置の回転部分を露出させる型が使用しやすい（図5・23-a，b）。しかし，これらのタイプでは1方向のみしか延長できず，延長方向のベクトルが交叉するために

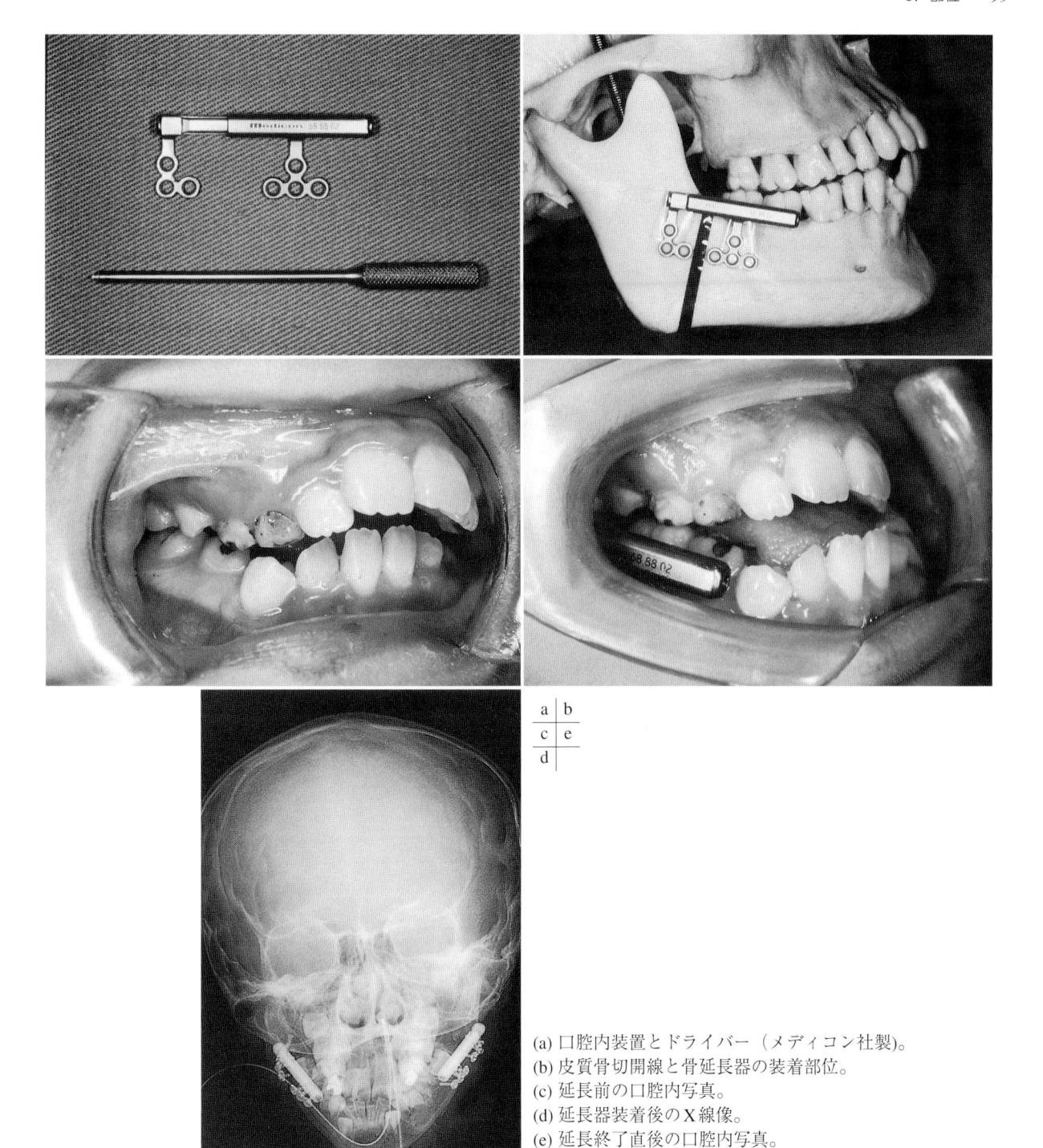

(a) 口腔内装置とドライバー（メディコン社製）。
(b) 皮質骨切開線と骨延長器の装着部位。
(c) 延長前の口腔内写真。
(d) 延長器装着後のX線像。
(e) 延長終了直後の口腔内写真。
図5・24　口腔内延長装置の使用

（図5・25），顎関節に負荷がかかり下顎頭間の距離が拡大しやすいので，顎関節障害に注意が必要である．この点，創外型延長装置では，延長方向がコントロールしやすく，またピンがたわむため顎関節に対する問題は少ないようである（図5・26）．しかし，両側下顎骨延長においては睡眠時に寝返りなどで装置の脱落を来すことがあるので，乳幼児などでは創外型延長装置は使用できない．

　下顎骨の骨切りおよび延長装置の装着において，切開線は通常の下顎の骨切り術と同様である．舌側の骨膜はできるだけ剥離せず，頰側の剥離も最小限度にとどめる．模擬手術などから設定した延長方向に合わせて延長器を試適した上で，下顎骨の骨切りを行う．CT像やプラスチック立体モデルから下顎管の位置を確認しておき，その位置を避けるように，デザインに沿ってbone sawを用いて外側，上前方，後方に皮質骨切開を行う．その後，口腔内装置では皮膚に小切開を加え，専用のトロカールを用いて延長装置をネジにて固定する．また創外型延長装置では，皮膚側よりピンを刺入した後，ピンに延長装置を固定する．つぎに，皮質骨切開部に細いノミを挿入して用手的に骨折させる（green stick fracture）．試しに2〜3mm延長させて延長において抵抗がないか確認した後，骨を元の位置に戻し，口腔内の創を閉鎖する．

96　Ⅲ．臨床

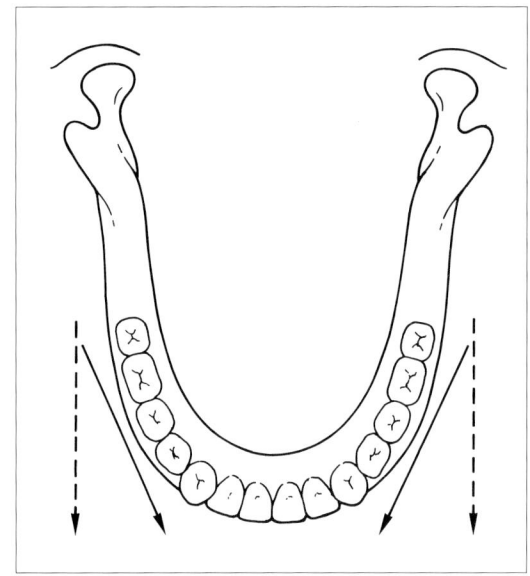

図5・25　口腔内装置による延長方向
延長方向としては前方への延長（点線）が好ましいが，口腔内装置では両側の延長方向のベクトル（実線）が交叉し，顎関節に負荷がかかりやすい。

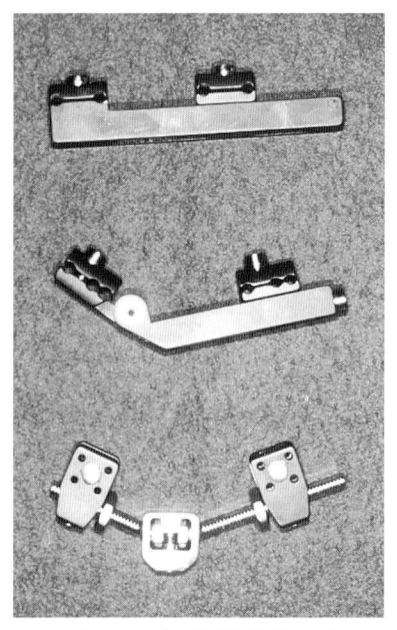

図5・26　創外型骨延長装置
上から M-100，M-110，M-407，Orthofix 社製。

E 術後管理

術後4～5日間の待機期間をおいた後，1回0.25～0.5mm，1日2回すなわち1日延長量0.5～1.0mmの速度で骨延長を行う。この延長量は延長装置によってそれぞれ設定されているが，差はわずかである。延長は咬合状態などを参考に最終的に延長終了時期を決定するが，数mmは過矯正に行う必要がある。延長装置の回転部分が露出している場合は，延長終了後にカッターにて露出部分を切断する。

2週間ごとにX線写真を撮影して骨形成状態を観察する。延長部に十分な骨陰影が確認されたら，延長装置を除去する。術前に，下顎前方移動後に正常な被蓋が獲得されるように矯正治療が行われている場合には，延長終了後早期に装置を除去してワイヤーや顎間ゴムにて顎間固定する場合もある。

F 症　例

【症例1】13歳，女，先天性小下顎症[17)～19)]

両側耳介から側頚部にかけての皮膚瘻，両側耳介変形および手指変形をもって出生。下顎の後退による呼吸障害のために生後9カ月にて気管切開を施行され，3歳時に閉鎖された。両側の難聴に対し，7歳より補聴器を使用している。患児は，開咬を伴う著しい上顎前突を呈していた（図5・27-a, b）。下顎枝は低形成でオトガイ部は後退し，咬合は上下の第一大臼歯の前後関係はAngle分類のⅡ級であった（図5・27-c）。両側の耳介は軽度小耳症を呈していた。

これに対し，咬合不良および顔貌の改善を目的に，両側下顎枝の骨延長を施行した。前述した手技にて，下顎用骨延長器（ハウメディカ社製）を用いて骨延長を施行した（図5・27-d）。術後2週目より延長を開始し，1日0.72mmずつ延長を行い，34日間延長し，24.5mm皮質骨切開線と直角方向に延長した。延長終了後8週目でX線上，延長部分には明瞭な骨陰影像が認められた。両側の延長で，延長距離が大きかったため，延長器は16週間と長期に装着を行った。

下顎骨延長によりX線上，両側下顎枝から体部の延長が認められ（図5・27-e, f），オトガイ部が突出して著明な顔貌の改善が得られた（図5・27-g, h）。また術前にあった睡眠時の呼吸困難が改善され，術後3カ月で5Kgの体重増加をみた。咬合に関しては，上下の第一大臼歯の前後関係はAngle分類のⅠ級に近づいた（図5・27-i）。術前のoverjetが19mm，overbiteが－9mmであったが，術後はそれぞれ9mm，－5mmと改善を認めた（図5・27-j）。その後，床保定装置を使用し顎成長終了まで観察を続け，18歳時に最終的に良好な咬合を確立するために下顎枝矢状分割術を行った。

移動量は右側が前方に6mm，左側は0mm，反時計回りに約9度下顎を回転させた。この顎矯正手術により，側貌は著しく改善され，咬合も適正なoberjet, overbiteが得られた（図5・27-k）。

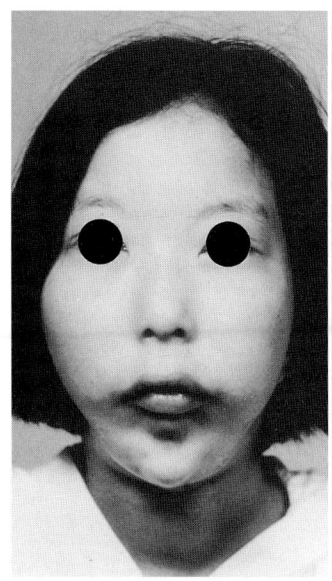

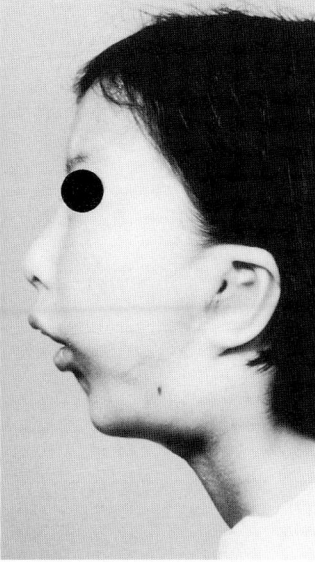

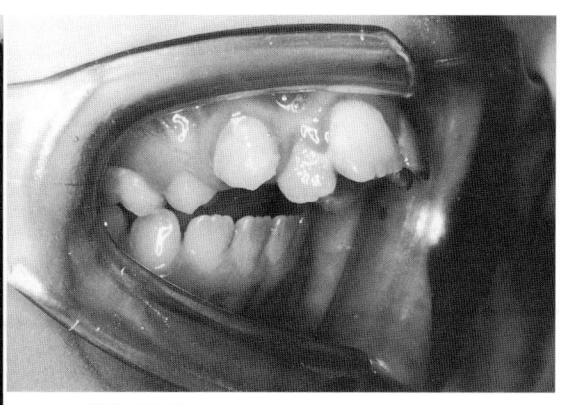

(a) 術前正面像。
(b) 術前側面像。
(c) 延長前の咬合状態。

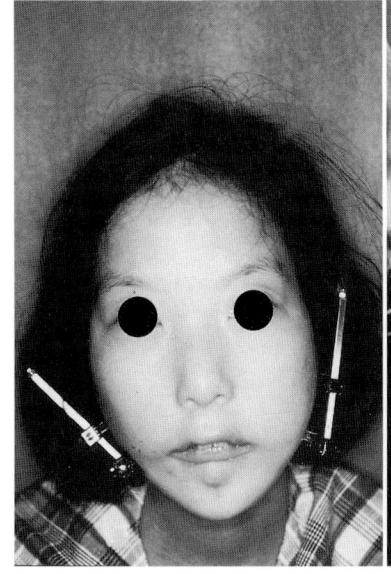

(d) 骨延長器を装着したところ。
(e) 延長開始時のX線像。
(f) 延長器を除去時のX線像。

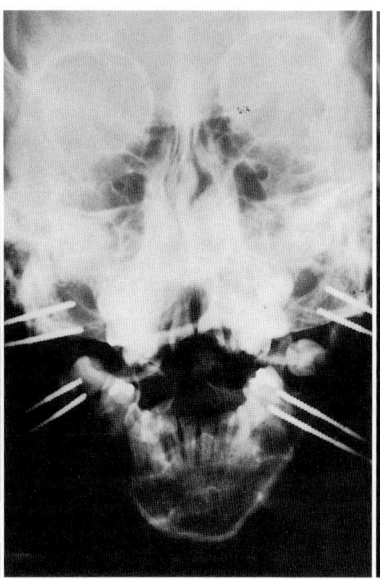

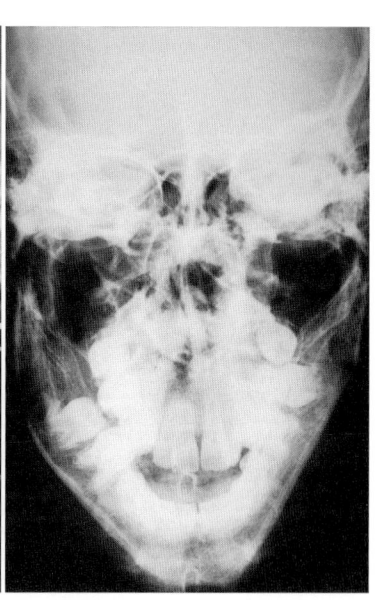

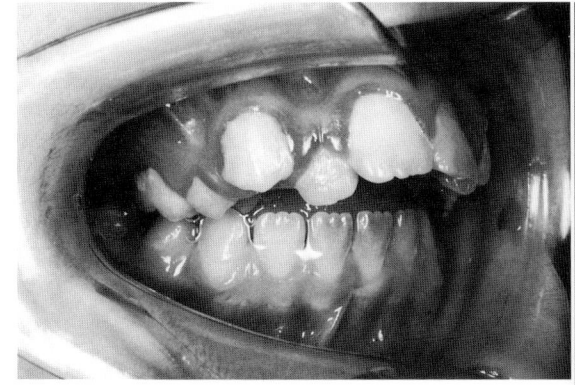

(g) 延長終了後の咬合状態。
(h) 17歳時の顔貌：正面像。
(i) 17歳時の顔貌：側面像。

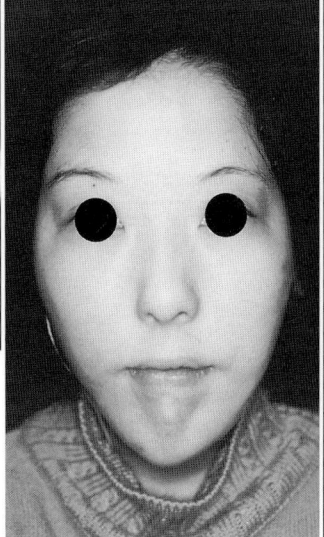

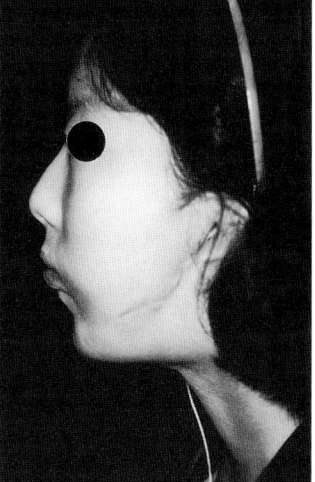

図5・27　症例1：13歳，女，先天性小下顎症
(a：高戸　毅，森　良之，江口智明ほか：顎顔面領域における骨延長術の応用．Hosp. Dent. (Tokyo), 10：2-17, 1999. より引用)
(i, j：小宮徳春，須佐美隆史，杉林奈賀子ほか：下顎骨仮骨延長症例の中期変化－延長後5年以上経過して－．日顎変形誌，8：12-22, 1999. より引用)

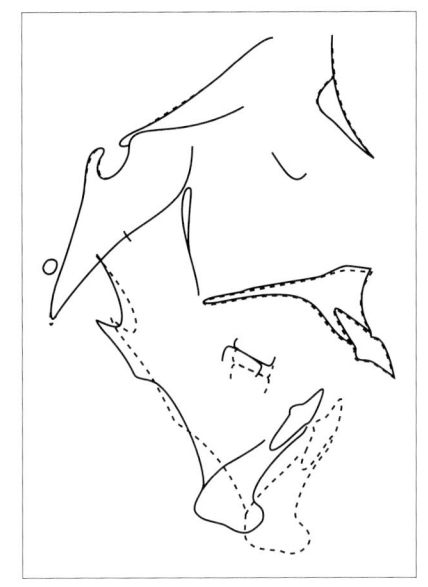

(j) 骨延長前後の側面セファログラム（実線が術前，点線が延長後）。

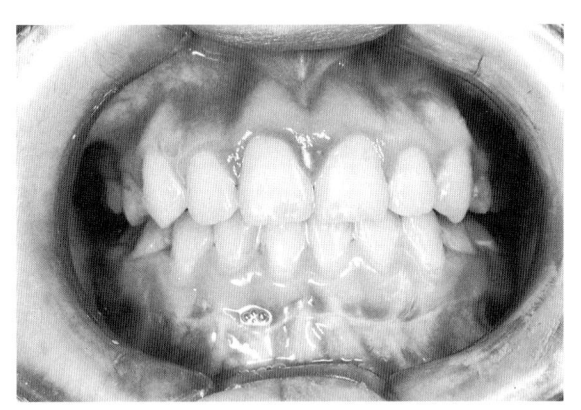

(k) 下顎矢状分割術後の咬合状態。
図5・27　つづき

【症例2】11歳，男，後天性小下顎症[18) 20)]
生後2カ月で髄膜炎に罹患し，感染が右側顎関節部にも波及し，骨性強直を生じた。著しい小下顎により顔貌は鳥貌を呈し（図5・28-a，b），咬合は上顎前突，過蓋咬合であった（図5・28-c，d）。切歯部での最大開口量は5.3mmであった。画像診断において，右側顎関節の構造は失われており，骨性癒合を認めた（図5・28-e）。また，下顎枝の短小が認められ下顎は患側へ偏位していた（図5・28-f，g）。左側顎関節はほぼ正常の形態を示していた。

手術は，costochondral graftによる下顎枝再建を行うこととし，その前段階として，骨延長術を用いて拘縮の強いオトガイ部軟部組織を拡張した。第1回目の手術は，全身麻酔下に右側顎関節の骨性癒合を解除し，開口を可能とした。ついで，下顎を前方移動させる目的で，右側は頬骨と下顎枝に2本ずつピンを刺入し創外型延長器（Orthofix M-407）を装着した。左側は下顎角部に外側皮質骨切開を加えた後，皮質骨切開線の前後に2本ずつピンを刺入し骨延長器を装着した。さらに上顎は下顎の延長に伴って移動できるように，LeFort I型骨切りに準じた皮質骨切開を施行した。

術後3日より延長を開始し，1日0.9mmずつ延長を行い，右側は21.5mm，左側は23.5mm延長した（図5・28-h，i）。この間，術前に上下顎に装着しておいたマルチブラケット装置を用い，顎間ゴムによる咬合誘導を同時に行った。2カ月間装置を留置した後，骨延長装置を除去し，同時に右側顎関節部にcostochondral graftを施行した。その結果，開口量は中切歯切縁間で25mmに増大し（図5・28-j，k），顔貌も著しく改善した（図5・28-l～o）。

G 考　察

小下顎症に対する両側下顎骨延長は，hemifacial microsomiaにおける片側下顎骨延長と同様の手技を用いて行われる。両側下顎骨延長においては，その適応から施行時期を大きく3つに分けられる。第1の時期は，幼児期に小下顎症に伴う呼吸障害に対して施行される場合で，舌を前方に移動させることにより呼吸状態を改善させることを目的として行われ，気管切開口を閉鎖することが可能である[18)]。この場合，延長装置は皮膚を貫いて延長部分が露出するタイプが選択されるが，患児の下顎が小さいため，骨延長器の露出に気をつける必要がある。また，歯胚を損傷する可能性が高いので，皮質骨切開において慎重な施術が必要である。

第2の時期は，就学期前に顔貌の改善を主眼に骨延長が行われるか，矯正歯科を遂行するために，顎関係をあらかじめ改善しておくことを目的とした場合である。この場合は，口腔内延長装置が選択される場合が多い[6)～8)]。延長術を施行するにあたり，矯正歯科医とともに延長方向と延長距離を慎重に設定する必要がある。このような症例でも臼歯の萌出が完了していないので，術後に延長部の歯胚の発育停止や位置異常が起こる場合もあり，骨皮質切開においてその位置や深さに細心の注意が必要である[14)]。また，口腔内延長装置を用いる場合には顎関節障害に注意が必要である[14)]。

第3は，第2大臼歯が萌出して，矯正歯科治療がある程度進んでから施行される場合で，この場合の主眼は咬合不良の改善におかれる。延長終了後に予定した咬合状態を獲得できる場合には，骨形成が確認できるまで装置を装着しておく場合が多い。また，マルチブラケット装置が装着されている場合，延長部の骨形成を待たずに装

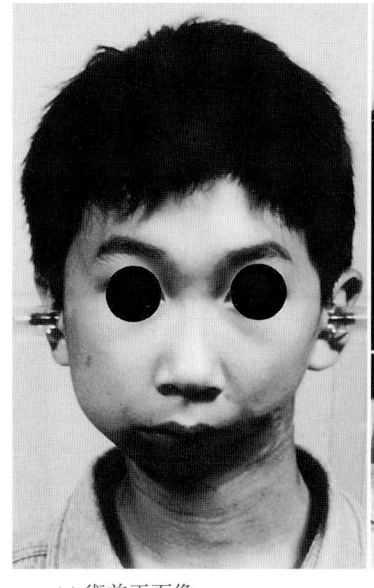

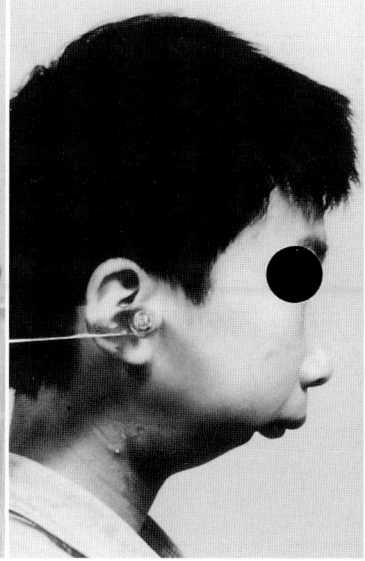

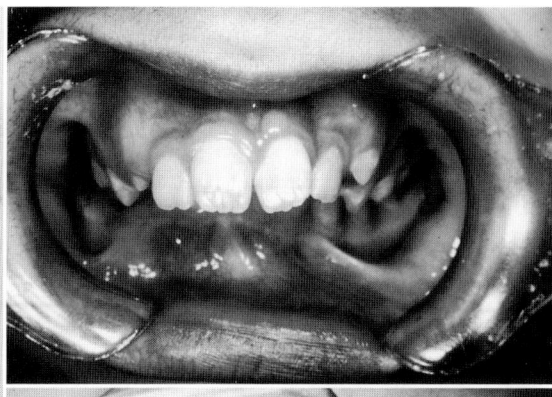

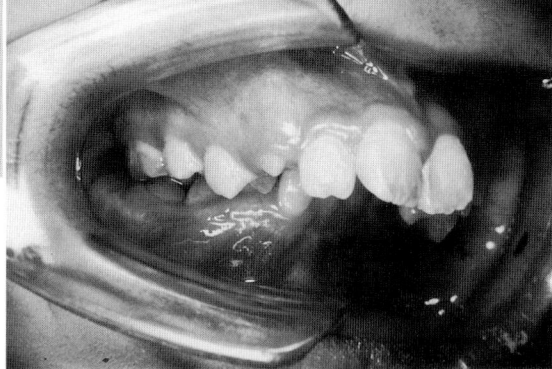

(a) 術前正面像。
(b) 術前側面像。
(c) 術前の咬合状態。
(d) 術前の咬合状態。

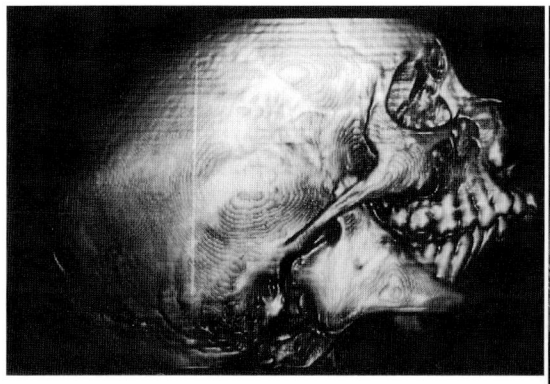

a | b | c
　　| d

(e) 術前三次元CT像。
(f) 術前，正面セファログラム。
(g) 術前，側面セファログラム。

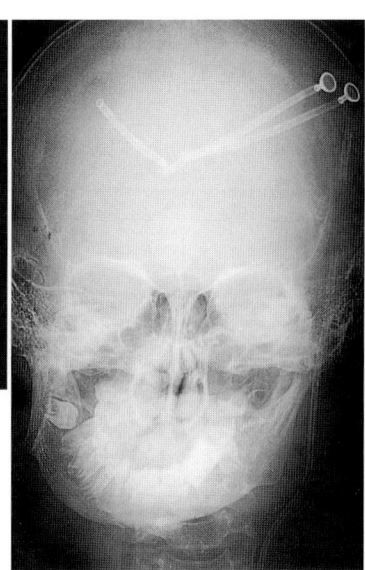

e | f | g

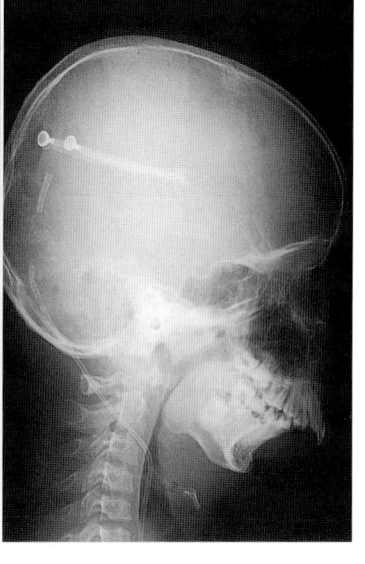

図5・28　症例2：11歳, 男, 後天性小下顎症
(a：小宮徳春：片側性小下顎症(後天異常)顎関節強直症. 顎骨延長術の臨床応用, pp.153-156, クインテッセンス出版, 東京, 1999. より引用)

置を除去し, ワイヤーや顎間ゴムを用いて予定した咬合状態に誘導する方法も選択される。

　いずれの時期に施行しても, 両側下顎骨延長は, 片側下顎骨延長に比較して延長後の咬合は安定し, 後戻りも少ないようである[14]。しかし, 施行時期が早ければ, その後の顎発骨や咬合関係は予測できず, 骨延長だけで将来とも良好な咬合状態を得ることは困難な場合が多い[14]。このため, 成人になってから骨切り術が必要になることを考慮しておくことが大切である[14,19]。

　また最近では, 下顎の小さい一般矯正歯科患者において, 下顎骨体部での両側下顎骨延長が試みられており[14],
今後, 延長装置の開発が適応症例のさらなる拡大につながるものと考えられる。　　　　（高戸　毅, 須佐美隆史）

文　献

1) McCarthy, J. G., Grayson, B. H., Coccaro, P. J., et al. : Craniofacial microsomia. Plastic Surgery, edited by McCarthy, J. G., Vol.4, pp.3054-3100, W. B. Saunders Co., Philadelphia, 1990.
2) 高橋博和：1st and 2nd branchial arch syndrome. 頭蓋, 顎顔面外科(図説形成外科講座5), 大浦武彦, 荻野洋一, 難波雄哉 編, pp.180-181, メジカルビュー社, 東京, 1987.
3) Munro, I., Phillip, J., Griffen, G. : Growth after construction

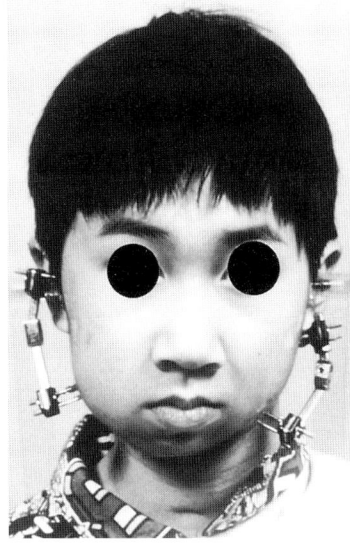

(h) 骨延長終了後の状態：正面像。　　(i) 正面X線像。

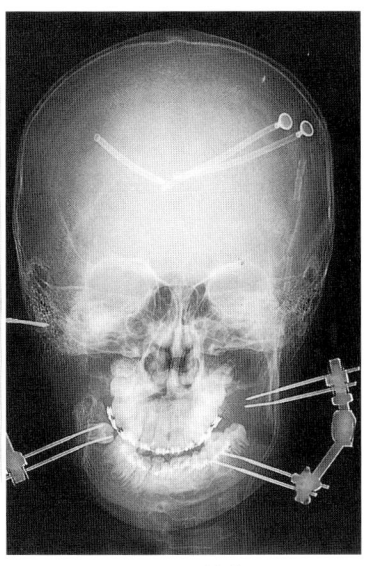

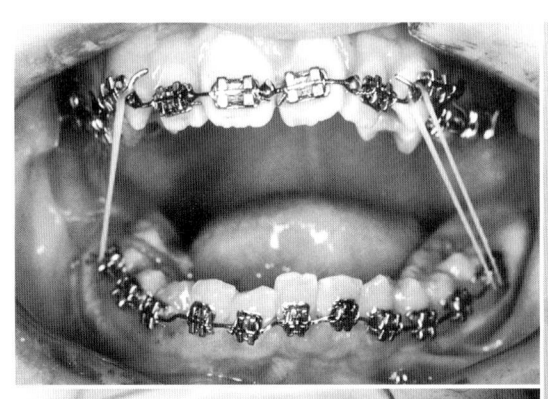

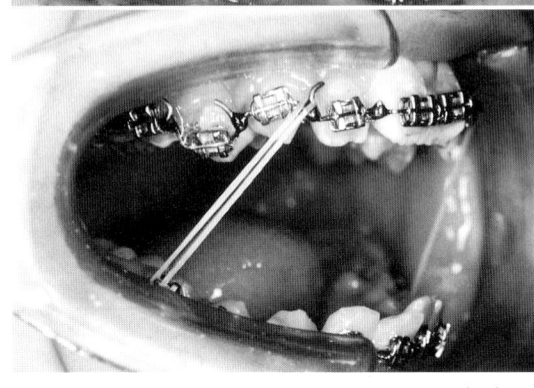

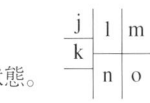

(j) Costochondral graft 施行後の状態。
(k) 術後の咬合状態。
(l) 術後正面像。
(m) 術後側面像。
(n) 術後正面セファロ。
(o) 術後側面セファロ。

図5・28　つづき

(j：高戸　毅，森　良之，江口智明ほか：顎顔面領域における骨延長術の応用. Hosp. Dent. (Tokyo), 10：2-17, 1999. より引用)

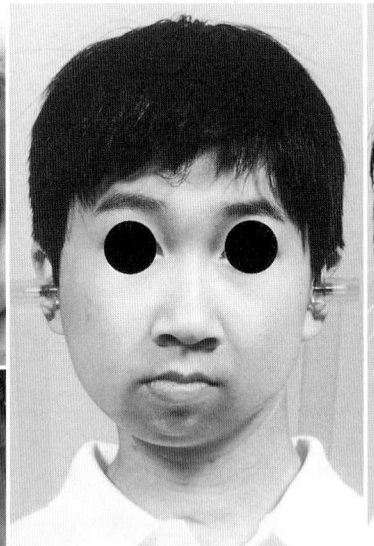

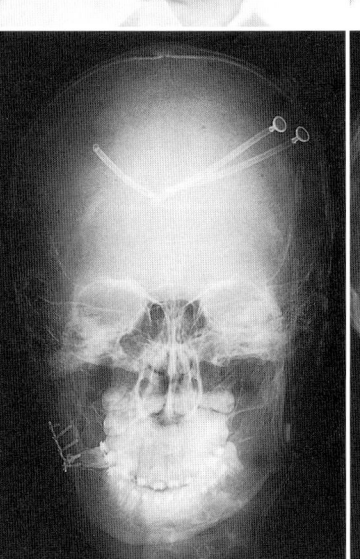

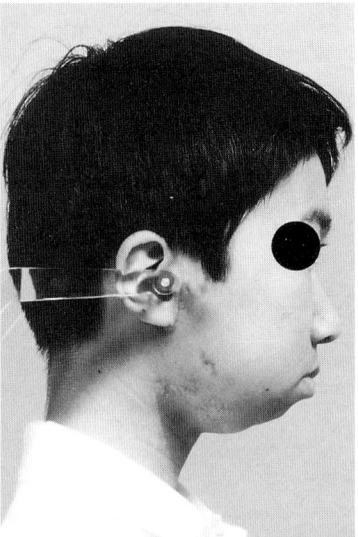

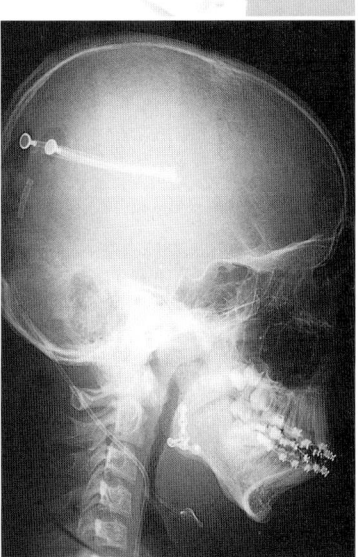

of the temporomandibular joint in children with hemifacial microsomia. Cleft Palate J., 26 : 303-309, 1989.
4) Guyuron, B., Lasa, Jr. C. I. : Unpredictable growth pattern of costochondral graft. Plast. Reconstr. Surg., 90 : 880-886, 1992.
5) McCarthy, J. G., Schreiber, J., Karp, N., et al. : Lengthening the human mandible by gradual distraction. Plast. Reconstr. Surg., 89 : 1-8, 1992.
6) Diner, P. A., Kollar, E., Martinez, H., et al. : Intraoral distraction for mandibular lengthening : a technical innovation. J. Cranio-Fac. Surg., 24 : 92-95, 1996.
7) Chin, M., Toth, B. A. : Distraction osteogenesis in maxillofacial surgerey using internal devices : review of five cases. J.Oral Maxillofac. Surg., 54 : 45-53, 1996.
8) Diner, P. A., Kollar, E., Martinez, H., et al. : Submerged intraoral device for mandibular lengthening. J. Cranio-Fac. Surg., 25 : 116-121, 1997.
9) Ilizarov, G. A. : Basic principle of transosseus compression and distraction osteogenesis. Orthop. Travematol. Protez., 32 : 7-15, 1971.
10) Ilizarov, G. A. : The princilpes of the Ilizarov method. Bull. Hosp. Jt. Dis., 48 : 1-11, 1988.
11) Takato, T., Harii, K., Komuro, Y., et al. : Mandibular lengthening by gradual distraction : analysis using accurate skull replicas. Br. J. Plast. Reconstr., 46 : 686-693, 1993.
12) 高戸　毅, 波利井清紀, 小室裕造ほか : 片側下顎発育不全に対する下顎骨骨延長法. 日形会誌, 13 : 187-197, 1993.
13) Molina, F., Monasterio, F. O. : Mandibular elongation and remodeling by distraction : A farewell to major osteotomies. Plast. Reconstr. Surg., 96 : 825-840, 1995.
14) 須佐美隆史 : 歯科矯正学的診断と治療計画. 顎骨延長術の臨床応用, pp.83-88, クインテッセンス出版, 東京, 1999.
15) Gateno, J., Teichgraeber, J. F., Aguilar, E. : Computer planning for distraction osteogenesis. Plast. Reconstr. Surg., 105 : 873-882, 2000.
16) Gateno, J., Teichgraeber, J. F., Aguilar, E. : Distraction osteogenesis : a new surgical technique for use with the multiplanar mandibular distractor. Plast. Reconstr. Surg., 105 : 883-888, 2000.
17) 高戸　毅, 波利井清紀, 小室裕造ほか : 下顎骨両側延長術の経験. 形成外科, 37 : 519-524, 1994.
18) 高戸　毅, 森　良之, 江口智明ほか : 顎顔面領域における骨延長術の応用. Hosp. Dent., 10 : 2-17, 1998.
19) 小宮徳春, 須佐美隆史, 杉林奈賀子ほか : 下顎骨仮骨延長症例の中期変化－延長後5年以上経過して－. 日顎変形誌, 9 : 12-22, 1999.
20) 小宮徳春 : 片側性小下顎症 (後天異常) 顎強直症. 顎骨延長術の臨床応用, pp.42-46, クインテッセンス出版, 東京, 1999.

5 部位
上顎骨：上顎，中顔面の骨延長術

SUMMARY

頭蓋顔面骨の延長術は数多くの利点を有しているため，頭蓋顎顔面外科の重要な術式の一つとして確立し，下顎骨から中顔面，頭蓋骨へとその応用が急速に拡大されてきている。顔面骨とくに上顎，中顔面は，種々の形態や大きさの骨が複雑に組み合わされて形成されているため，骨延長術式は非常に多岐にわたっているが，安全かつ容易に施行でき，比較的安定した良好な結果が得られる。また，本術式は骨移植と強固な骨固定を一期的に行う従来の上顎，中顔面前進術と比較しても，優るとも劣らない術式である。

上顎，中顔面延長術に用いられる骨延長器には外固定型と内固定型があり，外固定型は刺入ピンを用いる創外固定タイプとhaloとワイヤーなどを用いる牽引型がある。各種上顎骨延長にはこれらの装置の中から，最適なものを適宜選択する必要がある。

上顎，中顔面の骨延長に先立つ骨切り術は，完全授動骨切りが適していると思われる。骨延長術では骨切り線は比較的自由に選択することができ，良好な形態を獲得するためには複数部位で骨切りし，複数個の延長器を装着し，多方向への延長が望ましい。

今後の課題としては，上顎，中顔面の延長方向と延長量の決定に関する検討や延長した中顔面の後戻りの長期経過観察などが挙げられる。

骨延長術の発展はハードウェアの進歩によるものが大きいと思われ，器具の改良や開発は必須のものと考える。上顎，中顔面の骨延長術は，使用する延長器の種類あるいは延長方向など解決すべき点は多々あるが，頭蓋顎顔面外科における臨床応用は今後ますます拡大されていくものと思われる。

はじめに

1992年にMcCarthyら[1]により下顎骨延長の臨床例が初めて報告されて以来，顔面骨の延長術は数多くの利点を有しているため，頭蓋顎顔面外科の重要な術式の一つとして確立しつつある。現在，顔面骨の延長術は下顎骨[2]から中顔面[3〜9]，頭蓋骨[10][11]へとその応用が急速に拡大されてきている。

顔面骨は長管骨とは異なり，種々の形態や大きさの骨が複雑に組み合わされて形成されている。それゆえ，骨延長の術式や骨切り部位一つを取ってみても，非常に多岐にわたっている。

筆者らは，1994年に初めて外固定型骨延長器を用いた中顔面骨延長術を経験し[3]，1996年からは独自に開発した内固定型骨延長器を用いて30例以上の中顔面骨延長術を施行している。その結果から筆者らは，上顎，中顔面の骨延長術は臨床においても安全かつ容易に施行でき，比較的安定した良好な結果が得られると考えている[12][13]。また，本術式は，骨移植と強固な骨固定を一期的に行う従来の上顎，中顔面前進術と比較しても，優るとも劣らない術式であると思われる。

本稿では，上顎，中顔面の各種骨延長術について，現時点までの骨延長器具や術式などにつき筆者らが経験した症例を中心に述べる。

A 骨延長器

顔面骨の延長術は用いられる装置によって2種類に大別される。すなわち，延長機構が体外にある外固定型骨延長と，体内に埋入される内固定型骨延長である。

さらに外固定型骨延長は，骨固定用のピンを創外固定器に装着して延長していくものと，頭蓋骨などにhaloを装着し牽引力で骨延長を行うものと2種類ある。

内固定型骨延長と外固定型骨延長それぞれに利点と欠点があり，延長される各種頭蓋顔面骨個々の形状や延長方向などに応じた方式を選択する必要がある。いずれにしても，頭蓋顔面骨の安全で効果的な骨延長を遂行する

ためには，ハードウェアとしての骨延長器の開発，改良などの進歩が不可欠である。

1．外固定型延長器

筆者らは，1994～95年に施行した初期の2症例に対しては，市販されている手関節用の創外固定器を流用して外固定型中顔面骨延長を行った。用いた創外固定器はOrthofix社のPennig Dynamic Wrist Fixatorで，これにオプション装置である骨延長機構を組み込んだものを使用した。骨延長機構は，軸の1回転で0.5mmの延長が得られるものである（図5・29）。

通常，外固定型骨延長は骨切り部を挟んで両側の骨組織に固定用のハーフピンを刺入しなければならない。中顔面骨延長では頬骨体部にハーフピンを刺入する。頭蓋骨にはピンを刺入することはできないので，直径3cmの円形プレートを製作し，これにピンを固定した。この円形プレートはマイクロプレート用のネジ（マイクロスクリュー）で側頭骨に固定される（図5・30）。

外固定型骨延長器は，装着，抜去が比較的容易であり，三次元的に多方向への骨延長が得られやすいという利点があるが，装置が大きく目立つため患者のADL上で問題点が多いのが欠点である。また，ピンの移動による裂創が皮膚に生じやすいことも大きな欠点である。

最近は，三次元的に多方向への骨延長が創外固定器より容易で，あらゆる形状や大きさの骨組織にも適応しやすいhaloを用いた牽引タイプの外固定型骨延長器も使用されている[14)15)]（図5・33-b）。

2．内固定型延長器

初期の数年間に筆者らが行った外固定型骨延長術では，下顎骨，中顔面ともに顔面骨延長術専用に製作された器具ではなく手指用の器具を流用していたため，大きくて目立つ，重いなどといった問題と，ハーフピンによる裂創が頬部に生じるという欠点があった。そのため，1996年に各種顔面骨の骨延長術専用に内固定型延長器を独自に製作し，以降はこれらの器具を用いた内固定型骨延長術を専ら行っている[4)]。

筆者らが開発した内固定型骨延長器はチタン合金製で各種頭蓋顔面骨に適合できるように小型軽量である。下顎骨や頭蓋骨をはじめとして多くの部位に適用される汎用タイプ（図5・31-a）と中顔面骨延長専用タイプ（図5・31-b）がある。いずれも2つのプレートと1本の延長軸で構成されており，延長軸1回転で0.5mmの延長が得られる。骨固定終了後には，逆方向へ回転することにより延長軸のみを容易に抜去することができる。これは，外来診療で無麻酔で行うことができる。

B 上顎，中顔面の各種骨延長術の実際

上顎，中顔面の劣成長部位に応じた骨延長術を選択する。すなわち，Crouzon病などに代表される頭蓋顔面異骨症で上顎，中顔面全体にわたり劣成長が認められる場合には，Le Fort III型あるいはIV型骨延長術を選択する。また，Treacher Collins症候群などで眼窩，頬骨に劣成長が認められる場合にはその部位の骨延長術を行う。

以下に上顎，中顔面の各種骨延長術の実際を述べる。

1．Le Fort I型骨延長術

Le Fort I型骨延長術は，おもに唇顎口蓋裂症例に見られる中等度ないし高度の上顎劣成長に適応される。上顎歯列弓の前方あるいは前下方への骨延長とともに歯列弓

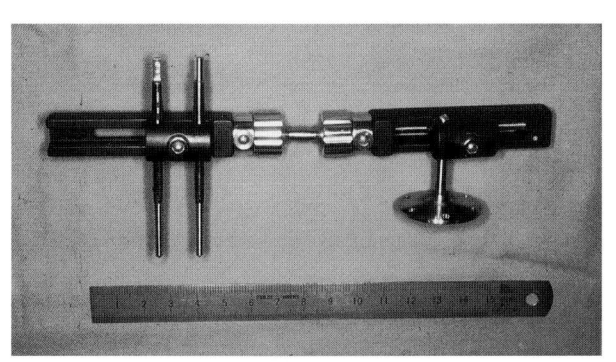

図5・29　外固定型中顔面骨延長器
Orthofix社の手関節用創外固定器に延長機構を付加したものを流用した。頬骨には2本のハーフピンを刺入し，側頭骨には自作した直径3cmの円形プレートをマイクロスクリューで固定し，これに創外固定用のピンを取り付けた。

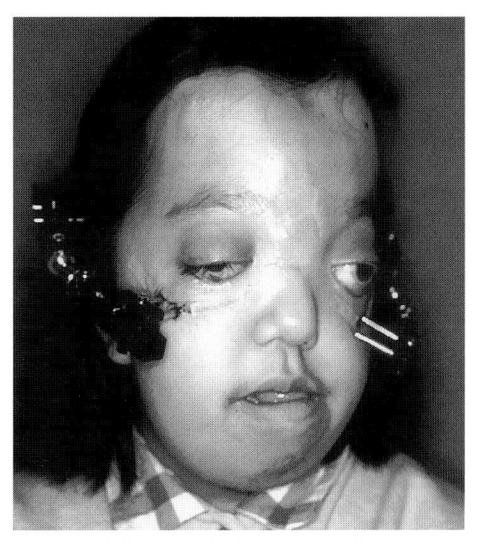

図5・30　外固定型中顔面骨延長器を用いたCrouzon症例のLe Fort III型骨延長術

104　Ⅲ. 臨床

の側方拡大が同時になされる場合もある。また，歯槽，硬口蓋に骨欠損がある場合には，腸骨海綿状骨移植を併施し，骨移植された部位を延長する場合もある。

Le Fort Ⅰ型骨延長術には，通常，halo式の牽引型骨延長器が使用される[14)15)]。これは，Le Fort Ⅰ型骨延長術専用の内固定型骨延長器が現時点では開発されていないからである。

骨延長に先立つ骨切りは，通常のLe Fort Ⅰ型骨切り術を行うが，筆者らは完全骨切りを行い，延長される上顎を十分に授動するようにしている。骨延長器を装着し，5～7日後より0.5～1mm/dayの速度で骨延長を開始する。

ワイヤーなどによる牽引力の方向を調整することにより，上顎を前方のみあるいは前下方へ延長することができる。成長段階にある小児では，上顎の過延長を目標とする。

骨延長中あるいは後固定の段階で，ゴムなどを用いた顎間固定を積極的に行い，良好な上下顎の咬合関係を得る工夫もなされる[16)]。延長終了後の後固定期間は一般的に2～3カ月程度である。

2．Le Fort Ⅱ型骨延長術

短鼻変形などおもに上顎，中顔面の中心部分の劣成長の改善に適応される。

骨延長に先立つ骨切りは通常のLe Fort Ⅱ型骨切り術もしくは，鼻骨，篩骨部を含めた高位上顎分節骨切りが行われる。

Le Fort Ⅱ型骨延長術には，halo式の牽引型骨延長器や内固定型骨延長器が用いられる。筆者らは汎用型の内固定型骨延長器を鼻根部に装着している。

3．Le Fort Ⅲ型骨延長術

上顎，中顔面の骨延長術としてはもっとも適応範囲が広いと考えられ，全体を前方あるいは前下方へ延長する場合に行われる。

筆者らはLe Fort Ⅲ型骨延長術専用の内固定型骨延長器を開発し，中顔面を従来のLe Fort Ⅲ型骨切り術に準じて完全骨切りした後に延長するようにしている[12)13)]。Le Fort Ⅲ型骨切り術を行い中顔面を完全に授動した後に，側頭骨に円形プレート，頬骨弓基部にコの字形プレートをマイクロスクリューで左右対称に固定する。

1週後より，1mm/dayの速度で骨延長を開始する。延長期間中は毎週セファログラムを撮影し，延長方向や延長量を判定する。延長終了後の後固定期間は3カ月としている。延長中あるいは後固定中にゴムバンドなどを用いて咬合管理を行う。

4．Le Fort Ⅳ型骨延長術

上顎，中顔面と前頭骨を同時に延長する術式である。すなわち，Le Fort Ⅲ型骨延長術と前頭骨延長術を同時に行うものである。Crouzon病やApert症候群などのsyndromic craniosynostosisの症例に適応される。

筆者らは，前頭骨は汎用タイプの内固定型骨延長器を用いて水平前方に，中顔面骨は専用の内固定型骨延長器を用いて前下方へ，2種類の異なるベクトルを用いて骨延長を行っている[5)]（図5・32）。

従来のLe Fort Ⅳ型前進術では頭蓋内に死腔が生じやすく，感染や骨吸収の原因となりやすかったが，Le Fort Ⅳ型骨延長術では死腔が生じにくいので，これらの問題点に改善が大きいと思われる。

5．眼窩，頬骨の骨延長術

外傷やTreacher Collins症候群などの先天性形態異常により眼窩，頬骨に劣成長が認められる場合にはこの部位の骨延長術を行う。

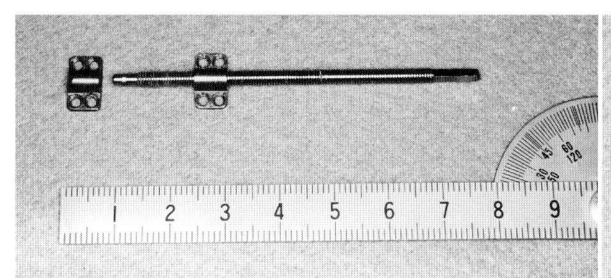

(a) 汎用タイプ：筆者らが開発した頭蓋顔面骨汎用タイプの内固定型骨延長器。材質はチタン合金で，2つのプレートと延長軸の3つの部分からなる。プレートはマイクロスクリューを用いて固定される。延長軸はネジ山径3mmで，1回転で0.5mmの延長が得られる。逆回転すれば容易に抜去可能である。

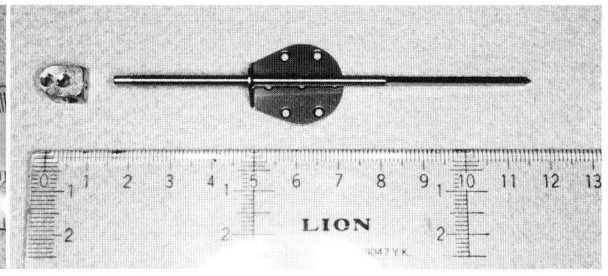

(b) 中顔面用：円形プレートは側頭骨に固定され，「コ」の字プレートは眼窩外側部から頬骨弓基部にはめ込むようにして固定する。延長軸の後端は必要な長さで自由に切断できる。

図5・31　内固定型骨延長器

筆者らは眼窩，頬骨を完全骨切りして，内固定型骨延長器を装着し，延長軸は頬部皮膚から前方に露出させておく術式を採っている。

延長終了後は延長軸を短く切断し，皮下に埋没させておく。後固定期間は3カ月とする。

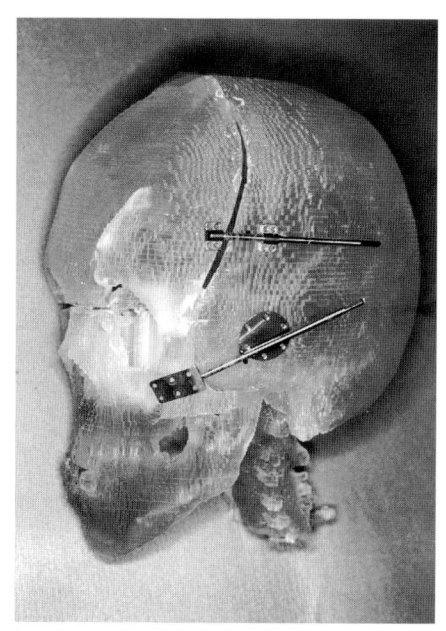

6. 歯槽骨，硬口蓋の骨延長術

歯槽骨を分節骨切りして小さな外固定型骨延長器を装着し歯牙と歯槽骨を移動させる術式が報告されている[17]。硬口蓋では矢状骨切りを行い側方拡大を図ったり，前額断方向で骨切りを行い硬口蓋を後方へ骨延長する術式が報告されている[18]。

C 症 例

【症例1】17歳，男，Crouzon症候群

9歳時に当科でLe Fort IV型前進術を施行したが，その後の成長に従い，上顎の劣成長が再発した症例である。（図5・33-a）

本症例に対しては，halo式の牽引型骨延長器を用いたLe Fort III型骨延長術を行った。骨切りは通常のLe Fort III型骨切りとし，中顔面を完全に授動した後，両側頬骨と前鼻棘部にワイヤーを通し，halo式の骨延長器で前方へ牽引した（図5・33-b）。

術後1週より骨延長（牽引）を開始し，3週間で17mmの骨延長を行った。延長終了後は2カ月間の後固定を行い，haloを除去した（図5・33-c）。

【症例2】18歳，男

左側完全唇顎口蓋裂術後に上顎の劣成長が生じた患者である。反対咬合，短鼻，軽度眼球突出が認められたため，Le Fort III型骨延長術を施行した（図5・34-a, b）。

図5・32　2組の延長器を用いたLe Fort IV型骨延長術
正常な発育方向に従い，中顔面は前下方へ，前頭骨は水平前方へ異なるベクトルで延長される。

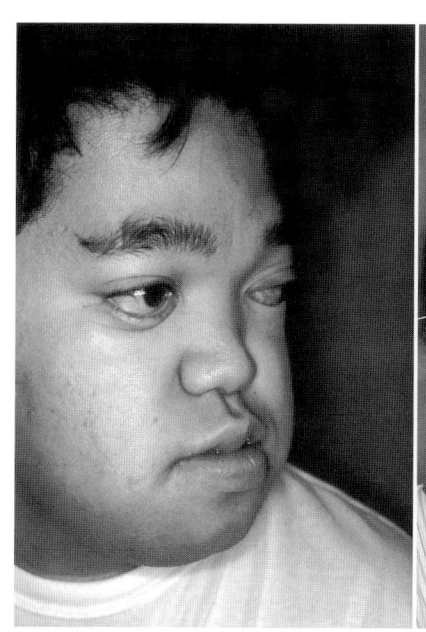

(a) 上顎劣成長と眼球突出を認める。
(b) haloを用いたLe Fort III型骨延長術。上顎を3本のワイヤーでやや前下方へ牽引している。
(c) 術後1年の状態。ワイヤー刺入部の瘢痕は目立たない。

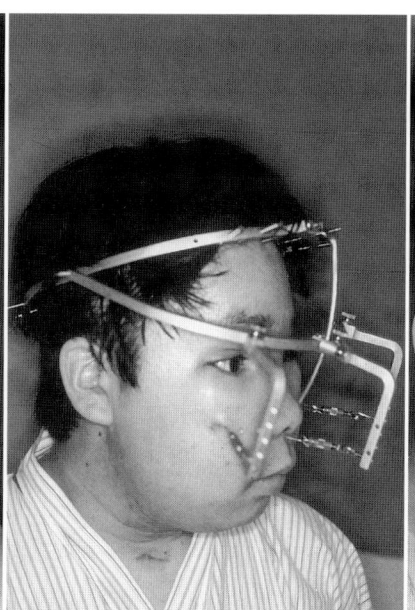

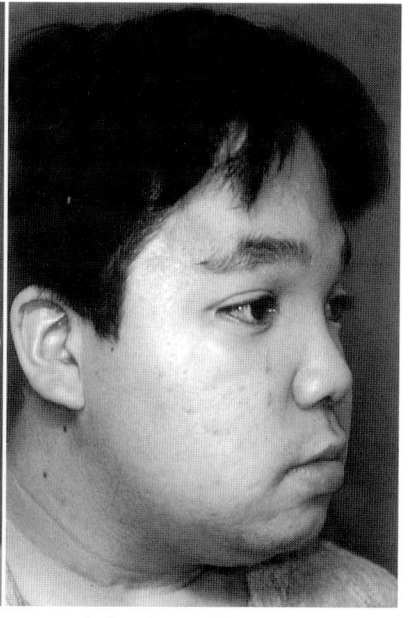

図5・33　症例1：17歳，男，Crouzon症候群

106　Ⅲ．臨床

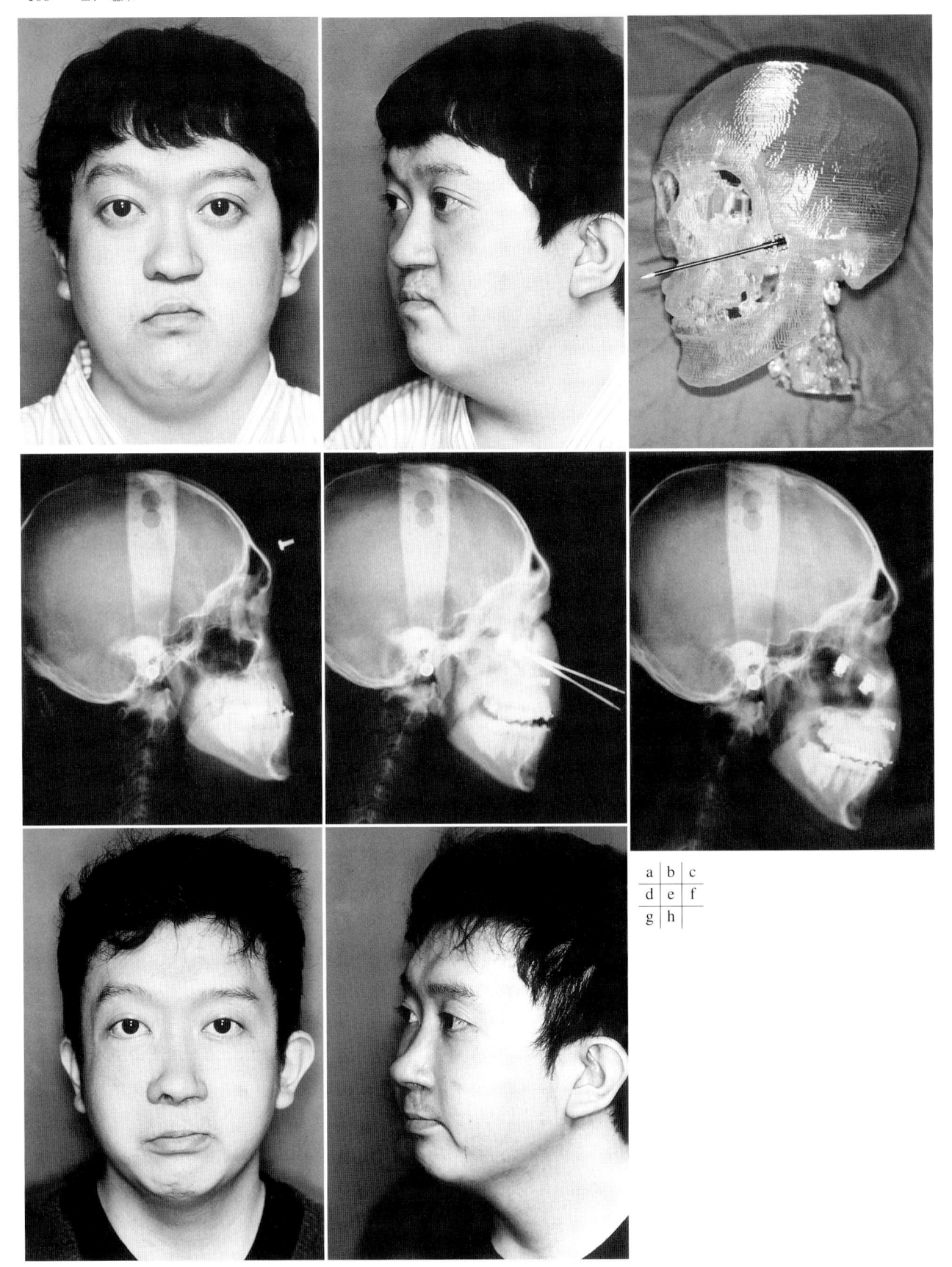

a	b	c
d	e	f
g	h	

(a, b) 中顔面のとくに上下方向の短縮が目立つ。
(c) 術前シミュレーション。汎用タイプの内固定型骨延長器を頬骨弓基部に装着し，延長軸を前方へセットした。
(d) 術前の側貌セファログラム。
(e) 延長中の側貌セファログラム。
(f) 術後4カ月の側貌セファログラム。後固定が終了し，延長軸を外来で逆回転して抜去した状態。
(g, h) 術後2年の状態。中顔面は上下方向に良く延長されている。

図5・34　症例2：18歳，男

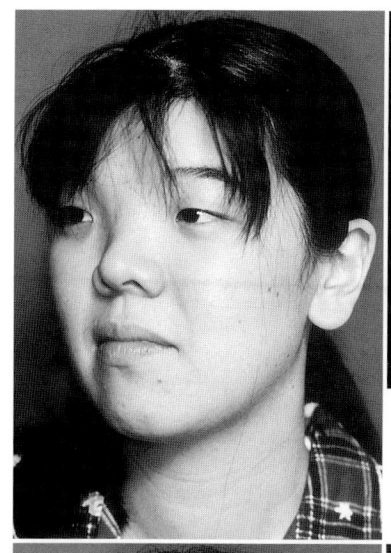

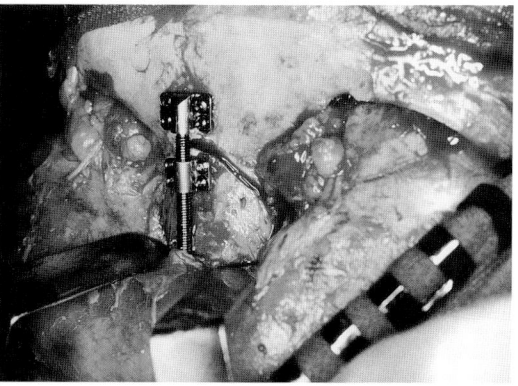

◀(a) 眼窩隔離と短鼻を認める。
▲(b) 鼻根部に骨延長器を装着。

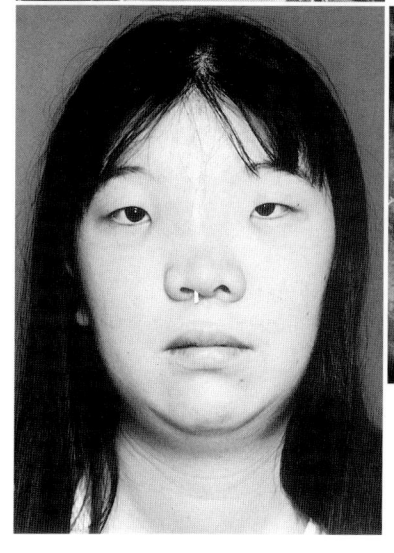

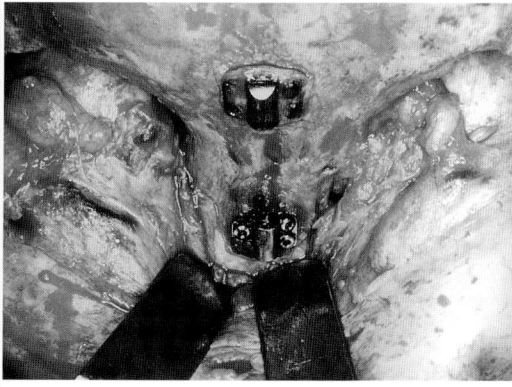

▲(d) 延長術後1年の骨延長部。良好な骨新生を認める。
◀(c) 延長中の状態。鼻孔から延長軸を露出させている。
▶(e) 眼窩骨切り後1年の状態。

図5・35　症例3：20歳，女

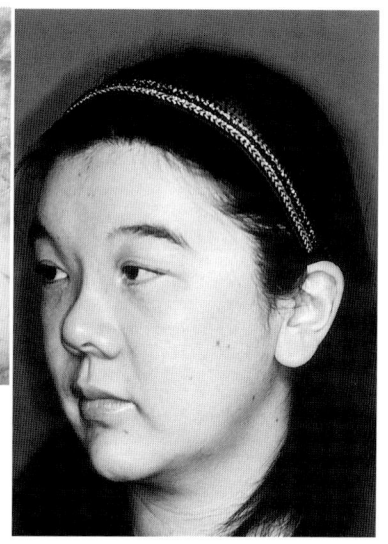

　本症例では，頭皮冠状切開を置かずに内視鏡下にLe Fort III型骨切り術を行い，汎用型の内固定型骨延長器を用いて中顔面の骨延長を行った。頬骨弓基部の骨切り部に汎用型延長器を装着し，延長軸を前方の頬部に露出させた（図5・34-c）。

　術後1週より骨延長を開始し，2週間で12mmの骨延長を行った。延長軸は3カ月間の後固定を行った後，外来にて逆方向へ回転して抜去した（図5・34-d～h）。

【症例3】20歳，女

　眼窩隔離症を伴うfrontonasal dysplasiaの症例である。本症例では外鼻が短縮しており，とくに上顎の上下方向の劣成長が認められたため，まずLe Fort II型骨延長術を行い上顎の下方延長を図った（図5・35-a）。

　延長器は汎用型延長器を鼻根部に装着し，延長軸を鼻孔から露出させた（図5・35-b）。

　術後1週より骨延長を開始し，2週間で10mmの骨延長を行った（図5・35-c）。

　延長軸は3カ月後に外来で抜去した。上顎のLe Fort II型骨延長術の1年後，眼窩骨切り術を行い眼窩隔離を修正した。その際，鼻根部の延長プレートを抜去したが，延長部の骨新生は非常に良好であった（図5・35-d，e）。

【症例4】43歳，女

　眼球突出と前額部，頬部の扁平感を主訴として当科を受診した（図5・36-a）。

　本症例は正常咬合を有していたため，Le Fort IVマイナスLe Fort I型骨延長術を計画し，前額部および上顎を水平前方に延長した（図5・36-b）。

　一部に内視鏡を用い前頭骨と中顔面骨を一塊として完全骨切りし，2組4個の汎用型骨延長器を装着し，術後1週より0.5mm/dayの速度で水平前方に8mmの骨延長を行った（図5・36-c）。

　術前の眼球突出は23mmであったが，骨延長により15mmに改善した（図5・36-d）。

108 Ⅲ．臨床

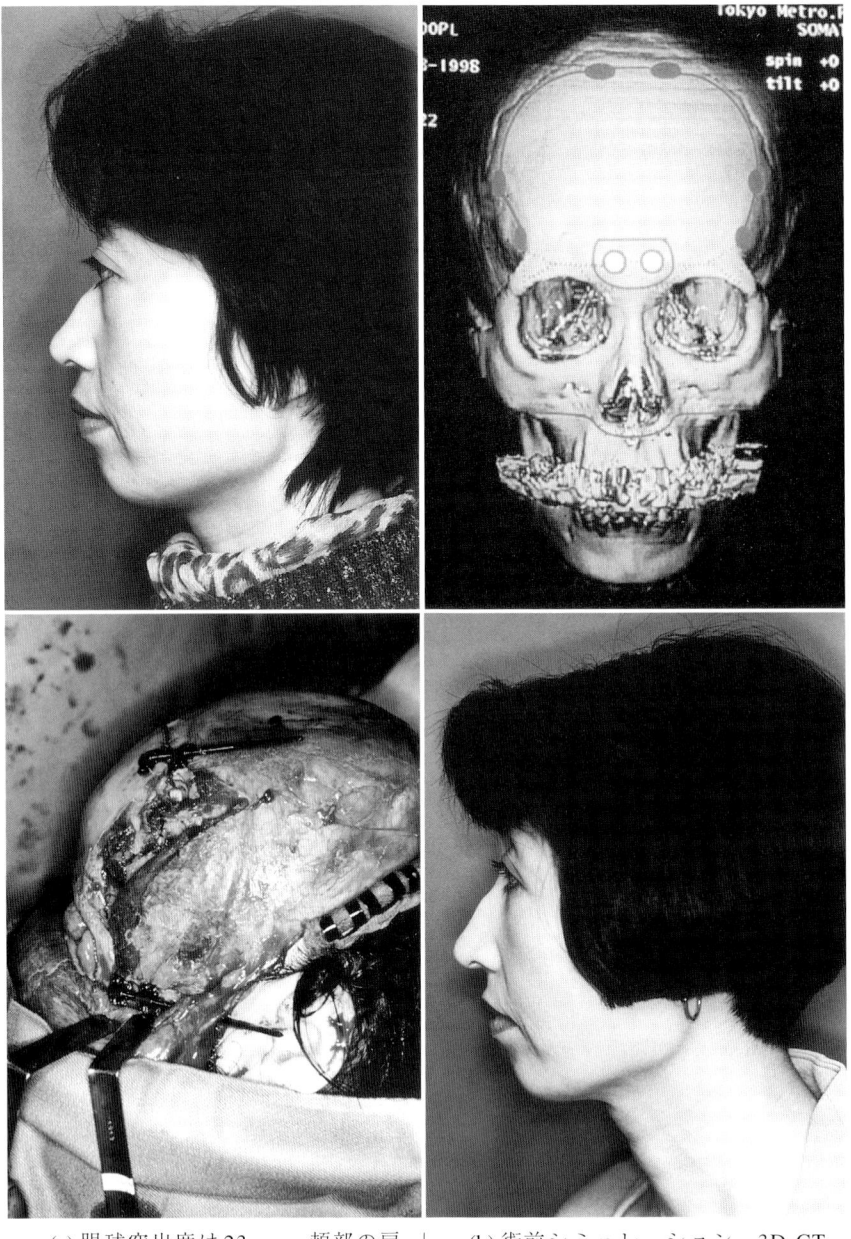

(a) 眼球突出度は23mm。頬部の扁平感がある。

(b) 術前シミュレーション。3D-CT上でLe Fort IVマイナスLe Fort I型骨切りの術前シミュレーションを行った。実線が骨切り線，点線は前頭蓋底の骨切り線を示す。前頭蓋底の骨切りはburr holeから挿入した内視鏡補助下に行った。

(c) 内固定型骨延長器の装着。前頭骨と頬骨弓に2組の骨延長器を装着した。延長器はどちらもフランクフルト平面に平行にセットした。

(d) 術後2年の状態。眼球突出度は15mm。頬部の扁平感も改善している。

図5・36　症例4：43歳，女

D 考　察

1．上顎延長術における骨切り

　骨延長を行うためには，それに先立ち何らかの骨切り術を施行しなければならない。Ilizarov[19]は長管骨の骨延長に対し，皮質骨のみを骨切りし髄質を温存する皮質骨切り（corticotomy）を提唱した。顔面骨の延長術においては，下顎骨延長で最初の臨床例を報告したMcCarthy[1]は下顎骨の全周にわたる皮質骨切りを提唱している。しかし，上顎，中顔面の骨延長術では，筆者らは完全授動骨切りが良いと考えている。これは，上顎，中顔面の骨は下顎骨と異なり比較的薄い骨が三次元的に非常に複雑に組み合わされて構成されており皮質骨切りは事実上不可能であることと，二次元的ではなく三次元方向的な骨延長が必要であるので完全に授動しないと骨延長が計画通りに実行し難いためである。また，複雑な形態の被延長骨片が骨延長中に延長器の強大な力で破壊されるのを防止する意味もある。上顎，中顔面の延長術は諸家の報告[6〜9]も筆者らと同様で，完全骨切り術を行っているものが多い。

　顔面骨の骨延長では，Le Fort I型骨延長術など，骨延長に先立つ骨切り術がそのまま延長術の術式名になっている。したがって，現在ある骨切り術の術式の数だけ骨延長術の術式があることになる。従来法，すなわち骨切り術を行い移動させ生じた骨欠損部に骨移植を行う方法では，骨固定や骨移植が必要であるために骨切り部位に制約があり，骨切り線を自由に設定することは困難であった。しかし，新しい術式である骨延長法では，骨切り後の骨固定や骨移植にとらわれずに，比較的自由に骨切り線をいくつでも設定することができる。このことは，骨延長法では新しい骨切り線が開発される可能性を示している。たとえば，顔面の正中部が陥凹した中顔面を従来のLe Fort III型骨切り術で前進させたとしても顔面の正中部はそこだけ見れば依然として陥凹したままであるが，顔面を多くの細かい部位で骨切りして全部を少しずつ骨延長すれば，より理想的な顔貌にすることができるであろう。このような術式は従来法ではほとんど不可能であったが，骨延長法ではそれほど困難ではないと思われる。

2．骨延長器

　顔面骨延長に用いられる延長器には大きく分けて外固定型と内固定型があり，さらに外固定型には刺入ピンを用いる創外固定器タイプとhaloとワイヤーなどを用いる牽引タイプとがある。延長器が装着される顔面骨は，四肢の長管骨と異なり，数多くの骨が三次元的に複雑に組み合わされて形成されている。とくに上顎，中顔面は非常に複雑な形態を有しており，骨組織自体も厚いところや紙のように薄い所があるなど変化に富んでいる。したがって，骨延長器の形態も延長部位に応じた最適なものを選択する必要がある。また，上顎，中顔面は非常に大きな三次元的構造物でありしかも咬合に密接に関係するため，前後，上下といった二次元的移動だけではなく三次元的移動すなわち回転も考慮する必要がある。

　これらの上顎，中顔面の理想的な骨延長に必要な諸要件を考慮すると，変形の程度によっては1つ（1組）の延長器だけではなく複数（組）の延長器を組み合わせた多方向骨延長や骨延長と顎間固定を組み合わせるなどの工夫[16]が必要であろう。筆者らは，延長方向や延長中の上顎回転にある程度の自由度をもたせた内固定型骨延長器を用いて，さらに骨延長中に患者にある程度固いものを積極的に噛ませるなどの指導を行い，良好な咬合関係を得るための工夫をしている。

　Haloを用いた牽引式延長器は患者のADLには問題が多いが，牽引方向や牽引箇所なども自由に複数選択ができる上に，延長中に変更することも比較的容易である。本装置は三次元的に非常に複雑な形態を有する上顎，中顔面の骨延長に今後応用範囲が拡大されることが考えられる。

3．上顎骨延長の問題点と今後の展望

　上顎，中顔面骨延長術の問題点としてまず考えなければならないことは，延長方向と延長量をいかに決定するかである。筆者らは術前の側貌セファログラムでシミュレーションを行い，延長方向と量を決定している。従来法では術中に顎間固定を行うことにより上顎の良好な位置が決められるが，骨延長術では咬合関係は徐々に変化していくので，骨延長前後を通じた矯正歯科との協調が従来法以上に重要となる。このような咬合管理の問題も含めて今後の骨延長術式や骨延長器の改良が必要である。

　延長された上顎，中顔面の長期的な観察も今後重要な課題[20]である。筆者らの印象では，中顔面の後戻りは比較的少ないようであるが，さらなる長期経過観察が必要である。

　上顎，中顔面延長術の今後の展望の一つとしては先にも述べたが，従来のLe Fort型上顎骨切りと異なり，骨移植や骨固定にとらわれないまったく新しい骨切り線が

創出されることが期待できる．この点でも複雑な形状を有する上顎，中顔面における骨延長術には期待が大きい．　　　　　　　　　　　（秋月種高，大森喜太郎）

文　献

1) McCarthy, J. G., Schreiber, J., Karp, N., et al. : Lengthening the human mandible by gradual distraction. Plast. Reconstr. Surg., 89 : 1-8, 1992.
2) Molina, F., Ortiz-Monasterio, F. : Mandibular elongation and remodeling by distraction : a farewell to major osteotomies. Plast. Reconstr. Surg., 96 : 825-840, 1995.
3) Akizuki, T., Ohmori, K. : Mid-face distraction. Craniofacial Surgery 6, edited by Marchac, pp.283-285, Monduzzi Editore, Bologna, 1995.
4) Akizuki, T., Ohmori, K., Kobayashi, S., et al. : Midface distraction using internal fixation devices. International Congress on Cranial and Facial Bone Distraction Processes, edited by Diner, P. A., Vazquez, M. P., pp.281-287, Monduzzi Editore, Bologna, 1997.
5) Akizuki, T., Ohmori, K., Kurakata, M., et al. : Midface and cranium distraction using internal devices. 2nd International Congress on Cranial and Facial Bone Distraction Processes, edited by Diner, P. A., Vazquez, M. P., pp.239-246, Monduzzi Editore, Bologna, 1999.
6) Amaral, C. M. R., Domizio, G. D., Tiziani, V., et al. : Gradual bone distraction in craniosynostosis ; Preliminary results in seven cases. Scand. J. Plast. Reconstr. Hand Surg., 31 : 25-37, 1997.
7) Cedars, M. G., Linck, D. L. 2nd, Chin, M., et al. : Advancement of the midface using distraction techniques. Plast. Reconstr. Surg., 103 : 429-441, 1999.
8) Chin, M., Toth, B. A. : Le Fort III advancement with gradual distraction using internal devices. Plast. Reconstr. Surg., 100 : 819-830, 1997.
9) Cohen, S. R. : Midface distraction. Semin. Orthod., 5 : 52-58, 1999.
10) Sugawara, Y., Hirabayashi, S., Sakurai, A., et al. : Gradual cranial vault expansion for the treatment of craniofacial synostosis : A preliminary report. Ann. Plast. Surg., 40 : 554-563, 1998.
11) Kobayashi, S., Honda, T., Saitoh, A., et al. : Unilateral coronal synostosis treated by internal forehead distraction. J. Craniofac. Surg., 10 : 467-471, 1999.
12) 秋月種高，大森喜太郎：頭蓋顔面骨延長術．形成外科，40：S149-S158, 1997.
13) 秋月種高，小室裕造，倉片　優ほか：中顔面骨延長術．形成外科，42：1155-1165, 1999.
14) Polley, J. W., Figueroa, A. A. : Management of severe maxillary deficiency in childhood and adolescence through distraction osteogenesis with an external, adjustable, rigid distraction device. J. Craniofac. Surg., 8 : 181-185, 1997.
15) Figueroa, A. A., Polley, J. W., Ko, E. W. : Maxillary distraction for the management of cleft maxillary hypoplasia with a rigid external distraction system. Semin. Orthod., 5 : 46-51, 1999.
16) Grayson, B. H., Santiago, P. E. : Treatment planning and biomechanics of distraction osteogenesis from an orthodontic perspective. Semin. Orthod., 5 : 9-24, 1999.
17) Engel, P. S., Rauch, D. M., Ladov, M. J., et al. : Alveolar distraction osteogenesis : a new alternative to bone grafts. Report of three cases. J. N. J. Dent, Assoc., 70 : 20-21, 1999.
18) Ko, E. W., Figueroa, A. A., Guyette, T. W., et al. : Velopharyngeal changes after maxillary advancement in cleft patients with distraction osteogenesis using a rigid external distraction device : a 1-year cephalometric follow-up. J. Craniofac. Surg., 10 : 312-320, 1999.
19) Ilizarov, G. A. : Transosseous Osteosynthesis ; theoretical and clinical aspects of the regeneration and growth of tissue, pp.453-543, Springer-Verlag, Berlin, 1992.
20) Komuro, Y., Akizuki, T., Kurakata, M., et al. : Histological examination of regenerated bone through craniofacial bone distraction in clinical studies. J. Craniofac. Surg., 10 : 308-311, 1999.

III 臨床

5 部位
上顎骨：上下顎同時

SUMMARY

小児期のhemifacial microsomiaやその他の顔面片側の低形成症は，一般に片側下顎骨の骨延長のみにより治療されている。しかし小児でも年齢がかさむにつれ，下顎骨のみの延長に対し，それに伴う上顎骨の成長が間に合わず，ときには著明な片側の開口症を残し，その後の長期にわたる歯科矯正治療が必要となることもある。これに対し，上下顎をともに骨切りした後，骨延長時のみの顎間固定のもとに下顎骨を延長すれば，上顎骨も容易に延長されることになる。われわれはこれらhemifacial microsomiaや顔面の片側低形成症に対し，上下顎同時骨切りによる上下顎の同時骨延長を行い，ほぼ良好な結果を得ている。

手術の実際は上顎骨のLe Fort I型骨切り，下顎骨下顎枝に骨切りを加え，下顎骨のみに内固定型の骨延長器（ケイセイ医科工業社製）を装着する。さらに上下顎にアーチバーを固定したまま顎間固定はせずに手術は終了する。術後4〜6日目より1日1mmにて骨延長を開始するが，骨延長時のみ鋼線を使用して顎間固定をしたまま延長し，そのまま1時間放置し，以後はゴムによる軽い固定のみとする。また食事中は顎間ゴムは開放しておく。

一方，Ortis Monasterioらはこれらの症例に対する上下顎同時骨延長を14歳以降に適応すると報告しているが，われわれは小児期でも骨切りによる問題があまりないのであれば，適応年齢をより下げても良いものと考えている。低年齢であるほど，埋入歯の位置が高いので，骨切り時の注意が必要となる。また低年齢であるほど，その後の発育への影響もありうるとは思われるが，今後の課題であろう。最後に骨延長器についての考察を加えた。

はじめに

片側上下顎骨の低形成は第一・第二鰓弓症候群（hemifacial microsomia）や一部の進行性顔面片側萎縮症などで認められる症状であり，その治療は従来では顔面骨の成長の停止時期を待って，顎骨左右の対称性を獲得するため，歯科矯正治療とともに上下顎の同時骨切り骨移動術により治療されてきた。一方，骨延長術の発展とともに顔面骨においても1992年，McCarthyら[1]によるhemifacial microsomiaに対する臨床報告以来，骨延長術が確立され[2]，顔面骨の他部位においても応用されてきている。ここでは小児期におけるhemifacial microsimiaやその他の顔面片側の低形成症に対する上下顎同時骨延長術の応用について述べる。

A 概念

小児期におけるhemifacial microsonmiaなどの顔面片側の低形成症に対しては下顎骨のみの骨延長により上顎骨も下顎骨の延長方向へと自然に成長するといわれてきたが，症例によっては下顎骨の急速の延長に間に合わず片側の開口症を残し，事後比較的長期の歯科矯正治療を要するものがあるとの記載や報告が見られる[3]。上下顎同時骨延長の概念はこれに対して上顎骨のLe Fort I型の骨切りと下顎骨の骨切りの後，顎間固定を施して上下顎を同時に骨延長すれば，基本的には術前の咬合状態のままで上下顎を延長できるという概念に基づき，延長後の著明な咬合不全を来さずにすむという方法である（図5・37，5・38）。

B 解剖

Hemifacial microsomiaによる顔面骨の低形成によりいくつかの型があり，解剖学的所見も異なるが，それらはほかの章で詳述されていると思われるので，ここでは割愛する。手術に際しては低形成となっている上下顎，とくに患側の上顎はむしろ上下方向において低形成となっている。また下顎骨は症例によって異なるが，上下方向および前後方向でも低形成となっている。したがって理論的には一方向の骨延長では不十分であるが，変形程度や改善程度，さらには経済性などを考慮に入れると，一

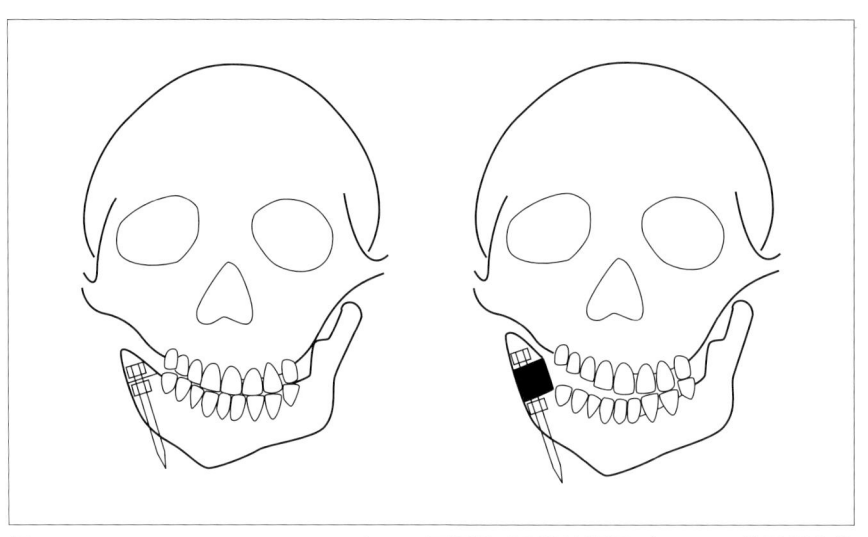

図5・37 Hemifacial microsomiaにおいて下顎骨（下顎枝骨切り）のみの骨延長を施行する際、残されると思われるlateral cross-bite
濃い部分は骨延長による新生骨部分を示す。

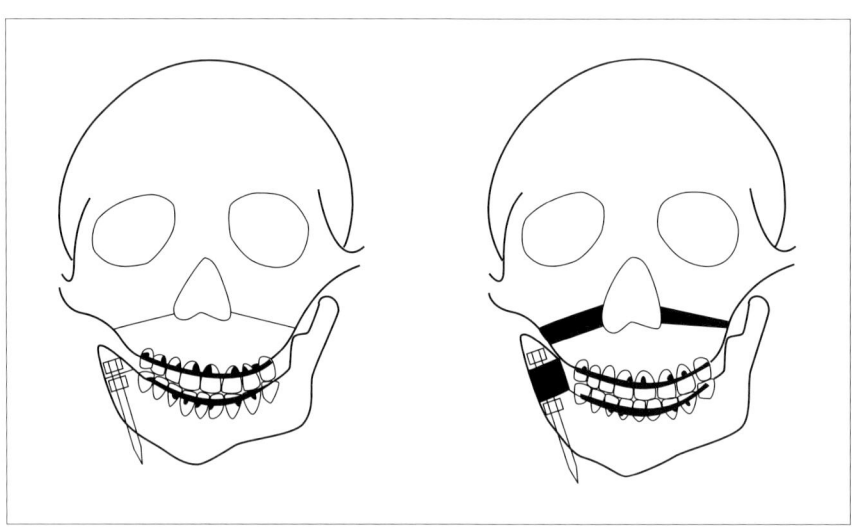

図5・38 顎間固定のもとに行う上下顎同時骨延長（下顎骨下顎枝骨切り、上顎骨Le Fort I骨切り）により変化する上下顎形態
濃い部分は骨延長による新生骨部分を示す。

方向の延長でも比較的良好な結果が期待できる。

C 術前の評価と準備

術前には顔面片側の低形成症の診断が大切であるが、通常は顔面の正面、側面X線写真、セファログラム、パノラマ写真によって大まかな変形程度および歯根や永久歯の埋入位置を把握する。Hemifacial microsomiaであれば、その分類を診断しておく。またできれば3D-CT写真、さらには未だに高価ではあるが、3Dモデルが作製できればその変形具合を明瞭に把握できる。そして現在のところは一方向の装置を使用しているが、骨延長の方向を決定しておく。

咬合状態の把握のため、顎モデルの作製も必要である。また術後経過の観察のためにも術前の咬合所見を歯科矯正医に診察してもらって、術後の変化やその後の歯科矯正治療の助けとしておくことも大切である。また筆者はいくつかの器種の内固定器具を使用しているが、術前には適切な延長器具の選択をしておく。

D 手 技

手術は経鼻挿管または経口挿管のいずれかの全身麻酔下に施行する。まず上顎骨は上顎口腔前庭切開より患側、健側ともに上顎骨を骨膜下に剥離し展開しておく。ついで骨切りは上顎骨患側、健側ともに術前のパノラマ写真より永久歯の埋入の高さを把握してこれに損傷のないようにLe Fort I型骨切りをするが、上顎前面から側面にか

けてはreciprocating sawを使用して骨切りし，上顎結節後方の骨切りは離断用ノミを使用して丁寧に行う。健側にも患側同様に永久歯の位置に配慮をしてLe Fort I型骨切りをする。上顎結節後方の骨切りも丁寧に施行するが，延長量が少なくてすむような場合には施行しなくてもよい。ついで鼻中隔をも丁寧に離断して骨切りは完了するが，down fractureは決してしない。そして創は吸収糸を使用して縫合する。

下顎骨は下顎枝前縁切開より下顎枝から角部にかけてを剥離・展開した後に骨切りをするが，骨切り上下において内固定用装置の特殊プレートを固定できる程度のスペースを展開しておき，骨延長の方向をみこんで骨切り部を決定する。とくに骨切り部の剥離は下顎後縁までを十分に行い，骨切り時に軟部組織や神経，血管への損傷のないようにしておく。

骨切りはまず下顎枝前縁から外側の骨皮質にかけて行い，ついで同部の内側骨皮質をも骨切りしておく。その状態で頭側の延長用プレートを固定するが，その際には延長棒をつけたままにして固定すると安定していて固定しやすい。またこのプレートの固定位置により延長の方向が決定されるため，このプレートの固定に際しては十分な注意が必要である。また延長用プレートはケイセイ医科工業社製TYPE KWAを多く使用してきたが，その装着および抜去の際にドーム型の中央部分により視野が妨げられやすいため，今ではドーム型の延長棒の挿入部が下顎の後方で，固定用の4穴のネジ穴が前方へくるようなデザインのTYPE KWSを試作し，これを頻用している。もちろん，他社の器種も広く使われている。

ついで下顎骨切部の尾側にてもう一つの延長用プレートを延長棒をつけたまま固定するが，その前に骨切り部には小さなノミを使用して骨折を起こしておいた方が事後の延長時に疼痛などの不快感が少なくてすむため好ましい。またプレートの固定は歯牙への損傷のないように歯牙の存在している部位には5mmの長さのネジを使用し，それ以外には7mmほどのネジを使用しておくとよい。そしてプレートの固定が完了したら，止血・洗浄の後，創は吸収糸を使用して縫合する。そして上下顎にはアーチバーのみを装着して顎間固定はせずに手術を終了する。また上顎から下顎にかけて圧迫ぎみに包帯固定をしておく。

E 術後管理

術後は流動食から始め，咬める範囲で食事はさせる。術後4～6日より1日1mm，2回転にて骨延長を開始するが，骨延長時にはゴムによる固定でも可能であるが，できるだけワイヤーを使用しての顎間固定を施してから延長を行う。そして延長終了後は1時間そのままとして，その後また顎間固定を解除してゴム固定のみとして翌日の骨延長時まで経過させる。したがって，食事の際にはゴムもはずして食事はさせるようにする。また延長は1日1回でもよいが，患児が疼痛を訴えるようであれば，1日朝夕2回0.5mmずつの延長としてもよい。しかし，その分だけ操作に手間がかかることとなる。

延長は下顎骨の低形成程度により計画をねるが，延長方向のベクトルが通常では下前方となるため，1日1mmの延長でも下方向のみでは，みかけの延長量よりもやや多めの延長が必要とされる。延長終了の目安はX線写真，できればセファログラムがなおよいが，またはパノラマ写真を参考にし，さらには実際の正面視での下顎正中の位置をよく観察して決定することが大切である。延長が終了したら，延長棒はできるだけ短く切離しておく。そしてそのままの状態として保定期間を最低2カ月，通常4カ月位にて固定用プレートならびに延長棒の抜去をするが，やはりX線写真などを参照にして仮骨の程度を見ながら施行する。

F 症 例

【症例1】7歳，女（図5・39）

左側先天性第一・第二鰓弓症候群による巨口症，副耳を主訴に来院した。3歳4カ月時，全身麻酔下に巨口症および副耳形成術を施行した。術後経過は良好であったが，その後第一・第二鰓弓症候群による左側下顎の低形成が目立ってきたため，骨延長を予定した。

7歳3カ月時，上顎下顎同時延長術を施行した。骨切りは上顎はLe Fort I型骨切りとしたが，あくまで軽い骨切りのみとした。また下顎骨は下顎枝に水平骨切りを施行しケイセイ医科工業社製内固定型骨延長具（TYPE KWA）を装着し，また上下顎にはアーチバーの装着の後，手術を終了した。術後6日より骨延長を開始したが，延長中のみにはゴムによる顎間固定として1日1mmの延長をした。延長後は約1時間そのままとして，つぎの延長までは開放しておいた。延長は計11mmとして延長を終了したが，正面視におけるオトガイの正中化を目安とした。その間咬合は術前とほぼ同様であり，術後矯正はとくに必要とされていない。その後延長の軸棒を切離し，以後保定期間とした。固定はそのままとして約5カ月後，X線写真などにより仮骨の安定を確認し，延長プレートおよび延長軸棒の抜去を施行した。その後経過は

(a) 術前。	(b) 術後5カ月，上下顎形態の改善を認める。
(c) 術前。	(d) 術後5カ月，上下顎骨延長により改善した骨形態が分かる。
(e) 術前。	(f) 術後6カ月，咬合はほとんど変化がない。

図5・39　症例1：7歳，女

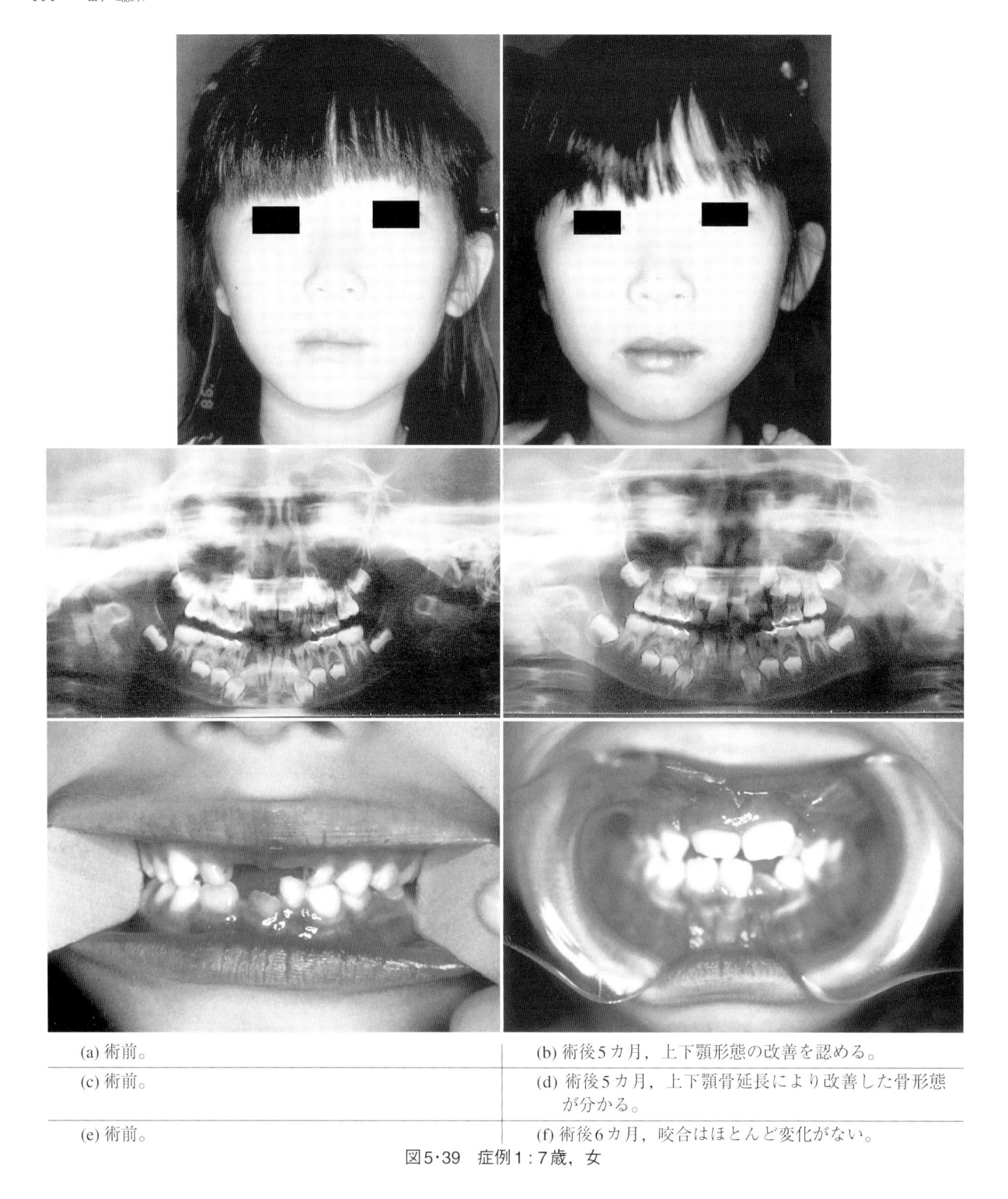

良好で，とくに問題なく経過している。

【症例2】11歳，男（図5・40）

右冠状縫合線早期癒合による斜頭症にて5歳時，Marchac法に準じた術式にて頭蓋形成術を施行した。術後経過は良好であったが，頭蓋形成が遅れたためか，顔面中，下1/3に非対称が生じ，とくに左側上下顎の低形成が認められてきた。11歳時，咬合平面の偏位も左右臼歯間にて約10mm見られたため，上下顎同時延長による顎偏位の矯正術を計画・施行した。手術は経鼻挿管による全身麻酔下に，上顎前庭切開より上顎骨をLe Fort I型に丁寧に骨切りのみ施行し，創を閉鎖した。ついで下顎骨には下顎枝を水平に骨切りし，延長軸方向はほぼ垂直方向と判断し，ケイセイ医科工業社製内固定型骨延長具（TYPE KWA）を装着し，創閉鎖の後，手術を終了した。術後6日より1日1mmにて骨延長を開始した。延長は計12mmにて顔貌および咬合平面の水平化が認められたため，延長軸棒を切離し，以後外来通院による保定とした。術後2カ月ほどで骨延長部に骨化が見られ，延長終了後約5カ月で延長具を抜去した。抜去時には延長部分には肉眼的に周囲の骨組織と同様な新生骨が形成さ

5. 部位　115

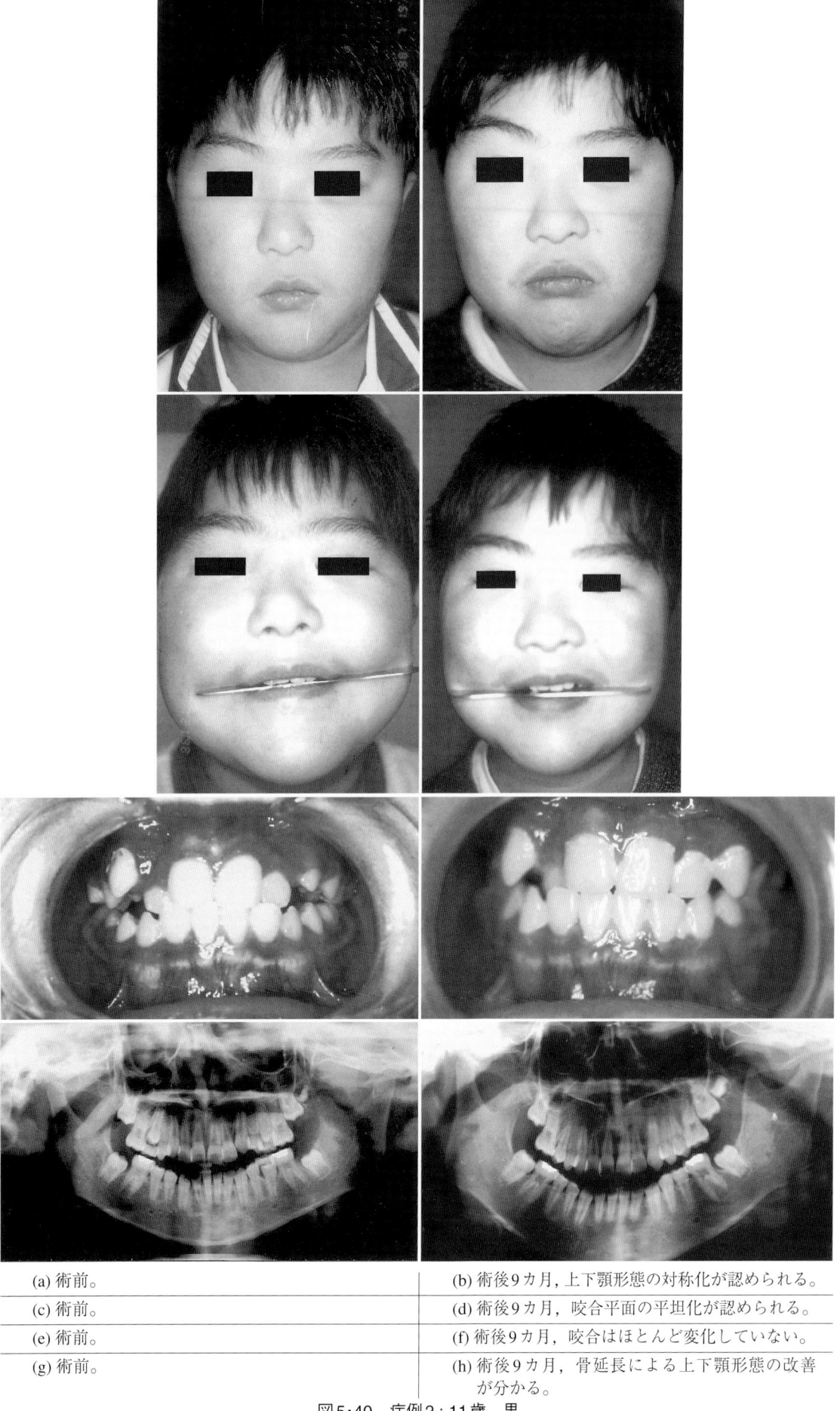

(a) 術前。　(b) 術後9カ月，上下顎形態の対称化が認められる。
(c) 術前。　(d) 術後9カ月，咬合平面の平坦化が認められる。
(e) 術前。　(f) 術後9カ月，咬合はほとんど変化していない。
(g) 術前。　(h) 術後9カ月，骨延長による上下顎形態の改善が分かる。

図5・40　症例2：11歳，男

116　Ⅲ．臨床

れていた。

G 考　察

　顔面骨における骨延長術の臨床報告は1992年McCarthyら[1]に始まるが，その後顔面骨のあらゆる部位においてもその応用がなされてきている。ここではhemifacial microsomiaなどの上下顎の低形成症に対する上下顎同時骨延長術について考察する。

　顔面骨での骨延長ではその延長器具の部位や形態が問題となる。すなわち当初は外固定装置が一般的であったが，その外固定器具を長期間装着し続けるという点で，少なくとも本邦においては患者およびその家族にかなりの精神的・社会的負担がかかり，またその骨延長により，刺入部位の皮膚が引き裂かれるといった問題を来す。そのため，刺入部位の皮膚に著明な瘢痕を形成することにより，やはり日本人などの東洋人においてはあまり受け入れられないといった問題が残されていた。その後，内固定具の開発によりその点の解消はできるようになった。

　一方，欧米では一般に皮膚の瘢痕が東洋人ほどは目立たないため，外固定装置が頻用されている。また延長の方向性もhemifacial microsomiaでは多方向への延長が必要とされるため，少なくとも2方向性の装置がNew York groupによって推奨されているが，Mexico city group[4]の装置はこれとは少し異なっていて，2方向ではなく，三次元的な骨延長が可能な装置が使用されている。

また顔面骨ではとくに上顎骨の延長装置の開発とともに内固定装置が開発されてきているが，その中で下顎の骨延長についても内固定具の開発がDinner[5]により作製された。本装置はやはり一方向性の装置であり，延長用の棒は口腔内にて操作できるようになっており，外表への瘢痕はさらに少なくてすむ。

　本邦でも東京警察病院groupの開発[6]による下顎骨用の延長具が市販されており，本邦ではこれが頻用されているようである（図5・41-a）。しかしこの装置もDinnerのもの同様，一方向性のものであり，また延長用の棒を下顎の下方か頬骨側にて体外に出すという点で基本的には内固定装置であるが，皮膚にも多少の瘢痕が残ることとなる。しかし従来の外固定用の装置に比べると，皮膚への瘢痕の程度ははるかに少なくてすむ。しかし本邦で開発された装置はその装着時におけるネジ固定の際，トロッカーなどの器具が必須となるが，それでも下顎後方のネジ固定やその抜去に際しては，歯科用ミラーや内視鏡などの器具をも使用しないと操作しずらい。これに対し筆者は，その改良型として操作の容易な固定用プレートを新作し，使用している（図5・41-b）。また近い将来的には多方向性の内固定装置がもっとも良いが，皮膚への瘢痕が少なくてすむような外固定型装置が開発されるのなら，それもよいと考えられる。

　またこれら装置においていつも問題となるのがその経済性である。装置はやはり安価であって，本邦では医療保険の適応となるものを選択しなければならない。そのため，内固定用の装置で患者の体内に1回でも埋入させ

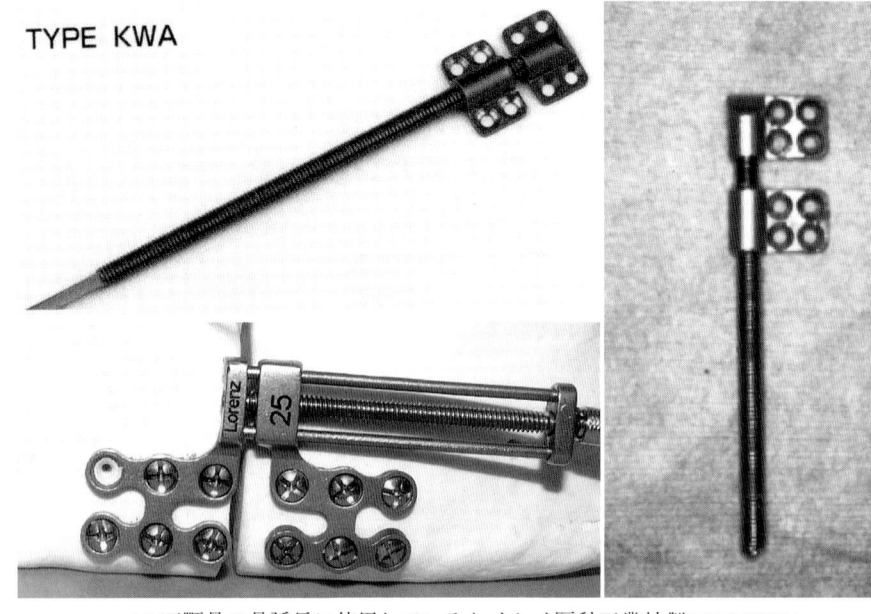

(a) 下顎骨の骨延長に使用しているケイセイ医科工業社製TYPE KWA。
(b) KWA型を改良したTYPE KWS。
(c) Lorenz社製Dinner型内固定型骨延長プレート。

図5・41　骨延長プレート

た器具はほかの患者への使用が不可能であり，しかもその費用が高価となるとあまり現実的とはならない。

　ケイセイ医科工業社製の装置が多く用いられているが，Dinner型装置（図5・41-c）も瘢痕形成が少なくてすむという点においては有用な装置であると考えられる。また本邦では瘢痕の問題でやはりあまり喜ばれないNew York typeやMexico city typeなどの外固定装置は2方向ないしは三次元方向への延長が可能であって，低形成の程度により多方向性の延長の必要な症例にはもっとも適している。しかし外固定装置を数カ月間装着したままであるという問題点は残る。しかし皮膚瘢痕がより少なくてすむような配慮がなされたものであれば，再利用も可能であるという点でその利用価値はより高くなるものと思われる。

　Hemifacial micropsomiaに対する骨延長術としては通常，下顎骨のみの延長でよいということになっているが，小児の後期での下顎骨のみの骨延長では，年齢がかさむほど，咬合不全がより残存しやすくまた歯科矯正治療の期間が延長することなる。これに対し，Ortis Monasterioら[7]は14歳以上のhemifacial microsomia症例においては上下顎の同時骨切りによるその延長がより良いとの報告をしている。

　筆者らはこれらのことをふまえ，たとえ小児期であっても事後の歯科矯正治療が少なくすむ方法として術前の咬合状態を維持したままの上下顎同時骨延長が良いのではないかと考え，7歳以上の症例に本法を応用している。これに対する問題点は小さい時期であればあるほど，埋入永久歯への損傷があるのではないかとの指摘がある。しかしこれはその骨切り線をより高位として丁寧な操作により十分回避できるものと考えている。また今後の上顎骨の発育障害を来すのではないかとの疑問もあるが，今後の経過を見ていくこととしたい。

　通常はこの疾患では，顔面骨の成長の停止時期を待って歯科矯正加療の有無とともに，上下顎の同時骨切り，移動術をするのが一般的である。しかしかなりの出血量が予想されるため，事前に自己血などの準備をしておくことが必要となり，またプレートなどの強固な固定具を要し，さらには約2週間の顎間固定を余儀なくされるといった問題があり，決して容易な手術ではない。それに比べ，小児期における上下顎同時骨延長であれば，手術侵襲ははるかに小さくすみ，術後管理もより容易であり，今後はこの方法が主流になるものと考えている。

（佐藤兼重，鈴木啓之）

文　献

1) McCarthy, J. G., Schreiber, J., Karp, N., et al. : Lengthening the human mandible by gradual distraction. Plast. Reconstr. Surg., 89 : 1, 1992.
2) 高戸　毅ほか：片側下顎発育不全に対する下顎骨仮骨延長法．日形会誌，13：187-197，1993．
3) McCarthy, J. G., Grayson, B., Williams, J. K., et al. : Dsitraction of the Mandible The New York University experience. Distrcaiton of the Craniofacial Skeleton, edited by McCarthy, J. G., p.93, Springer, New York, 1999.
4) Molina, F., Ortiz Monasterio, F. : Mandibualr elongation and remodeling by distraction : A farewell to major osteotomies. Plast. Reconstr. Surg., 98 : 825, 1996.
5) Dinner, P. A., Koller, M., et al. : Intraoral distraction for mandibular lengthening: a technical innovation. J. Cranio-Maxillo-fac. Surg., 24 : 92-95, 1996.
6) 倉片　優，小林誠一郎，秋月種高ほか：当科で開発した内固定型骨延長器．第40回日本形成外科学会学術集会，抄録集．p.183，1997．
7) Ortiz Monasterio, F., Molina, F., Andrade, L., et al. : Simultaneous mandibular and maxillary distraction in hemifacial microsomia in adlults : Avoiding occlusal disasters. Plast. Reconstr. Surg., 100 : 852, 1997.

III 臨床

5 部位
上顎骨：Le Fort III

SUMMARY

顔面骨におけるLe Fort III型前方移動術は，これまで前方移動を施行した後，骨欠損部には腸骨や頭蓋骨の骨移植を行ってきた。しかしながら，軟部組織の制限などのために十分な前方移動量を確保することが困難であった。また，前方移動により生じる死腔や十分な骨移植が行えなかったために後戻りを来すことがある。骨延長術は軟部組織の伸展と骨移植を不要にしたことは従来の方法と比較して有意な点である。このことにより，術後の死腔が生じにくく，後戻りを来す可能性も少ないと考えられる。一方，延長器の位置や延長方向の決定には三次元的判断を必要とするために術前シミュレーションに難渋する一面もある。さらに咬合面についてより良い結果を求めるならば矯正歯科との協力は不可欠と思われる。

Le Fort III型骨延長術に関しては，外固定式と内固定式の延長器がそれぞれ用いられている。それぞれ利点と欠点を有しているが，現時点においては内固定式の骨延長器が比較的多く使用されているようなので，本稿においては内固定式骨延長器を使用した骨延長術を中心に述べた。

はじめに

上顎骨の前方移動に骨延長術が用いられるようになり，その報告も数多く見られるようになった。そして，外固定器や内固定器を利用したものなどさまざまである。理想としては内固定器型でかつ小型なもので，骨延長終了時に抜去の簡単なものが患者の負担が少ないようである。内固定器型を中心に述べる。

A 術前の評価

Le Fort III型の骨切り術を行い，骨延長を行う場合，適応を十分に検討しなければならない。このために，セファログラム，パノラマ，咬合模型，三次元CTは必須と考える。これらの検査により骨発育の状態，歯牙の発育，頭蓋の発育と顔面骨の発育の関係を把握する。とくに，骨延長により回転を含めた顔面骨の移動方向・量については詳細な検討が必要である。歯牙の乱生や下顎の時計回転の変位を認める場合は，術前矯正を行う必要があり，矯正科との密な連絡を取りながら骨延長を行った方がより良い結果が期待できる。

B 手技

手術中の気道確保は明らかな閉塞型の無呼吸や気道の狭小を認めなければ経口挿管で可能である。術前処置として生理食塩水500mlにイソジン液5〜10ml程度を混ぜた液を用いて鼻腔および口腔内の洗浄を行う。準備する手術器具は従来のLe Fort III型骨切り術に用いるものとほとんど代わりはない。われわれは，一部既製のものに工夫を加えて使用している（図5・42）。骨延長器は，現在おもに内固定式を用いている。これもシャフトの先端部にロックがかかり，ユニバーサルジョイント様に自由度をもたせたものを使用している（図5・43）。

切開線は，両側耳前部を結ぶ頭皮冠状切開のみで行う。最初は骨膜上で頭皮の挙上を行い，眼窩上4cm位より骨膜下に入り，眼窩下縁までできる限り骨膜を損傷しないように剥離をする。口腔内の粘膜切開は行わない。側頭筋は必要最小限の剥離展開を行う。骨延長器は，骨切りを行う前にしっかりと予定位置に固定する。シャフトのみ抜去した状態で骨切りを始める。術前に三次元実体モデルもしくはセファログラムなどで検討した骨切り予定線に従って骨切りを行い，完全授動を原則とする。完全に授動を行わないと意図する方向に延長できない可能性がある。とくに翼突上顎結節接合部はしっかりと離断すべきである。

授動した後，外しておいたシャフトを装着する。この際，側頭筋が腫脹などにより元の位置に戻せないことがあるが，分割することにより可能である。この際，側頭下窩に死腔を残さないように側頭筋を戻しておくべきである。死腔を残すと膿瘍形成の一因となる。

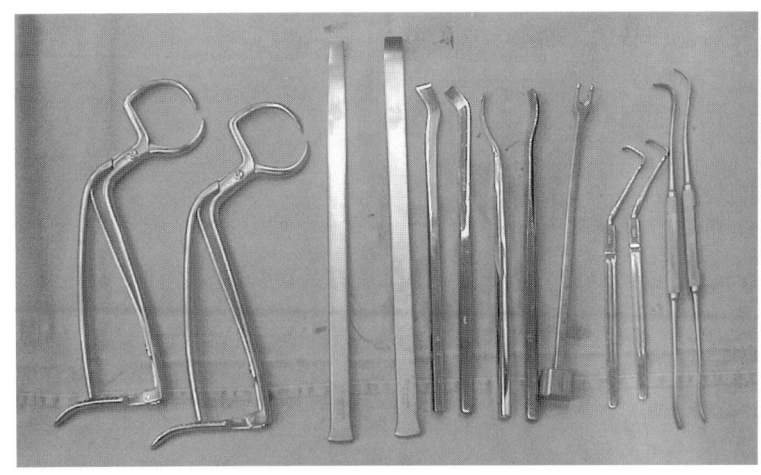

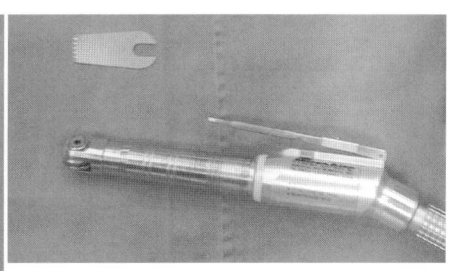

図5·42　Le Fort III型骨切り術に使用する器具

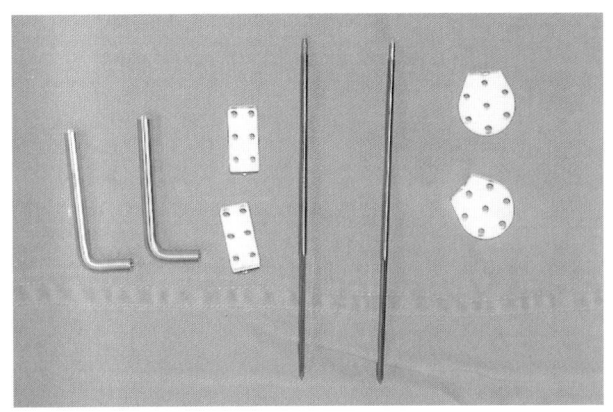

図5·43　われわれの通常使用する内固定式骨延長器
軸の先はロックがかかるようにし，ユニバーサルジョイント様の動きをする。

この後，頭皮下にドレーンを挿入して閉創する。ドレーンは陰圧をかけず，平圧のままにしておく。陰圧をかけると口腔や鼻腔よりの鼻汁や唾液などを吸引して感染を来しやすいと考えられる。術後は，バートン包帯により圧迫固定を行い，術後の血腫や腫脹の予防に努める。

C 術後管理

術後3～4日でバートン包帯は除去する。気管切開した場合は咽頭浮腫の経過を見ながら抜去する。通常1週間以内には抜去可能である。経口挿管を選択した例では通常気道はあまり狭くないので，翌日もしくは2～3日での抜管が可能であるが，当日は出血などもあり留置した方がよい。

手術当日に単純CTと単純X線撮影を行い，骨切りの状態と骨延長器の装着具合を確認する。骨延長は，術後5～7日より0.5～1mm/日の延長量で行う。週に1回セファログラムの撮影を行い，骨延長が計画通りに行えているか確認する。延長器の軸の先端が外れていた場合は，徒手的に整復しておく。方向性などに狂いが生じた時は延長量を変えることにより修正を行うが，大きな狂いが生じた場合は再手術により修正を行わざるを得ない。

骨延長の経過とともに開口障害を認めることがあるが，計画通りに延長されていれば，これは延長器の側頭筋への影響と考えられ，延長器抜去後6カ月以内に自然回復する。しかし，延長方向が下方に向きすぎていたり，上顎骨に計画に反した回転がかかると下顎骨を下方に押し下げるために開口障害を来すことがある。このことはセファログラムによる経過観察で判断可能であるので装置の付け替えを踏まえた修正を必要とする。

D 症　例

Crouzon病。手術時年齢10歳，男（図5·44-a）。これまでfronto-orbital advancementによる頭蓋拡大術を施行された。ごく軽度の睡眠時無呼吸発作を認めたが，CTおよび側面セファログラムにおいて重度の気道の狭小化は認められなかった（図5·44-b）。三次元実体モデル，咬合模型とセファログラムを利用した術前シミュレーションによりANS点が上顎の咬合平面に平行に20mm前下方に移動させるように骨延長術を予定した。

手術：経口挿管により気道を確保した後手術を行った。頭蓋拡大術の切開を利用し，一部切開線は耳前部まで延長した。骨膜上で剥離を進め，側頭筋線より骨膜下に入り，側頭筋を反転し，側頭下窩まで十分に剥離を行った。眼窩はほぼ全周に剥離を行い，鼻根部から眼窩外側まで涙嚢窩の後方を通り，剥離子が入る位にしておいた。剥離が終了した後，術前シミュレーションした位置に骨延長器を固定した。シャフトのみ外して骨切り術を行った。授動鉗子にて十分に授動した後，シャフトを再度装着し，死腔を残さないように側頭筋を元の位置に戻

120　Ⅲ．臨床

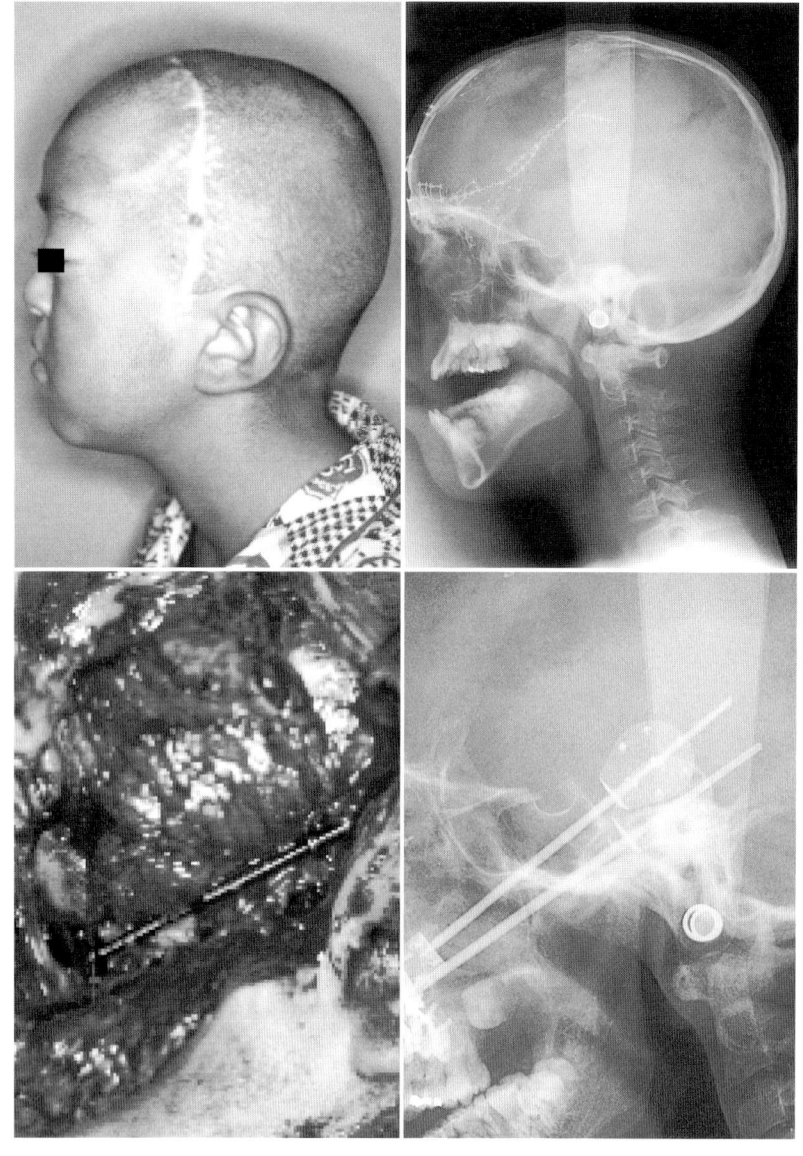

(a) 術前の側貌。

(b) 術前の側面セファログラム。

(c) 術中所見。シャフトを装着し，側頭筋を元の位置に戻す。

(d) 延長終了時の側面セファログラム。

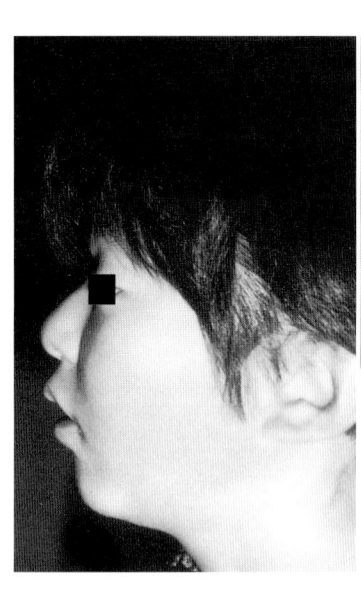

◀▲(e) 延長終了後2年の側貌と咬合。術後の歯科矯正は行っていない。
▶(f) 延長終了後2年の側面セファログラム

図5・44　症例：10歳，男，Crouzon病

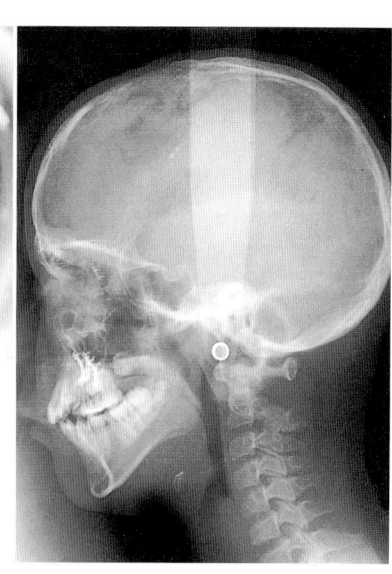

した（図5・44-c）。閉創時，ドレーンの留置は行わなかった。

術後経過：手術当日は，挿管した状態でICUにて管理を行った。翌日，咽頭浮腫の状態を確認して抜管した。術後7日より1.0mm/日で骨延長を開始し，18日目に終了した（図5・44-d）。骨延長終了後4カ月で延長器の抜去を同じ切開線より行った。この時点で開口1.5横指の開口制限を認めたが，5カ月後には改善した。術後2年において側貌および咬合は予定通りの満足のいく結果を得た（図5・44-e，f）。

E 考 察

Le Fort III型骨切り術による骨延長術は，従来の手術法で疾患として適応となる症例すべてに対して可能と考えられる[1)～3)]。一方，術後毎日延長操作を行わなければならず，患者の協力は必須のものであり，社会的もしくは精神発育上協力を得られない症例では困難であるかもしれない。直接疾患とは関係は少ないが，上顎洞などの副鼻腔に感染をもつものは，十分にその治療を行ってから手術に臨んだ方がよい。

合併症としては，重篤なものとしては上顎洞からの感染が挙げられる。とくに重篤な閉塞型無呼吸発作をもつ例では術後咽頭浮腫による気道閉鎖が長く続き，上顎洞内の自浄作用が抑制され，骨への感染などを誘発することもある（図5・45）。Syndromic craniosynostosis例では睡眠時無呼吸症候群の頻度が比較的高いので術後管理に注意を要する[4)]。

骨延長期間中においては，翼突上顎結節接合部の部分を十分に切離されていない場合，そこを支点として回転を来し，計画通りの延長を行えなくなることがあるので注意を要する。このため完全骨切り術および授動を行うべきである[1)5)6)]。

骨延長法の利点は，従来の術式と比較して骨移植が不要なことと前方移動量の制限が従来の方法より少ないことが挙げられる。従来法では，術後の後戻りや骨吸収の予防のために前方移動により生じた骨欠損部への十分な量の骨移植必要不可欠なものであった。このため採骨部への侵襲は避けられなかった。また，軟部組織の伸展性の制限から十分な前方移動量を確保することは困難であった。骨延長法によりこれらの問題が改善されたことは最大の利点といえよう。

欠点としては，延長量，延長方向と延長器の固定位置の決定が比較的困難なことが挙げられる。Le Fort III型骨延長は，回転を含んだ三次元的変化を経時的に行っていくため，術前シミュレーションは慎重に行う必要がある。咬合模型を組み合わせた三次元実体モデルを術前検討に利用することも一つの手だてと思われる。さらに咬合や軟部組織の柔軟性などを考え合わせると延長中も微調整を行いながら操作することを考慮しなければならない。また，骨延長後，側頭筋への影響で開口障害を来す場合があり，装置抜去時の全身麻酔において挿管が難しくなることもある[7)]。

骨延長器は，大きく分けて外固定式と内固定式がある[1)8)]。Le Fort III型骨延長術の場合，延長後の固定期間が4カ月以上に及ぶこともあり，固定期間の間の生活制

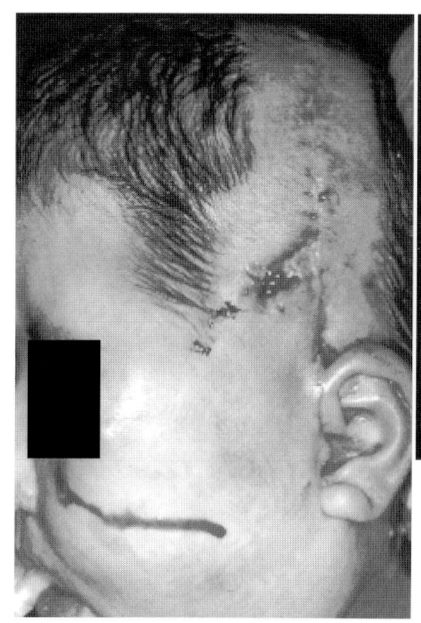

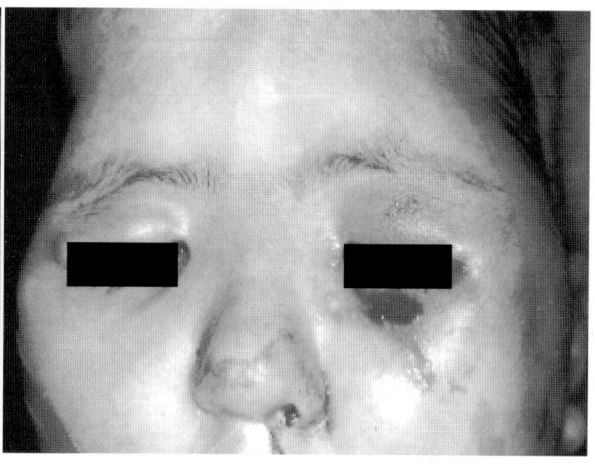

図5・45 11歳，女，Apert症候群
骨延長時に感染を来した例。

限などを考えると内固定式の方が扱いやすいと考えられる。また，術後の延長が患者家族の協力によって入院せずに行えることも一つの利点である[1]。しかし，現在の装置では延長器の完全除去を行うのであれば内固定式の場合，最低2回の手術を必要とする問題もある。外固定式のものとしては，Rigid External Distraction system (RED system)®が，延長中の微調整を行う上で比較的利用しやすいと考えられるが，現在発売されているものはLe Fort III型には利用しにくい。欧米ですでに発売されているRED2 systemであればLe Fort III型に外固定式を使用するならばよいかもしれない。今後，さらなる装置の改良が望まれる。　　　　　（今井啓介，田嶋定夫）

文　献

1) 秋月種高, 小室祐造, 倉片　優ほか：中顔面骨延長術. 形成外科, 42：1155-1165, 1999.
2) Cohen, S. R. : Midface distraction. Semin. Orthod., 5 : 52-58, 1999.
3) Marchac, D., Arnaud, E. : Midface surgery from Tessier to distraction. Childs Nerv. Syst., 15 : 681-694, 1999.
4) Lo, L. J., Chen, Y. R. : Airway obstruction in severe syndromic craniosynostosis. Ann. Plast. Surg., 43 : 258-264, 1999.
5) Chin, M., Toth, B. A. : Le Fort III advancement with gradual distraction using internal devices. Plast. Reconstr. Surg., 100 : 819-830, 1997.
6) Toth, B. A., Kim, J. W., Chin, M., et al. : Distraction osteogenesis and its application to the midface and bony orbit in craniosynostosis syndromes. J. Craniofac. Surg., 9 : 100-113, 1998.
7) Morris, G. P., Cooper, M. G. : Difficult tracheal intubation following midface distraction surgery. Paediatr. Anaesth., 10 : 99-102, 2000.
8) Lin, K. Y., Bill, T. J. : Distraction osteogenesis of the midface: a new implantable distraction device. J. Long Term Eff. Med. Implants, 9 : 413-423, 1999.

III 臨床

5 部位
上顎骨：Le Fort IV

SUMMARY

Le Fort IV型骨切り術による骨延長術は，限られた症例について行われることが多く，その適応範囲は狭い．おもにcomplex craniosynostosis症例に適応となることが多い．この術式は，前頭蓋底と中顔面を同時に拡大延長するため開頭によるアプローチが必要となり，より確実に前頭蓋底の剥離を行うために前頭骨を一度外さなければならない．このため，中顔面と前頭蓋底の必要な移動量を十分に検討した上で手術方法の選択を決定する必要がある．さらに副鼻腔と頭蓋内が交通した状態のため感染を来す可能性があり，硬膜を損傷しないように注意を要する．

一方，従来のLe Fort IV型前方移動術と比べて頭蓋内に死腔を作らないため骨延長術の方が感染の危険性は低いと考えられる．さらにLe Fort III型前方移動術と同様に十分な骨移植量が得られないために中顔面の骨切り部に死腔が生じやすく，後戻りの原因となるといった従来法の欠点を骨延長法は生じにくく，かつ軟部組織を含めた十分な前方移動量が確保できる．今後，長期の経過観察による評価を必要とする術式ではあるが，有用な方法と考えられる．

はじめに

Le Fort IV型骨延長術は，前頭蓋底と顔面骨を同時に前方移動させることを目的とした術式である．よって，その適応症例は限られている．また，術前評価もLe Fort III型骨延長術に比べて，より詳細な検討を必要とする．しかしながら，従来の術式と比較して術後感染，後戻りなどに関して有用な術式と考えられる．

A 術前の評価

Le Fort IV型の骨切り術を行い，骨延長を行う場合，適応を十分に検討しなければならない．Le Fort III型よりもその延長範囲が前頭蓋底に及ぶため三次元的検討がとくに重要である．このために，セファログラム，パノラマ，咬合模型，三次元CTは必須と考える．さらに三次元実体モデルが作製できればなおよい．これらの検査により骨発育の状態，歯牙の発育，頭蓋の発育と顔面骨の発育の関係を把握する．われわれは，前頭蓋底の前方移動量は報告した基準値[1]を基に定め，顔面骨はセファログラムによる日本人の正常値を基準に前方移動量を決めている．とくに，骨延長により回転を含めた顔面骨の移動方向・量については詳細な検討が必要である．歯牙の乱生や下顎の時計回転の変位を認める場合は，術前矯正を行う必要があり，矯正科との密な連絡を取りながら骨延長を行った方がより良い結果が期待できる．

B 手技

手術中の気道確保は明らかな閉塞型の無呼吸や気道の狭小を認めなければ経口挿管で可能である．しかし，Le Fort IIIと比べ，咽頭部への血液や浸出液のたれ込みが多いため気管切開しておく方がより安全かもしれない．術前処置として生理食塩水500mlにイソジン液5～10ml程度を混ぜた液を用いて鼻腔および口腔内の洗浄を行う．準備する手術器具はLe Fort III型骨切り術に用いるものと脳神経外科で開頭に用いる器具である．骨延長器は，現在おもに内固定型骨延長器を用いている．これもシャフトの先端部にロックがかかり，ユニバーサルジョイント様に自由度をもたせたものと頬骨体部にかかるものを使用している．

切開線は，両側耳前部を結ぶ頭皮冠状切開のみで行う．ただし，眼窩下部の骨切りが困難な場合には下眼瞼切開を追加する．最初は骨膜上で頭皮の挙上を行い，眼窩上4cm位より骨膜下に入り，眼窩下縁までできる限り骨膜を損傷しないように剥離をする．口腔内の粘膜切開は行わない．頭頂部より骨膜下に入り，骨膜と連続して側頭筋は必要最小限の剥離展開を行う．前頭骨を外し，前頭蓋底より硬膜を鶏冠の後方まで剥離しておく．この際，fronto-orbital advancementの手術既往のある場合，硬膜を損傷する危険があるので注意を要する．損傷した場合

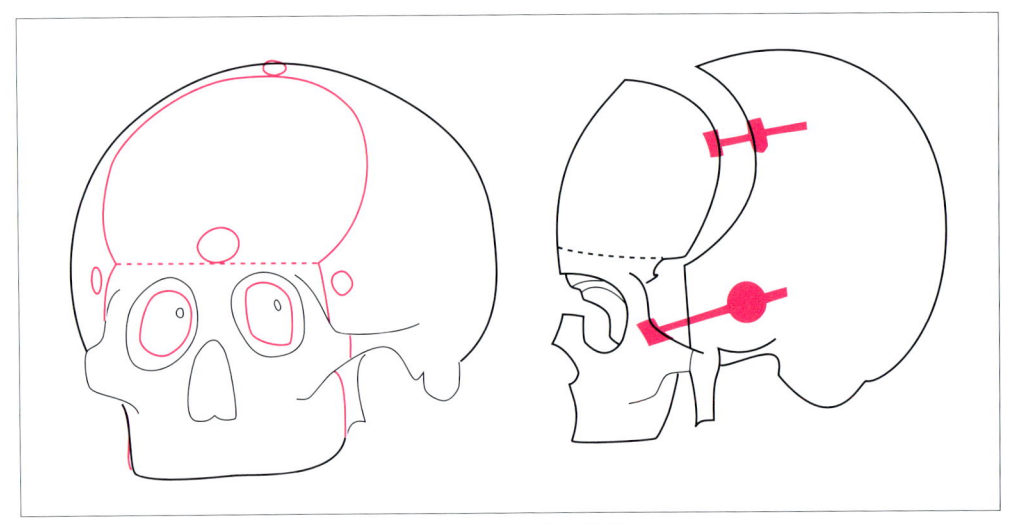

図5・46　Le Fort IV型骨延長術の骨切りのシェーマ
前頭骨を外さない場合は，点線の骨切りは行わず，点線の骨孔を開け，脳内視鏡を利用して剥離する。この時は左右2ヵ所ずつ延長器をつける。

は，しっかりと縫合し，修復しておく。骨延長器は，骨切りを行う前にしっかりと予定位置に固定する。シャフトのみ抜去した状態で骨切りを始める。術前に三次元実体モデルもしくはセファログラムなどで検討した骨切り予定線に従って骨切りを行い，完全授動を原則とする（図5・46）。完全に授動を行わないと意図する方向に延長できない可能性がある。とくに翼突上顎結節接合部と鼻中隔周辺はしっかりと離断すべきである。

授動した後，外しておいたシャフトを装着する。この際，側頭筋が腫脹などにより元の位置に戻せないことがあるが，分割することにより可能である。この際，側頭下窩に死腔を残さないように側頭筋を戻しておくべきである。死腔を残すと膿瘍形成の一因となる。

この後，頭皮下および側頭筋下にドレーンを挿入して閉創する。ドレーンは陰圧をかけず，平圧のままにしておく。陰圧をかけると口腔や鼻腔よりの鼻汁や唾液などを吸引して感染を来しやすいと考えられる。術後は，バートン包帯により圧迫固定を行い，術後の血腫や腫脹の予防に努める。

C 術後管理

術後3～4日でバートン包帯は除去する。気管切開した場合は咽頭浮腫の経過を見ながら抜去する。通常1週間以内には抜去可能である。経口挿管を選択した例では通常気道はあまり狭くないので，翌日もしくは2～3日での抜管が可能であるが，当日は出血などもあり留置した方がよい。

手術当日に単純CTと単純X線撮影を行い，頭蓋内の状態，骨切りの状態と骨延長器の装着具合を確認する。

骨延長は，術後5～7日より0.5～1mm/日の延長量で行う。週に1回セファログラムの撮影を行い，骨延長が計画通りに行えているか確認する。延長器の軸の先端が外れていた場合は，徒手的に整復しておく。方向性などに狂いが生じた時は延長量を変えることにより修正を行うが，大きな狂いが生じた場合は再手術により修正を行わざるを得ない。

骨延長の経過とともに開口障害を認めることがあるが，計画通りに延長されていれば，これは延長器の側頭筋への影響と考えられ，延長器抜去後6ヵ月以内に自然回復する。しかし，延長方向が下方に向きすぎていたり，上顎骨に計画に反した回転がかかると下顎骨を下方に押し下げるために開口障害を来すことがある。このことはセファログラムによる経過観察で判断可能であるので装置の付け替えを踏まえた修正を必要とする。

D 症　例

ファイファー症候群。手術時年齢9歳，男（図5・47-a）。これまでfronto-orbital advancementによる頭蓋拡大術を施行された。重度の睡眠時無呼吸発作を認め，CTおよび側面セファログラムにおいて重度の気道の狭小化が認められた（図5・47-b）。三次元実体モデル，咬合模型とセファログラムを利用した術前シミュレーションによりANS点が上顎の咬合平面に平行に16mm前下方に移動させるように骨延長術を予定した（図5・47-c, d）。

手術：気管切開により気道を確保した後，手術を行った。頭蓋拡大術の切開を利用し，一部切開線は耳前部まで延長した。骨膜上で剥離を進め頭皮を反転した後，頭頂より骨膜下に入り，骨膜より連続して側頭筋を反転し，

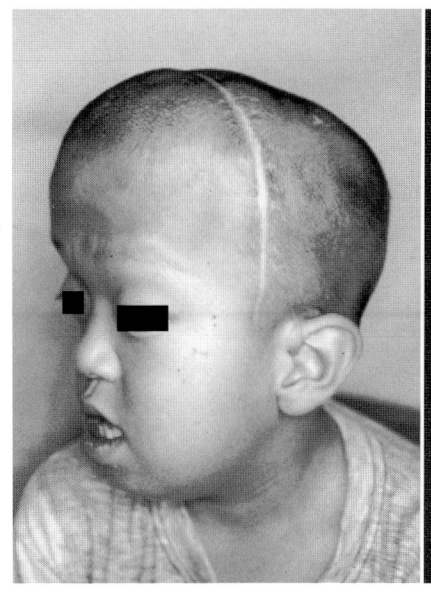

(a) 術前の顔貌。

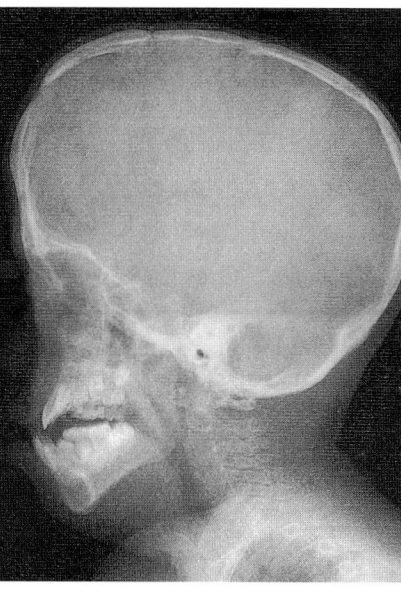

(b) 術前のセファログラム。上咽頭腔の狭窄を認める。

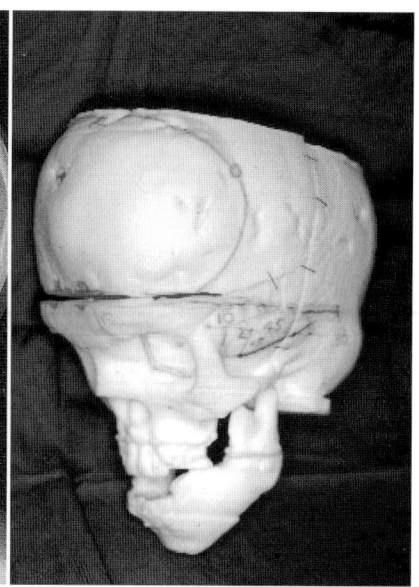

(c) 切削型三次元実体モデルを利用した術前評価。

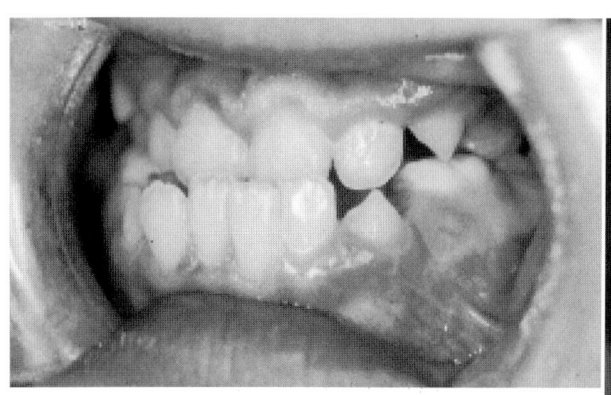

▲(d) 術前の咬合。
▶(e) 術中所見。内固定型骨延長器を装着。

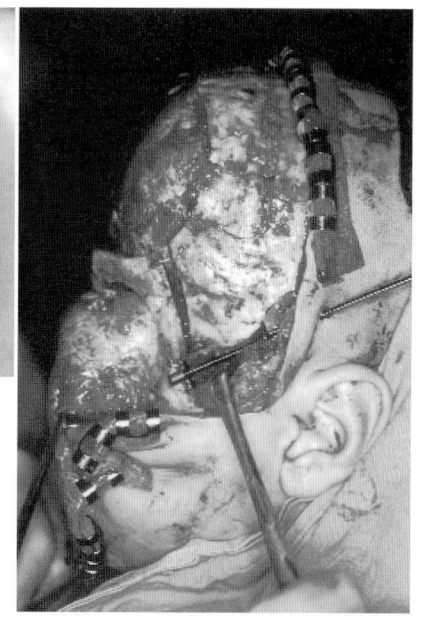

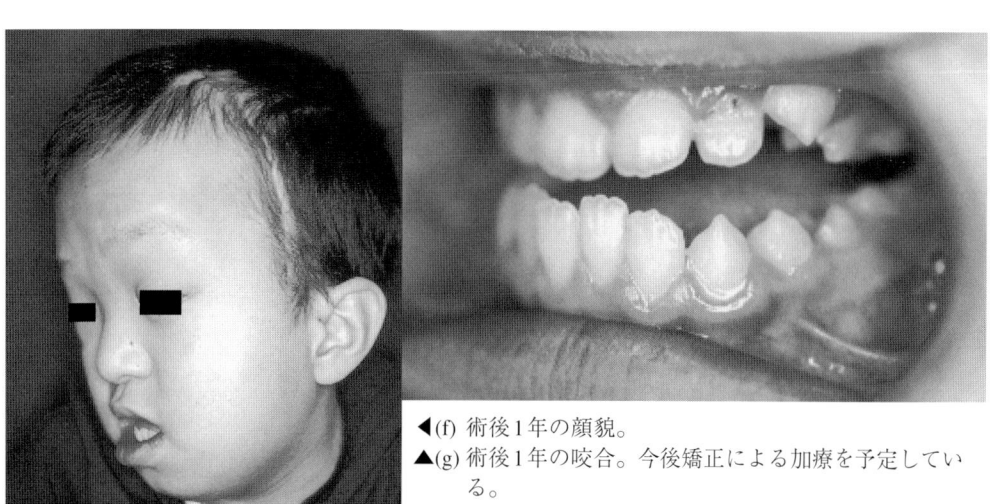

◀(f) 術後1年の顔貌。
▲(g) 術後1年の咬合。今後矯正による加療を予定している。

図5・47 症例：9歳，男，ファイファー症候群

側頭下窩まで十分に剥離を行った。眼窩は全周に剥離を行い，鼻根部から眼窩外側まで涙嚢窩の後方を通り，剥離子が入る位にした。前頭骨を骨切りし，開頭した後，硬膜を鶏冠の後方まで剥離を行った。剥離が終了した後，術前シミュレーションした位置に骨延長器を固定した。シャフトのみ外して骨切り術を行った。授動鉗子にて十分に授動した後，シャフトを再度装着し，死腔を残さないように側頭筋を元の位置に戻し，前頭骨をプレートにて顔面骨側のみ固定した（図5・47-e）。閉創時，ドレーンは頭皮下と側頭筋下に留置した。

術後経過：手術当日は，ICUにて管理を行った。術後7日より1.0mm/日で骨延長を開始し，延長量16mmで終了した（図5・47-e）。骨延長終了後4カ月で延長器の抜去を同じ切開線より行った。この時点で開口2横指の開口制限を認めたが，5カ月後には改善した。術後1年において顔貌および咬合は予定通りの結果を得た（図5・47-f，g）。

E 考 察

Le Fort IV型骨切り前方移動術は，従来の方法では頭蓋内と副鼻腔が交通した状態で前頭骨と顔面骨が前方移動される[2]。経過中に頭蓋内に死腔が形成され，これが副鼻腔とつながっているために感染を来しやすい一因となっていた。これに対して，直接副鼻腔と頭蓋内の交通を予防するためにLe Fort IV minus grabellaといった術式が行われるようになった。そして近年，死腔形成がほとんどない骨延長術が試みられるようになった[3]。

Le Fort IV型骨延長術の適応は，頭蓋と顔面に低形成を認める例に対して行われることが多く，おもにsyndromic craniosynostosis（Crouzon症候群，Apert症候群，ファイファー症候群など）が適応例となる。また，睡眠時無呼吸症候群を認める例では幼小児期であっても手術適応となる[4]。しかしながら，術後毎日延長操作を行わなければならず，患者の協力は必須のものであり，学童や成人において社会的もしくは精神発育上協力を得られない症例では困難であるかもしれない。直接疾患とは関係は少ないが，上顎洞などの副鼻腔に感染をもつものは，十分にその治療を行ってから手術に臨んだ方がよい。

手術手技では，初回手術例では剥離などに問題は少ないが，以前に前頭骨眼窩の前方移動術や再手術例では瘢痕や癒着により剥離に難渋することがある。とくに前頭蓋底の剥離において硬膜損傷を来した場合，しっかりと修復しておかねばならない。もし，十分な修復ができないような損傷を生じた場合は骨延長術を中止した方がよい。

前頭骨に関しては，一度外して手術操作を行い，後にプレートなどで固定する方法と硬膜を剥がさずに前頭骨をつけたまま行う方法が可能である。後者の場合grabellaのところに骨孔を開け，脳内視鏡を用いて確認しながら前頭蓋底の剥離と骨切りを行う。骨延長術の概念から考えると後者の方が理にかなっているが，前頭蓋底に手術既往のある症例では硬膜損傷を来さずに剥離を行うことはリスクが高くなる。頭蓋内の死腔形成の有無については，前頭骨を硬膜より外しても外さなくても形成しないという報告もある[5]。

術後の合併症としては，髄膜炎，硬膜外膿瘍，骨髄炎，開口障害，血腫，咽頭浮腫などが挙げられる。術後，慎重な管理を行うことが重要である。

骨延長術の利点としては，①Le Fort III型骨切り前方移動術と同様に骨移植を原則として必要としない，②死腔形成が少ないために従来の方法と比べて感染や血腫の形成を来しにくい，③必要十分量の前方移動が可能である，④従来法に比べて後戻りが少ない，⑤顎間固定を必要としないなどが挙げられる。

欠点としては，①延長軸の方向決定（固定器の装着位置の決定）に十分な検討が従来法より余分に必要なこと，②学童，成人例では患者の十分な協力が必要なこと，③内固定器では除去手術を必要とすることなどが挙げられる。

さらに従来法でも同様の問題点ではあるが，Cuttingら[6]が報告しているようにsyndromic craniosynostosis例では顔面骨は三次元的に複雑な変形を認めるために単純に前方移動だけでは整容面の十分な改善を行うことは困難なことがある。しかしながら，頭蓋冠に対しての骨延長術で延長後自然に形態的な改善が認められていること[7]から，長期的な観察を行った場合，従来法に比べてより良い結果を期待できるかもしれない。

このようにLe Fort IV型骨切り前方移動術もこれまでの頭蓋顔面骨に対する術式と同様に利点・欠点をもち合わせている。また，手術症例数は現時点において世界的にもあまり多くなく，骨切り線，固定器や器具の装着方法に改良の余地を残している。（田嶋定夫，今井啓介）

文 献

1) Imai, K., Tajima, S. : The growth patterns of normal skull by using CT scans and their clinical applications for preoperative planning and postoperative follow up in cranio facial surgery. Eur. J. Plast. Surg., 14 : 80-84, 1991.
2) Ortiz-Monasterio, F., Fuente, A., Carrillo, A. : Advancement

of the orbits and the midface In one piece, combined with frontal repositioning, for the correction of Crouzon's deformities. Plast. Reconstr. Surg., 61 : 507-516, 1978.
3) 福田慶三, 梅本泰孝, 小泉正樹ほか：頭蓋骨延長術と頭蓋内死腔の研究；monoblock advancementへの応用. 形成外科, 42：1125-1132, 1999.
4) Cohen, S. R., Boydston, W., Burstein, F. D., et al. : Monoblock distraction osteogenesis during infancy : Report of a case and presentation of a new device. Plast. Reconstr. Surg., 101: 1919-1924, 1998.
5) Fukuta, K., Saito, K., Potparic, Z., et al. : A comparison of single-stage versus gradual fronto-parietal advancement in terms of extradural dead space and bone deposition. Br. J. Plast. Surg., 51 : 169-175, 1998.
6) Cutting, C., McCarthy, J. G., Thorne, C., et al. : Clinical experience with multisegment midface advancement using a virtual reality approach. Craniofacial Surgery 7, edited by Whitaker, L. A., pp.87-89, Monduzzi editore, Bologna, Italy, 1998.
7) 今井啓介, 辻口幸之助, 戸田千綾ほか：Craniosynostosisに対する頭蓋骨延長術. 日形会誌, 19：687-692, 1999.

III 臨床

5 部位
頭蓋骨

SUMMARY

1996年より頭蓋縫合早期癒合症に対し骨延長法を応用した頭蓋冠拡張法を行ってきた。そのうち3年以上の経過観察が可能であった12症例の検討を行った。

合併症は局所感染が1例，延長器の露出が1例でその他大きな合併症は見られなかった。形態の評価では，Crouzon症候群，bicoronal synostosis，clinocephalyに関してはおおむね良好な形態が得られたが，Apert症候群，scaphocephalyにおいては不満足な結果となった。セファログラムによる評価の行うことのできた3例において，移動骨片の後戻りは見られず，また成長もほとんど確認できなかった。本法の適応を感染，侵襲，創閉鎖，骨形成，骨吸収・後戻り，骨成長の6項目から検討した結果，1再手術症例，2初回手術症例のうちbicoronal synostosis，clinocephaly，Crouzon症候群が良い適応と考えられた。

頭蓋拡張法は従来法の問題点を解決するよい方法の一つと考えられるが，その適応については十分検討する必要があり，症例によっては従来法を行った方が良いと思われた。

はじめに

頭蓋縫合早期癒合症に適応されてきた術式は，その発生病因論の推移とともに著しい変遷を経てきた。Virchowの仮説に基づくsuturectomy，Mossの仮説[1]に基づく頭蓋底を含むsuturectomyやfrontoorbital advancement，さらにはDelashawらの仮説[2]に基づいてtotal reconstructive cranial reshapingが行われるようになってきている。外科治療のゴールは形態の改善と頭蓋内の減圧にあるが，頭蓋縫合早期癒合症の病態の多様性，進行程度，年齢因子などが多彩な術式を生み，また一方でその適応に迷うことも少なくない。

筆者らは1996年よりdistraction osteogenesisを利用した頭蓋冠拡張法を選択肢の一つとして従来の術式に加え，症例の一部に行ってきた。ここでは本術式を解説するとともに，従来の頭蓋形成術と本法を比較検討しその適応について述べる。

A 手 技

1．手術法

手術法は，これまで発表した方法と同じものである[3]。Brachycephaly，oxycephalyに対してfronto-orbital advancementを行う場合はまず，ジグザクの冠状切開を加え帽状腱膜下に剥離を進める。眼窩上神経を神経孔よりはずし頭皮弁を翻転した後，変形の程度に応じて移動骨片が良い形態となるようデザインを行う。

ついで前頭鼻骨縫合部，両側側頭部，頭頂部を穿頭し硬膜外の剥離を連続させる。この際に注意することは，硬膜の剥離はできるだけ骨切り部の直下にとどめ，骨弁を大きく剥離しないようにすることである。こうすることで硬膜からの骨弁への血行が良好に保たれる[4]。眼窩部はやや難しいが，あまり眼窩内へ入り込んだ部分での骨切りは必要ないので，硬膜剥離も眼窩縁からやや眼窩内に入り込んだ部分で行うとそれほど困難ではない。

側頭部での穿頭は蝶形骨の立ち上がりの位置に注意する。あまり尾側に置くと蝶形骨の背側になり，眼窩部での剥離に難渋する。どうしても蝶形骨の後方になる場合は，前頭蓋底に一直線状にアプローチできるライン上の頭蓋骨を削り，直視下に蝶形骨小翼を離断する（図5・48）[5]。前頭鼻骨縫合部の穿頭は，鶏冠が前頭骨裏面にかなり接近していることが多いのであまり尾側に置かないようにする。またできるだけ小さい穿頭を心がける。

眼窩部での骨切りはラウンドバーや先端の尖ったリウル，ケリソンなどを用いて硬膜を損傷しないように注意深く行う。大きな硬膜損傷を起こした場合は，本法を継続できなくなるため細心の注意を払う。とくに，前頭鼻骨縫合部付近は硬膜が薄くなっている場合がある。

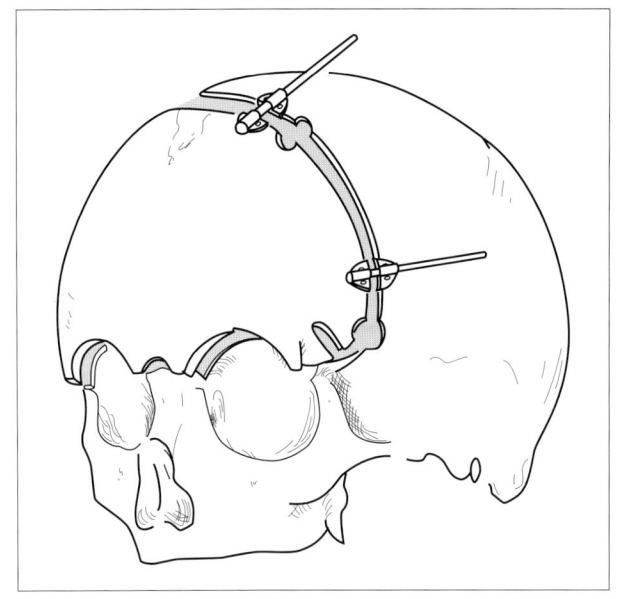

図5・48 標準的な骨切りライン
側頭部での補助骨切りは不要な場合もある。骨切りライン以外の硬膜剥離を最小限にするよう気をつける。前頭鼻骨縫合部の硬膜は薄いことが多いので，硬膜損傷に注意する。

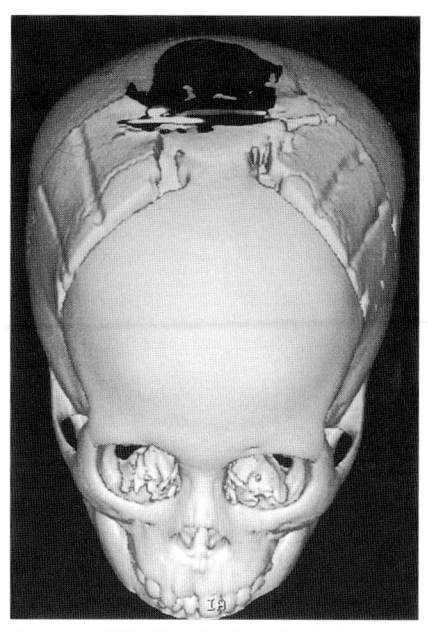

図5・50 術後の三次元CTによる骨切りの状態（症例7のもの）
外板の骨削りを3カ所で行っておく。

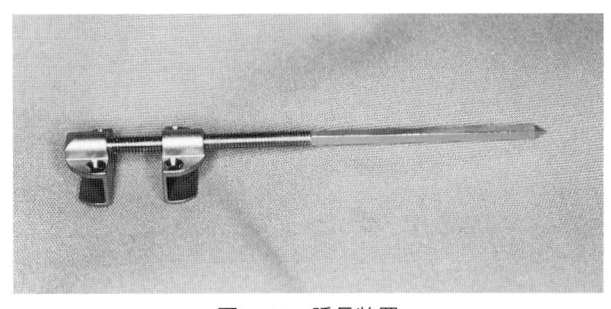

図5・49 延長装置
通常固定は不要であるが，不安定な場合はスクリューではなく吸収糸を用いて固定する。

骨切りが完全であることを確認した後，拡張器（TYPE KHC，ケイセイ医科工業）を装着する（図5・49）。矢状静脈洞を避けなるべく正中部と両側に置く。延長器の軸部分の長さが，予定延長量をやや越える程度に頭皮より出し，皮下ドレーンを留置した後，頭皮を縫合閉鎖する。

Apert症候群や6カ月以下のbicoronal synostosisの症例で，大泉門からmetopic sutureにかけて大きく開いている場合は，骨弁の補強の目的で縫合部に吸収プレートを置くこともある。

Sagittal synostosisの場合，両側の側頭頭頂骨切りを行う。骨弁の基部は骨切りを行わず，また骨弁への血行を温存する目的で，側頭筋を剥離しないようする（図5・50）。骨弁の外側に3カ所ほど，外板の骨削を行っておくと側頭部の弯曲に役立つ。頭頂部に延長器を2つ装着する。

2. 延長法

術後3日より頭蓋拡張を開始する。硬膜損傷を起こした場合は術後7日からとする。ベッドサイドで行うが通常痛みはほとんどない。拡大の速度は症例により異なるが，1日0.5〜1mm，もしくはトルクドライバーを用い0.4〜0.8kgf・cmを越えない範囲で行う。

術後7日には抜鉤し，可能であれば退院させ自宅で同様の拡大を行ってもらう。1週間に一度，外来で経過観察を行う。洗髪は可としている。必要量の拡大が得られたところで拡大を中止し，ピンの先端部分が長ければ短くカットしておく。埋入させない方が感染の点からは安全である。拡大終了後，保定期間を6〜8週置き，その後延長器を抜去する。創部に肉芽増生の見られる場合があるが，抗生剤などの処方はとくに必要なく，洗髪消毒のみで問題はない。

B 症例

これまで頭蓋縫合早期癒合症例の一部に対し頭蓋拡張器を用いた治療を行い，3年以上の経過観察が可能であった12症例に対し検討を加えた（表5・1）。症例は5カ月から11歳までの頭蓋縫合早期癒合症で，内訳はCrouzon症候群4例，Apert症候群1例，sagittal synostosis 5例（うちclinocephaly 3例，scaphocephaly 2例），bicoronal synostosis 2例である。代表的症例を供覧する。

表5・1 症例

	症例	手術時年齢	経過観察期間
1	Crouzon症候群	4歳	5年4カ月
2	Crouzon症候群	4歳	3年
3	Crouzon症候群	11歳	5年
4	Crouzon症候群	2歳4カ月	3年8カ月
5	Apert症候群	6カ月	3年7カ月
6	Bicoronal synostosis	5カ月	3年5カ月
7	Bicoronal synostosis	10カ月	5年2カ月
8	Sagittal synostosis	5歳	5年7カ月
9	Sagittal synostosis	6歳	4年9カ月
10	Sagittal synostosis	1歳10カ月	4年8カ月
11	Sagittal synostosis	1歳	4年7カ月
12	Sagittal synostosis	1歳5カ月	5年

1. Crouzon症候群（症例4）（図5・51-a～g）

2歳時に小児科医に頭蓋変形を指摘され当科を受診した。明らかな神経学的所見は認められなかったが，X線上指圧痕が見られ頭蓋内圧亢進を疑い頭蓋拡大術を行った。18日間で15mmの延長を行った。拡大終了時に1カ所で延長器先端部の皮膚の発赤が出現し，2週後には露出した。保存的治療を行い延長終了時から7週目に延長器を抜去し，皮膚欠損は自然治癒した。

2. Sagittal synostosis (clinocephaly)（症例8）（図5・52-a～d）

5歳時に頭蓋変形を主訴に当科を受診した。明らかな神経学的所見は認められなかったが，cosmeticな理由から頭蓋形成を行った。12日間で7.5mmの拡大を行った。

3. 合併症

延長器のピン刺入部での局所感染が1例（症例5），延長器が頭皮の圧迫壊死により露出したものが1例（症例4）認められた。いずれも保存的治療を行い保定期間終了の後，延長器を抜去し2週間以内に自然治癒した。

その他に頭蓋内血腫，髄膜炎，延長中の硬膜損傷，髄液漏等の大きな合併症は見られなかった。

4. 結果

形態についての評価を行った（表5・2）。Crouzon症候群，bicoronal synostosis，clinocephalyに関してはおおむね良好な形態が得られたが，Apert症候群，scaphocephalyにおいては不満足な結果となった。

Clinocephalyとscaphocephalyに関してはともにsagittal synostosisではあるが形態が異なり（図5・53-a, b），occipital bossing, wide and square foreheadの矯正が不可能であるために，上記の結果となった。またCrouzon症候群の場合，現在の延長装置と術式では前頭部はある程度の大きさで骨切りし全体を延長させることしかできない。本症はoxycephalyであることが多く，狭い前頭部の幅の修正は本術式では難しいので変形の高度な症例ではやや不満足な結果となる。Apert症候群においてもtemporal bulgingや高い頭蓋といった問題を含んでおり，本法でのreshapingは難しい。

5. セファログラムでの評価

症例1，2，3についてセファログラムにて評価を行った（図5・54，5・55）。いずれも術後に後戻りは見られなかった。また前頭鼻骨縫合部での成長は見られたが，前頭骨の成長はほとんど認められなかった。

C 考　察

1. 延長方法について

初回手術症例では延長は1日0.5～1mmの間で，一定量を必要な拡大量まで行っているが，再手術症例では0.8kgf/cmのトルク値を超えないよう拡大延長を行っている。これは本法においても，一般に用いられているtissue expanderのように，拡大の初めは比較的早いスピードで行えるが，しだいに拡張に対する硬膜の抵抗性が増してくる。このため一定量での拡張は，瘢痕化の強い硬膜の場合損傷の危険があると考えられる。さらに早期に退院し自宅での拡張の継続を考えた場合，トルク値による拡張の方が安全性が高い。

延長器の保定期間については，これまで経験した再手術症例を含む12症例において，良好な骨化が術後6～8週で認められているため，8週で十分と思われる[6]。延長器の刺入部に肉芽増生の見られる場合があるが，これまで抗生剤などの処方はせず，洗髪消毒のみで問題はなかった。

2. 骨延長法の適応について

これまで行った12症例の経験から，骨延長法の適応について考察する。本法を考案した当初，利点として考えていた感染，侵襲，創閉鎖，骨形成，骨吸収・後戻り，骨成長の6項目についてそれぞれ検討を加える。

a. 感染

近年，craniofacial surgeryの技術の確立と抗生剤の発達により感染率は減少しつつあるものの，依然避けられない大きな合併症の一つである。Craniofacial surgeryにおける感染率は，2.0～6.5%と報告によりばらつきがあ

5. 部位　131

a | b

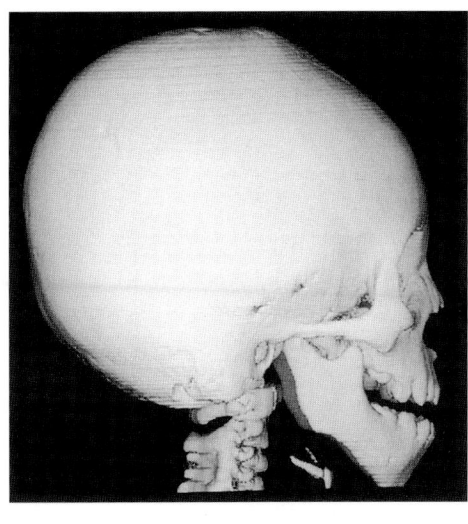

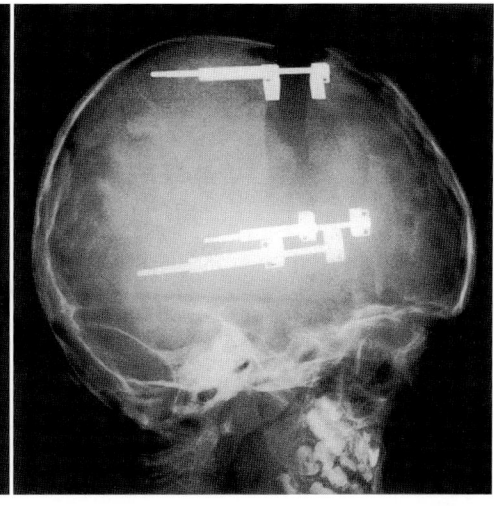

(a) 術前の三次元CTを示す。両側冠状縫合および矢状縫合の癒合に伴う狭頭を認める。
(b) 延長終了時のX線像。18日間で15mmのfrontoorbital advancementを行った。

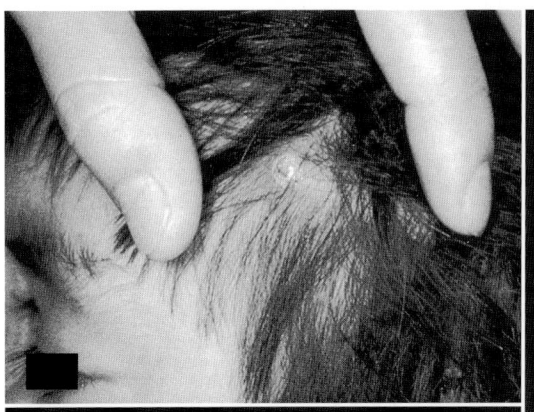

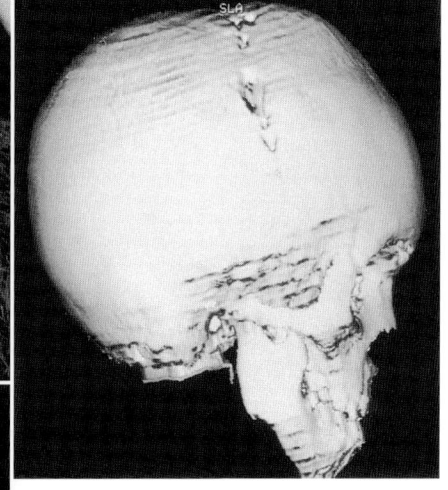

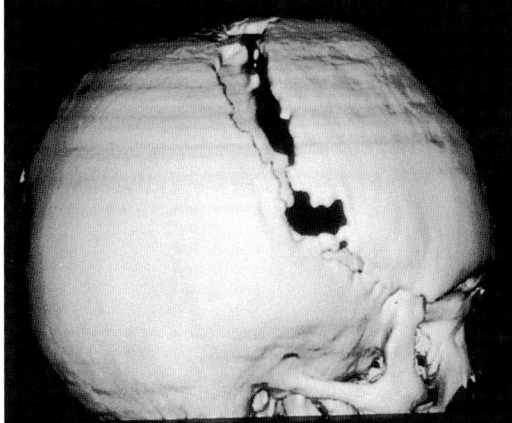

c | e
d

(c) 拡大終了後2週目に延長器の先端部分が露出した。延長器の抜去により皮膚欠損は自然治癒した。
(d, e) 延長器抜去後2週 (d) および1年2カ月 (e) の三次元CT。骨切り部の骨化はとくに側頭筋下，前頭頬骨縫合部において早期に得られる。前頭骨の吸収も認められない。

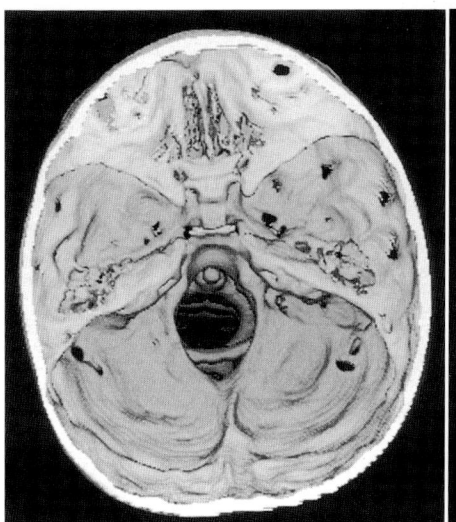

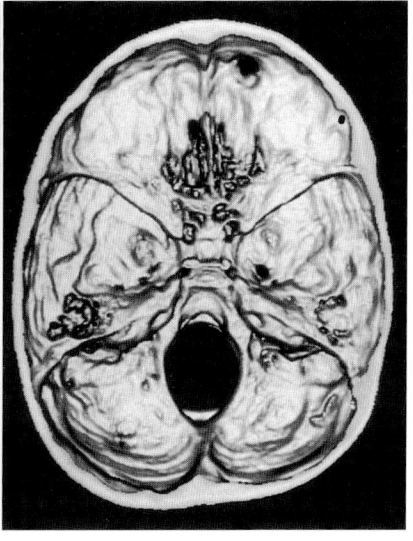

f | g

(f, g) 術前 (f) および延長器抜去後1年2カ月 (g) の三次元CT。前頭蓋底の十分な拡張が得られており骨欠損はほとんど生じていない。

図5・51　Crouzon症候群（症例4）

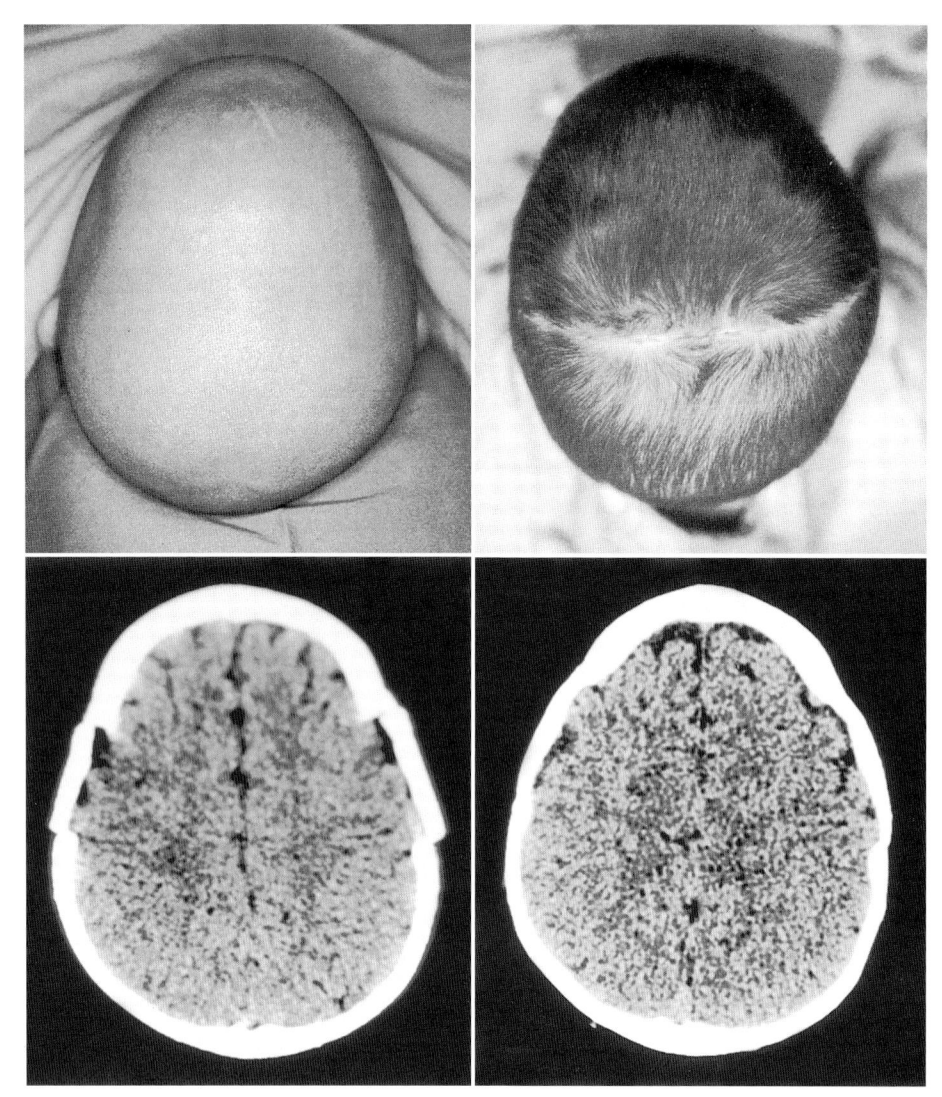

(a) 術前の状態。側頭部の陥凹変形が見られる。
(b) 術後6週の状態。改善が認められる。
(c, d) 延長終了時(c)および9カ月後(d)のCTスキャン。骨のremodelingは良好であり良い形態が得られている。

a	b
c	d

図5·52　Sagittal synostosis（症例8）

表5·2　Cosmeticな形態評価

	Excellent	Good	Fair
Crouzon症候群	2/4	2/4	
Apert症候群			1/1
Bicoronal synostosis	2/2		
Sagittal synostosis			
Clinocephaly	2/3	1/3	
Scaphocephaly			2/2

従来法と遜色ないかもしくはより良い形態をExcellent，ほぼ満足できるものをGood，従来法より劣るものをFairとした。

る[7)～12)]。このうちFearonらの報告では，13カ月以下の初回手術症例での感染はまったく見られなかったが，再手術症例での感染率は初回手術例に比べ明らかに高くなり，感染症例の85％が再手術症例であったとしている。このことは"13カ月以下の初回手術症例において"は死腔の存在が感染に影響しないという点で注目に値する。これまで死腔は術後数日と比較的早期に消失するとされてきたが[13)]，術後2週目においても約50％の患者で死腔を認めたとする報告もあり[14)]，症例により脳実質やクモ膜下腔の拡大の程度に差があり，必ずしも早期に消失するとはいえない。それでも感染が起こらないのは，死腔と感染とで大きな相関がないからと考えられる。

本法では，硬膜とともに頭蓋を徐々に拡大するため術後に硬膜外死腔が生じないが，このことは再手術症例において重要な意味をもつ。再手術症例での感染率が高い原因としては，①硬膜の瘢痕化により硬膜の拡大の遅延が起こり，死腔が長期にわたり残存すること，②手術自体が初回手術に比べ困難であるため，手術時間が延長しcontaminationの可能性が高くなること，③頭皮，硬膜の

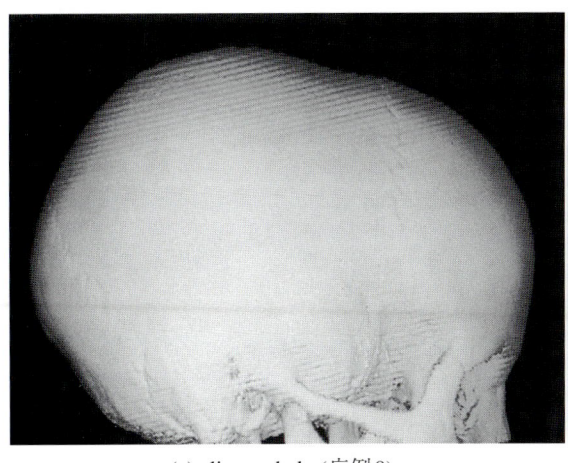

(a) clinocephaly（症例9）。　　　　　(b) scaphocephaly（症例12）。

図5・53　頭蓋骨の形態

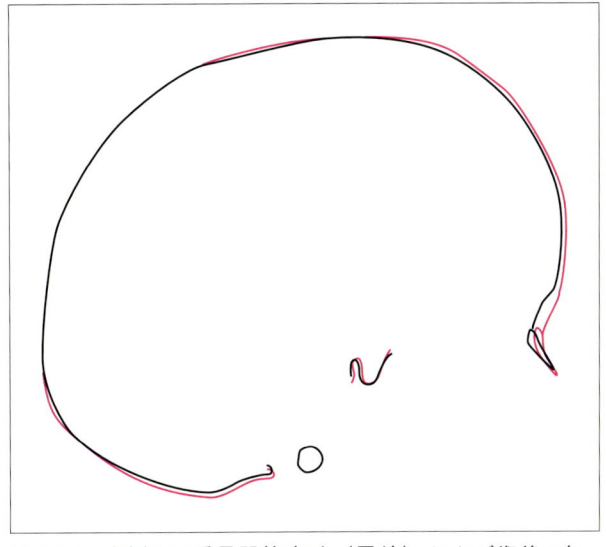

図5・54　症例1の延長器抜去時（黒線）および術後2年6
　　　　カ月時（赤線）のセファログラム
　　アドバンスした骨の後戻りは見られない。また成長
　　も前頭鼻骨縫合部で認められるほかは著明ではない。

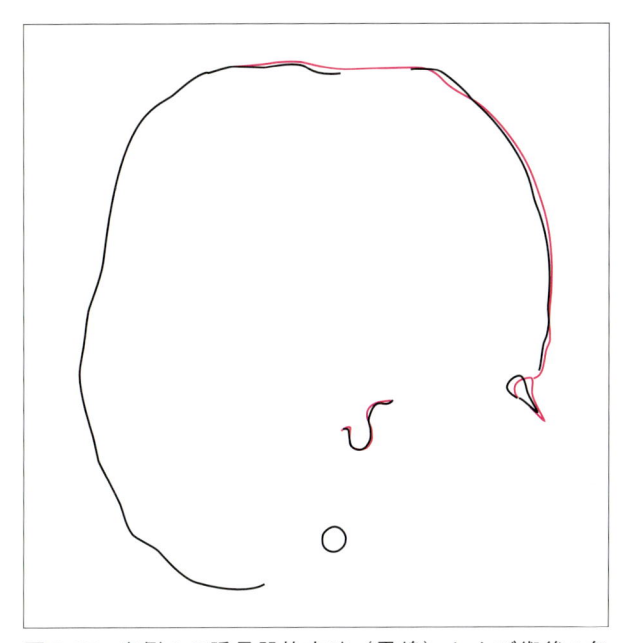

図5・55　症例2の延長器抜去時（黒線）および術後1年
　　　　（赤線）のセファログラム
　　アドバンスした骨の後戻りは見られない。また成長
　　も著明ではない。

瘢痕化による血行不良，の3つが挙げられている[7)8)]。したがって，積極的な硬膜の拡大により死腔を生じさせないことは感染を減らすことに大きく寄与する。さらに前頭骨の血行はおもに中硬膜動脈とその枝によりなされ，また頭蓋骨の表面からおもな血管の流入はないことから[4)]，骨弁を硬膜から剥離させないことで良好な骨弁への血行が温存され，このことも感染防止に有利な条件となる。

　以上をまとめてみると，1歳以下で手術を行う場合，本法の利点を考慮しても感染のリスクを軽減できるということはいえないようである。あるいは延長器挿入部での局所感染等も2例（17％）で見られていることから，minor infectionとはいえ通常の方法に比べ感染率は高いともいえる。一方，再手術症例や1歳以上の症例，あるいは術中に鼻腔が開放し術野が不潔になるような症例に対しては，感染の点から本法は良い適応であるといえよう。

b. 侵襲

　出血量，手術時間については単純に従来法と比較することは難しい。症例により出血量は異なり，時間もsphenoidal wing部の骨切りに手間取りかえって長くなる場合もある。しかし手技に慣れれば比較的短時間で手術は終了することと，硬膜と骨の間を広く剥離しないことによる出血量の軽減は本法の利点である。とくに再手術症例では，手術時間が初回より長くなる傾向があることと硬膜などの瘢痕部からの出血増大により術中出血量は多くなることから[15)]，本法は良い適応と考えられる。また骨が薄く欠損も多い場合でも骨移植が不要であるこ

とや，硬膜が頭蓋骨内板に陥入した場合でも硬膜を剥離する必要がなく硬膜損傷を起こす[16]頻度が少ない点など，再手術症例でのメリットは高い。一方，本法では2回の手術が必要となり，この点ではinvasiveといえる。

c. 創閉鎖

頭蓋冠の拡大が手術直後にはないため頭皮の閉鎖は容易で，縫合不全も少なく，また瘢痕の形成も少ない。また皮膚の緊張による頭蓋拡大の制限はなく，expanderの使用やプレートなどによる強固な固定の必要はない。無理な創閉鎖による骨弁への圧迫は，骨吸収や術後の後戻りの原因となるため[17]避けるべきである。Expanderの使用は[18]，手術回数が増えること，外来通院での複数回の拡張が必要なこと，expanderによる骨の圧迫変形の可能性があることなど問題は多く，またミニプレートなどによる強固な固定はその後の成長に悪影響を与え，また成長に伴い埋入した症例も報告されているため[19][20]，用いるべきでない。

創閉鎖の困難さは再手術症例ではさらに顕著となる。頭皮の瘢痕により広範な剥離を行っても閉鎖に難渋することが多いので，本法を用いることで十分な頭蓋拡張を行うことができる。

d. 骨形成

骨切り部の骨形成は良好で，とくに前頭頬骨縫合部，眼窩上壁（前頭蓋窩）部，側頭筋下の骨新生は早く8週の保定期間終了時には全症例で三次元CT上認められた[6]。その他の骨切り部での骨形成は完全ではなく，若干の骨欠損は残存したもののほぼ良好であった。

Distraction osteogenesisを利用した本法では，骨移植が不要であり従来法と比較して術後の骨欠損部を少なくできる。多縫合の早期癒合症例では2回目3回目の手術が必要なことがあり，この点は有利である。またもとより骨欠損が多く存在する再手術症例では，骨移植の採取部も限られているため，術後の骨欠損を考慮し本法を用いる方が望ましい。

e. 骨吸収・後戻り

膜性骨の遊離移植では骨吸収は少ないとされているが，いったん遊離されれば多少なりとも吸収され，完全に原型を保つことはない[21]。再手術症例において骨の菲薄化や骨欠損をしばしば経験することからも明らかである。移植骨にかかる物理的な圧力も骨吸収の原因となる。また硬膜と接触していない場合にも骨添加の減少，骨吸収が起こる[22]。

本法においてセファログラムで確認できた3例においては，移動した骨片の骨吸収はほとんど見られなかった。その他の症例においても三次元CT上，移動した骨片の骨吸収は見られず骨欠損を生じたものはなかった。血行を保った骨であるという条件と，皮膚も徐々に伸ばされるため一時的に強い圧がかからないという条件によるものと考えられる。

後戻りに関しても，セファログラムで確認できた3例においては認められなかった。従来の手術法では，とくにfrontoorbital advancementにおいて頭皮の緊張と前進させた骨の固定力の不均衡により術後比較的早期に後戻りが起きやすく，また逆に骨化したあとの後戻りはほとんどないことから[17]，その他の症例においても，骨形成の項で述べたように三次元CT上，前頭頬骨縫合部，眼窩上壁（前頭蓋窩）部，側頭筋下の骨化は良好なため後戻りはないと考えてよいと思われる。また本法では延長に伴い随時脳のexpansionが得られるため，脳実質により骨がサポートされるので後戻りは少ないとも考えられる。ただsubarachinod spaceが拡大するだけの症例もあり，一概にはいえない（図5・56-a，b）。

f. 成長

血流の温存は骨の成長に大きく関与する要素である[23][24]。本法における移動骨片の血行は良好にもかかわらず，残念ながら成長は認められなかった。これは，craniosynostosisにおいて早期癒合した縫合に接する頭蓋冠骨弁そのもののgrowth potentialが低下しているとしたDelashawの病因論[2]を裏づける結果となった。

以上の検証より本法の適応についてまとめてみると以下のようになる。

本法は従来法に比べ，多くの利点をもった有用な方法であるが，細かなreshapingは不可能なため，症例によっては従来法を選択した方がよい。また1歳以下の初回手術症例については，感染のリスクはきわめて低いため従来の術式も選択肢に加えるべきと考える。

2回の手術が必要なことと，延長中を含む入院通院期間が長くなることも考慮すべきである。

具体的に本法の良い適応症例としては，

1) 再手術症例
2) 初回手術症例のうちsimple craniosynostosisの場合で，

 ⓐ bicoronal synostosis：metopic sutureの癒合が認められbitemporal bulgingの軽度の症例。
 ⓑ sagittal synostosis：6カ月以上の症例で前頭部，後頭部の変形が少ない症例。とくにclinocephalyは良い適応である。6カ月以内の症例であればπ squeezeにより1回の手術で良い結果が得られる[25]。

3) Syndromic synostosisではsimple craniosynostosisに

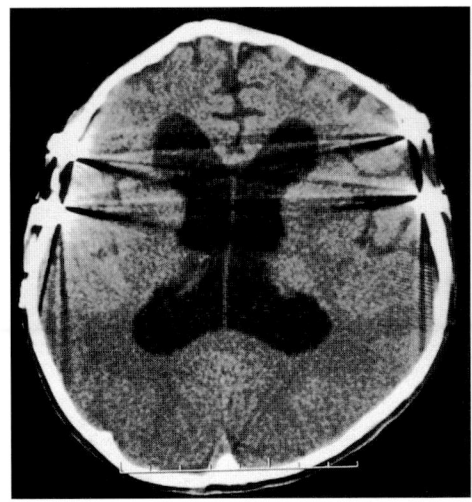

(a) Crouzon症候群（症例2）では頭蓋冠拡大に伴い脳実質の拡張が見られている。

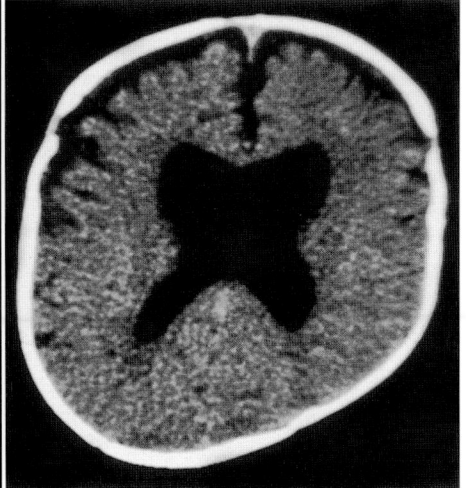

(b) Apert症候群（症例5）では頭蓋冠拡大に対しクモ膜下腔の拡大が見られるが実質の拡大は乏しい。

図5・56　延長終了時のCTスキャン

比べ再手術の頻度が高いため[26]，初回より本法を行った方がよい。

ⓐApert症候群：1歳以下での縫合癒合は冠状縫合以外になく，またmetpic suture部分での"midline calvarial defect"が存在する[27]ため本法は適応しにくい。その他の縫合は1歳から4歳までの間で癒合が起こるため，この頃まで待って行ってもよいかもしれないが，hyperbrachycephaly，temporal bulgingを伴う高度の変形を来してしまうことが多い。したがって1歳前後に従来法を行うのがよいと思われる。ただ再手術の頻度は高い[28]。

ⓑCrouzon症候群：1歳以下でほぼすべての縫合が閉じてくる[27]。眼球突出があり15mm以上のadvancementが必要な場合では本法が良い適応となる。それ以下なら従来法でもよい。

4）その他

Clover leaf skullなどmultiple synostosisで，高度の狭頭蓋があり15mm以上の頭蓋冠の拡大が必要な症例や，3カ月以下の症例に行う必要があり，再手術の必要が見込まれる症例，また頭蓋骨がhoney cum状で欠損が多く，十分な骨形成が難しい症例なども良い適応と考える。

（菅原康志）

文　献

1) Moss, M. : Functional anatomy of cranial synostosis. Childs Brain, 1 : 22-23, 1975.
2) Delashaw, J. B., Persing, J. A., Broaddus, W. C., et al. : Cranial vault growth in craniosynostosis. J. Neurosurg., 70 : 159-165, 1989.
3) Sugawara, Y., Hirabayashi, S., Sakurai, A., et al. : Gradual cranial vault expansion for the treatment of craniofacial synostosis: a preliminary report. Ann. Plast. Surg., 40 : 554-565, 1998.
4) Cutting, C. B., McCarthy, J. G., Berenstein, A. : Blood supply of the upper craniofacial skeleton : the search for composite calvarial bone flap. Plast. Reconstr. Surg., 74 : 603-610, 1984.
5) Hirabayashi, S., Sugawara, Y., Sakurai, A., et al. : Frontoorbital advancement by gradual distraction. Technical note. J. Neurosurg., 89 : 1058-1061, 1998.
6) 菅原康志, 平林慎一, 櫻井　淳ほか：頭蓋拡張法 (dynamic skull expansion) による頭蓋縫合早期癒合症の治療. 形成外科, 42 : 1167-1175, 1999.
7) David, D. J., Cooter, R. D. : Craniofacial infection in 10 years of transcranial surgery. Plast. Reconstr. Surg., 80 : 213-223, 1987.
8) Fearon, J. A., Yu, J., Bartlett, S. P., et al. : Infections in craniofacial surgery : a combined report of 567 procedures from two centers. Plast. Reconstr. Surg., 100 : 862-868, 1997.
9) Munro, I. R., Sabatier, R. E. : An analysis of 12 years of craniomaxillofacial surgery in Toronto. Plast. Reconstr. Surg., 76 : 29-35, 1985.
10) Whitaker, L. A., Munro, I. R., Salyer, K. E., et al. : Combined report of problems and complications in 793 craniofacial operations. Plast. Reconstr. Surg., 64 : 198-203, 1979.
11) Stieg, P. E., Mulliken, J. B. : Neurosurgical complications in craniofacial surgery. Neurosurg. Clin. N. Am., 2 : 703-708, 1991.
12) Marchac, D., Renier, D. : Cranio-facial surgery for craniosynostosis. Scand. J. Plast. Reconstr. Surg., 15 : 235-243, 1981.
13) Ortiz-Monasterio, F., Campo, A. Fd., Caprillo, A. : Advancement of the orbits and the midface in one piece, combined with frontal repositioning, for the correction of Crouzon's deformities. Plast. Reconstr. Surg., 61 : 507-516, 1978.
14) Spinelli, H. M., Irizarry, D., McCarthy, J. G., et al. : An

analysis of extradural dead space after fronto-orbital surgery. Plast. Reconstr. Surg., 93 : 1372-1377, 1994.

15) Williams, J. K., Ellenbogen, R. G., Gruss, J. S. : State of the art in craniofacial surgery: nonsyndromic craniosynostosis. Cleft Palate Craniofac. J., 36 : 471-485, 1999.

16) Posnick, J. C. : Craniofacial dysostosis syndromes. Facial Clefts and Craniosynostosis, edited by Turvey, T. A., Vig, K. W. L., Fonseca, R. J., pp.630-685, W. B. Saunders, Philadelphia, 1996.

17) Lo, L. J., Marsh, J. L., Yoon, J., et al. : Stability of fronto-orbital advancement in nonsyndromic bilateral coronal synostosis : A quantitative three-dimensional computed tomographic study. Plast. Reconstr. Surg., 98 : 393-405, 1996.

18) Onishi, K., Maruyama, Y., Seiki, Y. : Intra-operative scalp expansion for wound closure without tension in craniosynostosis operation - technical innovation. J. Cranio MaxFac. Surg., 23 : 317-320, 1995.

19) Stelnicki, E. J., Hoffman, W. : Intracranial migration of microplates versus wires in neonatal pigs after frontal advancement. J. Craniofac. Surg., 9 : 60-64, 1998.

20) Persing, J. A., Posnick, J., Magge, S., et al. : Cranial plate and screw fixation in infancy: an assessment of risk. J. Craniofac. Surg., 7 : 267-270, 1996.

21) Craft, P. D., Sargent, L. A. : Membranous bone healing and techniques in calvarial bone grafting. Clin. Plast. Surg., 16 : 11-19, 1989.

22) Hobar, P. C., Masson, J. A., Wilson, R., et al. : The importance of the dura in craniofacial surgery. Plast. Reconstr. Surg., 98 : 217-225, 1996.

23) Antonyshyn, O., Colcleugh, R. G., Anderson, C. : Growth potential in onlay bone grafts: A comparison of vascularized and free calvarial bone and suture bone grafts. Plast. Reconstr. Surg., 79 : 12-23, 1987.

24) Bartlett, S. P., Whitaker, L. A. : Growth and survival of vascularized and nonvascularized membranous bone : An experimental study. Plast. Reconstr. Surg., 84 : 783-788, 1989.

25) Lauritzen, C., Friede, H., Stephensen, H., et al. : Treatment of sagittal synostosis by dynamic skull shortning. Craniofacial Surgery, edited by Montoya, A. D., pp.215-218, Monduzzi Editore, Bologna, 1991.

26) Williams, J. K., Cohen, S. R., Burstein, F. D., et al. : A longitudinal, statistical study of reoperation rates in craniosynostosis. Plast. Reconstr. Surg., 100 : 305-310, 1997.

27) Kreiborg, S., Marsh, J. L., Cohen, M. M. Jr., et al. : Comparative three-dimensional analysis of CT-scans of the calvaria and cranial base in Apert and Crouzon syndromes. J. Craniomaxillofac. Surg., 21 : 181-188, 1993.

28) Whitaker, L. A., Bartlett, S. P., Schut, L., et al. : Craniosynostosis: an analysis of the timing, treatment, and complications in 164 consecutive patients. Plast. Reconstr. Surg., 80 : 195-206, 1987.

III 臨床

6 デバイス
外固定

SUMMARY

頭蓋顔面領域における骨延長においては，内固定型の延長器が主流となりつつある。しかし，複雑な形態の延長を必要とする症例，複数の骨片を同時に多方向へ延長する症例など，まだ外固定型骨延長器にアドバンテージがあると思われる場合も多い。また，手の外科領域ではもっぱら外固定型骨延長器が用いられている。
　ここでは，外固定型骨延長器の分類を述べるとともに，現在形成外科領域で用いられている代表的な外固定型骨延長器とその特長を紹介した。また，新しい延長器の開発とその応用など，今後の展望に触れた。

はじめに

　骨延長術は外固定法によるものと内固定法によるものの2つに大別される。前者は延長する部位の両側にそれぞれ経皮的にピンを打ち込み，これを創外固定器で把持，牽引する方法である。もちろん創外固定器には延長機能が必要である。後者は延長器を創内に埋め込み，これによって延長を図る方法である。前者を後者と比較した場合，延長方向の調整が比較的容易である，取り外しが簡単であるなどのメリットがある。一方，デメリットとして，延長に際し固定用のピンで皮膚が引き裂かれ瘢痕ができる，かさばるなどの点が挙げられる。

　この分野で先行した整形外科領域，すなわち大腿骨や脛骨などの骨延長では，創外固定器が用いられることが多い[1]～[3]。その理由として，①創外固定器の方が圧倒的に操作性に優れていること，②強力な牽引力を要するので創内に留置できるような小さな器具が作りにくいこと，③四肢ではピン挿入部の瘢痕も許容される場合が多いことなどが挙げられる。

　頭蓋顔面領域でも最初は外固定型骨延長器が用いられた[4]～[6]。下顎骨の延長で最初の臨床例を報告したMcCarthyらも当初は手指用の創外固定器を用いている[7]。しかしその後，内固定型骨延長器がつぎつぎと開発され，現在ではむしろ内固定型のものが主流となっている[8]～[10]。顔面では延長時にピンによってできる瘢痕が大きな問題となり，また創外固定器がかさばって日常生活に差し支えるからである。四肢ほど強い牽引力を必要としないため器具がコンパクトにできることも理由の一つとなっている。

　このように頭蓋顔面領域ではどちらかというと内固定型の延長器が主流となりつつあるが，複雑な形態の延長を要する症例，多骨片を同時に多方向へ延長する必要がある症例など，まだ外固定型にアドバンテージがあると思われる場合も多い。ここでは指（趾）延長用のものも含め，形成外科領域で使用されている外固定型骨延長器について略述する。

A 外固定型骨延長器の分類（図6・1）

　創外固定器による骨延長法には，貫通ピンを用いる方法（transfixing system）と非貫通ピン（ハーフピン）を用いる方法（non-transfixing system）の2通りがある。前者は骨内を貫通させたピンの両端を創外固定器に装着し牽引するもので，比較的直径の細いピンでも強力な牽引が可能である。また，軸方向に動きをもたせた弾力的固定（dynamic axial fixation）が可能であり，これが骨延長部の骨形成を促すとされる[11]。ただ，固定力を保とうとすると創外固定器がどうしてもかさばるという欠点がある。後者は1つの骨にハーフピンを数本ずつ刺入，これを創外固定器に把持させ牽引するものである。装置はコンパクトに作製できるが，太目のピンが必要になることが欠点である。

　現在用いられている貫通ピン式骨延長器はもっぱらリング型のもので，Ilizalov式骨延長器に代表的される。その構造が融通性にとんでいるため，回旋変形の矯正を始めとしてさまざまな応用が可能である[12]。また，dynamic axial fixationが効率よく行われる仕組みになっており，とくに下腿において頻用されている。両側支柱型や4本支柱型の骨延長器も一時，下腿や大腿の延長に

138　Ⅲ. 臨床

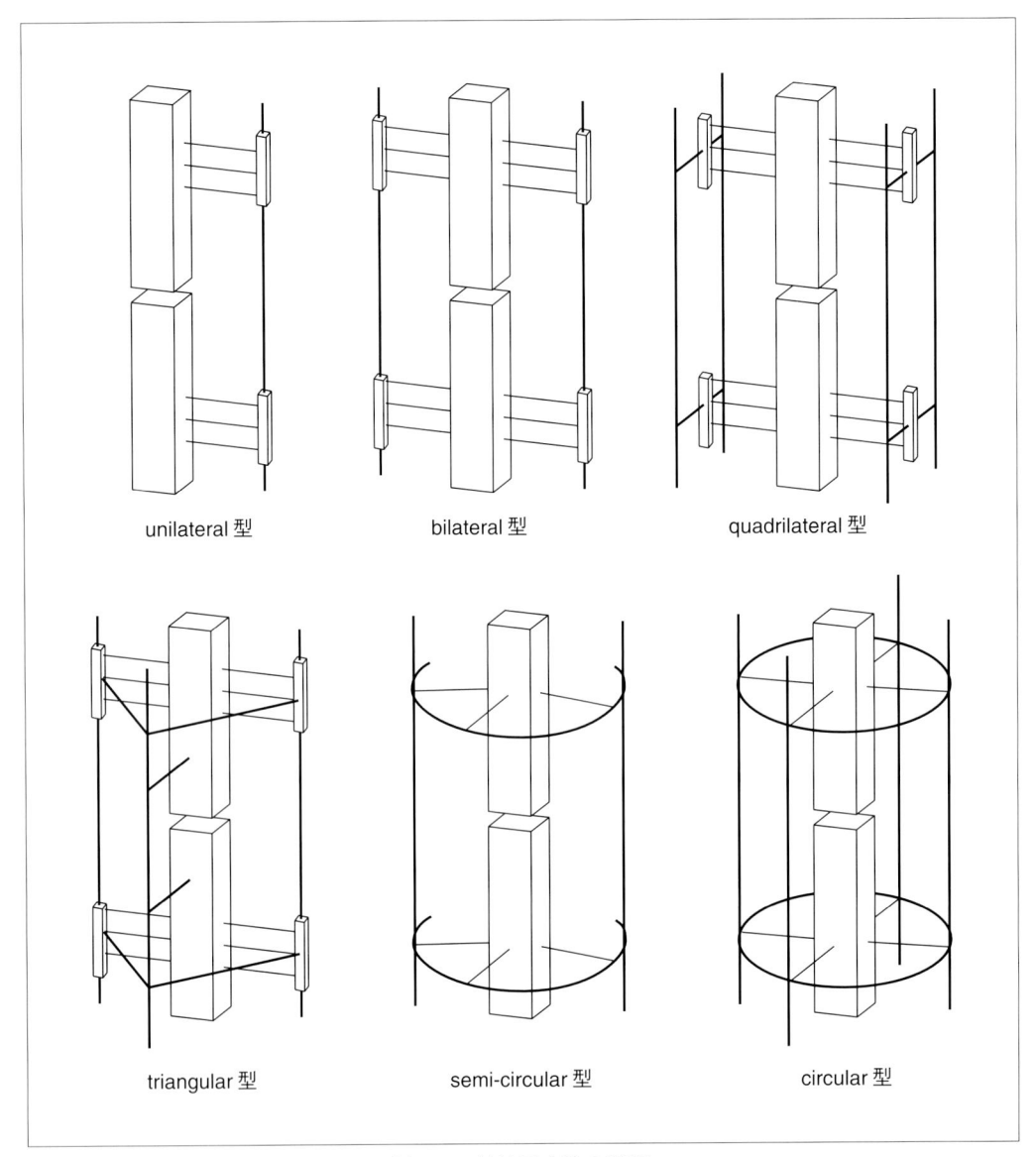

図6・1　創外固定法の種類
（井上四郎：創外固定法の歴史. 整形外科, 49：871-877, 1998. より引用）

使用されたが，固定力に劣るため，最近はほとんど用いられていない[13]。貫通ピン式骨延長器の欠点は，Ilizalov式に見られるごとく，かさばることである。そのため，手指，足趾で用いられることはあまりない。また頭蓋顔面骨でも，貫通式ピンが使いにくいこと，固定装置がかさばって日常生活に差し支えることなどの理由からほとんど用いられていない。

一方，ハーフピンを用いる創外固定器の多くは片側固定式のものである。片側式にすることにより装置をコンパクトにできる。Wagner式骨延長器が代表的なものである。片側固定式骨延長器の難点は直径の太いピンを用いなければならないことである。大腿などでは直径6mm位のピンが必要となる。そのため，骨—ピン間のストレスが大きくなり，たとえ感染がなくともピン周囲の炎症や骨融解が起きうるとされている[14]。幸い頭蓋顔面や手指，足趾の骨はそれほどの強度を必要としないので，直径2.0mm位のピンでも十分用を足せ，骨融解もまず見られない[15]。なお，頭蓋骨や上顎骨など薄い骨では，ピンをそのまま刺入するのではなく，プレートを使って固定，これを骨延長器に把持させ牽引する方法が取られることもある[16]。

このほか頭蓋顔面領域に特有なものとして，歯牙（通常は臼歯）にワイヤーをかけ牽引する方法がある[17]。この場合，他方は頭蓋骨にフレームを用いて固定する。本法においては，歯牙が動く可能性のあること，固定が不確実なこと，装置がかさばることなどが問題となる。

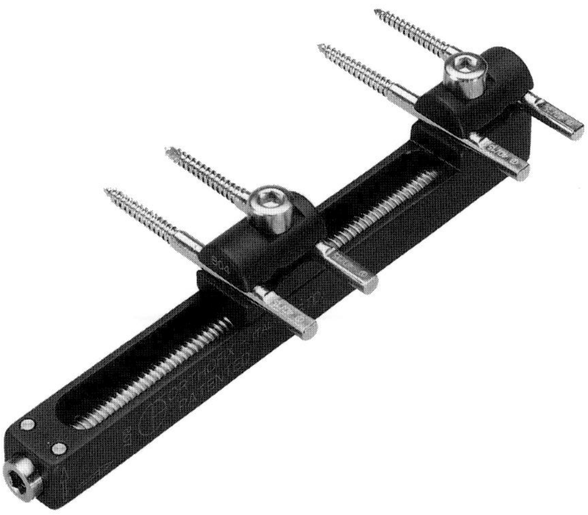

(a) M-101延長器。1つのクランプに3穴を有し，2本のピン間隔は8mmと12mmのどちらかを選択できる。ピンの直径は2mm（ネジ付きワイヤー，ネジ部径は1.6mmおよび2mm）と3mm（コーティカルスクリュー，ネジ部径は2.5mm）の2種類がある。

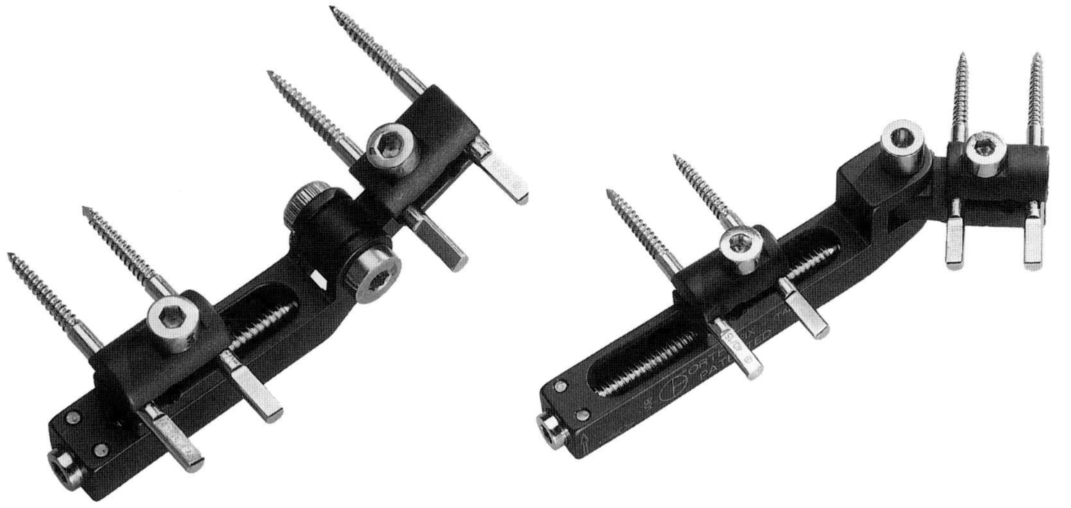

(b) M-111（左），M-122延長器（右）。ピンと延長器が作る平面に対し，前者は垂直方向の，後者は水平方向の角度変換が可能である。

図6·2　オルソフィックス・ミニ®延長器　（Orthofix，㈱東機貿）

B 代表的な外固定型骨延長器とその特長

1. Orthofix Minirail System®（オルソフィックス・ミニ延長器）（図6·2）

　本来手指用に開発された片側固定式骨延長器で，頭蓋顔面領域でも多用されている。端に出たネジ付きシャフトをレンチで回転させることにより延長を図る。通常の棒状のものに加え，途中に継ぎ手があって角度を変えられるタイプのものがある。後者には，ピンと同一平面で角度を変えられるタイプ（水平面可動式），ピンと直交する平面で角度を変えられるタイプ（垂直面可動式）の2種類がある。

　本器の特長は，なんといっても固定性がよいこと，コンパクトであること，延長操作が容易なことである。また，ピン（直径3mmのスクリュー）のthread部がtaperingしているため抜去が容易に行なえることも利点の一つである。なお，直径2mmのピン（ネジ付ワイヤー）はtaperingしていない。一方，欠点としては，1つのクランプに付けるピンの間隔がやや広いため，小骨片を固定しにくいことが挙げられる。

2. Mini Hoffmann®延長器（図6·3）

　やはり本来は手指用に作られた片側固定式延長器である。クランプが傾斜，回旋する仕組みになっており，ピ

ンの角度を2方向へ自由に変えられる。ピン（スクリューネイル）の径は2mmと1.5mmである。クランプに融通性がある分，やや固定力が弱いのが欠点である。

3. Multi-Guide®下顎骨延長器（図6・4）

下顎骨用に開発された片側固定式延長器である。2個の延長器を継ぎ手で繋ぎ，継ぎ手の部分には2個のギアを内蔵している。この2個のギアにより，延長器のなす角度が延長中でも上下，左右，少しずつ自由に変えられる仕組みになっている。骨切りした2個の骨片の位置関係を見ながら方向を調節できる。ピンの径は2.0mmである。

4. RED (rigid external distraction) システム®（図6・5）

上顎骨用に開発された延長器である。頭蓋骨に固定用ピンで取り付けたフレームを支持として，ワイヤーを使って上顎を牽引する。上顎の固定は通常臼歯を用いるが，まんべんなく力を負荷するように歯牙全体を用いることもある。このほか，プレートが使われることもある。かさばること，やや固定性が弱いことが欠点であるが，Ilizarov型延長器同様，融通性に富むという特長がある。今後，骨片を多数に分割して延長を図るなどの応用が期待される。

C 今後の展望

骨延長の適応となるのは，種々の原因により骨形成不全や欠損を生じている症例である。頭蓋顔面骨においては，このような骨欠損部位が，曲面を有する複雑な形態を呈していることが多い。それゆえ，現在一般に用いられているような，一方向だけに延長機能をもった延長器では，しばしば機能，形態を十分に再建できない。前述したOrthofix M®型延長器のように，垂直面あるいは水平面可動式のものもあるが，これらも原則として装着時に角度を調整するもので，延長方向はあくまで一次元的なものである。

たとえばcraniofacial microsomiaの症例に対して下顎骨の延長を行う場合，しばしば前方開咬が矯正されないまま残ってしまう。形態も十分に改善されず，かなりの症例が左右非対称を示す。中顔面の延長においても同様である。Apert症候群などのように中顔面の発育が極度に制限されている場合，前方移動だけで良好な形態を得ることはほとんど不可能である。三次元的多方向への同時延長が不可欠であり，何らかの新しい方法，延長器が必

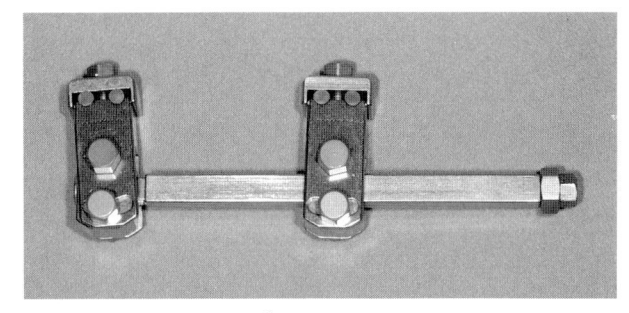

図6・3 ミニ・ホフマン®延長器（Howmedica，㈱日本ストライカー）
クランプが傾斜，回旋する仕組みになっており，ピンを2方向へ自由に変えられる。2本のピン間隔が4mmと短いのも小さな骨の固定には都合がよい。ピン（スクリューネイル）の直径は1.5mmと2mmの2種類となっている。

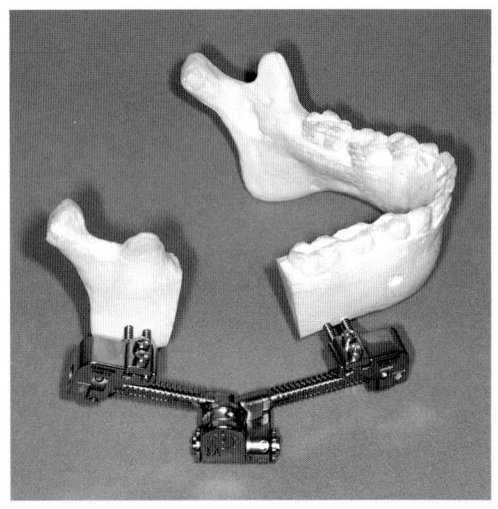

図6・4 Multi-Guide®下顎骨延長器（Leibinger，㈱日本ストライカー）
McCarthyらによって開発，販売された下顎骨用延長器。継ぎ手の部分にある2個のギアにより，延長中でも，延長方向を少しずつ上下，左右自由に変えられる。これも2本のピンの間隔が4mmと短い。

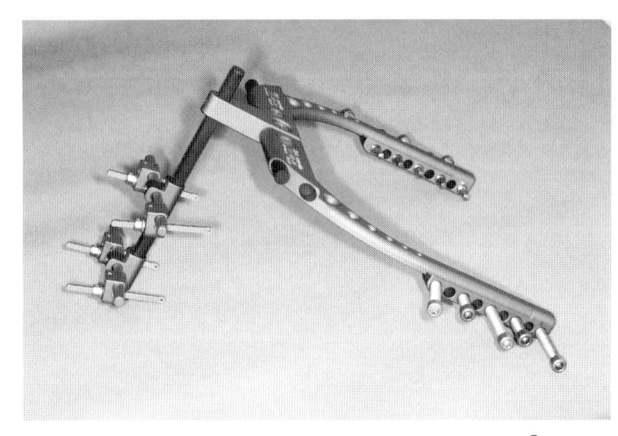

図6・5 RED (rigid external distraction) システム®（KLS-Martin，㈱キスコ・ディーアイアール）
半周のリングは頭部にチタン製スクリューで固定する。これにつけたカーボン製のバーを支えにして上顎を牽引する。延長途中に方向を変えることも可能である。

要と考えられる。

　このような多方向への延長を可能とする手段として，下顎骨においては，Kleinら[18]やMolinaら[19]が2個の延長器を継ぎ手で繋いで2方向に同時延長する方法を報告している。いずれも原則として下顎枝と体部の2カ所で骨切りを行い，3分割されたそれぞれの骨片にピンを刺入し，下方（下顎枝）および前方（下顎体部）への延長を図っている。Kleinらは延長中，3，4日に一度継ぎ手の角度を調節すると述べている。しかし，これらの方法もあくまで二次元的な延長方向の調整にすぎない。また，骨が3分割されるため，真ん中の骨が阻血性壊死に陥る危険性がある。さらには，幼小児に用いようとすると，もともと発育不全がある骨なので小さすぎてピンの固定が難しいといった問題も生じる。

　これに対しMcCarthyらは，延長中にも，前後，上下，左右自由に延長方向を調整できる，下顎骨用外固定器を開発した（図6・4）[20]。本装置の場合，骨切りは1カ所だけで行い，2個の骨片の位置関係を三次元的に変えながら骨延長を図る。しかしこの場合も，延長器の方向を右に変えたから下顎骨も右に延長されるというほど単純なものではない。McCarthyら自身が述べているごとく，"希望する形態を得るにはどのような延長をすればいいのか"今後検討していく必要がある[21)22)]。

　中顔面骨の場合は，より三次元的な延長を必要とする症例が多い。Apert症候群やCrouzon症候群などの症例の場合は中顔面骨の発育が前後，上下，左右すべての方向にわたって高度に制限されている。ここで理想的な形態を得ようとすれば中顔面の骨を多数個に分割し，それぞれが異なった方向に広がるよう，同時延長するほかない。現時点でこのような可能性を有する延長器は，Ilizarov型様のリング式のものと思われる。かさばりはするが，固定性，融通性に優れ，横ずれや回旋に対する矯正ができる。また，比較的小さな骨片の処理も可能である。もちろん，思い通りの方向に延長が得られるのか，延長した部位に実際に骨が形成されるのか，など確認しなければならない点も多い。今後の検討が期待される。

　このほか期待されるものとして，bone transportが可能な頭蓋顔面骨用骨延長器がある。下顎骨のbone transportについてはすでにいくつかの報告があるが，そこで用いられている延長器は必ずしも適当なものとはいえない[23]。ヒトの下顎形態に即した，bone transport可能な延長器の開発販売が待たれる。　　　（平林慎一，菅原康志）

文　献

1) Ilizarov, G. A., Deviatov, A. A. : Operative elongation of the leg with simultaneous correction of the deformities. Ortop. Travmatol. Protez., 30 : 32-37, 1969.
2) De Bastiani, G., Aldegheri, R., Renzi-Brivio, L. : Fissatore esterno assiale. Chir. Organi. Mov., 65 : 289-293, 1979.
3) 安井夏生：骨延長の基礎と臨床．日整会誌, 65 : 1131-1142, 1991.
4) Pensler, J. M., Goldberg, D. P., Lindel, B., et al. : Skeletal distraction of the hypoplastic mandible. Ann. Plast. Surg., 34 : 130-136, 1995.
5) Takato, T., Harii, K., Hirabayashi, S., et al. : Mandibular lengthening by gradual distraction: Analysis using accurate skull replicas. Br. J. Plast. Surg., 46 : 686-693, 1993.
6) Habal, M. B. : A future domain distractor for the facial skeleton. J. Craniofac. Surg., 4 : 414-417, 1993.
7) McCarthy, J. G., Schreiber, J., Karp, N., et al. : Lengthening the human mandible by gradual distraction. Plast. Reconstr. Surg., 89 : 1-8, 1992.
8) Chin, M., Toth, B. A. : Le Fort III advancement with gradual distraction using internal devices. Plast. Reconstr. Surg., 100 : 819-830, 1998.
9) Cohen, R. S. : Craniofacial distraction with a modular internal distraction system : evolution of design and surgical techniques. Plast. Reconstr. Surg., 103 : 1592-1607, 1999.
10) Sugawara, Y., Hirabayashi, S., Sakurai, A., et al. : Gradual cranial vault expansion for the treatment of craniofacial synostosis : A preliminary report. Ann. Plast. Surg., 40 : 554-565, 1998.
11) De Pablos, J., Canadell, J. : 骨延長－その方法と適用, 安井夏生訳, 南江堂, 東京, 1990.
12) 山野慶樹, 西村典久：Ilizarov法の原理と特長．整形外科, 49 : 878-886, 1998.
13) 井上四郎：創外固定法の歴史．整形外科, 49 : 871-877, 1998.
14) Paley, D. : Current techniques of limb lengthening. J. Pediatr. Orthop., 8 : 73-92, 1988.
15) 田中寿一：拇指延長術．骨・関節・靭帯, 8 : 755-762, 1995.
16) 秋月種高, 大森喜太郎：頭蓋顔面骨延長術．形成外科, 40S : 149-158, 1997.
17) Polley, J. W., Figueroa, A. A. : Rigid external distraction: Its application in cleft maxillary deformities. Plast. Reconstr. Surg., 102 : 1360-1372, 1998.
18) Klein, C., Howaldt, H-P : Correction of mandibular hypoplasia by means of bidirectional callus distraction. J. Craniofac. Surg., 7 : 258-266, 1996.
19) Molina, F., Ortiz Monasterio, F. : Mandibular elongation and remodelling by distraction : A farewell to major osteotomies. Plast. Reconstr. Surg., 96 : 825-842, 1995.
20) McCarthy, J. G., Williams, J. K., Grayson, B. H., et al. : Controlled multiplanar distraction of the mandible : device development and clinical application. J. Craniofac. Surg., 9 : 322-329, 1998.
21) Hollier, L. H., Rowe, N. M., Mackool, R. J., et al. : Controlled multiplanar distraction of the mandible, Part III : Laboratory studies of saittal (anteroposterior) and horizontal

(mediolateral) movements. J. Craniofac. Surg., 11 : 83-95, 2000.

22) Tharanon, W., Sinn, D. P. : Mandibular distraction osteogenesis with multidirectional extraoral distraction device in hemifacial microsomia patients : Three-dimensional treatment planning, prediction tracing, and case outcomes. J. Craniofac. Surg., 10 : 202-213, 1999.

23) 米原啓之, 高戸 毅, 須佐美隆史ほか：顎顔面領域における仮骨延長法の種々の可能性. 形成外科, 42：1133-1144, 1999.

III 臨床

6 デバイス
内固定

SUMMARY

頭蓋顔面骨に対する骨延長術は急速な発展を遂げ，さまざまな施設で行われるようになってきた。延長器も大きく外固定型，内固定型の2つに分けられ，それぞれ長所・短所をもっている。われわれの施設では，患者のQOLを考慮し，おもに内固定型の延長器を用いて頭蓋骨，中顔面，下顎骨の延長を行っている。今回，当施設で開発した内固定型の骨延長器を中心にその利点や欠点，装着の際の工夫などについて，実際の症例を交え報告した。

はじめに

頭蓋顔面骨に対する骨延長術は，McCarthyら[1]の報告に始まり急速に発展してきた。

当初は外固定型骨延長器を用いた報告が主体であったが[2〜6]，患者のQOLを考慮に入れた内固定型の骨延長器を用いた骨延長法も，それを追うように報告されている[7〜9]。

最近では各施設によりさまざまなデバイスの工夫がなされ，各社より製品化されてきている。しかしながら，現時点ではそれぞれ一長一短があり，まだ発展途上の段階といえる。

東京警察病院形成外科では独自に内固定型の骨延長器を開発し，頭蓋骨，中顔面，下顎の延長に応用してきた。そこで今回は私たちが用いている内固定型骨延長器を中心に，その特徴や取り扱い方法などにつき述べる。

A 特 徴

内固定型骨延長器には以下のような利点と欠点が挙げられる。

＜利点＞
①外表に大きな装置が付かないので日常生活に対する負担が少ない。
②外表にできる瘢痕が少ない。
③骨に接しているので外固定型に比べ応力が働きにくくなり，ピンの脱落などのトラブルが少ない（図6・6）。

＜欠点＞
①装置が大きいと骨膜からの栄養を受けにくい。
②三次元的な延長が難しい。
③装着がやや煩雑になる。

当施設では上記のことを考慮に入れた上で内固定型骨延長器の開発を行ってきたが，その中での最大のポイントはシンプルなことである。シンプルであれば装置をで

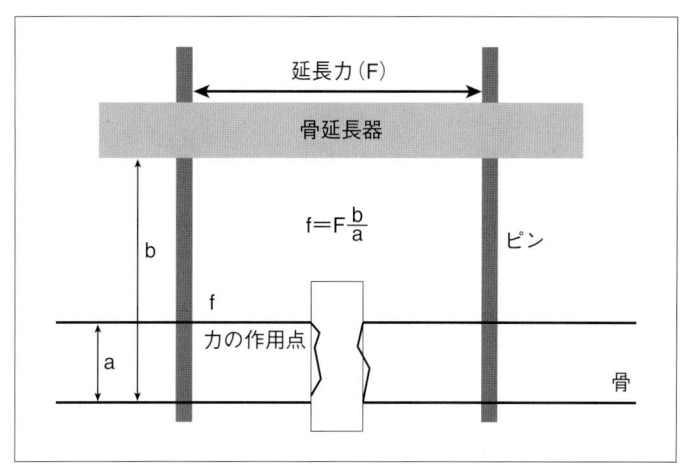

図6・6 bが小さくなるほどfが小さくなるので，bを短くできる内固定型延長器の方が有効に作用する。

$$f = F\frac{b}{a}$$

きる限り小さくすることができ，また故障も最小限になる。さらに取り付けも容易になる。このようなことを念頭に置き，内固定型延長器の開発に着手した。

B デバイス

当施設で開発した内固定型骨延長器の構造は至ってシンプルで，固定プレート，延長プレート，延長軸の3点で構成されている。図6・7に示しているのは汎用型骨延長器の構造図で，延長軸は山径3mm，谷系2mmでピッチは0.5mmである。すなわち1回転で0.5mmの延長を行うことができる。軸の長さは延長量に応じ選択するようになっている。固定プレート，延長プレートは同サイズで，非常に小さな物となっている。図6・8-aは実際の汎用型延長器でおもに頭蓋骨，下顎骨に用いている（図6・8-b）。図6・8-cは中顔面用でおもにLe Fort III型の延長に用いている（図6・8-d）。どちらも固定プレートに延長軸をただはめ込んでいるだけなので，consolidation timeが終了した後（約3～6カ月），逆回転させることにより軸のみを抜去することができる。

この延長器の利点は前述した内固定型延長器の利点のみならず，とくにそのシンプルな構造から生まれるデバイス全体の小ささにある。小さなデバイスにより骨切り部は十分に骨膜に覆われ，骨形成の妨げを最小限に抑えることができる。また延長軸さえ抜去してしまえば，固定プレート，移動プレートはそのまま留置してしまって

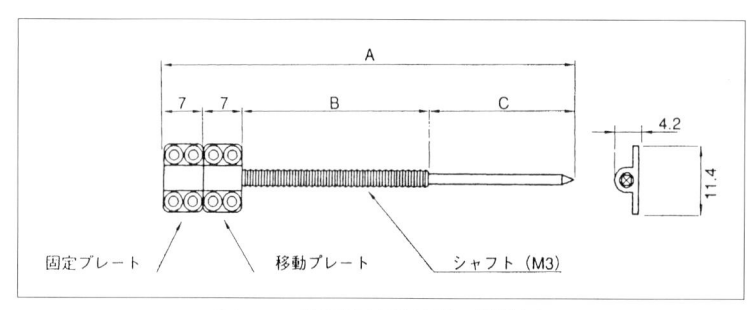

図6・7 汎用型骨延長器の構造図

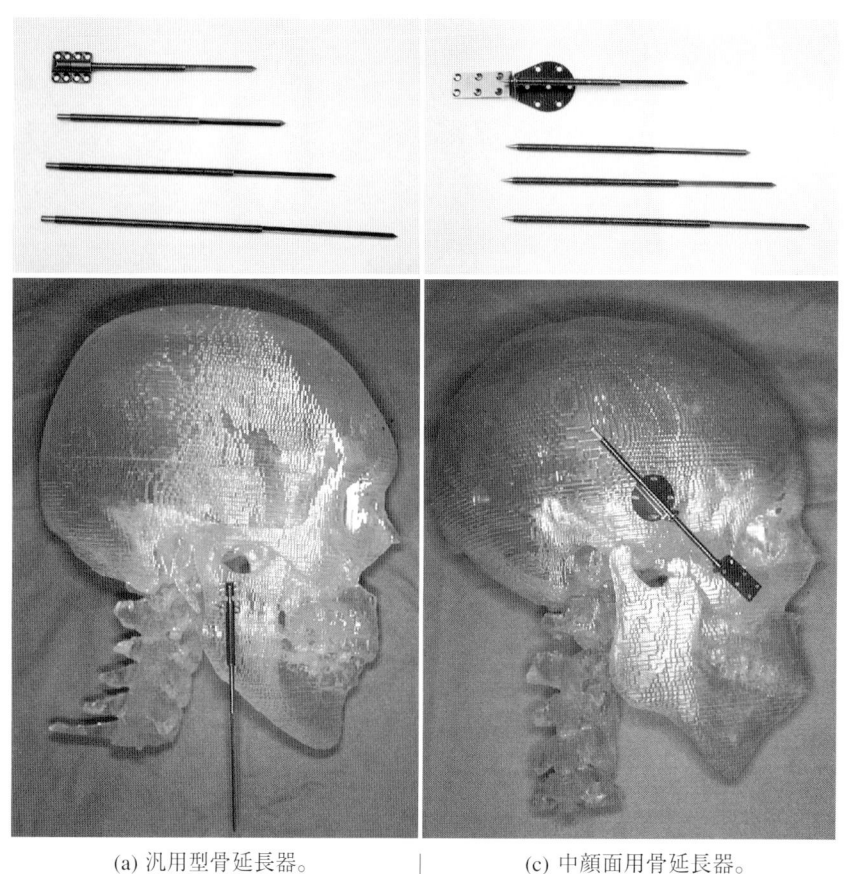

(a) 汎用型骨延長器。
(b) 実体モデルに装着。
(c) 中顔面用骨延長器。
(d) 実体モデルに装着。

図6・8 骨延長器

もとくに問題なく，抜去手術の煩わしさを回避することができる。

代表的な延長器を紹介したが，このほかにも部位に応じさまざまな形の延長器がデザインされている（図6·9）。

C 延長器の装着

Le Fort III型骨切りや，頭蓋骨の延長の際には，冠状切開を用い手術を行うため，十分な視野の中で装着を行うことが可能である。そのため装着に際し特別な器具を必要としない。

下顎骨の延長には口腔内切開を用いるため，十分な視野が得にくく，延長器装着にあたり，手術器械に多少の工夫を凝らしている。図6·10はトロッカーを通すスリットのついたL-M下顎枝鉤である。これを用いることにより，頬部小切開よりの延長器の固定が容易になる（図6·11）。図6·12は実際の手術の状態であるが，この際さらに内視鏡を併用すると，より確実な延長器の装着

が可能になる（図6·13-a，b）。

D 症 例

【症例1】13歳，女，Crouzon病（図6·14-a，b）

Le Fort III型骨延長を計画した。延長器の装着は骨切りの前に行い，その後延長軸のみ抜去し，骨切りを行う。骨切り終了後，再度延長軸を装着する（図6·14-c）。

16mmの延長を行った。術前術後の3D-CTでは頬骨前頭縫合部での延長の状態が明らかである（図6·14-d，e）。

【症例2】14歳，女，顔面非対称例（図6·15-a，b）

上下顎同時延長術を計画した。骨延長器を下顎枝に装着した。この場合も延長器を装着後，いったん延長軸を抜去し，骨切りを行う。骨切りは完全には行わず内板を一部残しておく。骨切り終了後，延長軸を再度装着し，軸を回転させ数mmの延長を試みる。この際に骨切り部が2mmほど開くようであれば骨切りは十分である（図6·15-c）。もしこの際に骨切り部が開かないようであれば骨切りが不十分であるので，再度慎重に骨切りを行う

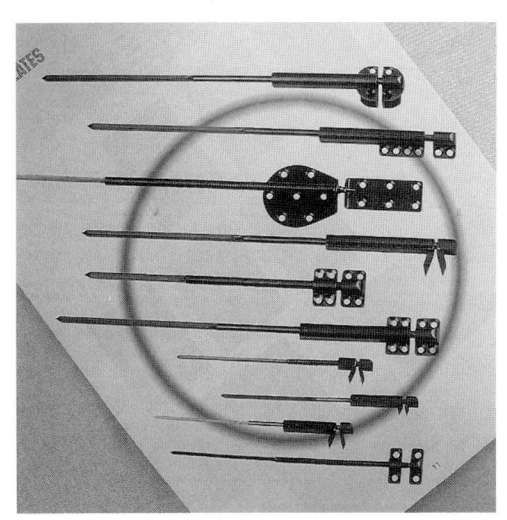

図6·9　種々の内固定型骨延長器

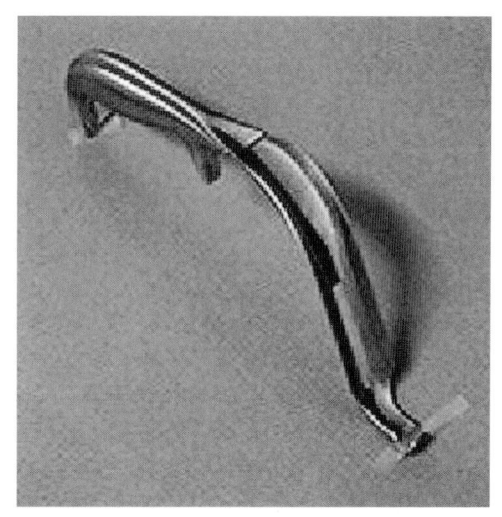

図6·10　スリット付きL-M下顎枝鉤

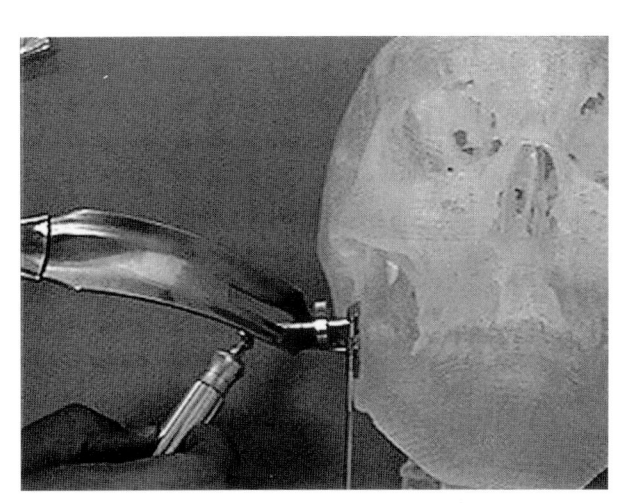

図6·11　実体モデル上で延長器の固定を再現

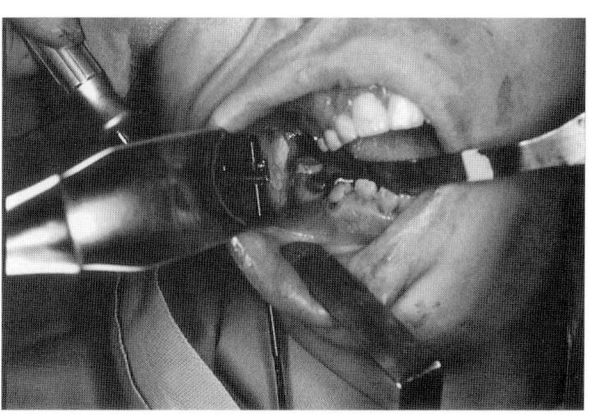

図6·12　延長器の固定（術中）

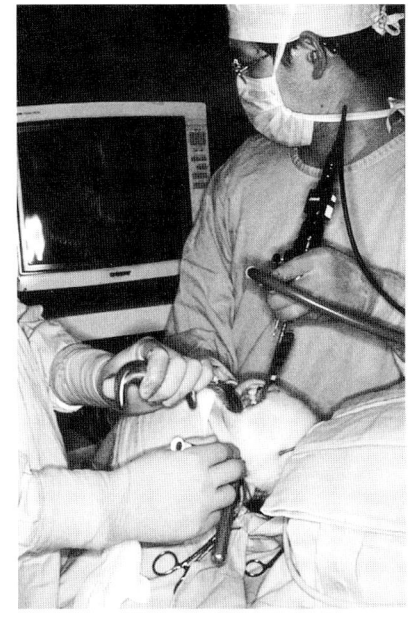

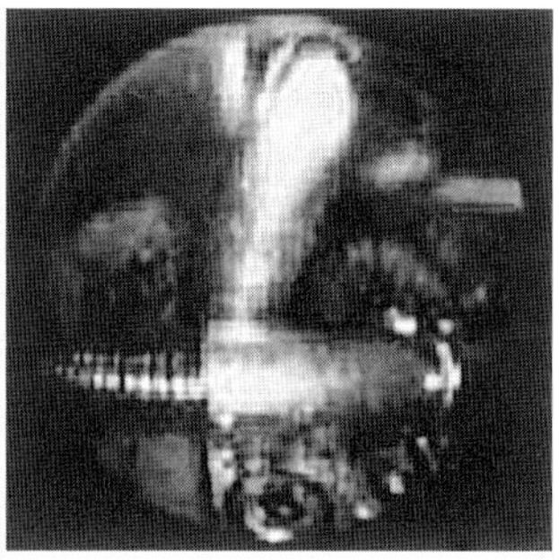

◀(a) 内視鏡を用いて固定の
　　状況を確認する。
▲(b) 内視鏡像。
図6・13

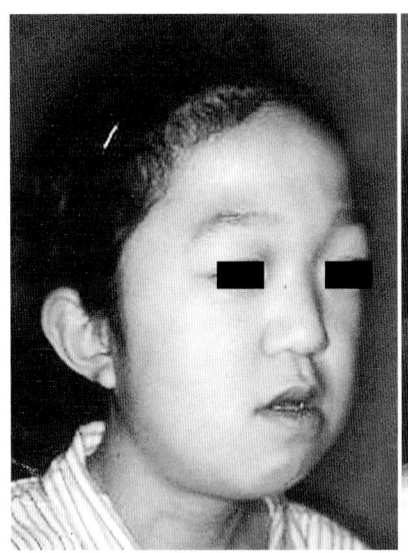

(a) 術前。 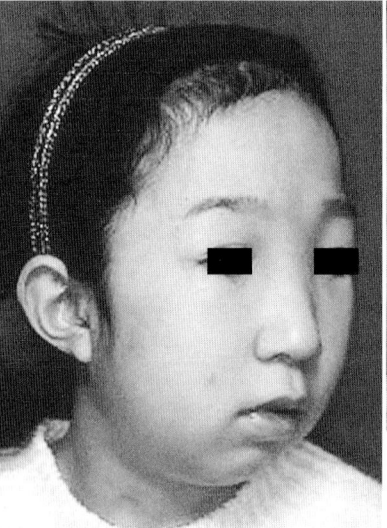　　　　　　(b) 術後。 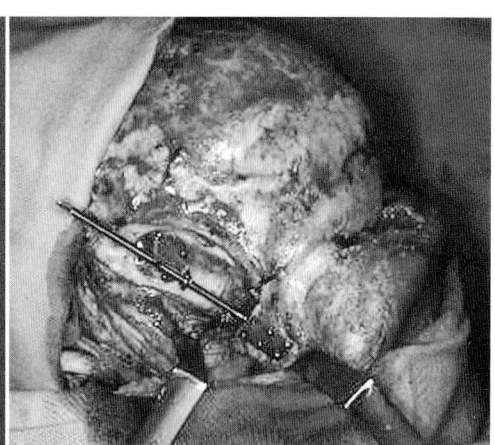　　　　　　(c) 延長器の装着。

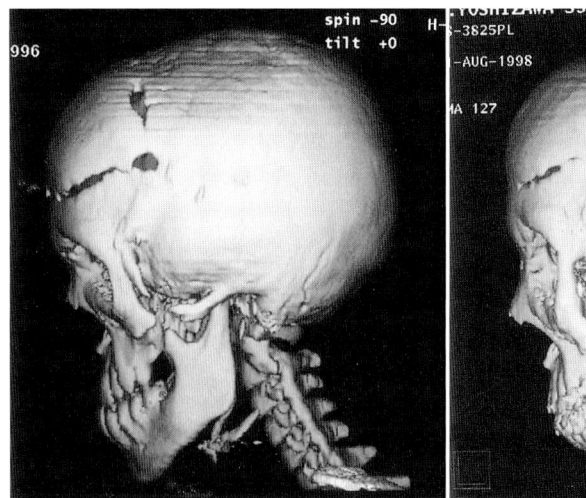

(d) 術前3D-CT。 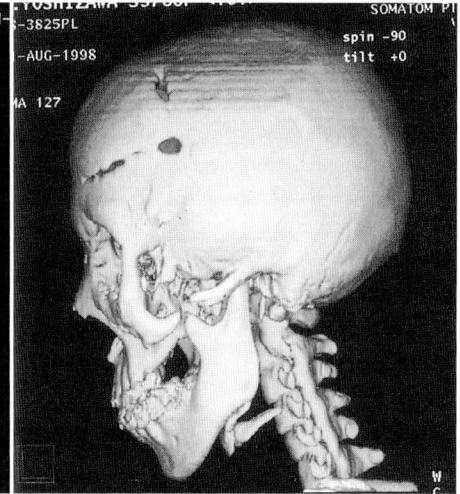　　　　　　(e) 術後3D-CT。
図6・14　症例1：13歳，女，Crouzon病

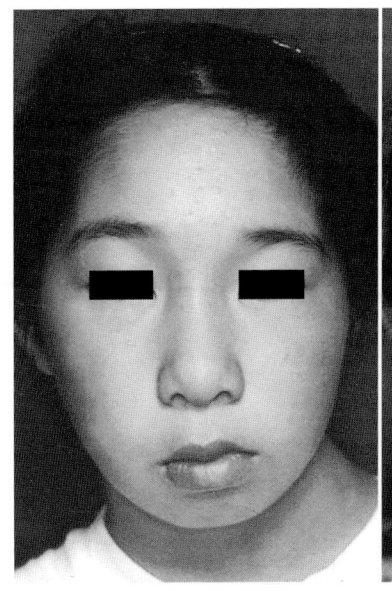

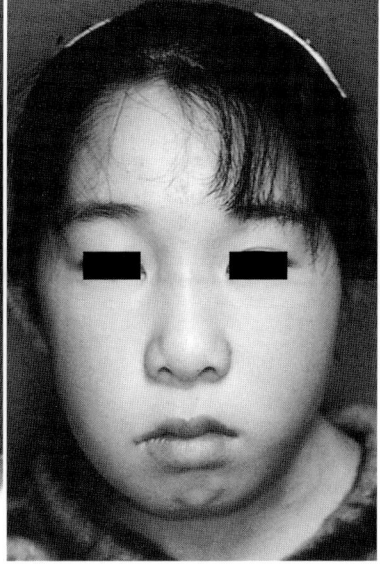

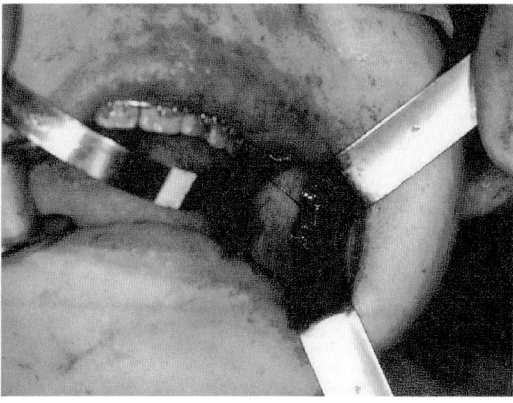

(a) 術前。　　　　　　　　(b) 術後。　　　　　　　　(c) 骨切り部の状態。

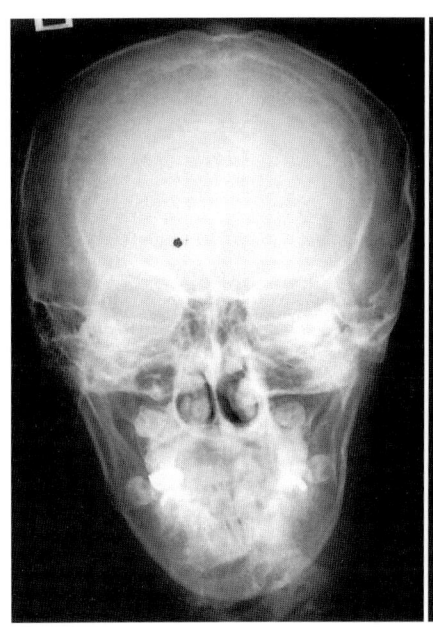

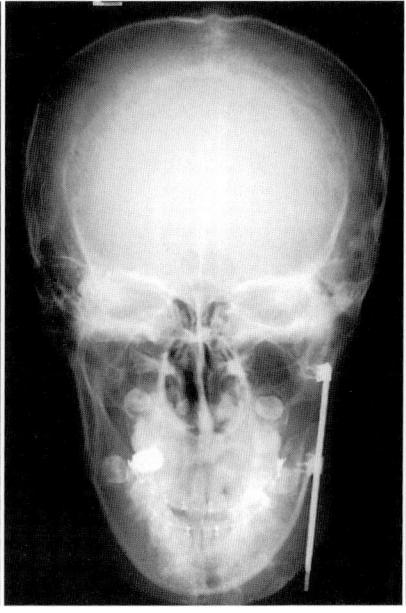

(d) 術前。　　　　　　　(e) 延長終了時。　　　　　　(f) 軸抜去時。

図6・15　症例2：14歳，女，顔面非対称例

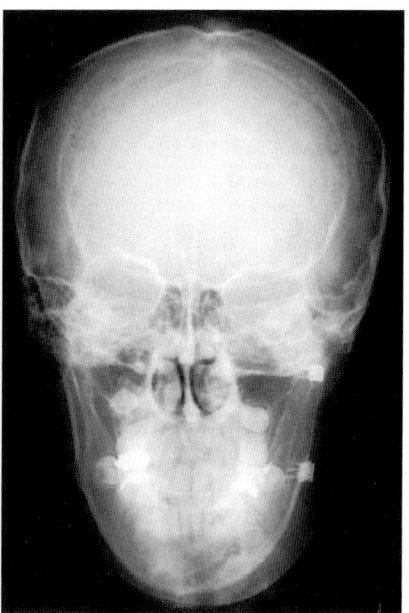

ようする．もしこの際，誤って完全に下顎骨を離断してしまった場合は，3-0バイクリルなどで骨切り部を固定しておく．そうすることにより術後に延長軸が固定プレートより抜け落ちてしまうようなトラブルを未然に防ぐことができる．

29mmの延長を行った．術後のX線像で，十分な仮骨形成が認められる（図6・15-d～f）．

まとめ

内固定型骨延長器につき，当科で開発したデバイスを中心にその特徴，装着方法につき述べた．内固定型延長器には未だ多くの改良点が残されており，その可能性につきさらに追求していく必要がある．　　　　（倉片　優）

文　献

1) McCarthy, J. G., Schreiber, J., Karp, N., et al. : Lengthening the human mandible by gradualdistraction. Plast. Reconstr. Surg., 89 : 1-8, 1992.
2) Ceders, M. G., Link, D. L., Chin, M., et al. : Advancement of the midface using distraction techniques. Plast. Reconstr. Surg., 103 : 429-441, 1999.
3) Habal, M. B. : New bone formation by biological rhythmic distraction. J. Cranio. Surg., 5 : 344-347, 1994.
4) Molina, F., Ortiz-Monasterio, F. : Mandibular elongation and remodeling by distraction : A farewell to major osteotomies. Plast. Reconstr. Surg., 96 : 825-842, 1995.
5) Polley, J. W., Figueroa, A. A. : Management of severe

maxillary deficiency in childhood and adolescence through distraction osteogenesis with an external, adjustable, rigid distraction device. J. Craniofac. Surg., 8 : 181-185, 1997.
6) Polley, J. W., Figueroa, A. A. : Commentary on midface advancement by bone distraction on treatment of cleft deformities and on distraction osteogenesis and its application to the midface and bony orbit in the craniosynostosis syndromes. J. Craniofac. Surg., 9 : 119-122, 1998.
7) 秋月種高, 小室裕造, 倉片　優 : 中顔面骨延長術. 形成外科, 42 : 1155-1165, 1999.
8) Chin, M., Toth, B. A. : Le Fort III advancement with gradual distraction using internal devices. Plast. Reconstr. Surg., 100 : 819-830, 1997.
9) Toth, B. A., Kim, J. W., Chin, M., et al. : Distraction osteogenesis and its application to the midface and bony orbit in craniosynostosis syndromes. J. Craniofac. Surg., 9 : 100-113, 1998.

III 臨床

7 疾患
唇顎口蓋裂

SUMMARY

　口唇口蓋裂による顎変形は上顎骨の低形成を中心に下顎骨との間でおもにAngle class IIIの不整咬合を呈している。そのため治療は顔面骨の発育の停止時期を待って被蓋咬合の獲得と顔貌の改善を目標に上顎骨の骨切前方移動術または上下顎骨切移動術により治療されてきている。しかし近年の顔面骨における仮骨延長術の進歩に伴い，口唇口蓋裂による顎変形に対しても積極的な応用がされつつある。

　1997年，Polleyらにより報告されたREDシステムは頭蓋骨を固定源としたhalo型の装置を使用した上顎骨の前方牽引装置であるが，彼らは口唇口蓋裂後顎変形症例に上顎骨のLe Fort I型骨切りを施行した後，この装置による骨延長を行った。われわれも本装置ならびにその簡便型装置を使用しての口唇口蓋裂後顎変形症例への有用性について確認しているので本術式および装置の特徴につき記述し，ほかの方法との比較検討を含め考察した。

　口唇口蓋裂後顎変形に対する骨延長は，上顎骨の完全骨切りにより1日1mm程度の骨延長と不完全骨切りによる1週間に2～3mm程度の骨延長方法があるが，現在では，前者の方がより一般的である。また骨延長は学童期においても可能で手術侵襲も少なくてすみ，プレートなどの骨固定も必要とせず，顎間固定も要さないといった利点があり，自己血輸血を前提とした従来の上顎骨または上下顎骨切り術に十分に比肩し，今後はこの方法が主流になっていくものと思われる。

はじめに

　唇顎口蓋裂による顎変形は上顎骨の低形成を主体とした主にAngle class IIIの変形であり，従来より上顎，下顎の骨切り術により治療されてきている[1]。一方，近年の骨延長術の進歩に伴い，本症においても上顎骨の骨延長術が応用されてきているが，唇顎口蓋裂による中顔面の顎変形では下1/2が主体となっているため，通常はLe Fort I型骨切りが適応されている。顔面骨における骨延長ではその延長器具の装着と延長方向の設定がポイントとなるが，Le Fort I型骨切りに対する骨延長では，内固定具のデザインと装着が難しく，内固定具よりむしろ外固定具の方が都合がよい。

　そのため1997年Polleyら[2]，1998年Molinaら[3]による装置が報告されている。われわれもPolleyらにより報告されたREDシステムおよびその改良型を使用して唇顎口蓋裂の顎変形症例に対する骨延長術を施行しているので，その方法や特徴について述べる。

A 概念と意義

　骨延長の概念はここではあえて述べないが，本症による顎変形においては，上顎骨切り，骨移動術による移動後の間隙に対する骨移植とミニプレートによる強固な固定，ならびに術後の顎間固定は必須のことであった。とくに本症では上下顎同時骨切りの併用となることも多いため，多量の出血に対する自己血の採取など，いくつかの問題点があったが，上顎骨の骨延長術はそれらの問題点を一気に対処できるという点で大きな意義がある。

　またいわゆるorthognathic surgeryは，顔面骨の発育の停止時期を待ってから，術前矯正の後に骨切り，移動術を施行するのが一般的であったが，骨延長術では小児期でも施行でき，顕著な上顎骨の低形成症例では，その変形による患児，家族の精神的負担に対する早期からの改善が期待できるという点でも有用な術式である。

B 術前の評価

　本法の適応年齢は小児期より可能であるが，上顎の低形成の程度によりまた歯科矯正医との協議により決定する。したがって小児であれば，基本的にはいわゆる術前矯正というほどの矯正は必要としない。むしろ矯正はまったく行わずに，とりあえず著明な上顎の低形成に対し被蓋を獲得する程度まで前方移動させる。また思春期以降の症例には通常のorthognathic surgeryにおけるような

術前矯正の後，骨延長を行うこともできる。

術前の準備としては顔面セファログラム，パノラマ写真，3D-CTおよび顎モデルにより上顎骨の低形成の程度を把握する。とくに顎モデルを用いて目的とする顎関係までの上顎の移動距離を確認し，1日1mmの前方移動として延長日数を概算しておく。実際には上顎の多方向への移動が必要とされるため，さらに数日の日数がかかるものと本人や家族にinformed consentを得ておく。また本法は歯科矯正医との協同作業となるため，術前よりその術後進行についても十分に協議しておく。小児症例ではパノラマ写真より埋入歯の位置をよく確認し，損傷のないような骨切り部位を検討する。

C 手 技

本法は骨切りした上顎骨を頭蓋骨を固定源とした装置を用い，一塊として目的とする方向へと移動する方法である（図7・1）。そのため，骨切りした上顎骨に牽引するための装置を装着する必要がある。それゆえ術前に上顎歯列に牽引用の装置を装着するが，これは歯科矯正医に依頼して作製してもらうこととなる。その装置は通常では左右の第一大臼歯または第一乳臼歯を支点として上顎歯列の前方と後方に鋼線（0.50ゲージ程度）をあて，これらを歯牙にしっかりと固定しておくことが大切となる。さらに前方へ牽引するための別の鋼線を，しかも比較的太めのもの（0.60ゲージ程度）を用意しておき，これを術中に容易に装着できるように作製，準備しておく。

手術は経鼻挿管にて施行するが，上顎口腔前庭切開より，骨切りのできる程度に骨膜下を剝離し，上顎骨にはLe Fort I型またはやや高位で骨切りを加える。本法では延長時には骨切りした上顎骨を自由自在に希望の位置へと移動するため，骨切りは完全に施行し，少なくともdown fractureをさせておくことが大切である。その後は骨切り授動した上顎骨は元に戻し，口腔前庭部を縫合して終了とする。ついでhalo型の固定装置を頭蓋骨に装着するが，左右の牽引用の鋼線がほぼ対称となるように固定する。術後のドレッシングはhalo型固定具のネジ部分に軽くガーゼをあて，頭部を全体に軽く圧迫包帯をして手術を終了する。

D 術後管理

術後は顎間固定を必要としないため，気道の管理も容易で，翌日より食事の摂取も可能となる。そして術後5～6日頃に牽引用装置を取り付け，左右とも1日1mm（ネジ1回転にて0.5mm）にて目的とする位置まで延長を継続する。そして目的とする位置まで牽引されたら延長は終了とし，その後は約3週間前後そのままとして骨

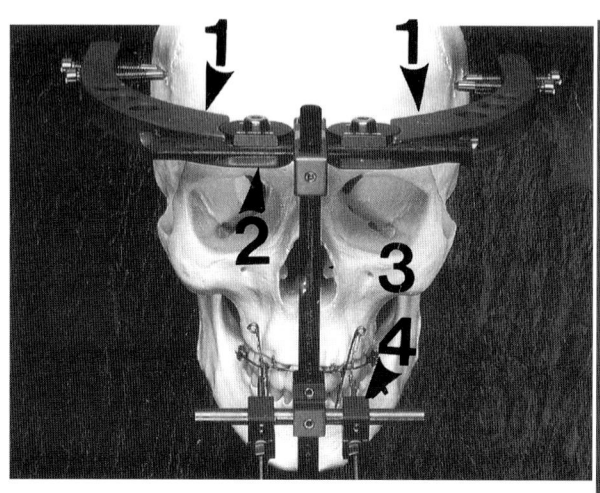

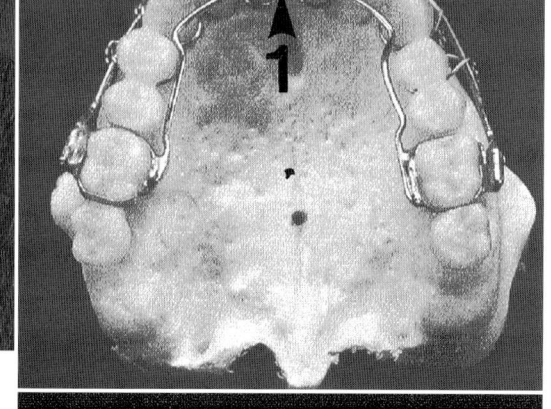

▲(a) 1：頭蓋骨への固定部分，2：左右の1部分の連結部，3：正中の軸棒，4：上顎骨の牽引部分
▶(b) 1：上顎歯列部分への固定鋼線，2：上顎骨の牽引用鋼線

図7・1　REDシステム

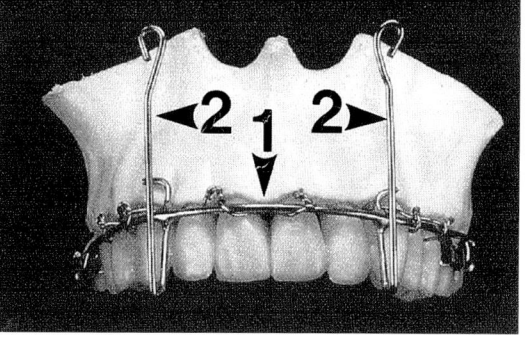

延長の保定期間とする。またその間は適宜洗髪も可能である。その後はhalo型固定具および上顎の牽引用の鋼線をすべて撤去し，以後はnight splintとして通常の歯科矯正で使用するゴム牽引による携帯用上顎前方牽引装置（MPA：Maxillary Protractive Appliance）を約4～6カ月使用してすべての牽引は終了する。

E 症　例

【症例1】 17歳，女，左側完全唇顎口蓋裂（図7・2）

生後4カ月に口唇形成術，生後13カ月に口蓋形成術を施行した。3歳5カ月時，口唇鼻形成術および咽頭弁形成術，6歳4カ月時，口唇鼻形成術を施行したが，その後上顎骨の低形成を認めてきた。13歳4カ月時，歯科矯正科より顎裂骨移植術を依頼され，施行したが，その際上顎骨の著明な低形成による反対咬合を認めていた。以後，患者および家族は顔貌の改善を強く希望していたため，14歳5カ月時，REDシステムを使用しての上顎骨の延長術を施行した。

術前顎モデルにて前方移動量は約12mm程度と予想された。術前の準備として歯科矯正医に依頼して，左右の第一大臼歯を支点として歯列の前後に鋼線を固定した後，さらに前方牽引用の鋼線を用意しておいた。手術は経鼻挿管，全身麻酔下に上顎骨Le Fort I型骨切りにてdown fractureの後，創を閉鎖した。そしてREDシステムを頭蓋骨に固定し，さらに術前に準備しておいた前方牽引用の鋼線を歯列に固定しておいた鋼線に接続し，手術を終了した。

術後6日より1日1mm（2回転）の前方移動にて17日間延長した。多少の日数の超過は前方牽引用の鋼線のたわみや目的とする位置へと上顎骨を移動するのに，牽引の方向を調節しながら行ったためである。その後は約3週間の保定期間をおいて，装置はすべて撤去した。以後は携帯用上顎前方牽引装置を用意して自宅で約10～12時間の装着をさせ，これを約4カ月継続させた。その後は月に1回の歯科矯正加療のみにて矯正加療中である。

【症例2】 21歳，女，右側完全唇顎口蓋裂（図7・3）

生後6カ月に口唇形成術，生後1年6カ月に口蓋形成術を施行した。3歳時に口唇鼻形成術を施行した。以後は歯科矯正加療のみを行っていた。本症はKabuki make-up syndromeであり，歯牙の部分欠損を伴った上顎の著明な低形成が認められた。19歳時，歯科矯正医より上顎の前方移動術を依頼されたが，上顎の骨延長術を適応させた。

顎モデルより，適切な前方移動量は10mmほどであった。術前の準備としてすでに歯列の前面に装着している鋼線に加え，さらに歯列の後面にも鋼線をあて，歯牙に固定した。またさらに前方牽引用の鋼線を用意しておいた。手術は同様に上顎骨にLe Fort I型骨切りを加え，down fractureをさせた後，上顎骨は元に戻し創を閉鎖した。そしてREDシステムを頭蓋骨に装着した後，前もって用意しておいた牽引用の鋼線を歯列固定用の鋼線に接続して，手術を終了した。

術後6日より1日1mm（2回転）の要領にて延長を始めたが，牽引用の鋼線がやや細く，そのたわみがかなり強かったため2回転で1mmの延長としての計算とはならなかった。その後延長を継続させて，20日間で14mmほどの延長にて終了とした。これも鋼線のたわみと目的とする方向へと上顎骨の移動を調節したため，予定より日数が超過した。その後は約3週間の保定期間をおいて，すべての装置を撤去した。その後は携帯用上顎前方牽引装置の装着を指示したが，指示は守らず装着はしなかった。しかし約3mmほどの後戻りが見られたのみで，上顎骨骨延長後1年6カ月の現在，著変なく安定している。また20歳時，口唇鼻形成術にて軟部組織形態を改善させた。

F 考　察

1. 顔面骨の骨延長

顔面骨の骨延長術は1992年McCarthyら[4]の下顎骨への応用に始まる。その後中顔面，頭蓋骨へとその応用は広まってきた。そんな中で骨延長の装置の開発と発展が注目されてきた。とくに中顔面のLe Fort III型骨切りへの応用ではいくつかの施設で，おもに内固定用の装置がおのおの独自のアイデアで開発，使用されている。しかし上顎骨でもLe Fort I型骨切りへの応用では，その骨格形態上，装置の装着に難渋した。これに対し外固定具として1997年Polleyら[2]は頭蓋骨を固定源としたhalo型の装置を開発し，REDシステムと命名し，これを使用して唇裂口蓋裂症例へのLe Fort I型骨切り術に応用し，その有用性について報告した。

一方，1998年Molinaら[3]はやはり同じ考えのもとにLe Fort I型を不完全に施行し，ゴム牽引による緩徐な延長方法を報告した。前者では延長が通常の骨延長同様，1日1mmと急速であるのに対し，後者では約1週間で2～3mm程度の緩徐な延長である。その後1999年Cohen[5]は，通常のLe Fort I型骨切りではなく，頬骨へと骨切りを伸ばしたLe Fort I型変法を加えることにより骨延長を

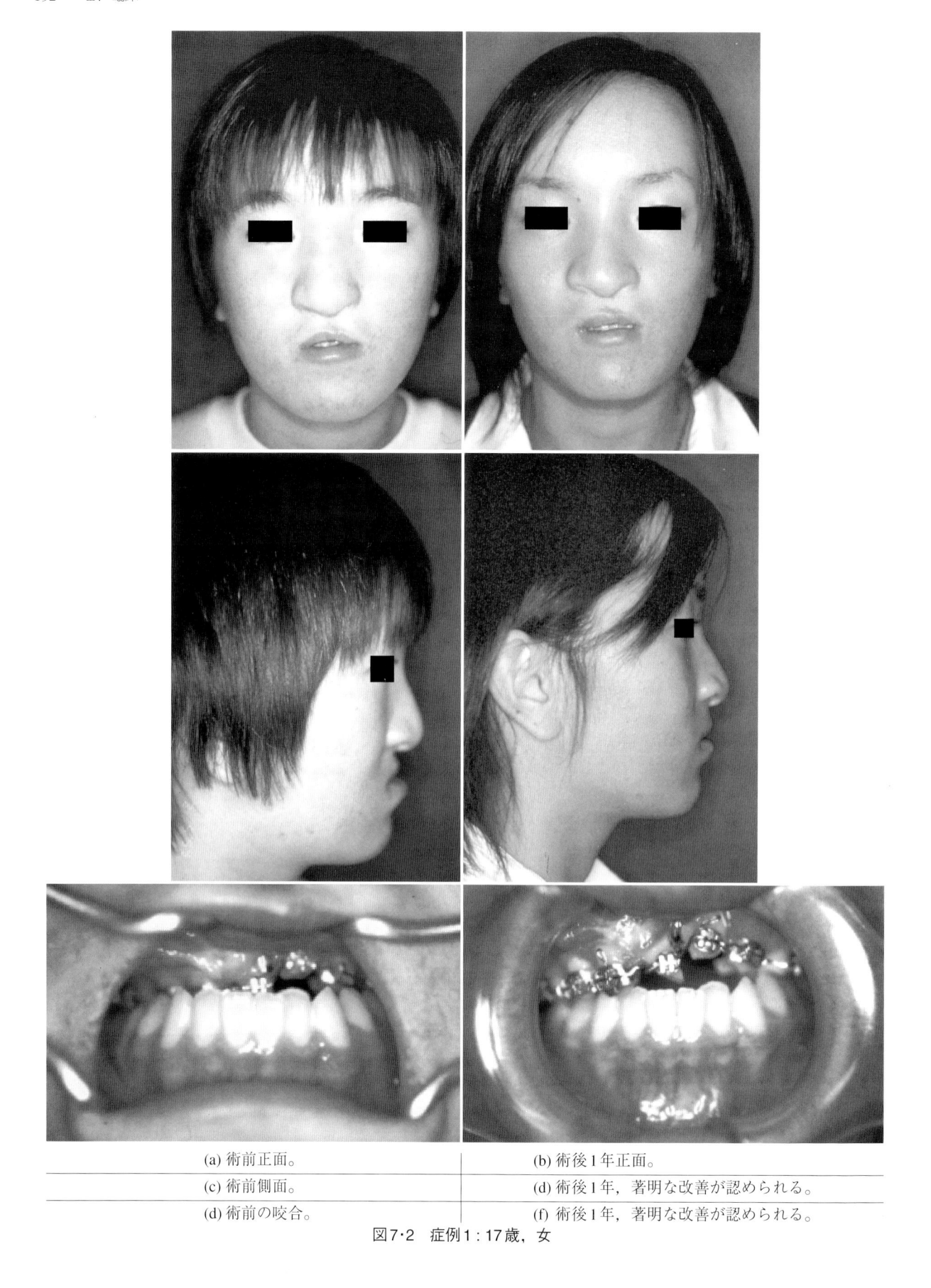

(a) 術前正面。	(b) 術後1年正面。
(c) 術前側面。	(d) 術後1年，著明な改善が認められる。
(d) 術前の咬合。	(f) 術後1年，著明な改善が認められる。

図7・2　症例1：17歳，女

行うことで，内固定装具を装着しやすくした方法を報告している。

2. 唇裂口蓋裂による顎変形

　唇裂口蓋裂による顎変形は上顎骨の低形成を主体とした上下顎の咬合不全であり，その治療には小児期からの

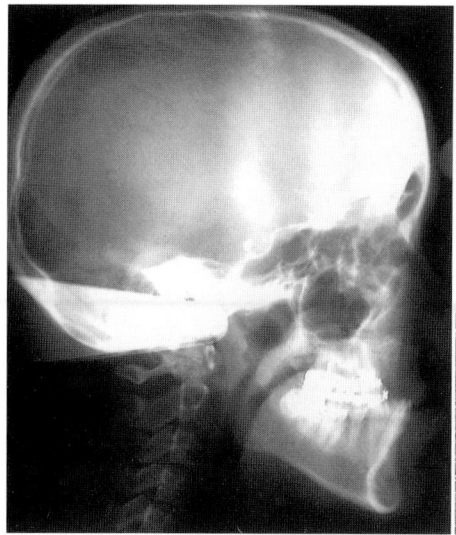

(g) 術前のX線像。

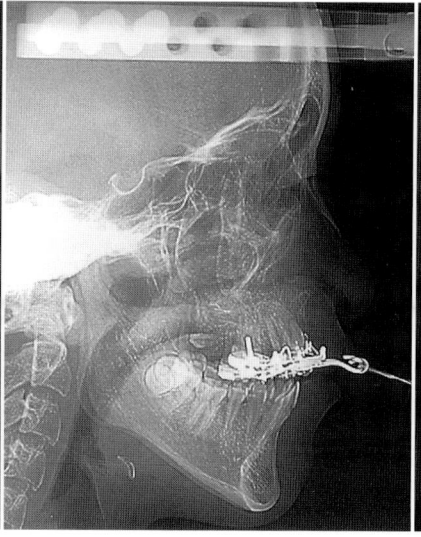

(h) 術後保定期間中，上顎骨の著明な前方移動が分かる。

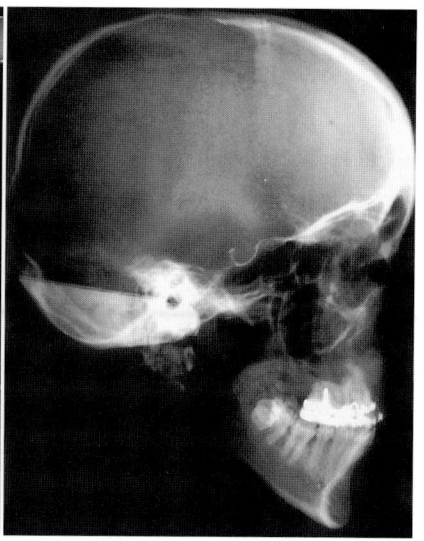

(i) 術後6カ月のX線所見。上顎の前方移動が安定しているのが分かる。

図7・2　つづき

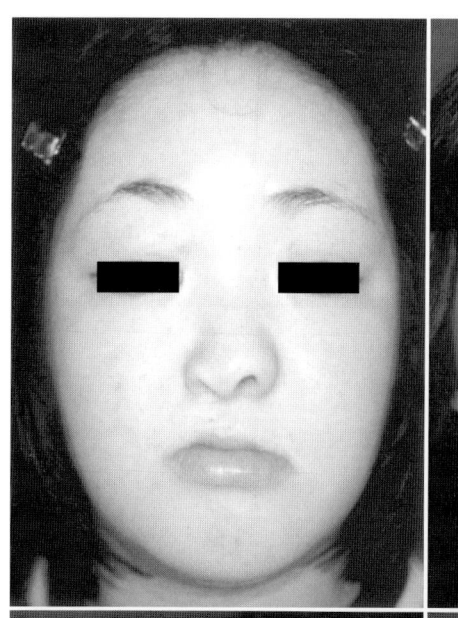

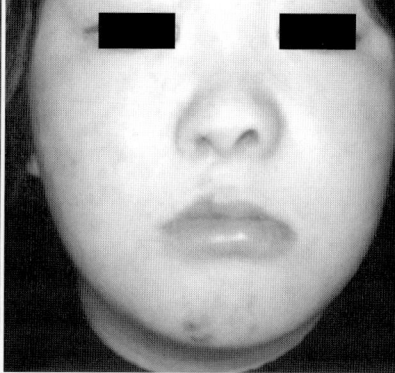

a	b	
c	d	e

(a) 術前正面。
(b) 術後1年正面。
(c) 術前側面。
(d) 術後1年，著明な改善が認められる。
(e) REDシステムにて上顎骨の前方骨延長中を示す。

図7・3　症例2：21歳，女

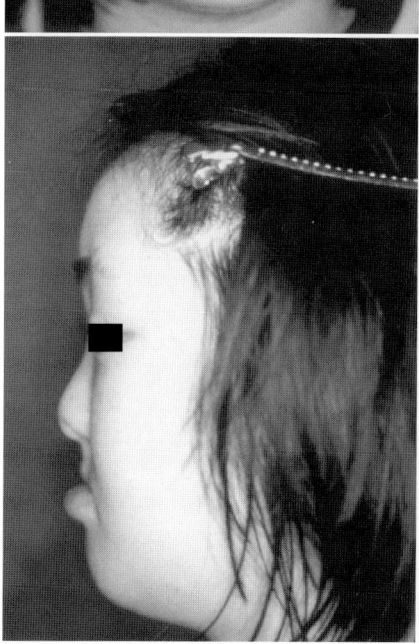

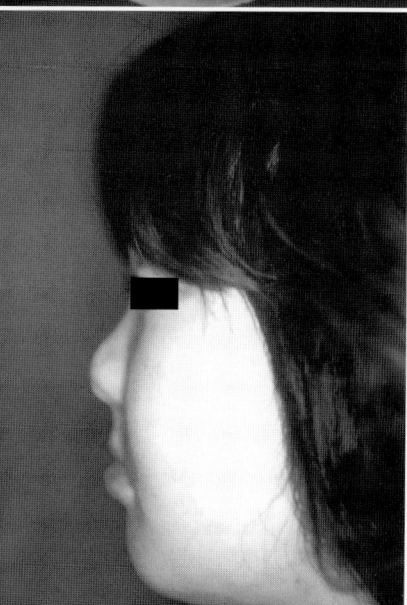

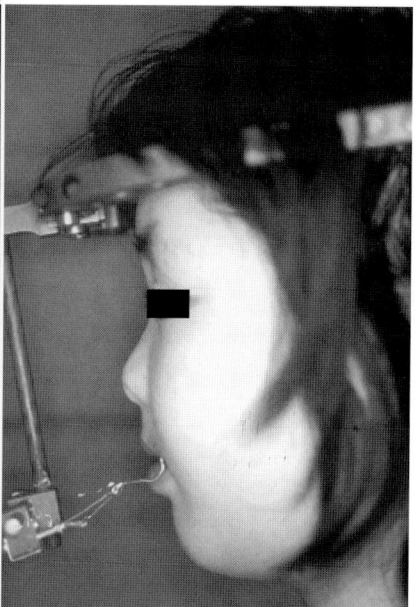

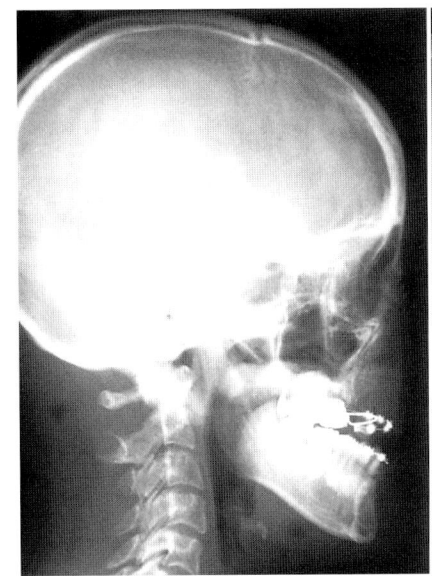

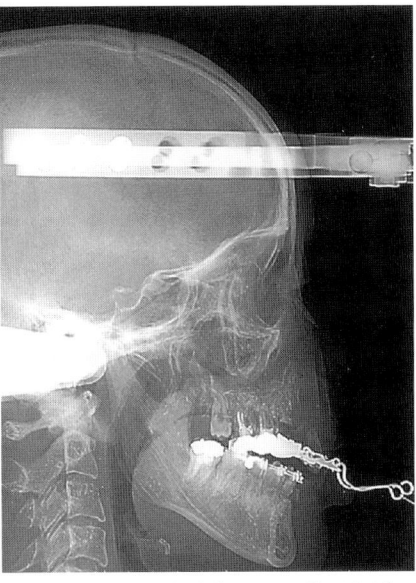

(f) 術前のX線像。　　　　　　(g) 術後延長保定期間中，著明な延　　(h) 術後1年のX線所見。
　　　　　　　　　　　　　　　　　長状況が分かる。　　　　　　　　安定した延長状態が分
　　　　　　　　　　　　　　　　　　　　　　　　　　　　　　　　　かる。

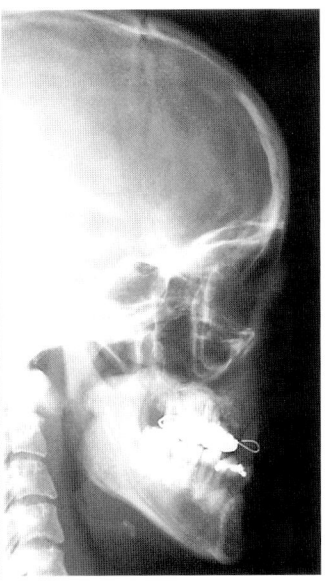

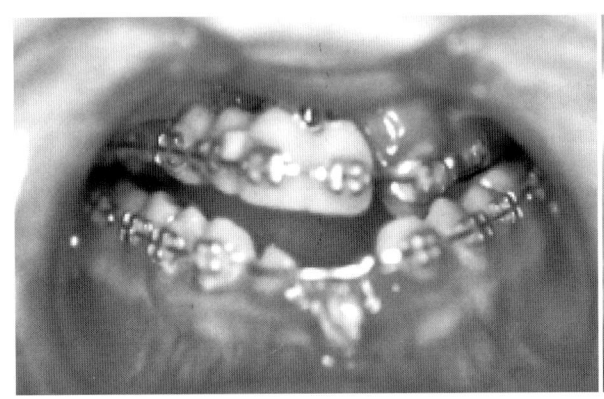

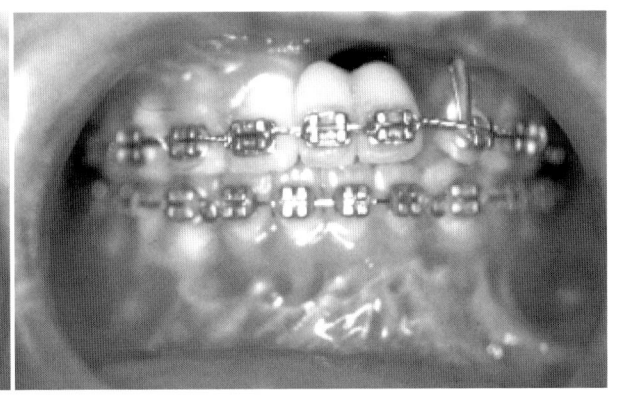

(i) 術前の咬合。　　　　　　　(j) 術後1年，著明な改善が分かる。

図7・3　つづき

歯科管理のもとに歯科矯正加療がなされ，歯科矯正加療のみでの被蓋咬合が獲得できないと思われる症例に対し，術前矯正加療のもとに思春期以降，おもに上顎骨Le Fort I型骨切りによる前方移動，もしくは上下顎の同時骨切り移動術が施行されている。

　しかもその手術に際しては多量の出血が予想されるため，おもに貯血式自己血輸血の準備や上顎骨への腸骨や頭蓋骨による骨移植，さらには移動した骨片へのミニプレートなどによる強固な固定，さらには術後骨切り部分の安定と咬合の安定化のため，1〜2週間の顎間固定を必要とするといった多くの問題点があった。

　しかしこれにより十分に良好な結果を得ることはできるが，骨延長術の応用では骨移植部に患者自身に新たな新生骨を形成させ，その部で安定化させるという点において，従来法よりも利点が多いと思われる。しかも従来法では思春期以降において骨切りするという原則に対し，骨延長術では低形成となっている上顎骨を早い時期

より骨延長により被蓋咬合を獲得させることにより，その後長期にわたる歯科矯正加療にも比較的無理が少なくてすむとも考えられる。したがってこれら口唇口蓋裂の顎変形に対する骨延長術は今後さらに応用が広がるものと思われる。また症例1のように咽頭弁が施行されている症例に対しても，1日1mmの延長と，徐々に前方移動させることにより，通常の骨切り前方移動術時のような咽頭弁による前方への抵抗が回避され，希望の延長が可能であるという点でも大いに有利である。

3．Halo型固定具を使用した牽引装置

　PolleyらのREDシステムは頭蓋骨への固定部分が頭蓋骨幅径の違いに対応できるような形態となっており，小児から成人症例への応用が可能になっている有用な装置である。また骨切りした上顎骨の牽引方向を自在にするため，牽引部分を歯牙に装着した鋼線を利用して，一塊として目的とする方向へ，しかも多方向へと牽引できる

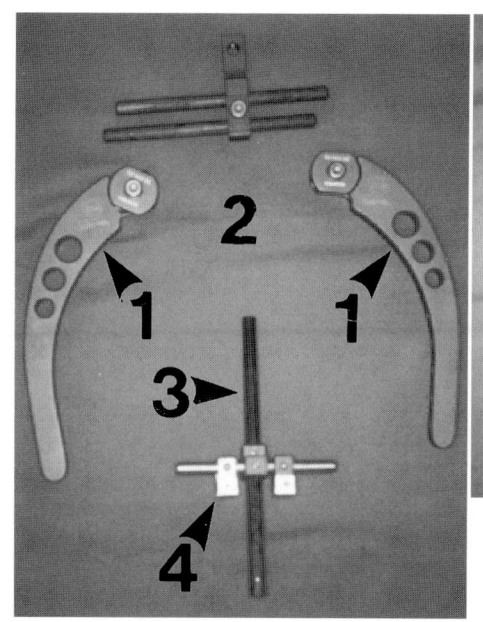

(a) REDシステム。1：頭蓋骨への固定具，2：左右の1の連結部，3：軸棒，4：骨延長部

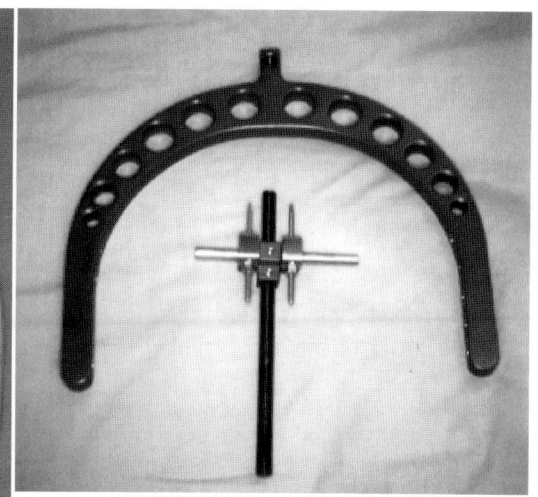

(b) 簡便型halo型上顎骨延長装置。

図7・4　延長装置

装置という点でも優れた装置である。とくにいわゆる術前矯正が施されている症例では，一方向のみの延長を余儀なくさせる内固定装置では，目的とする位置へと微妙に移動することは困難となり，本法は自在に移動できる，いわゆるcontrolableな装置としてこれら症例には最適である。

しかしこの装置はまだまだ高額という問題があり，われわれは頭蓋骨への固定部分の大きさを小児用，成人用に規定することにより安価な装置を作製し，使用している（図7・4）。本装置は基本的にはREDシステムと同様であり，十分な骨延長が可能である。一方，本法ではこのような装置を術後約1〜1カ月半は装着していなくてはならないという問題点があり，装着したままでの通学や通勤に抵抗を示す人が多いわが国では最大の問題となる。Halo型装置の固定部分が部分的に禿髪となるが，多くは問題とならないようである。また牽引のための鋼線が細いとこの鋼線自体が牽引中にたわんできて，予定通りの延長ができないことがあったり，牽引の方向を水平ではなく，下方へと引きすぎるとときに前歯への機械的損傷が加わることもある。そのため牽引中および保定期間中でも歯牙への注意は重要である。

（佐藤兼重，保阪善昭）

文　献

1) 佐藤兼重，保阪善昭：唇裂顎裂口蓋裂顎変形に対する顎骨骨切り術；術式のvariuationとその適応．形成外科，38：779-787, 1997.
2) Polley, J. W., Figueroa, A. A. : Management of severe maxillary deficiency in childhood and adolescence through distraction oteogenesis with an external adjustable rigid distraction device. J. Craniofac. Surg., 8 : 181-185, 1997.
3) Molina, F., Ortis Monasterio, F., Aguillar, M., et al. : Maxillary distraction ; Aesthetic and functional benefits in cleft lip-palate and prognathic patients during mixed dentition. Plast. Reconstr. Surg., 101 : 951-963, 1998.
4) McCarthy, J. G., Schreiber, J., Karp, N., et al. : Lengthening the human mandible by gradual distraction. Plast. Reconstr. Surg., 89 : 1-8, 1992.
5) Cohen, S. R. : Craniofacail distraction with a modular internal distraction system : Evolution of design and surgical techniques. Plast. Reconstr. Surg., 103 : 1592-1607, 1999.

III 臨床

7 疾患
Hemifacial microsomia

SUMMARY

Hemifacial microsomia（HFM）の骨格性変形に対する外科治療は，頭蓋顎顔面領域への骨延長術の導入により手術方法および手術時期への再考が促されつつある。われわれはPruzanskyおよびKabanに準じた下顎骨低形成の分類により治療方針を決定している。骨延長術がもっとも良い適応となるのは成長終了以前のGrade IIである。傾斜咬合が軽度な場合は下顎骨延長術を，傾斜咬合が重度な場合は上下顎同時骨延長術を行う。Grade Iではまずfunctional applianceによる矯正治療を試みるべきであり，Grade IIIではcostochondral graftを行うのが妥当である。しかしながら，成長終了以降に上下顎同時骨切り術が必要となる可能性は念頭に置かねばならない。

術前画像診断，シミュレーション・サージャリーなどにより，下顎骨のみならず上顎骨を含めた頭蓋顔面骨格全体について骨性変形の局在および重症度を診断し，corticotomyの部位，延長方向，延長量を決定する。

下顎骨延長では口腔内切開より下顎角を全周性に骨膜下に剥離し，下歯槽神経を温存しつつ下顎枝のcorticotomyと用手骨折による骨離断を行い，初期延長として3mm開けて延長器を装着する。一方向性の延長でよい場合は埋入型骨延長器を，複雑な延長が必要な場合は三次元的延長の可能な創外型延長器を用いる。

上顎骨同時延長ではhigh Le Fort I型上顎骨切り術後，顎間固定やREDシステムなどの外牽引は用いず，上下顎骨ともおのおのの骨延長器のみによる延長を行う。咬合の確保はマルチブラケットを利用した顎間ゴムで行うため，常時経口摂取可能である。

術後10日より1日1.0mmの延長を行う。延長終了は顔面の対称性，咬合状態などを参考にして最終的に決定するが，数mmは過矯正ぎみに延長しておく。延長終了後は延長器を固定したまま保定とする。2週間ごとにX線写真による経過観察を行い，十分に骨化が完了したことを確認した後延長器を抜去する。延長器抜去後は後戻りを防ぐ目的で，functional applianceを6〜12カ月間装着する。

はじめに

Hemifacial microsomia（HFM）は第一・第二鰓弓症候群とも呼ばれ，第一鰓弓および第二鰓弓由来の骨・軟部組織の発生異常により起こる奇形症候群であり，下顎骨・上顎骨・頬骨低形成，傾斜咬合，小耳症，副耳，咬筋低形成，巨口症，顔面神経麻痺などの諸症状を呈し，非対称性顔貌を特徴とする[1]。

HFMの骨格性変形に対する外科治療は，頭蓋顎顔面領域への骨延長術の導入により，手術方法および手術時期への再考が促されつつある[2〜6]。本稿では，HFMに対する骨延長術を含めた骨性再建に対するわれわれの考え方を紹介し，代表的症例を供覧する。

A 概念

HFMにおける顔面骨格の再建は，咬合・咀嚼などの機能的回復と整容的改善を目的として行われる。その手術時期については，成長に伴う変形の増悪を未然に阻止し，その後の適正な顔面骨格の成長を促進させることを期待して，小児期における骨性再建を推奨する者[1,7]と，小児期における手術侵襲はfunctional matrixを破壊し，顔面骨格の成長を阻害するとして，小児期における骨性再建を戒める者[8]があり，至適手術時期に関する結論は出ていない。加えて，HFMの変形が経年的に増悪傾向にあるとする意見[6,9]と進行性ではないとする意見[10,11]の対立があり，早期骨性再建の是非に関する議論を複雑にしている。

下顎枝骨切り術などいわゆる従来の骨切り術による骨性再建が小児期に行われた場合，変形の再発を経験する

ことはまれではなく，成長後に再度骨性再建を行うにあたり手術を困難にするであろうことは想像に難くない。しかしながらとくに重症例においては，顎関節・咬合・咀嚼などの口腔内の諸機能不全と，患児の社会心理的苦痛の問題を考慮すれば，手術時期は早めざるを得ない[7)12)]。

一方，骨延長術は生体の有する骨再生能力を利用した生理的手法であり，手技も簡便で侵襲も少なく，採骨部を必要としないという観点から，成長終了以前に行うにもっとも適した術式であるといえる。また，HFMにおける骨延長術の第一義的な意味は低形成を示す下顎枝の骨の増量であり，骨延長術によるこの生理的骨増量という手法で変形を早期に改善し，functional matrixの正常化を図ることにより，その後の適正な顔面骨格の成長を期待することができる[2)]。

B 分類

HFMの骨性再建にあたっては，われわれはPruzansky[13)]およびKaban[7)]に準じた下記のごとき下顎骨低形成の分類を汎用している（図7・5）。

Grade I：下顎枝，関節突起，下顎窩は軽度の低形成を示すのみであり，下顎のすべての構成部分は存在する。しかしながら，下顎後退症，下顔面非対称，オトガイ患側偏位，傾斜咬合が認められる。

Grade II：下顎枝，関節突起，下顎窩は中等度の低形成を示す。下顎頭および下顎窩の欠損の程度はさまざまで，顎関節は前内方に位置し，臨床上十分な顎関節機能を有するものから，顎関節機能に制限を認めるものまで存在する。種々の程度の下顎後退症，下顔面非対称，オトガイ患側偏位，傾斜咬合，前歯部開咬を認める。

Grade III：下顎枝は重度ないし全欠損を示す。関節突起および下顎窩は完全に欠如し，顎関節構造を認めず，下顎後端は浮遊している。下顎後退症，下顔面非対称，オトガイ患側偏位，傾斜咬合，前歯部開咬はきわめて重度であり，出生直後の気道確保のためにときに気管切開を必要とする。

C 治療方針

Grade I：小児期からのfunctional applianceによる矯正歯科的な非観血的治療がまず試みられるべきである。無効例には，小児期なら下顎骨延長術が，成長終了後なら上下顎骨切り術が適応となる。

Grade II：小児期における下顎骨延長術のもっとも良い適応である。傾斜咬合が重度でない症例では，下顎骨延長終了後，矯正歯科の管理下にfunctional applianceをかませ，open biteになった側の上顎臼歯の挺出を誘導しつつ後戻りを防止する。傾斜咬合が重度の症例では，上下顎同時骨延長術を行う方が術後より安定した結果が得られると考える。

しかしながら，成長終了以前に最終的な顎咬合関係を予想した骨延長術を行うことは困難であり，成長終了後に上下顎同時骨切り術による骨性再建が必要となる可能性は常に念頭に置かねばならない。

Grade III：小児期にcostochondral graft[7)12)]による顎関節を含めた下顎枝の再建を行う。

D 術前の評価

顔貌および口腔診査，顔面および口腔内写真，パノラマX線写真，頭部X線規格写真（正面像，側面像），半

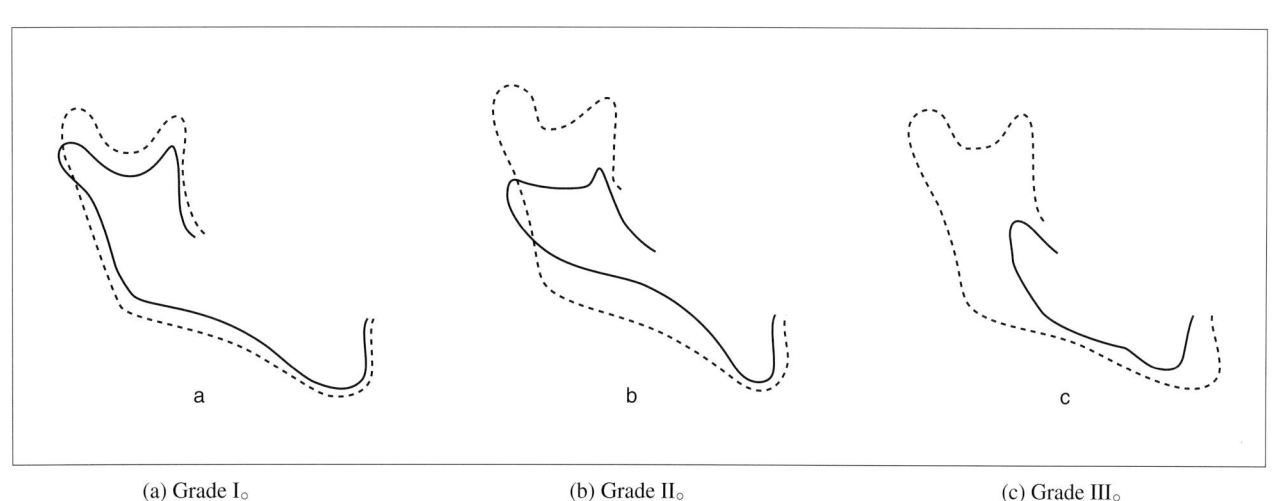

(a) Grade I。　　(b) Grade II。　　(c) Grade III。
（破線：健側，実線：患側）

図7・5　下顎骨低形成の分類

調節性咬合器，3D-CT，3D-CTを基に作製した三次元線図形（スケレトグラム）[14]（図7・6）などによる術前評価を行い，下顎骨のみならず上顎骨を含めた頭蓋顎顔面骨格全体について，骨性変形の局在および重症度診断を行う。

複雑な変形を伴う症例ではとくに，術前の3D-CTを基に三次元実体モデルを作製し，シミュレーション・サージャリーを行い，corticotomyの部位，延長方向，延長量の確認を行う[3)14)]（図7・7）。

術後の改善度ならびに骨性成長を客観的に評価するために，われわれは左右の非対称度を定量化したミラーイメージ・スコア[14)]を利用している。すなわち，3D-CT上で計測された各計測点の三次元座標値についてその左右差の合計（ミラーイメージ・スコア）を算出し，HFMの頭蓋顔面骨格における骨性変形の局在と重症度を数値化することにより，術前後の変化および術後の経時的な変化を定量的に比較しうる。

E 手　技

1. 下顎骨単独延長術

経鼻挿管による全身麻酔下に，患側口腔粘膜切開を行い，下顎枝下部から下顎角を骨膜下に全周性に剥離する。まず，術前の画像解析やシミュレーション・サージャリーに準拠して決定されたcorticotomy予定線を作図し，下歯槽神経管や埋伏歯を避けて，corticotomy予定線の近位および遠位に可及的に2本ずつ，予定の延長方向を念頭に置いて，スクリューピンをトラッカールを用いて経皮的にbicorticalに刺入する。ついで，corticotomy予定線に沿ってサージカル・ソーを用い，全周性にcorticotomyを行い，続いて用手的に下顎骨を骨折させ離断する（greenstick fracture）[3)]。サージカル・ソーによるcorticotomyは下歯槽神経管に達しない深さまでで十分であり，皮質骨の削除も不要である。用手的骨折はきわめて容易であり，下歯槽神経に損傷を与えることなく，これを確実に温存することができる。スクリューピンに埋入型ないし創外固定型骨延長器を装着し，骨離断部断端どうしを初期延長として3mm離して固定する[3)]（図7・8）。

Corticotomyのみよりは完全に骨折離断させた方が，

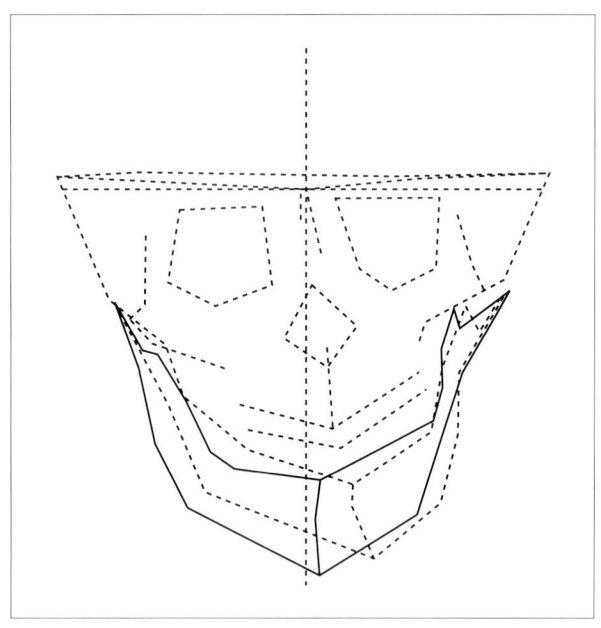

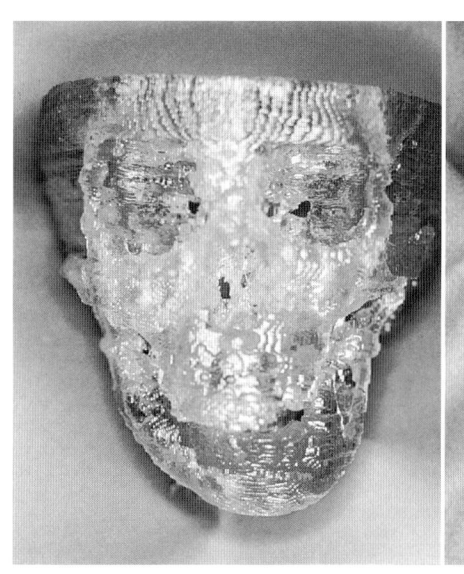

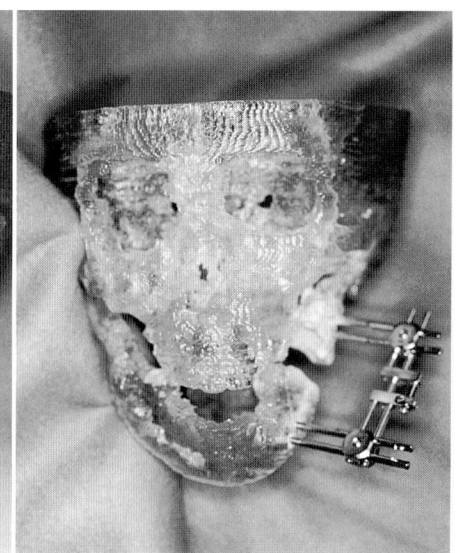

図7・6　三次元線図形（スケレトグラム）
破線：下顎骨延長前
実線：下顎骨延長後

(a) 下顎骨延長前。　　　(b) 下顎骨延長後。
図7・7　三次元実体モデルによるシミュレーション・サージャリー

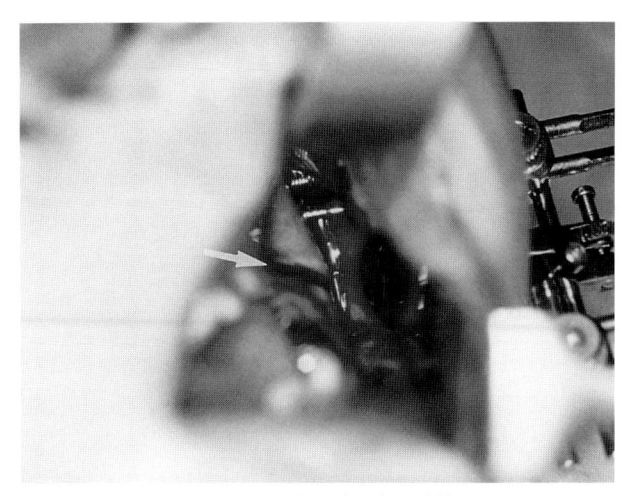

図7・8 下顎骨延長術の実際
Corticotomyと用手骨折による骨離断後，初期延長として3mm開けて（矢印）延長器を装着する。

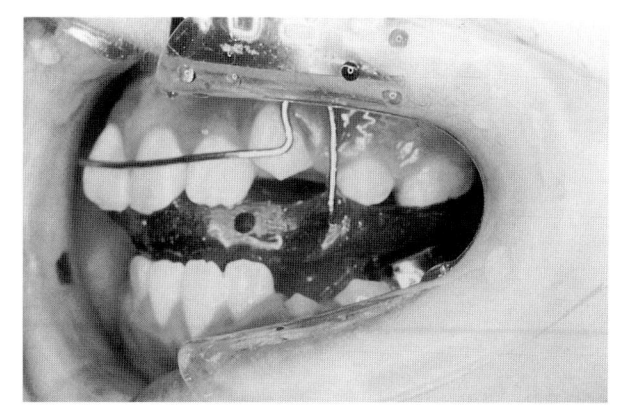

図7・9 術後管理の実際
延長器抜去後functional applianceを6〜12カ月間装着し，後戻りを防ぐ。

延長器のネジを回転させるのに必要な力は小さくてすみ，したがってより容易にその後の延長を行うことができ，延長量も大きくすることができる。また，骨折離断後骨断端を密着させるよりは初期延長を行った方が，骨延長器装着時における延長方向設定の自由度が大きくなり，延長方向が下顎枝に平行な方向に限定されることなく，角度をつけた延長も可能となり，より理想的な延長を行うことができる。

最近では，埋入型骨延長器[15)16)]の臨床応用が盛んになるに従い，創外固定型骨延長器との症例による使い分けを行っている。一方向性の延長でよい場合には口腔内切開から埋入型骨延長器を使用し，複雑な延長が必要な場合には三次元的延長の可能な創外型延長器[17)]を用いている。

2. 上下顎同時骨延長術

下顎骨延長と同時に上顎骨延長を行う場合には，下顎骨に関しては前項で述べた方法により延長器の装着を行う。上顎骨に関しては，上顎口腔前庭粘膜切開からhigh Le Fort I型上顎骨切り術を行い，患側上顎骨体部に前下方に向かう埋入型骨延長器を装着する。術前の画像解析やシミュレーション・サージャリーによりあらかじめ，骨切り線，延長器装着部位と骨延長方向の設定を行う。骨切り線および延長器装着部位は上顎骨永久歯を回避しなければならず，上顎骨の延長方向は可能な限り下顎骨の延長方向に同調するように延長器を装着する。

小児において上下顎骨を同時に延長するにあたっては，われわれは基本的に顎間固定[18)]やREDシステムなど頭蓋骨を支点とした外牽引は用いない。上下顎骨とも周到な術前計画にしたがっておのおのの延長器のみによる延長を行う。

F 術後管理

手術創が落ち着くのを待ち，術後10日より延長を開始する[3)]。延長速度は1日1.0mmとし[3)]，延長終了時期は顔面の対称性，咬合状態などを参考にして決定するが，数mmは過延長ぎみに延長しておく。

延長後は延長器を固定したままの状態で保定とする。骨切り術の術式や延長速度により骨化時期は異なる。2週間ごとにX線写真による経過観察を行い，十分に骨化が完了したことを確認した後，延長器を抜去する。

上下顎同時骨延長では，延長器装着から抜去までの期間，上下顎の歯に取り付けたマルチブラケットを利用した顎間ゴムにより咬合の確保を行う。この方法であれば常時経口摂取が可能であり，通常の生活を継続できる。

延長器抜去後は後戻りを防ぐ目的で，functional applianceを6〜12カ月間装着する（図7・9）。Functional applianceのopen biteになった側の上顎臼歯部を徐々に削除しながら，臼歯の挺出を促しつつ安定した咬合を確保する。

G 症　例

【症例1】 14歳，女，左HFM

Grade IIの左下顎骨低形成（図7・10-a）に対して，前述のわれわれの方法で左下顎骨延長術を施行した。左下顎枝下方の骨断端間を初期延長として3mm開け，Aescrap社製創外固定型骨延長器をピン4本で装着した。術後10日より0.5mm/日ずつ38日間で19mm，初期延長量と合わせて計22mmの延長を行った。延長終了後8週で延長部間隙に骨化陰影が認められ，延長終了後12週で延長器を抜去した。延長終了後16週でX線上延長部

(a) 術前。　　　　　　　　　　　　　(b) 左下顎骨延長術後3年，17歳。オトガイ患側偏位，
　　　　　　　　　　　　　　　　　　　　　　傾斜咬合が改善され，良好な咬合を確保している。

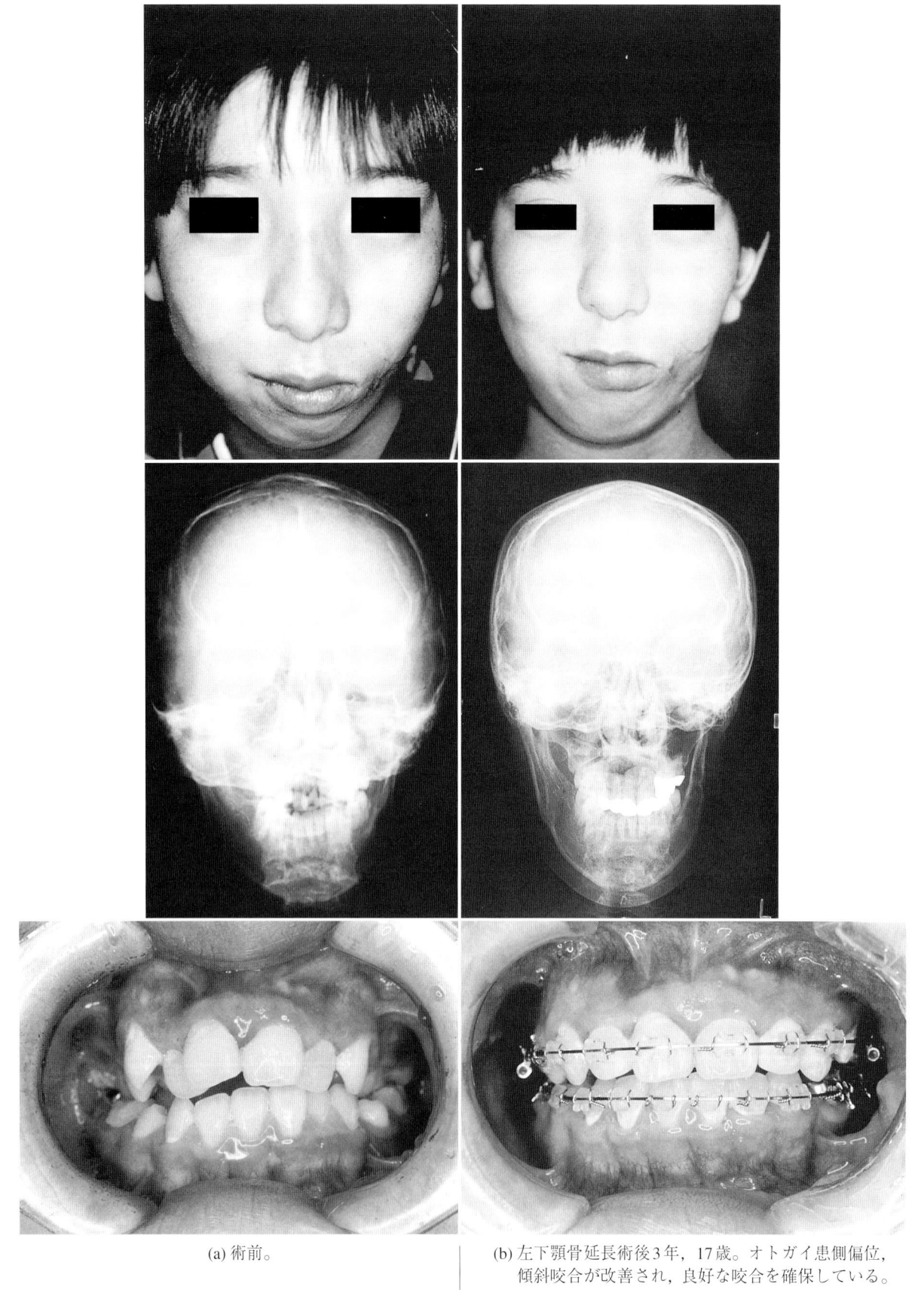

図7・10　症例1：14歳，女，左HFM（Grade II）

間隙の骨化はほぼ完了した。後戻りを予防するため，延長器抜去後6カ月間functional applianceを装着した。骨延長術後3年，17歳の現在，オトガイ患側偏位，傾斜咬合が改善され，良好な咬合を確保されている（図7・10-b）。

【症例2】12歳，女，左HFM

著しい非対称性顔貌を呈するGrade IIの左下顎骨低形成（図7・11-a）に対して，われわれの方法で左下顎骨

延長術を施行した。完全に離断された左下顎枝下方の骨断端間を初期延長として3mm開け，Aescrap社製創外固定型骨延長器をピン4本で装着した。術後10日より1日0.5mmずつの延長を開始した。24日間で12mm，初期延長量と合わせて計15mmの延長を行った。術前には上顎に対して下顎は前歯正中で9mmのずれがあったが，延長終了時は上下顎とも前歯正中が一致するようになった（図7·11-b）。

延長終了後8週で延長部間隙に骨化陰影が認められ，延長終了後10週で延長器を抜去した。延長中は左臼歯部がopen biteとなったが，徐々に左上顎臼歯が挺出する所見が認められた。延長終了後は乳歯冠が望ましい状態でセントリック・ストップを形成して後戻りを防いでいたが，延長器抜去後3週で乳歯冠が脱落した後急速に6mmの後戻りが出現した。乳歯冠脱落後1週目から10カ月間functional applianceを装着した後は，後戻りはほとんど見られなかった。骨延長術後5年，17歳の現在，顔面非対称と傾斜咬合の改善を認める（図7·11-c）。残

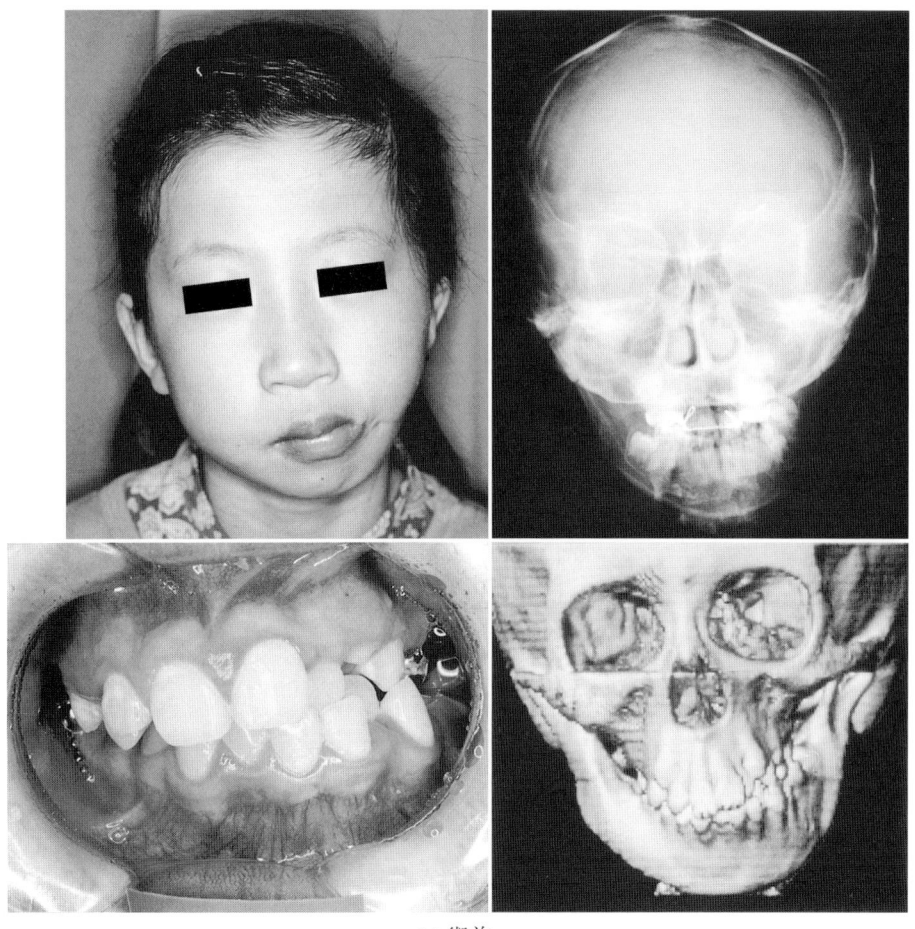

(a) 術前。

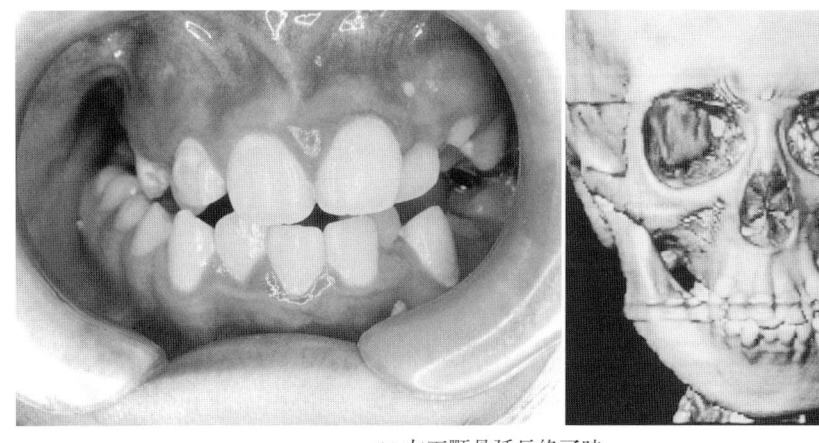

(b) 左下顎骨延長終了時。
図7·11　症例2：12歳，女，左HFM（Grade II）

存変形に対して，Le Fort I 型骨切り術および下顎枝矢状分割術の上下顎同時骨切り術の予定である。

【症例3】6歳，女，左HFM

著しい上下顎患側偏位と傾斜咬合を伴うGrade II の左下顎骨低形成（図7・12-a）に対して，われわれの方法で上下顎同時骨延長術を施行した。左下顎枝下方でcorticotomyと用手骨折による骨離断を行った後，Leibinger社製埋入型骨延長器を装着し，延長用ロッドを左下顎角より皮膚外に露出させた。さらに，歯牙損傷を回避しつつ，両側high Le Fort I 型上顎骨切り術の後，

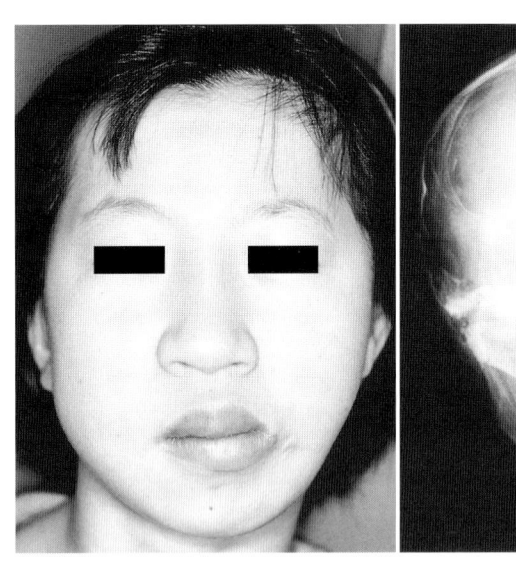

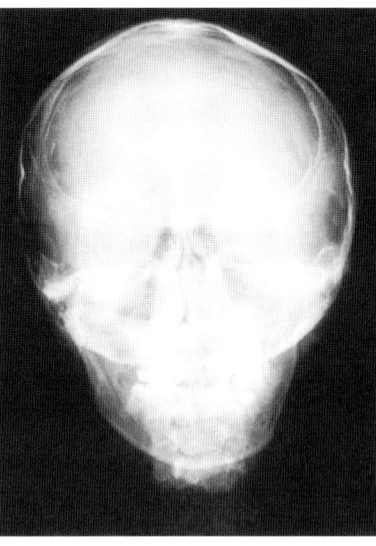

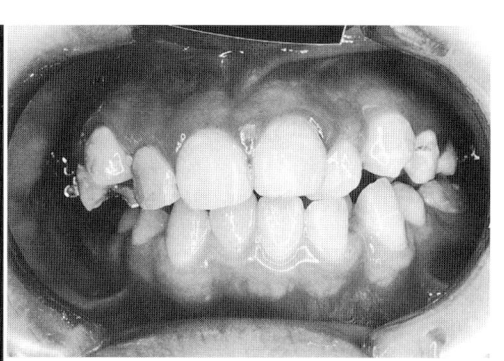

(c) 骨延長術後5年，17歳。顔面非対称と傾斜咬合の改善を認める。

図7・11　つづき

(a) 術前。

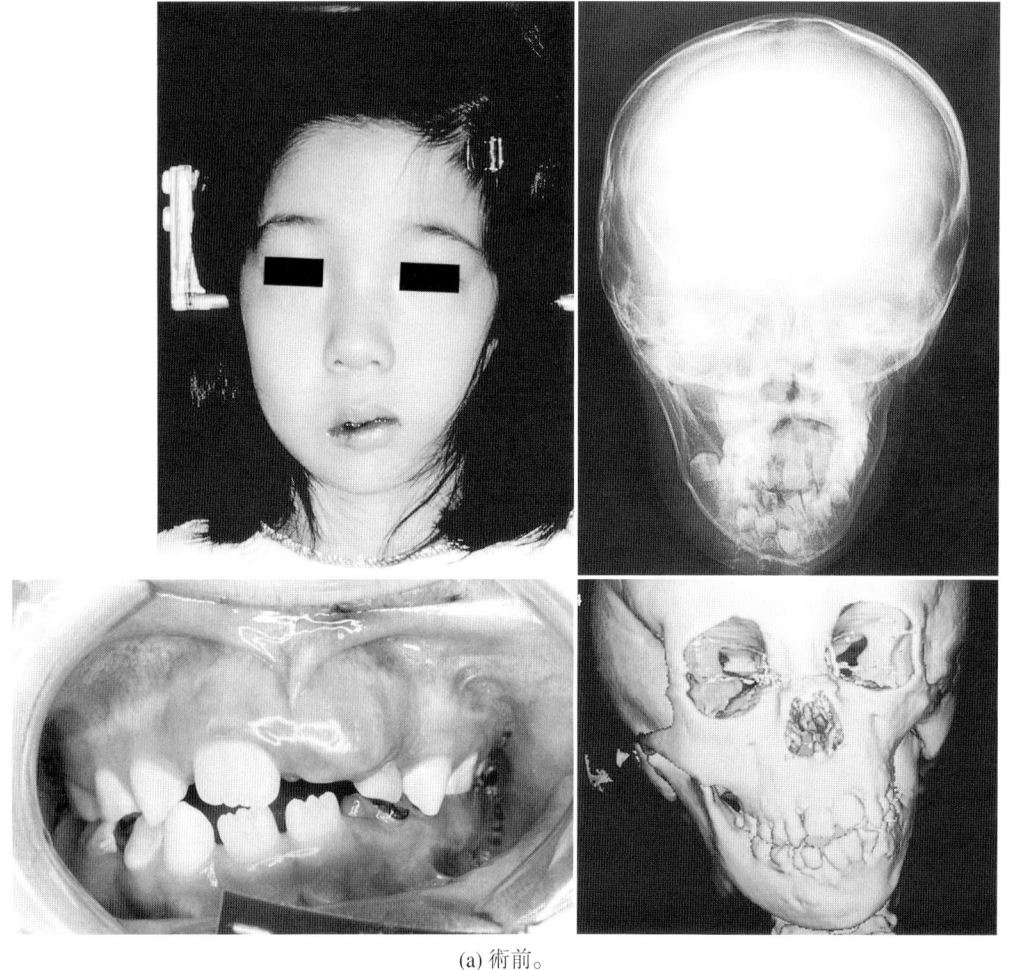

図7・12　症例3：6歳，女，左HFM（Grade II）

左上顎体外側にLeibinger社製埋入型骨延長器を装着し，延長用ロッドを左口腔前庭に露出させた。上下顎とも初期延長として骨断端間を3mm開けた。

術後10日より1日1.0mmずつ，下顎は17mm，上顎は16mmの延長を行った（図7・12-b）。延長終了時延長用ロッドを切断し（図7・12-c），延長終了後12週で延長器を抜去した。延長器装着から抜去までの期間，上下顎のマルチブラケットを利用した顎間ゴムにより咬合を確保した。顎間固定を行わなかったため，全治療期間を通じて経口摂取が可能であった。延長器抜去後，咬合が安定するまでの6カ月間 functional appliance を装着した。上下顎とも十分な骨延長がなされ，X線上骨化も良好であった。顔面下1/2の著しい非対称は改善し，咬合平面は水平となった。術後1年の現在後戻りは見られず，顔面骨格の成長は順調である（図7・12-d）。

H 考　察

頭蓋顎顔面領域における骨延長術の応用は，HFMの骨性再建の術式と時期に画期的な変革をもたらしたといって過言ではない[2)〜6)]。骨延長術は生体自身の再生能力を利用して骨量の増大を図るという点できわめて生理的手法であり，手技も簡易で手術侵襲も少ない。したがって，小児期にHFMの骨性再建を行うべきか否かについては未だ明確な結論が出ていないものの，機能的，整容的側面から小児期に外科治療せざるを得ない場合には，下顎枝骨切り術などの従来の骨切り術に比べ，骨延長術はもっとも無難なかつ適した術式であるといえる。

しかしながら，いくつかの問題点はある。小児期に骨延長術を行い顔面骨格や咬合の改善を見たにせよ，その

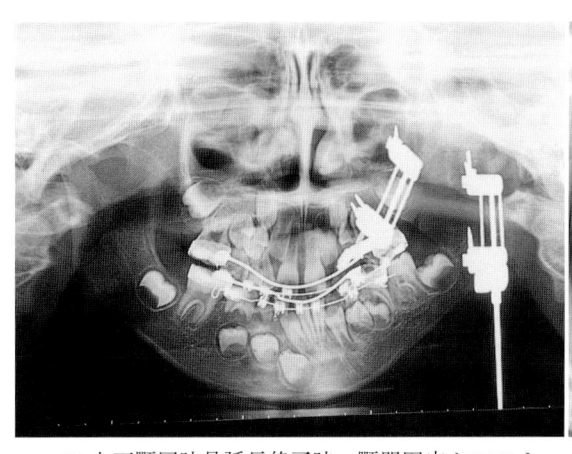

(b) 上下顎同時骨延長終了時。顎間固定やREDシステムなどの外牽引を用いず，上下顎の埋入型延長器のみによる延長を行い，マルチブラケットを利用した顎間ゴムにより咬合を確保した。

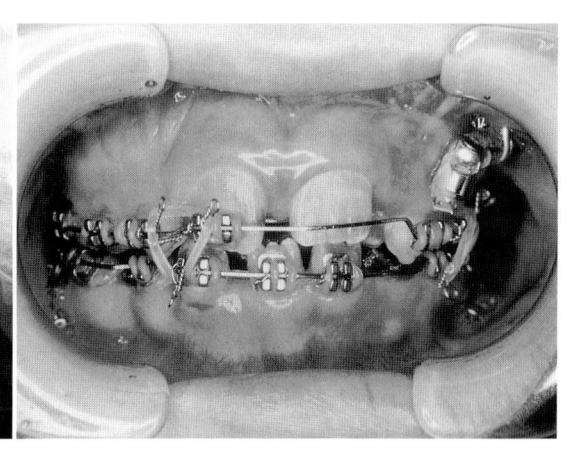

(c) 骨化完了まで上下顎の延長器を抜去せず，マルチブラケットの顎間ゴムによる保定を行った。

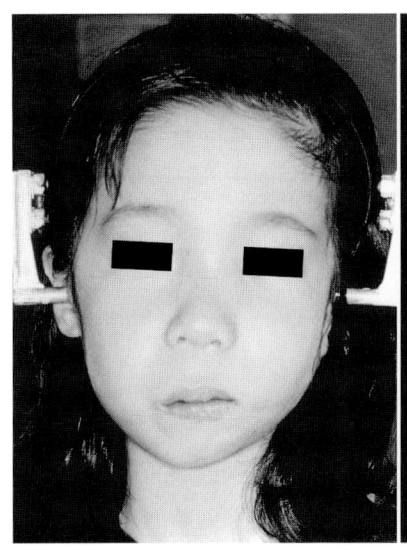

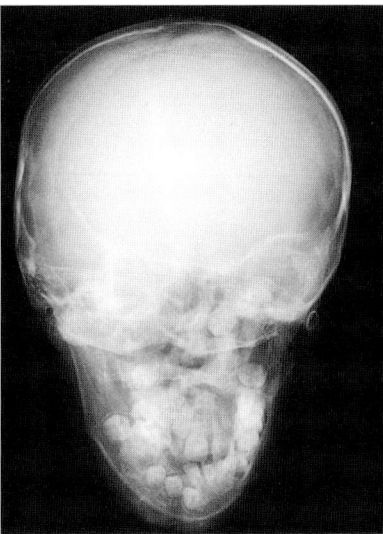

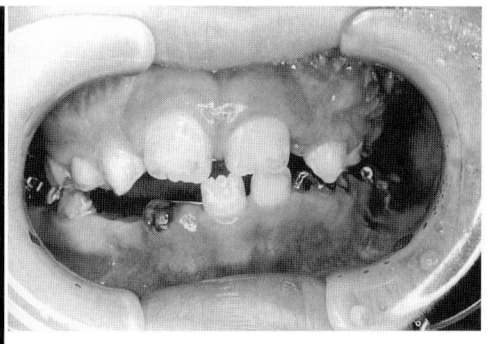

(d) 骨延長術後1年，7歳。上下顎と顔面の正中はほぼ一致し，咬合平面は水平化し，非対称性顔貌は著明に改善された。

図7・12　つづき

後の成長のいかんは今のところ予想し難い。したがって，成長終了後に再度上下顎同時骨切り術などの骨性再建を行う必要が生じることは常に念頭に置いておかねばならない。

また，HFMのすべての症例に骨延長術の適応があるわけではない。下顎骨延長術がもっとも良い適応となるのは Grade II である。Grade I ではまず functional appliance による非観血的矯正治療がなされるべきである。下顎枝の重度ないし全欠損を呈する Grade III では，下顎骨延長術が有効であったとする報告も散見されるが[17]，小児期に costochondral graft による顎関節を含めた下顎枝の再建を行う[7)12)]方が妥当であろう。

症例1のような傾斜咬合が重度でない Grade II では，下顎骨延長術のみ行い，延長器抜去後 functional appliance を装着し，上顎臼歯の挺出を誘導することで後戻りを防止できるが，症例2および3に示すごとく，傾斜咬合が重度な Grade II では上下顎同時骨延長術を行う方が術後良好な結果が得られると考えている。

上下顎骨を同時に延長する方法としては，顎間固定を行う方法[18)]，REDシステムなど頭蓋骨を支点とした外牽引を用いる方法などが報告されているが，これらの方法はとくに小児期に行うには少々難がある。われわれは症例3で示したように，上下顎骨ともおのおのの延長器のみによる延長を行い，延長器装着から抜去までの期間，上下顎の歯に取り付けたマルチブラケットを利用した顎間ゴムにより咬合の確保を行うことで，良好な結果を得ている。この方法ならば患児の経口摂取および通常の日常生活が可能となる。

成長終了後の最終的な骨性再建の術式としては，上下顎同時骨切り術が一般的であるが，上下顎同時骨延長術も考えられる。現時点ではその端緒についたばかりであるが[19)]，近い将来，コンピュータ解析に基づき上顎および下顎の合理的な三次元的延長方向および延長量を別個に規定し，顎間固定[18)]やREDシステムなどの外牽引に頼ることなく，上下顎をおのおのの三次元的延長器により目標とする咬合位へと延長することは十分可能になると思われる。にもかかわらず，長期にわたる病悩期間が社会生活に多大な犠牲を強いる点を考慮すると，最終的な顎顔面骨格の再建法としては上下顎同時骨切り術を選択する方がよいといわざるを得ない。

しかしながら，下顎枝矢状分割術では十分な下顎枝の延長が得られないか，無理な延長を行えば骨片どうしの接触を得ることが困難と推測される下顎変形の強度な症例には，従来血管柄付遊離骨移植術を行わざるを得なかったが，このような症例では成長終了後であっても下顎骨延長術をまず試み，ついで上下顎同時骨切り術を行うのが良いと考える。

HFMに対する骨延長術後の後戻りを防ぐには，われわれの経験から，まず延長終了後十分な骨化を確認するまでの保定を確実に行うことが重要である。われわれは延長終了後延長器を装着したままの状態で保定とし，2週間ごとのX線写真により十分な骨化を確認した後延長器の抜去を行っている。

下顎骨延長後は急激な咬合位の変化のためにセントリック・ストップを確保するのがきわめて困難であり，延長器抜去後無処置のままでは後戻りの最大の原因となる。したがって，われわれは延長器抜去後 functional appliance を6〜12カ月間装着し，臼歯の挺出と上顎骨の垂直方向の成長を促すことで，後戻りを防止している。症例2における後戻りは，延長器抜去直後の保定を乳歯冠によるセントリック・ストップのみに頼ったこと，下顎骨の延長を上顎の正中に一致した段階で終了したことに原因すると推察している。われわれは骨延長後の後戻りは少しく不可避であると考え，数mm過矯正ぎみに骨延長を行っている。

以上，HFMにおける骨延長術の有用性は疑いのないものであり，今後広く行われる術式であると考えられる。しかしながら，成人に至るまでの顎発育のフォローと咬合の管理のいかんを待って結論されるものであることは銘記すべきである。　　　　　　（井川浩晴，川嶋邦裕）

文　献

1) McCarthy, J. G., Grayson, B. H., Coccaro, P. J., et al. : Craniofacial microsomia. Plastic Surgery, edited by McCarthy, J. G., Vol.4, pp.3054-3100, W. B. Saunders Co., Philadelphia, 1990.
2) McCarthy, J. G., Schreiber, J., Karp, N., et al. : Lengthening the human mandible by gradual distraction. Plast. Reconstr. Surg., 89 : 1-8, 1992.
3) Sugihara, T., Kawashima, K., Igawa, H. H., et al. : Mandibular lengthening by gradual distraction in humans. Eur. J. Plast. Surg., 18 : 7-10, 1995.
4) Molina, F., Monasterio, F. O. : Mandibular elongation and remodeling by distraction : A farewell to major osteotomies. Plast. Reconstr. Surg., 96 : 825-840, 1995.
5) Clusely, R. R. J., Calvert, M. L. : Current concepts in the understanding and management of hemifacial microsomia. Br. J. Plast. Surg., 50 : 536-551, 1997.
6) Kaban, L. B., Padwa, B. L., Mulliken, J. B. : Surgical correction of mandibular hypoplasia in hemifacial microsomia : The case for treatment in early childfood. J. Oral Maxillofac. Surg., 56 : 628-638, 1998.
7) Kaban, L. B., Moses, M. H., Mulliken, J. B. : Surgical correction of hemifacial microsomia in the growing child.

Plast. Reconstr. Surg., 82 : 9-19, 1988.
8) Poswillo, D. E. : Otomandibular deformity : pathogenesis as a guide to reconstruction. J. Maxillofac. Surg., 2 : 64-72, 1974.
9) Kearns, G. J., Padwa, B. L., Mulliken, J. B., et al. : Progression of facial asymmetry in hemifacial microsomia. Plast. Reconstr. Surg., 105 : 492-498, 2000.
10) Polley, J. W., Figueroa, A. A., Liou, E. J-W., et al. : Longitudinal analysis of mandibular asymmetry in hemifacial microsomia. Plast. Reconstr. Surg., 99 : 328-339, 1997.
11) Posnick, J. C. : Surgical correction of mandibular hypoplasia in hemifacial microsomia : A personal perspective. J. Oral Maxillofac. Surg., 56 : 639-650, 1998.
12) Ross, R. B. R. : Costochondal grafts replacing the mandibular condyle. Cleft Palate-Craniofac. J., 36: 334-339, 1999.
13) Pruzansky, S. : Not all dwarfed mandibles are alike. Birth Defects, 5 : 120-129, 1969.
14) 川嶋邦裕, 大浦武彦, 杉原平樹ほか：画像診断から見た下顎骨延長術の1例. 形成外科, 37 : 1167-1173, 1994.
15) Chin, M., Toth, B. A. : Distraction osteogenesis in maxillofacial surgery using internal devices : review of five cases. J. Oral Maxillofac. Surg., 54 : 45-53, 1996.
16) Diner, P. A., Kollar, E., Martinez, H., et al. : Submerged intraoral device for mandibular lengthening. J. Cranio-Maxillofac. Surg., 25 : 116-123, 1997.
17) Polley, J. W., Figueroa, A. A. : Distraction osteogenesis: its application in severe mandibular deformities in hemifacial microsomia. J. Craniofac. Surg., 8 : 422-430, 1997.
18) Monasterio, F. O., Molina, F., Andrade, L., et al. : Simultaneous mandibular and maxillary distraction in hemifacial microsomia in adults : Avoiding oclusal disasters. Plast. Reconstr. Surg., 100 : 852-861, 1997.
19) Gateno, J., Teichgraeber, J. F., Aguilar, E. : Distraction Osteogenesis : A new surgical technique for use with the multiplanar mandibular distraction. Plast. Reconstr. Surg., 105 : 883-888, 2000.

7 疾患
Treacher Collins症候群

SUMMARY

Treacher Collins症候群は，第一・第二鰓弓領域に起こる両側性で多彩な変形を呈する疾患である。従来さまざまな手術方法が提唱されてきたが，近年はfunctional matrixなどの軟部組織も同時に拡張され，とくに呼吸障害と顔貌の改善に大きな利点を有することから，下顎骨延長法が積極的に適用され始めた。その反面，症候群特有の変形である急峻な咬合平面，前歯開咬，周囲軟部組織の低形成などの影響がほかの小顎症と比較して強く，予測とは異なる方向に延長されたり後戻りしやすいといった問題が生じている。

これらの問題点を克服し，両側下顎骨延長法が主たる再建手段となるためには周囲軟部組織や成長パターンによる影響の見極め，上顎も含めた骨延長法の改良，術前・術後の歯科矯正治療法の工夫が今後の課題といえるだろう。

はじめに

Treacher Collins症候群は下顎の低形成とそれに伴う呼吸障害を有し，これまでオトガイ舌骨筋や顎二腹筋などの筋切り術や骨切り，骨移植，オトガイ形成術などが行われてきた。しかし，筋切り術では顔貌の改善は得られず，また骨切り術は侵襲が大きいことから成長終了時まで待機してから手術することが多く，心理的・社会的負担を長く強いられてきた。

一方，1992年のMcCarthyらの報告[1]以来，骨延長法の下顎骨への臨床応用は顎骨形成不全症例の有用な治療方法として広く普及しつつある。骨延長法は侵襲が少なく成長期にも行える上，皮膚や筋肉などの軟部組織といったfunctional matrixも延長できる。実際に強度の小顎症に対する両側下顎骨延長では，下顎の前方移動によって顔貌が改善されると同時に上気道が拡張されることで呼吸状態も改善する効果が報告されている[2]～[4]。Treacher Collins症候群でも積極的に骨延長法を適用することで同様の効果が得られているが[5][6]，症候群特有の成長不全や変形が存在するため，骨延長を行っても残存する咬合平面異常や咬合不正，後戻りなどの問題点が生じる。ここでは症例を提示の上，これらの問題点につき検討を行う。

A 概念

1. 歴史

1889年にBerryが第1例を報告[7]，1900年にTreacher Collinsが頬骨発育不全2症例をまとめ[8]，Treacher Collins症候群と呼ばれるようになった。その後1949年にFranceschettiとKleinが詳細な病像分析を行い[9]，mandibulofacial dysostosis（顎顔面骨形成不全症）として，さまざまな変形の組み合わせであることが報告された。そのためFranceschetti-Klein症候群とも呼ばれる。

2. 遺伝様式・病因

常染色体優性遺伝で，60％の症例は新生突然変異による。突然変異症例では，父年齢は高い傾向がある。片親が罹患している場合の遺伝率は約50％だが，女性患者の子供の発病率は男性患者のそれより大である[10]。

1996年にポジショナルクローニング法で，5q32-q33.1の本症座（TCOF1）から責任遺伝子（Treacle）が単離された[11]。また，Treacher Collins症候群はマウスやヒトの妊娠中のビタミンA過剰摂取による児の形態異常が表現模写とされる。罹患者の母自身がビタミンAに対して高感受性である可能性も示唆されている[12][13]。

病因はおもに第一・第二鰓弓形成不全による胎生期の前頭鼻隆起の融合不全と考えられている。

3. 頻度

25,000〜50,000出生に1人，性比は1である[10]。

4. 症状と分類 （図7・13，7・14）

第一・第二鰓弓，鰓溝の領域に起こる多彩な変形で，両側性である。症状が種々な程度，組み合わせで発現する。

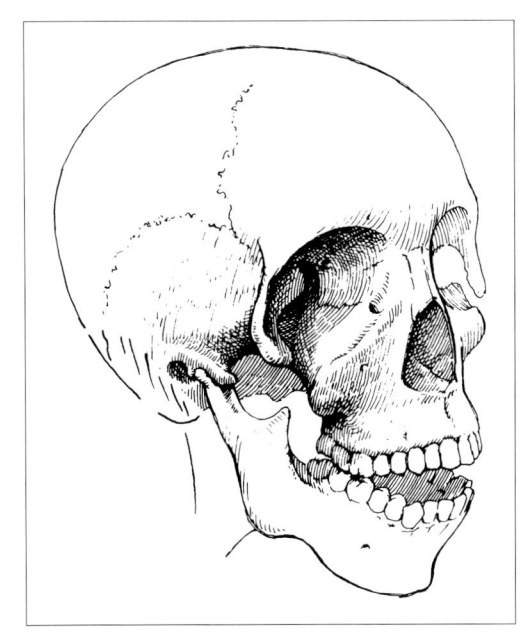

FranceschettiとKleinは症状を下記のようにまとめ，報告した[9]。

①下眼瞼のcoloboma（眼瞼欠損）と下眼瞼内側2/3の睫毛欠損を伴うantimongoloid slant（眼瞼裂斜下）
②顔面骨，とくに頬骨および下顎骨の低形成
③外耳の変形，ときに中耳，内耳の変形
④咬合不全，歯列不正を伴う巨口症，高口蓋
⑤耳と口角間の盲端の瘻孔または陥没
⑥頬部に及ぶ髪の生え際のhair tongue（舌状突出）
⑦顔面裂，骨格変形などのほかの合併変形

Franceschettiらは，これらの症状すべてを備えるものを完全型，ほぼすべてを備えるがその程度が軽度で耳変形のない場合を不完全型，瞼裂の異常のみの場合を頓挫型，片側のみに見られる片側型，非定型型と分類した。

またTessierの顔面裂の分類によると，No.6はmaxillary-zygomatic cleft，No.7はtemporo-zygomatic cleft，No.8はfronto-zygomatic cleftであり，これらが合併したものがTreacher Collins症候群であるという[14]。完全型はTessier分類のNo.6，7，8の顔面裂に含まれ，約1/3の症例で眼窩下孔が欠損し，眼窩下神経血管束は眼窩から直接出る。頬骨弓の欠損と咬筋と頬筋の低形成と癒合，外耳の変形，もみあげの前方変位，頬骨の欠損はNo.7 cleftによって，眼窩縁外側の欠損と，外眼角靱帯の付着部欠損によるantimongoloid slantはNo.8 cleftによって生じる。一方，不完全型はTessier分類のNo.6の顔面裂に含まれる。聴力障害は存在するが外耳変形はほとんど認められず，頬骨は存在し，頬骨弓の連続性は通常保たれ

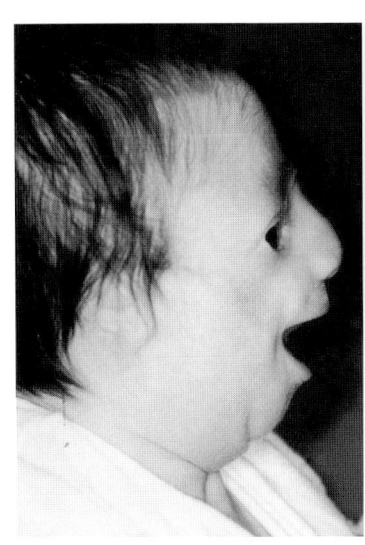

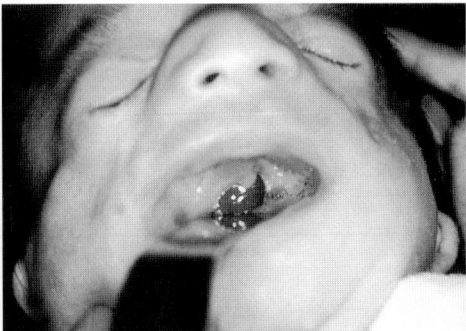

図7・13 Treacher Collins症候群完全型の骨格模式図
頬骨および頬骨弓の欠損，眼窩縁外側の欠損，小顎，開咬，下顎骨下縁のantigonial notchingを認める。
（McCarthy, J. G. : Craniofacial syndromes. Plastic Surgery, edited by J. G. McCarthy, 4, pp.3101-3123, W. B. Saunders Co., Philadelphia, 1990. より引用）

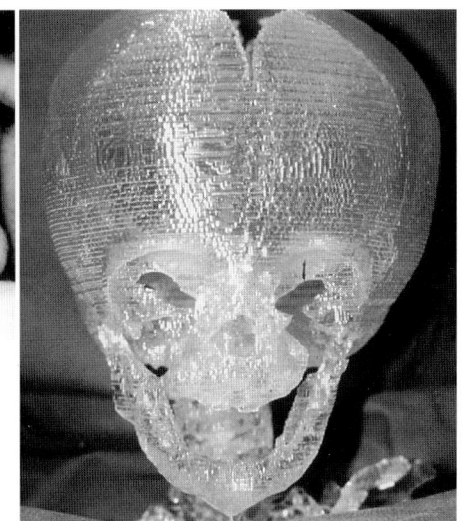

(a) 側面像。
(b) 口腔内所見。
(c) 光造型三次元実体モデル。頬骨の低形成と骨欠損が著明である。

図7・14 Treacher Collins症候群の臨床所見
生後10カ月，男，完全型の症例である。眼周囲変形，上下顎低形成，口蓋裂，小耳症，耳と口角間の陥凹を認める。

ている[15]。本邦報告例のうち完全型は28.4％に認められるという[16]。

一般に知能は正常だが，難聴のため二次的に精神遅滞を来すことがある。上気道狭窄のために睡眠時無呼吸や低酸素血症を呈することがあり，呼吸障害が高度な場合は気管切開を要する。突然死の確率が優位に高いことが報告されている[17]。

5. 鑑別診断

Nager症候群はantimongoloid slantや下眼瞼の睫毛欠損，伝音性難聴などよく似ている顔面症状を呈するが，母指・橈骨の無・低形成を伴う。Goldenhar症候群は顔面半側低形成，同側小耳や副耳，眼瞼結膜の翼状片，半椎体などを伴う。Miller症候群は軸後性欠指，橈・尺骨低形成を伴う。

6. セファロ解析（図7・15）

Class IIの咬合不正と前歯開咬を認める[18]。下顎は低形成のため下顎枝の高さと下顎体の長さが小さく，鈍角のGonial angleとantigonial notchingを認める。

上顎の頭蓋底との関係（SNA angle）が正常であるのに対し，下顎が後退（SNB angleの減少）しているため顔面が凸状を呈する特徴がある。Upper facial height（N-ANS）はほぼ正常であるが，total facial height（N-M）は増大しており，これは開咬などの咬合不正と下顎の後退，オトガイの形成異常などの組み合わせによると考えられる[19]。S-N planeとpalatal planeのなす角度は大きく，occlusal planeは急峻（clockwise rotation）である。Posterior facial heightは著明に短い。

成長に応じて下顎骨の時計回転によるmandibular planeの急勾配化が生じ，前歯開咬が増大する傾向を認める。

B 手　技

1. 延長器

現在，われわれはスクリューの刺入角度を調整することで延長方向が三次元的に設定できる利点から，角度可変型手指骨用延長器 long slide mini fixator M121S（ORTHOFIX社製）を用いている。

2. 術前計画

画像から延長器の装着位置や延長方向を決定する方法もあるが，われわれはあらかじめ三次元実体モデルによる手術シミュレーションを行っている[20]。モデルを使用することでより精度が高く安全な手術が可能となり，延長後の形態・咬合予測も容易になると考えている。骨切り線は下顎角のやや頭側より歯槽骨の後方とする。術前のセファログラムとパントモグラムより永久歯胚の位置を確認，下歯槽神経管を傷つけないよう三次元的ベクトルを考慮して，スクリューの刺入部位と刺入方向を決定する。両側下顎骨延長の場合は顎関節や延長器に負担がかからないようできる限り延長方向が平行となるように設定する。実際にモデルに延長器を装着して延長方向および延長量を決定する。

3. 術式

両側下顎角部より1横指下方に約3cmの皮膚切開を加える。下顎角部で骨膜を切開し，スクリュー刺入部および骨切り予定部周辺の骨膜下剥離を最小限行う。皮膚に小切開を加え，この穴を骨に達するまで鈍的に剥離してスクリューを刺入する。この際，最後に骨膜を縫合できるよう下方に牽引しながら刺入するよう配慮する。下顎角に全周性に皮質骨切開を加え，スクリューを利用して用手的に若木骨折させる。ドレーンを挿入して，骨膜，広頸筋，皮膚を縫合閉鎖する。

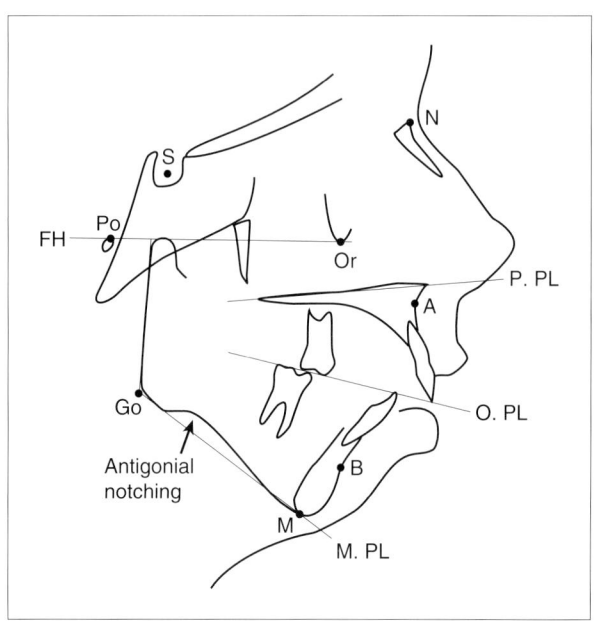

図7・15　Treacher Collins症候群：側貌のセファロ解析
　S　：Sella turcica,　　FH　：FH Plane,
　Po　：Porion,　　　　P. PL：Palatal plane,
　Or　：Orbitale,　　　 O. PL：Occlusal plane,
　N　：Nasion,　　　　M. PL：Mandibular plane,
　M　：Menton,
　Go　：Gonion

4. 延長方法とその後の管理

術後7日より朝晩半回転ずつ，1日1回転（0.7mm）ずつ延長を開始する．予定した延長量に到達した時点でセファログラムとパントモグラムを撮影し，咬合およびオトガイ位置を確認して適宜延長を追加する．延長終了後より8週間の保定期間を経て，セファログラムとパントモグラムによって延長部分の骨化を確認した上で骨延長器を抜去する．われわれはこの際，スクリュー刺入部の瘢痕形成を同時に行っている．術後は矯正歯科医と協力し，矯正治療を開始する．

食事は延長中は流動食またはペースト食とし，延長終了時から軟食の咀嚼を開始し，延長器抜去後より徐々に固形物へと移行させている．

C 症 例

患者：8歳，女（図7・16-a～h）
家族歴：特記すべきことなし．
既往歴：5歳時に肋骨移植による眼窩形成術，外眼角形成術を受けている．

現病歴：母体妊娠中異常なく在胎40週，体重2820gで回旋異常のため吸引分娩にて出生した．生下時より小顎症，頰部の低形成，外眼角部の下垂などが目立ちTreacher Collins症候群と診断された．これまでに，知能，聴力，視力，発育に異常は認めていない．

現症

①全身所見：漏斗胸を認める．四肢には異常を認めない．

②局所所見：両眼瞼のantimongoloid slant，下眼瞼内側2/3の睫毛欠損，両側耳介低位，両側耳前部のhair tongue，両側頰骨と下顎骨の形成不全，高口蓋，Class IIの咬合不正と前歯開咬を認めた．顎運動は正常であった．睡眠時無呼吸は認めないが，激しいいびきを認めた．

③X線，3D-CT所見：下顎変形はMurrey分類type Iで，大きなgonial angleとantigonial notchingを認めた．下顎は後退し，occlusal planeは急峻で，posterior facial heightは50mmと短かった．6mmのover jetを認めた．

手術計画（モデルサージャリー）：下顎高径の延長によるposterior facial heightの改善と，下顎骨体部の前方

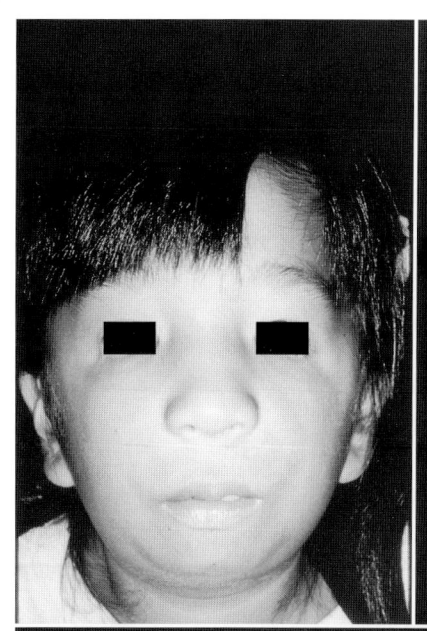

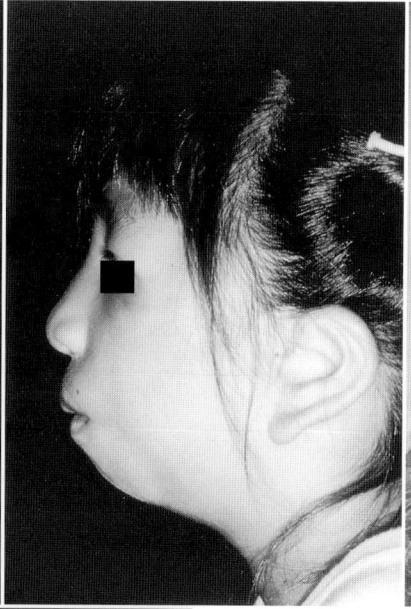

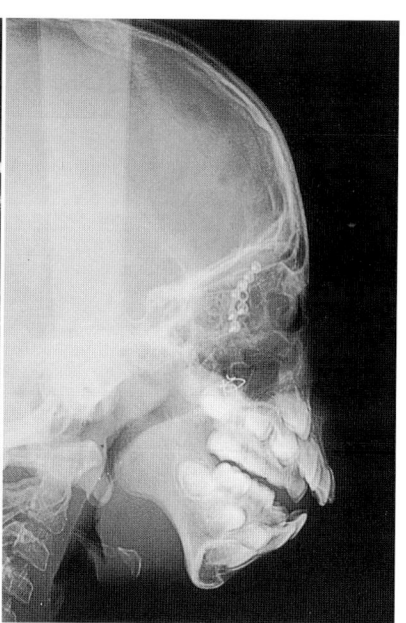

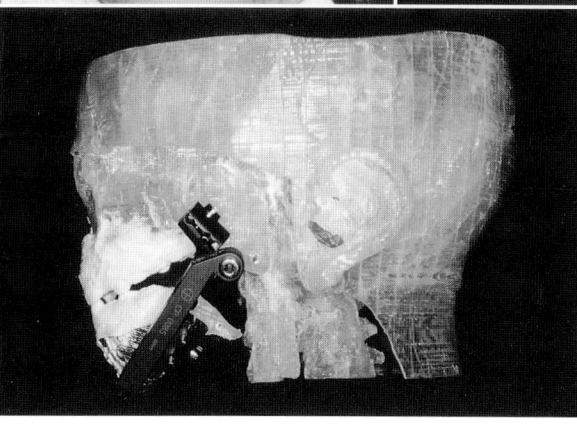

(a) 術前正面像．
(b) 術前側面像．
(c) X線像．
(d) モデルサージャリー．顎関節に可動性を与え，閉口させた状態．両側それぞれに16mmずつ延長した状態．

図7・16 症例：8歳，女

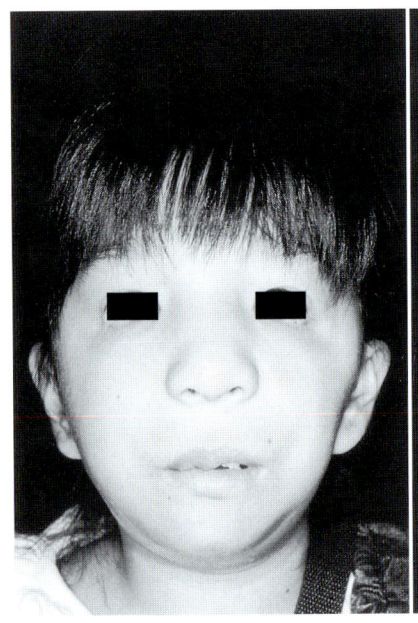

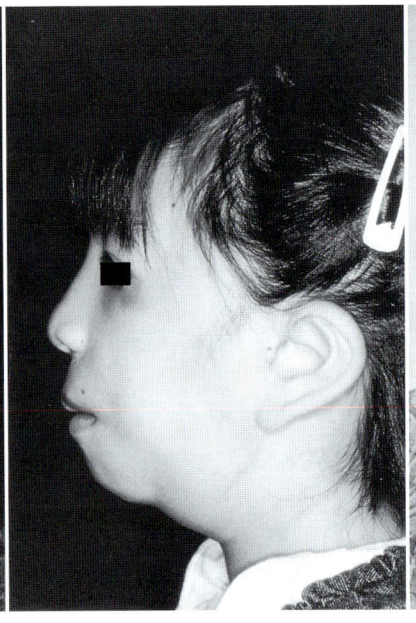

(e) 骨延長後4カ月，正面像。　　(f) 骨延長後4カ月，側面像。　　(g) 骨延長後4カ月，X線像。

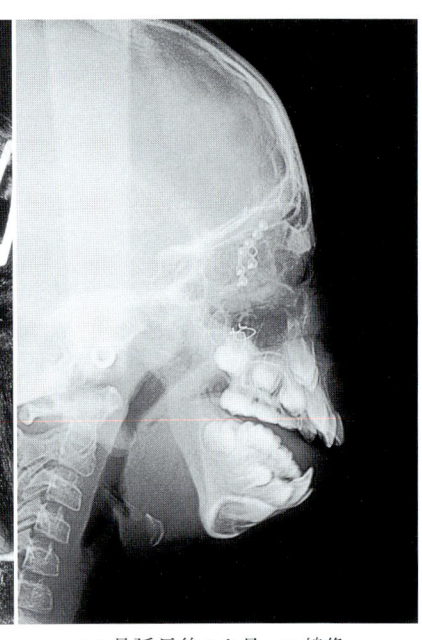

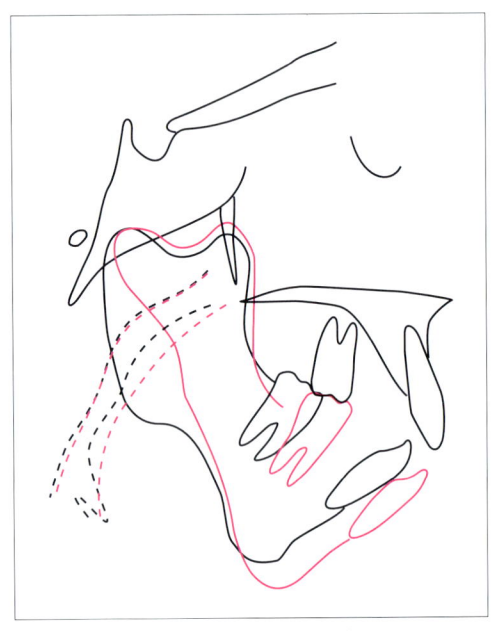

(h) 両側下顎骨延長前と延長後4カ月のセファログラムの重ね合わせ。
―：骨延長前，―：骨延長後
図7・16　つづき

移動による上気道の拡張，顔貌の改善を目的とした。臼歯は開咬となるが，閉口時に前歯部咬合接触が得られると考えた。

三次元実体モデルに咬合模型をマウントして延長後の咬合をあらかじめ予測できるようにし，前述の方法で延長器を装着した。両側下顎を約16mm延長し，前歯切端位となった時点で顎関節突起が後上方へ偏位し，それ以上延長すると顎関節機能に悪影響を及ぼす可能性が危惧された。そのため，前歯切端位の位置まで骨延長を行うこととした。

手術：前述のごとく，光造形モデルによるモデルサージャリーを再現するように，骨切り後骨延長器を装着した。

術後経過：術後，両側下顎下縁創部より唾液腺の損傷によると思われる滲出液を約2週間認めたが，ドレナージにより軽快した。術後8日より1日0.7mmの骨延長を開始した。適宜セファログラムとパントモグラムを撮影し，咬合およびオトガイ位置を確認して左は16.1mm，右側は19.6mm延長した。延長終了後8週目にX線写真で仮骨形成を確認し，骨延長器抜去と瘢痕形成術を施行した。

術後は上気道の拡張により睡眠時のいびきが消失し，顔貌の改善も得られた。咬合に関しては，延長後半頃より予想に反して前歯開咬の増大を認めた。開咬は延長器抜去後も残存し，現在アクチベーター装着にて矯正治療中である。骨延長量に関しては術後2週間で若干の後戻りを認めたが，その後1年半を経過した時点では後戻りの進行は認めていない（図7・16-f）。

D 考　察

1．適応

MurreyらはHemifacial microsomiaの下顎変形をX線所見より3型に分類しているが[21]，われわれはこれをTreacher Collins症候群に適用した場合，type I と type II には両側下顎骨延長の，type III には骨移植の適応があると考えている。

また，骨延長法によって呼吸状態は改善したものの，

延長量や方向の限界，後戻りの問題などから，その後歯科矯正治療と外科的再建術を追加した症例が報告されている[22]。現在のところ骨延長術が成長に悪影響を及ぼしたという報告はないが，顔貌や咬合の改善を目的として骨延長が最終手段となり得た報告もなく，症状が軽度な場合はほかの方法も考慮すべきである。

2．合併症および注意点

歯原性囊胞や一時的な顔面神経麻痺，唾液腺瘻，オトガイの知覚障害，下顎部の肥厚性瘢痕，顎関節強直症などが報告されている[3]。正常な解剖と異なり下顎角が上方に位置するため，皮切後の剥離時に耳下腺を傷つけないよう配慮を要する。またスクリュー刺入部が，耳前の顔面神経や耳下腺管走行部に近くなるため，これらを障害しないよう注意する。そして，両側骨延長ではできる限り延長方向が平行になるように設定し，顎関節ならびに延長器への負担を最小限とすることで装置の脱落や顎関節症を予防する工夫が必要である。

3．長期経過

Treacher Collins症候群の両側下顎骨延長法は，侵襲が少なく成長期にも行える上，functional matrixも同時に延長されることから，低酸素血症が改善したり，気管カニューレの抜去が可能となることが報告されている[5)6)]。しかし，骨延長で変形と咬合不全の問題が最終的に改善したとする報告はない。その要因として以下が考えられる。

a．Treacher Collins症候群特有の問題

1）周囲軟部組織の問題

Jamesらは[23]，呼吸障害のため気管切開を施されている小顎症患者に対して骨切り手術や骨移植術を施行した際に，hemifacial microsomiaと，顎関節強直症，Pierre Robin症候群では気管カニューレを抜去できた確率が100％だったが，Treacher Collins症候群とNager症候群ではそれぞれ75％と60％と確率が有意に低かったとし，これは周囲軟部組織の低形成が強く延長効果が制限されたためと分析している。この結果は低形成の程度が強度であるとその影響が大きく，骨切りだけではその効果にも限界があることを示している。骨延長法は軟部組織も延長できるがそれにも限界があり，筋切り術などと併用する必要があると考えられる。

2）成長パターンの問題

McCarthyらは[3]，両側下顎骨延長法を施行した13人の患者のうち3人に，延長後2年の間に下顎骨の時計回りの後戻りを認めたと報告している。とくにTreacher Collins症候群の亜型であるNager症候群の2症例中2例ともにこの現象が認められ，症候群に特有の成長パターンの再現によるものとしている。Treacher Collins症候群では成長による変形の進行はほとんど認められない[24]という報告もあるが，今後は成長の予測を立てた上での手術の検討も必要であろう。

3）咬合の問題

これまで小顎症の骨切り手術では，下顎骨のみの骨切りを行うと下顎は前方へ移動されると同時に上顎の急勾配な咬合平面に沿って時計回りに後戻りしやすくなることから，上下顎を同時に反時計回りに回転させる術式が提唱されてきた[25)〜27)]。

Hemifacial microsomiaの症例でも下顎骨のみの延長では，延長された下顎は上顎咬合平面に沿って滑りを来しやすくなることで実体模型上でのシミュレーションとは異なる延長方向となり，術後矯正治療による改善も得られにくくなることが指摘されている[28]。今回われわれが経験した症例でも下顎骨延長後，下顎が咬合平面に沿って前方へ滑り，臼歯部で噛み込むことにより下顎が時計方向に回転，前歯開咬が大きくなる現象が認められた。シミュレーション通りの良好で安定した結果を得るためには咬合平面自体の改善と，安定した咬合が必要であり，そのためには上顎への操作も必要であると感じた。

われわれはこれらの問題点を解決する方法として上下顎同時延長法[29)30)]の応用を考えている。侵襲の大きさ，前歯開咬が改善されない点では課題が残るが，得られる利点は大きいと思われる。

b．骨延長自体の後戻り

創外延長器を使用した場合，実際の骨延長量は装置の延長量の4割前後であること，骨延長量の3〜4割の後戻りが見られることが報告されている[31]。われわれは，口腔内装着型や創内埋入型の延長器などは直接骨に固定するため予定延長量と実際の延長量はほぼ一致し，また患者の心理的負担の軽減から長期間の保持が行いやすく，それが後戻り防止にもつながると考えている。とくにLiouなどの報告した歯間固定による骨延長法（IDO）[32]は侵襲が少ない利点がある。延長方向が限定されるという欠点を改良し，積極的に応用を検討していきたい。

c．瘢痕組織による後戻り，侵襲による成長障害の可能性

まとめ

Treacher Collins症候群に対する，両側下顎骨延長法の利点および問題点につき検討を行った。両側下顎骨延長

法が最終的再建手段となるためには周囲軟部組織や成長パターンによる影響の見極め，上顎も含めた骨延長法の改良，術前・術後の歯科矯正治療法の工夫が今後の課題といえるだろう。　　　　　　　（佐藤博子，中島龍夫）

文　献

1) McCarthy, J. G., Schreiber, J., Karp, N., et al. : Lengthening the human mandible by gradual distraction. Plast. Reconstr. Surg., 89 : 1-8, 1992.
2) 高戸　毅，波利井清紀，小室祐造ほか：下顎骨両側延長術の経験．形成外科, 37：519-524, 1994.
3) McCarthy, J. G. : Distraction of the Craniofacial Skeleton, Springer-Verlag, New York, 1999.
4) 川上重彦，香林正治，吉川秀昭ほか：小顎症に対する下顎骨延長法の検討．形成外科, 37：525-530, 1994.
5) Moore, M. H., Guzman-Stein, G., Proudman, T. W., et al. : Mandibular lengthening by distraction for airway obstruction in Treacher-Collins syndrome. J. Craniofac. Surg., 5 : 22-25, 1994.
6) Kocabalkan, O., Leblebicioglu, G., Erk, Y., et al. : Repeated mandibular lengthening in Treacher Collins syndrome : a case report. Int. J. Oral Maxillofac. Surg., 24 : 406-408, 1995.
7) Berry, G. A. : Note on a congenital defect (coloboma) of the lower lid. R. Lond. Ophthalmic Hosp. Rep., 12 : 255, 1889.
8) Treacher Collins, E. : Case with symmetric congenital notches in the outer part of each lower lid and defective development of the malar bones. Trans. Ophthalmol. Soc. U. K., 20 : 109, 1900.
9) Franceschetti, A., Klein, D. : Mandibulo-facial dysostosis. A new hereditary syndrome. Acta. Ophthalmol., 27 : 143-224, 1949.
10) Posnick, J. C. : Craniofacial and Maxillofacial Surgery in Children and Young Adults, W. B. Saunders Co., Philadelphia, 2000.
11) The Treacher Collins syndrome collaborative group : Positional cloning of a gene involved in the pathogenesis of Treacher Collins syndrome. Nature Genet., 12 : 130-136, 1996.
12) Keith, J. : Effects of excess vitamin A on the cranial neural crest in the chick embryo. Ann. R. Coll. Surg. Engl., 59 : 479-483, 1977.
13) Poswillo, D. : The pathogenesis of the Treacher Collins syndrome (mandibulofacial dysostosis). Br. J. Oral Surg., 13 : 1-26, 1975.
14) Tessier, P. : Anatomical classification of facial cranio-facial and latero-facial clefts. J. Maxillofac. Surg., 4 : 69-92, 1976.
15) 大浦武彦，川嶋邦裕：頭蓋顔面裂の分類．頭蓋顎顔面外科：最近の進歩，田嶋定夫編著，pp.150-161, 克誠堂出版，東京, 1994.
16) 新城　憲，大塚　壽, 渡部隆博ら：Treacher Collins症候群の治療経験と本邦報告例の統計的観察．日形会誌, 11：956-966, 1991.
17) Johnston, C., Taussig, L. M., Koopmann, C., et al. : Obstructive sleep apnea in Treacher Collins syndrome. Cleft Palate J., 18 : 39, 1981.
18) Marsh, J. L., Celin, S. E., Vannier, M. W., et al. : The skeletal anatomy of mandibulofacial dysostosis (Treacher Collins Syndrome). Plast. Reconstr. Surg., 78 : 460-468, 1986.
19) Roberts, F. G., Pruzansky, S., Aduss, H. : An x-radiocephalometric study of mandibulofacial dysostosis in man. Arch Oral. Biol., 20 : 265, 1975.
20) 奥本隆行，中島英雄，坂本輝雄ほか：複雑な顎顔面変形に対するシミュレーション手術：3次元実体模型へのFace bow transferの応用．日形会誌, 16：837-851, 1996.
21) Murrey, J. E., Kaban, L. B., Mulliken, J. B. : Analysis and treatment of hemifacial microsomia. Plast. Reconstr. Surg., 74 : 186-199, 1984.
22) 米原啓之，高戸　毅，須佐美隆史ほか：顎顔面領域における仮骨延長法の種々の可能性．形成外科, 42：1133-1144, 1999.
23) James, D., Ma, L. : Mandibular reconstruction in children with obstructive sleep apnea due to micrognathia. Plast. Reconstr. Surg., 100 : 1131-1137, 1997.
24) Garner, L. D. : Cephalometric analysis of Berry-Treacher Collins syndrome. Oral Surg., 23 : 320, 1967.
25) Rosen, H. M. : Occlusal plane rotation: Aesthetic enhancement in mandibular micrognathia. Plast. Reconstr. Surg., 91 : 1231-1244, 1993.
26) Tulasne, J. F., Tessier, P. L. : Results of the Tessier integrated procedure for correction of Treacher Collins syndrome. Cleft Palate J. Suppl., 23 : 40, 1986.
27) Obwegeser, H. L. : Variations of a standard approach for correction of the bird face deformity. J. Craniomaxillofac. Surg., 16 : 247, 1988.
28) 奥本隆行，中島英雄，中島龍夫ほか：Hemifacial microsomiaに対する上下顎骨同時仮骨延長．日形会誌, 18：528-535, 1998.
29) 奥本隆行，中島英雄，坂本輝雄ほか：上下顎骨同時延長術－Hemifacial microsomia Murrey分類 type IIへの適応－．形成外科, 42：1145-1154, 1999.
30) Oritz Monasterio, F., Molina, F., Andrade, L., et al. : Simultaneous mandibular and maxillary distraction in hemifacial microsomia in adults : avoiding occlusal disasters. Plast. Reconstr. Surg., 100 : 852-861, 1997.
31) 宮本　学ほか：下顎骨延長を行った3症例の顎顔面形態の短期変化．日顎変形誌, 5：173-183, 1995.
32) Liou, E. J., Chen, P. K., Huang, C. S., et al. : Interdental distraction osteogenesis and rapid orthodontic tooth movement : a novel approach to approximate a wide alveolar cleft or bony defect. Plast. Reconstr. Surg., 105 : 1262-1272, 2000.

III 臨床

7 疾患
小下顎症

SUMMARY

　下顎骨延長は両側性小下顎症の画期的な治療法であり，とくに中等度ないし高度な小下顎症では骨延長以外では十分な改善が得られにくい．治療の決定にあたっては気道閉塞や食物摂取障害の有無，変形の程度，年齢，上顎の変形の有無が重要である．気道閉塞や食物摂取障害などの生命を脅かすような障害には早期の下顎延長が必要である．また，機能障害はなくとも高度の変形を有する場合には歯胚の損傷の危険が少なくなる時期での治療が望まれる．思春期の患者や成人例では変形の程度によって通常の下顎骨骨切り術と下顎骨延長の取捨選択を行わねばならない．成人例では上顎の変形にも留意し，上顎骨切り術と下顎延長の併用を考慮しなければならない．

　両側小下顎症は上行枝だけでなく体部の低形成が見られることが多く，理想的には2方向の延長が必要である．このために，延長器のさらなる改良が望まれる．また，ときには下顎の横方向の低形成も伴うことがあり，同時にいくつかの方向への延長を要する場合もある．実際の延長におけるもっとも大きな問題は延長方向の設定である．両側小下顎症では左右は同一方向でなければならず，また，しばしば延長に伴う下顎の時計回転が出現するため，延長ベクトルは予定よりもやや垂直に設定する方が良い．さらに，側方拡大など複数の延長を同時に行う場合はそれぞれのベクトルが互いに干渉し合い，思わぬ移動が見られることがあるので注意を要する．骨延長によって低形成の下顎骨を単に増大させるだけでなく，角部を有する正常な下顎形態へ改変し，咬合と顔面形態の改善を得ることが治療の目的である．

はじめに

　従来，低形成の頭蓋顔面骨の再建にはおもに骨切り術と骨移植術が行われてきた．しかし，骨切り術による一期的な移動には骨片の血行障害や神経麻痺の発生の可能性があり，また，骨片の移動量には限界があった．しかも，低形成の骨格を限度を越えて前進あるいは拡大すると術後には後戻りを生じる危険があった．下顎骨においても前方移動は後方移動に比べて術後の安定性に問題を有することが指摘されていた．

　これに対して，McCarthyら[1]の報告以来多用されている顎骨延長術は低形成の骨格を劇的に伸展拡大させうることができるばかりでなく，骨延長に伴う神経・血管を含む軟部組織の伸展効果によって形態的・機能的に従来の骨切り術ではなし得なかった治療結果が獲得できる優れた方法である．さらに，軟部組織の延長効果により術後の後戻りが少ないことも報告[2]されており，低形成の頭蓋顔面骨治療の中心になりつつある．

　当科でも1993年から創外固定式の延長器を用いた骨延長を開始したが，従来の骨切り術に比べて創外式装具による顔面の瘢痕や装具使用期間中の患者の負担は大きく，このため上顎例や下顎例に限らず重症例に限って使用してきた．その後，内固定式装具が使用可能となり，成人でも適応症例が増加しつつある．しかし，延長と保定のための治療期間の長さ，装具装着に伴う患者の負担，最低2回の手術を要すること，および詳細な移動が難しいことや三次元的な移動が容易ではないことなど，現時点では骨延長術が従来の骨切り術のすべてにおいて優れるわけではない．

　ここでは下顎骨延長の手技や装置についての記述は割愛し，小下顎症の下顎骨両側延長に限って従来の骨切り術との適応の比較も含めて述べる．

A 小下顎症（両側性）の特徴

　小下顎症には頭部X線規格写真によって上顎前突と区別できる程度の軽度なII級不正咬合から，明らかな呼吸不全を呈する高度例までさまざまな程度がある．程度の軽いものまで含めると小下顎症の頻度は非常に高いと推定されているが，下顎骨が頭蓋顔面骨の中ではもっとも遅く成長のスパートを迎えるため，成長期の小児ではその判定が難しいといわれる[3]．また，両側性の小下顎症は片側性のものに比べて，程度がさまざまであるといわ

れ，上行枝だけでなく体部の低形成を伴うことがある[4]。

両側の小下顎症の形態的な特徴は後退したオトガイであり，高度なものはbird faceと呼ばれる特有の変形を呈し，下顎頸部角は消失し，舌骨上筋群の短縮が認められる。咬合ではAngleのⅡ級不正咬合を呈し，外見的にはオトガイの後退とともに上顎前歯部は前突して見える。しかし，これらの変形には下顎の低形成だけでなく上顎の過成長も関与する可能性がある。高度の小下顎症では正常の口唇の機能が障害され，前部開咬ではオトガイの後下方偏位を反映して口唇閉鎖不全となり，ほとんど常にオトガイ筋の過剰収縮によるシワが見られる。また，過蓋咬合では下口唇は突き出た上顎切歯により外反して下口唇オトガイ溝が深くなる。

下顎骨上行枝の低形成は関節突起の障害でも起こるが，発達性の小下顎症でもしばしば見られる変形である。上行枝の低形成により後顔面高は短く，代償的に前顔面高が長くなり前部開咬を来しやすい。このような症例では下顎角は鈍角で下顎下縁面傾斜は急峻となり，high angleのⅡ級不正咬合と呼ばれる。また，上顎高の延長を反映し，笑った時に上顎歯肉の過剰な露出（gummy smile）が見られ，下顎は時計回転してオトガイの後退をいっそう高度なものにする。

過蓋咬合の小下顎症では，上行枝の長さは正常であるが体部の低形成があり，下顎角が直角であることが特徴である。このため，後部顔面高は正常であるが，オトガイ高も含めた前部顔面高は全体的に短縮しており，とくに顔面下1/3が短いのが特徴である。上顎前歯は過剰萌出し，咬合した状態では下顎切歯の大部分を覆う。

高度な小下顎症例では下顎幅の狭窄も見られることがある。下顎狭窄が高度な例では上下顎歯列幅の不一致が起こり，片側だけで上下歯列の咬合が得られる場合もあるが，より高度になると上下歯列がまったく接触しない鋏状咬合となる。歯列の狭窄では歯牙の叢生が著しく，あるいはしばしば歯牙の欠損を伴う。

B 手術の適応

小下顎症で両側下顎骨延長の対象となるのは先天性疾患のTreacher Collins症候群，Nager症候群，bilateral craniofacial microsomia, Pierre Robin sequenceなどであり，また，後天的なものでは小児期の顎関節の炎症や外傷後の顎関節強直症，および高度の発達性小下顎症などである。これらの先天性疾患および顎関節強直症には骨延長以外には有効な手段が得られにくい高度な変形が多く含まれるが，Pierre Robin sequenceの中には成長に伴って下顎の低形成が矯正されるものも含まれるので，ある程度の経過観察が必要である。しかし，幼児期に見られる高度な下顎骨の低形成は自然に矯正される見込みは少なく，機能の障害を伴うものについては治療の対象と考えられる。

両側性小下顎症の最大の問題は気道狭窄による呼吸障害である。小児期の気道閉塞は下顎骨の低形成による中咽頭の狭窄によって起こる。Pierre Robin sequenceの一部を除くと，呼吸障害が自然に改善する見込みは少なく，重症な場合は気管切開を要する。しかし，気管切開は罹病率を増加させ，言語の発達を妨げ，処置の煩わしさから社会的活動を制限する。さらに，下顎骨低形成に伴う舌根部の後退は嚥下の障害も伴うことがあり，長期間にわたって経管栄養を余儀なくされることがある。また，比較的軽度の小下顎症でも睡眠時には大きないびきを伴い，閉塞性睡眠無呼吸の可能性がある。これらの小下顎症に起因する気道狭窄や食物摂取障害は治療のもっとも良い適応である。

上行枝の低形成によるhigh angleのⅡ級不正咬合では下顎の前方移動と反時計回転だけでなく，何らかの上顎高の短縮を要する場合が多い。過蓋咬合の小下顎症では下顎骨の前方を行うが，形態的には何らかのオトガイ部の修正も必要とする場合が多い。また，鋏状咬合などの高度な下顎歯列の狭窄では，歯列の拡大が治療の一番重要な部分となる。

C 従来の下顎骨骨切り術の適応

従来の下顎骨前方移動が適応できる小下顎症は軽度ないし中等度までのものであり，下顎の成長が終了した思春期以後に行う。通常，下顎枝矢状分割術が用いられるが，下顎骨前方移動術は後方移動に比べて後戻りしやすいことが多くの報告で指摘されており，とくに6〜7mmを越えるような前方移動では特別な注意を払うべきだとされる[5]。また，下顎骨の移動の中でも上行枝長を延長する方向への移動が比較的難しく，角部に付着する靱帯の切離を行っても再発の可能性がある。したがって開咬を伴う小下顎症に対して行われる下顎骨の前方移動および反時計回転，つまり，上行枝の延長ではとくに後戻りに注意が必要である。そこで，通常の下顎骨骨切り術の術前計画では，後顔面高をあまりに大きく増加させるようなプランニングはできる限り避ける。開咬を伴う小下顎症では上顎高が増大していることが多く，上顎高の短縮によって下顎骨の時計回転を最小限にとどめることができる。したがって，下顎の前方移動が6〜7mm以内

の場合は従来の上下顎骨切り術で対処が可能である。少なくとも現時点では，成人例においてはたとえ顎間固定を考慮しても，通常の顎骨骨切り術の方が罹病日数は短く，患者の負担は少ないのではないかと思われる。成人の小下顎症ではオトガイ前方移動を含めた下顎骨前方移動術や上下顎骨切り術の適応について検討を加え，これらを越えた高度な変形を有するものが下顎骨延長の適応と考えられる。

また，下顎の前方移動量や上行枝の延長量が大きく，下顎骨延長の適応と考えられる場合でも，成人例では必ず上顎の異常にも留意すべきである。前述のごとく，high angleのII級不正咬合で上顎高の長い症例に下顎だけの延長を行うと，下顔面高の長い顔貌となる可能性がある。したがって，このような場合は上顎骨切り術と下顎骨の延長が必要になるものと考える。

D 骨延長

1．手術時期

手術時期は小下顎症に基づく障害の程度と手術に伴うリスクの両者を考慮して決定する。

大きな障害には呼吸障害，食物摂取障害および言語障害があり，その他では咬合不正，顎関節運動障害および顔面の変形などがある。これに対して，下顎骨延長のリスクでは成長期の下顎での小下顎症の再発と再延長の可能性，咬合の悪化や開口制限などがあり，乳歯期や混合歯列期の下顎骨延長では歯胚の損傷がもっとも問題となる。

高度の呼吸障害や嚥下障害を有する小下顎症では歯胚損傷のリスクを考慮しても下顎骨延長の適応となる場合がある。呼吸障害を有するPierre Robin sequenceでは新生児時期に下顎延長が行われた例も報告されている[6]。同様に，気管切開からの離脱のためには下顎延長が不可欠と思われる場合も少なくない。しかし，延長された下顎骨の術後の成長と乳幼児期における過矯正の程度については今後，さらに詳細な検討が必要である。

これに対して，顔面変形や咬合不正の改善を目的とする場合は，永久歯列第2大臼歯の損傷を十分に回避できるまで待機するのが望ましいのではないかと考える。

2．下顎延長の実際

現在わが国でも各種の延長器が承認され，使用可能である。装置は創外固定式と内固定式に分けられ，内固定式の装置には延長用のシャフトが口腔内に留まるものとシャフトのみが皮膚面に露出するプレート式のタイプに分けられる。内固定式装置が顔面に瘢痕を残さず最良であることはいうまでもないが，装置自体が大きく，小児例の低形成の下顎骨には使用しにくい場合も多い。創外固定式は装着が容易で延長も確実で，2方向延長も可能であるが，顔面に延長に伴う目立つ瘢痕を残す。成人例では口腔内で操作可能な内固定式装置を用いるが，小児ではシャフトが皮膚面に露出するプレート式の装置を多く用いた。

3．延長方向

骨延長の方向は延長器装着方向に一致し，ベクトルと表現され，下顎骨の解剖学的な形態に沿っていくつかに分類される。McCarthyら[2]は角部を中心とした骨延長を体部に直交する垂直方向，下顎下縁もしくは咬合平面に平行な水平方向，および両者の中間の斜方向の3方向に分類した。また，下顎歯列の狭窄に対しては横方向の延長・拡大を行う。前3者は歯槽骨と歯肉を伴わない部位での延長であるが，側方拡大では歯槽骨と歯肉の拡大が得られる。

a．垂直方向延長

垂直方向の延長では下顎角上部に水平に近い骨切り術を行い，延長器をフランクフルト平面に対してできる限り垂直に装着する。McCarthyら[2]によると垂直方向延長は下顎体部に垂直に延長器を装着すると述べられているが，下顎の高度低形成では角部が著しく鈍角となっていることも多く，体部に平行な骨切り術と延長器具の装着は必ずしも容易ではない。このような症例ではしばしば上行枝の後縁に沿って延長器が装着され，上行枝の十分な延長効果が得られない可能性がある。垂直方向の延長は上行枝の低形成に対して行われ，延長に伴い臼歯部での後部開咬が出現する。また，垂直方向の延長においてもオトガイが対側へ移動することが示されている。

b．水平方向延長

水平方向の延長の場合は骨切り術を下顎角のやや前方で行い，延長器は下顎体部に沿って装着する。両側の水平延長では下顎は咬合平面に沿って前方移動される。両側の水平延長によってoverjetは改善し，延長を続けると上顎歯列に対して下顎歯列が突出し，反対咬合となる。しかし，骨切り術の多くが角部で行われるため，この延長によっても歯列弓と歯槽骨は延長されない。下顎体部に沿った延長では，延長に伴いオトガイ部は前方下方へ突出する。水平方向への延長は顎関節が十分に保たれている場合に適応となる。また，水平の延長でも下顎角部の形態変化が起こり，角部が延長中に消失した例も報告

されている[2)4)]。

c. 斜方向延長

斜方向への延長は垂直と水平延長の中間に位置し，関節突起とオトガイを結ぶ直線に近い方向への延長が行われる。骨切り術は下顎角部で行い，上行枝の延長と体部の前後径の増加が得られ，下顎骨の全体的な形状を温存できる方法とされる。斜方向の延長に伴い，下顎は咬合平面に対してやや反時計回転した状態で前方移動され，理論的には上行枝の延長を反映してわずかな後部開咬が生じると考えられるが，実際には後部開咬発生の頻度は少ないものと思われる。これには上顎歯牙と歯槽の適合とともに，延長中の咀嚼運動などによる骨片の移動の可能性が考えられる。

d. 横方向延長

横方向の延長は下顎の狭窄の改善を目的に行われ，歯肉と歯槽骨が左右へ延長され，歯列弓全体の拡大が得られる。下顎骨正中の結合部で垂直に骨切り術を行い，延長器を水平に装着する。角部や上行枝での骨切り術と異なり，歯牙と歯肉が存在する部位であるが，歯牙の損傷に注意すれば比較的容易に行うことができる。延長器の装着部位は歯根損傷の予防と下顎骨の構造上の強度からは下縁に近い方が安全で確実である。しかし，この場合はときに延長に対する歯肉の抵抗が大きく，下顎下縁が歯槽部より拡大されやすい傾向がある。そのまま保定すると下顎輪郭が側方へ拡大した外観となり好ましくない。この対策としては，結節部での下顎骨水平骨切り術を併用してオトガイ部の形態が変化しないようにする方法[7)]や，歯列弓の拡大が十分なされた後に，下顎骨歯列内側に保定器を装着し，延長量を減少させてオトガイ部の過剰な拡大を防止する[8)]。また，側方拡大に伴って顎関節も外側へ偏位し，顎関節症症状が発生する可能性がある。しかし，自験例の3例では延長直後は関節突起はやや外側へ偏位するが，その後，しだいに関節突起の外側偏位は消失し顎関節症様症状は訴えなかった[8)]。

E 両側下顎延長

低形成の下顎骨では下顎角が開大していることが多い。このため，前述の垂直・水平・斜方向といった延長のベクトルはしばしば近似する。その結果，上行枝の延長を目的とした垂直方向の延長を意図したにもかかわらず，咬合面に平行な水平延長となってしまうことがある。さらに，延長中や保定中の咀嚼運動は後部開咬を減少させる傾向にあり，その結果，もっとも咬合の安定した水平方向の延長になりやすい。したがって，垂直方向の延長では上行枝の後縁の傾斜に惑わされることなく，体部に垂直な延長が困難な場合でも，延長方向は関節突起よりもやや前方に向かうベクトルとすべきかもしれない。

非対称を伴わない両側性の小下顎症では左右の延長ベクトルが対称的でなくてはならない。非対称なベクトルは下顎の偏位や変形を生じさせる。しかし，左右の延長器をまったく対称的に装着することは容易ではない。とくに，左右の下顎骨の形態が異なる時にはいっそう困難である。このためには術前の三次元CTで下顎角部から上行枝の形態を把握しておくことは有用である。さらに，CTから得られたデータを元に作られる実体モデルからはより正確な情報が得られ，指標となる部位を元に骨切り線とピンやプレートの固定部位と方向を決定することができる。術中の左右の延長器の位置と方向の決定には顔面部をくりぬいたアクリル板を滅菌し，術中にface bowのように使用して方向の確認を行うこともある。

両側の高度小下顎症では，下顎骨の一部だけが低形成であることの方が少なく，上行枝と体部の両者に低形成が見られ，あるいは横方向の低形成による歯列の狭窄も合併することがある。このため，Molinaら[4)]は両側の小下顎症では2方向の骨延長が必要と報告し，創外固定式の2方向延長器を用いている。下顎骨の本来の形態を回復させ，上行枝と体部の両者を延長できる方法として，2方向の延長は望ましい方法と思われる。しかし，高度な小下顎症の小児例では，角部で2カ所での骨切り術を行い，3カ所にピンやプレートを装着することは容易ではない。最近の骨延長ではほとんどが内固定式延長器が用いられているが，2方向延長には装置が大きくなることが最大の欠点である[9)]。内固定式で調節性の良い，より小型の延長器が今後の課題である。

また，同じく創外固定式の延長器を用いて，延長中に方向を変換できるものや，あらかじめ設定した弯曲に沿った延長を行うものなどが臨床や実験で用いられている[10)]。延長方向の変換や調節が可能であれば，咬合の矯正をはじめとしてたいへん有用であると思われる。骨は延長の軌道に沿って再生されるといわれるが，骨化がまったく得られていない延長直後では，延長スペースが弯曲した軌道に沿って残存するかは疑問が残る。むしろ，延長スペースは短絡化し，再生した骨は直線状となり，延長に伴う下顎角の消失が危惧される。

もう一つの方法は1方向に過矯正に延長を行い，完全な骨形成完了後に下顎枝矢状分割術を行い上行枝と体部の角度を変換させ，咬合の獲得と角部の形成を図る方法が考えられる。この方法は2回の大きな手術を必要とするが，治療計画は比較的容易である。しかし，自験例の

術後長期経過観察では，再生した骨はその後のremodelingのために直線化の傾向を示し，十分な角部の形成は得られなかった．

F 問題点と対策

1．延長方向に関する問題点

両側の小下顎症ではしばしば斜方向や水平方向の延長にもかかわらずオトガイは前方へ突出せず，延長に伴って下方へ回転しやすい傾向にある．また，小下顎症では下顎角が著しく鈍角で下顎下縁は急峻であり，延長器の方向が設定しにくい．オトガイが下方へ回転する場合が多いので，1方向の延長では垂直方向を主体とした延長が望ましいように思われる．

複数の延長を同時に行う場合は，おのおののベクトルが相互に作用しあうことを念頭に置くべきである．とくに結合部での骨切りによる側方拡大を同時に行う場合は，横方向の延長で関節突起が外側へ偏位する場合もあるが，逆に角部が外側に移動されるために関節突起が内側へ偏位していくこともある．

2．歯胚と歯牙損傷

すべての小児期に行われる下顎骨延長に共通する問題として歯胚の損傷がある．とりわけ Pierre Robin sequence に代表される両側の小下顎症の骨延長のもっとも大きな目的は呼吸障害と食物摂取障害の改善であるため，乳幼児期に延長を行うことがある．この時期では歯胚の位置確認のためのパントモグラフィーの撮影が困難であるばかりでなく，永久歯胚の位置がX線上も確認できず，いっそう歯胚障害の危険が増大する．

歯胚の損傷は骨切り操作とピンやスクリュー刺入の両者で起こりうる．骨切りは外側皮質のcorticotomyと内側皮質の若木骨折により歯胚の損傷をできる限り避けるように行うことができる．しかし，乳幼児の下顎骨が弾力性に富む代わりに軟らかいため，ピンやスクリューの刺入は確実にbicorticalな刺入を要し，歯胚損傷の危険が高くなる．このため，気道閉塞や食物摂取障害などの生命に影響を与えるような障害を除き，早期の下顎延長は慎重に行うべきかと考える．

3．咬合の悪化

成人でのII級不正咬合の改善を目的に行う下顎延長では，延長により正常咬合が獲得できる．また，上顎の低形成を伴わない発達性小下顎症では延長後に後部開咬を見ることも少なく，延長後の咬合は比較的良好とされている[4]．しかし，Treacher Collins 症候群やNager 症候群などの上顎にも明らかな低形成を伴う場合は，下顎骨延長によりしばしば高度な反対咬合や後部開咬を引き起こす可能性がある．さらに，小児期に呼吸や嚥下の改善を目的に行う下顎延長では，成長に伴う小顎症の再発防止のために過矯正な延長が推奨されており[11]，反対咬合となることもある．片側の後部開咬に対してはバイトプレートを利用して患側上顎歯牙の下方への移動を促すことが可能といわれている[1]が，上顎の低形成を伴う症例での両側の後部開咬の維持が確実に行えるかどうか検討を要する．また，突出させた下顎が不正咬合の状態の維持についても検討が必要である．いずれにしても今後は新生児期や乳児期の早い時期に行われた下顎の保定には何らかの工夫が必要と思われる．

4．開口制限

延長中には開口制限が起こる可能性がある．原因としては正常の関節構造を有しない関節面への関節突起の接触，低形成の顎関節への過度の負担，そして，下顎が下方へ延長されるための可動域の制限などが考えられる．また，延長による顎関節強直の発生も報告されている[11]．

5．後戻り

下顎延長後の後戻りは少ないと報告されており，これには咀嚼筋・皮膚軟部組織が持続的に伸展されるため，通常の骨切り術による移動と異なり後戻りが少ないと推測されている[2)12)]．しかし，後戻り症例も報告されており[11]，また小下顎症に対する両側延長後には下顎の時計方向回転も報告されている[13]．これは延長中の時計回転と同じく舌骨上筋群の牽引力によるものと考えられ，延長方向の項で述べたような注意が必要と思われる．

6．気道狭窄・気管切開離脱

小下顎症の小児での最大の目的は気道の確保と気管切開からの離脱である．すでに多くの報告で下顎骨延長による気管切開からの離脱が報告され，小下顎症に伴う睡眠無呼吸でも大きな効果が得られている[2)6)11)14)～17)]．したがって，小下顎症を有する患者の閉塞性の呼吸障害の治療の第一選択になっている．気道の拡大と舌骨の前方移動は延長中の単純X線像で容易に確認できる．しかも，拡大された気道はほとんどそのままの状態で維持される．

しかし，生後すぐに気管切開を受けた患者では，X線

上で気道の拡大が認められても，気管切開をすぐに抜去できるわけではない．報告では延長終了後から気管切開離脱までに1カ月半から半年以上を必要としている[14]．長期の気管切開により喉頭の反射は不良であり，嚥下機能や唾液の調節能力が十分ではない．生後間もなくから気管切開部での呼吸に慣れている患者では，鼻腔や口腔を介した呼吸は抵抗も大きく努力を要し，誤嚥などが起こる可能性がある．小児科医やリハビリテーション科医の協力のもとに，鼻呼吸に伴う嗅覚の修得などの利点を通した離脱のための一定の訓練を必要とする．

7. 顎関節無形成患者の治療

現在の下顎骨延長は上行枝と関節突起の形成が見られないPruzanskyのgrade IIIの患者には適応されない．しかし，これらの患者は気道閉塞や食物摂取障害も高度で，何らかの治療が必要である．現在，これらの患者は従来からの肋骨肋軟骨移植術の適応とされているが，骨延長とは異なり乳幼児期の肋骨肋軟骨移植は容易ではない．さらに，当然下顎骨体部の低形成も合併しており，体部の延長も必要となる．Grade IIIの症例でも骨延長を前提とした肋骨肋軟骨移植に関する検討が必要である．

8. 延長後の下顎の成長

延長後の下顎の成長については，引き続き下顎の成長が認められるという報告[2)17)]もあるが，hemifacial microsomiaなどでは患側の成長が悪いとの報告[11)]もあ

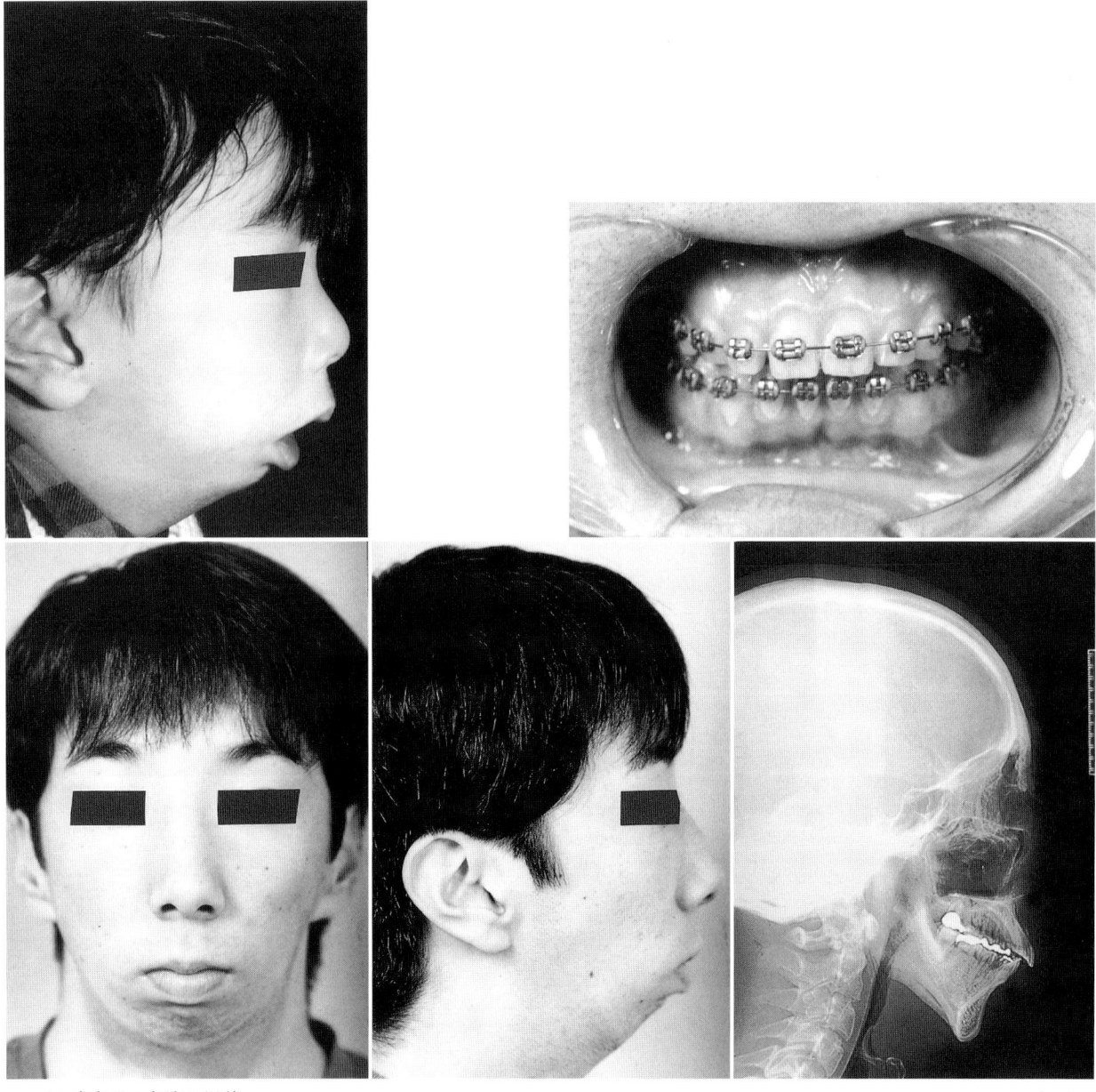

(a) 患者の1歳時の側貌．
(b) 18歳時の再来院時の状態．咬合は矯正により整えられていたが，bird face様のオトガイの後退が見られた．

a	b
b	b	b

図7・17　症例1：18歳，男，Pierre Robin sequence

る。両側例では小下顎症の再発はⅡ級不正咬合の原因となるばかりでなく，気道狭窄の再発の可能性がある。一般に，成長に伴う低形成の再燃を考慮して過矯正に延長することが提唱[2)11)]されているが，前述のごとく，過剰に下顎を前突させた場合の咬合障害が問題である。

G 症 例

【症例1】 18歳，男

口蓋裂を伴うPierre Robin sequenceの症例で1歳より経過観察していたが，小下顎症にはほとんど変化が見られなかった（図7・17-a，b）。18歳時にオトガイの後退を主訴に再来院した。小下顎症が明らかであったが，矯正治療によって上下顎の咬合が整えられていた（図7・17-b）。

内固定式延長器を用いて下顎骨を斜方向へ延長した。延長に伴い下顎は時計回転して前歯部開咬となり，上顎臼歯と下顎骨切り部が接触し，開口制限と粘膜に潰瘍出現のため，13mmで延長を中止した（図7・17-c）。延長終了後1カ月に上顎を時計回転し，これに合わせて下顎骨も時計回転した。延長部には線維性の新生骨が見られ，一部には割を加えた。下顎骨には内固定は行わず，術後4週間の顎間固定を行った。術後の形態と咬合は安定した（図7・17-d）。

【症例2】 4歳，男，Pierre Robin sequence

新生児仮死に起因する脳性麻痺と重度精神発達遅滞が

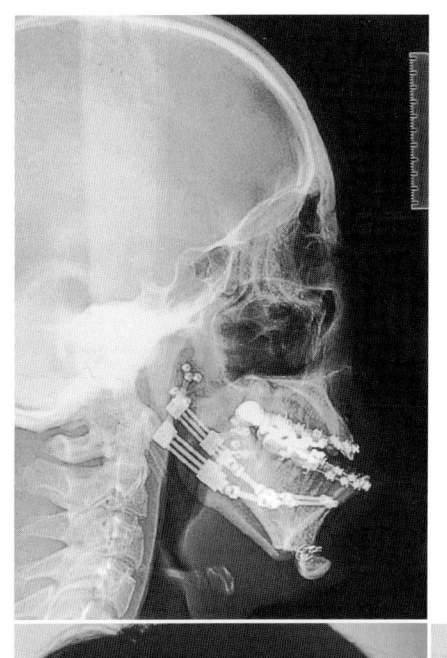

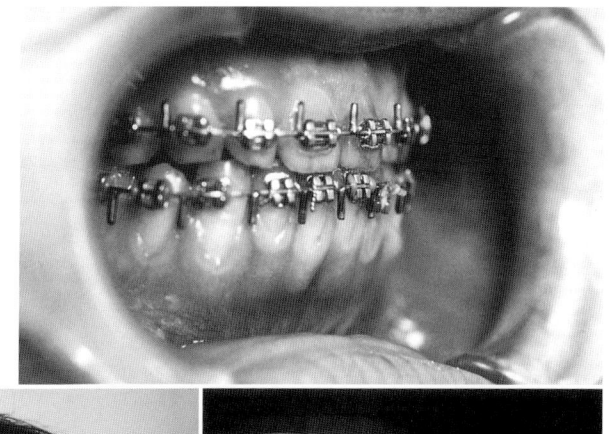

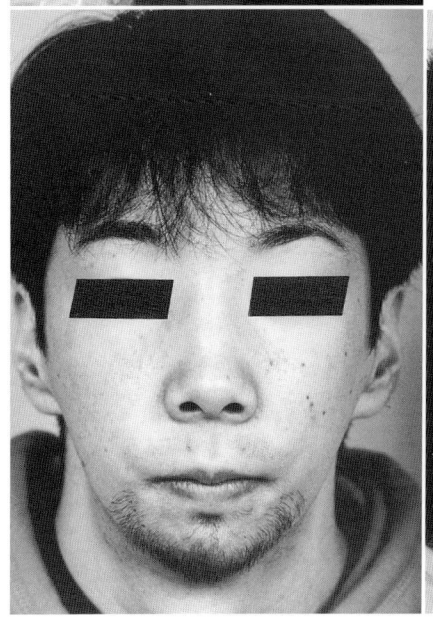

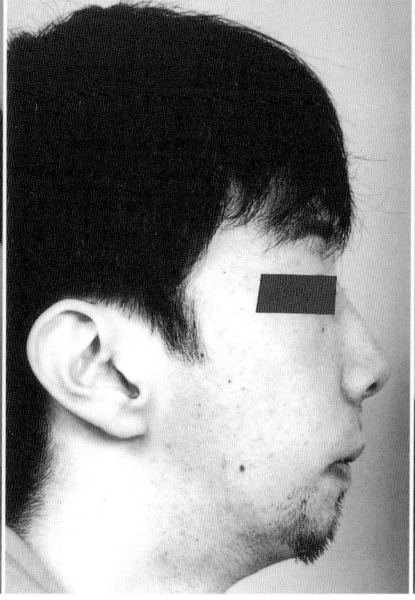

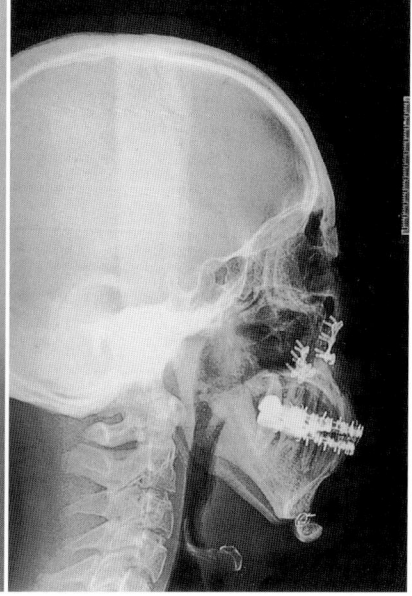

(c) 延長中の頭部X線規格写真。
(d) 術後3カ月の状態。

図7・17 つづき

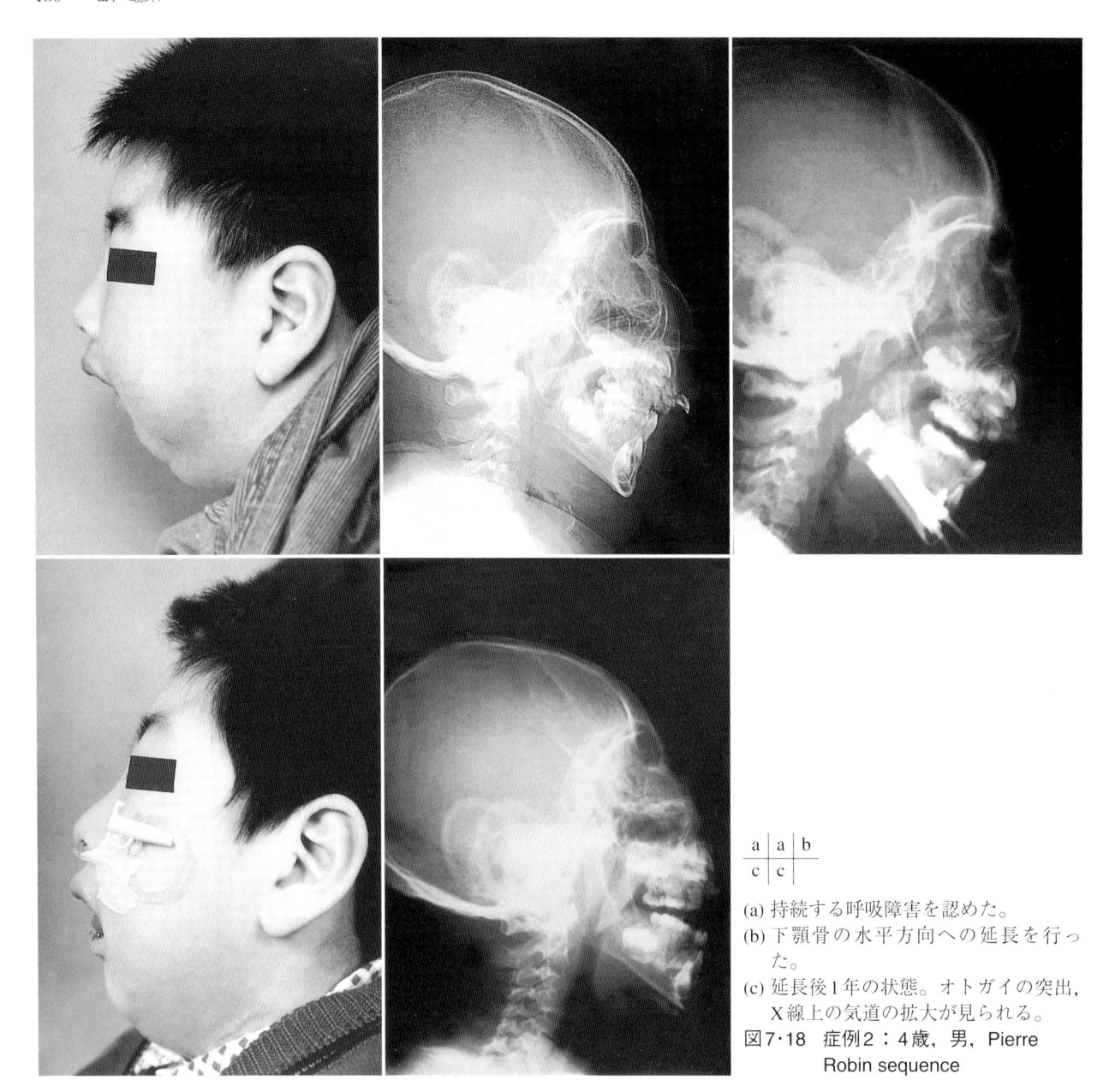

(a) 持続する呼吸障害を認めた。
(b) 下顎骨の水平方向への延長を行った。
(c) 延長後1年の状態。オトガイの突出、X線上の気道の拡大が見られる。

図7・18 症例2：4歳，男，Pierre Robin sequence

見られた。呼吸障害が持続し，肺炎を繰り返していた。3歳時に呼吸の改善を目的として当科に紹介された。小下顎と相対的な上顎の突出，X線では中咽頭の気道狭窄が見られた（図7・18-a）。また，経管栄養のために肥満と早熟が見られ，慢性的な努力性吸気障害が認められた。プレート型延長器を用い，水平方向へ15mm延長を行った（図7・18-b）。延長終了後は反対咬合となったが，呼吸の改善は得られた（図7・18-c）。

【症例3】16歳，女，下顎狭窄

咽頭・舌に先天異常を有し，下顎骨の狭窄が著しく，鋏状咬合を呈した（図7・19-a）。角部で創外固定式の延長器を用いて，角部での斜方向へ14mmの延長とオトガイ部での14mmの側方拡大を行った（図7・19-b）。オトガイ部の延長は過矯正に延長を行い，下顎歯列舌側に保定器を装着した後，オトガイ部の延長幅を少し減少させた。術後3年の現在，咬合・顔貌とも満足すべき状態である（図7・19-c）。

【症例4】14歳，男，Nager症候群

上行枝と体部の低形成に基づく高度の小下顎症を認めた（図7・20-a）。角部での骨切りを行い，創外固定式延長器を斜方向に装着した。1週間の待機の後，反対咬合となるまで35mmの延長を行った（図7・20-b）。延長と平行して矯正治療を開始し，骨切り年齢まで待機した（図7・20-c）。延長後3年で上下顎骨切り術を行った。骨切り術後3年間の経過観察でオトガイ部位置は下方・後方へ後戻りが見られた（図7・20-d）。

（平野明喜）

文 献

1) McCarthy, J. G., Schreiber, J., Karp, N., et al. : Lengthening the human mandible by gradual distraction. Plast. Reconstr. Surg., 89 : 1-8, 1992.
2) McCarthy, J. G., Grayson, B., Williams, J. K., et al. : Distraction of the mandible. The New York University

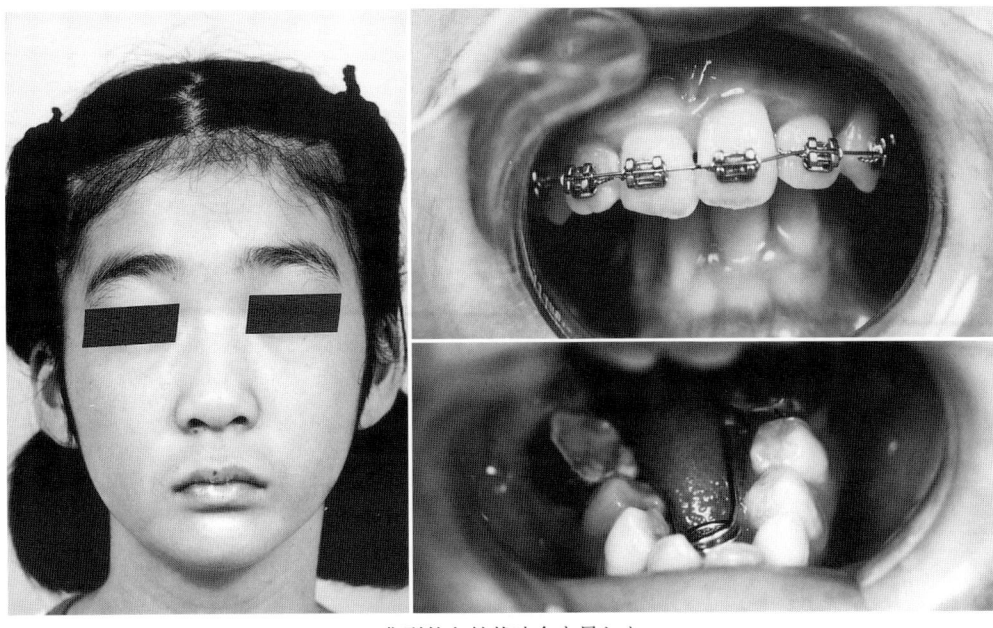

(a) 典型的な鋏状咬合を呈した。

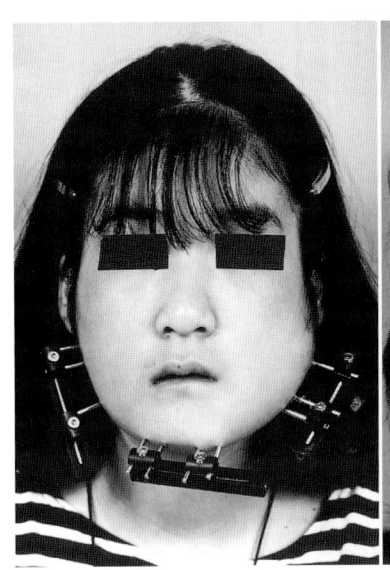

(b) 創外式延長器による斜方向と側方拡大。角部の側方突出が見られる。

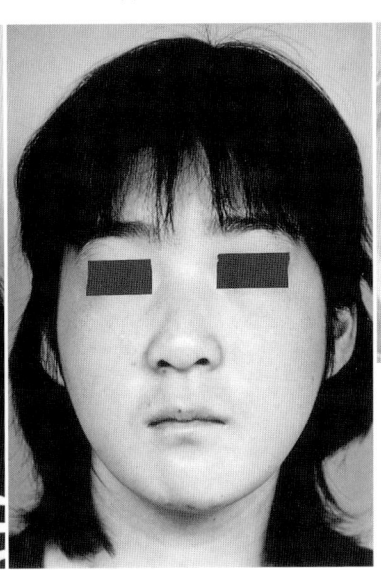

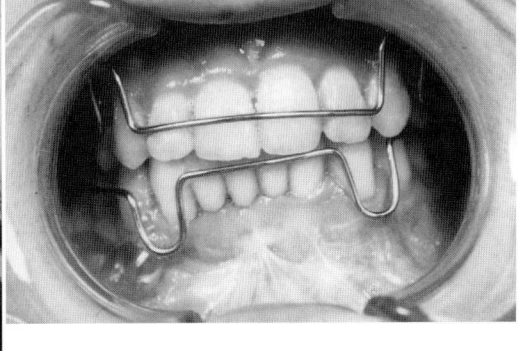

(c) 術後3年の状態。下顎切歯の欠損には義歯を装着した。

図7・19 症例3：16歳，女，下顎狭窄を伴う小下顎症

experience. Distraction of the Craniofacial Skeleton, edited by McCarthy, J. G., pp.80-203, Springer, New York, 1997.

3) Bell, W. H., Proffit, W. R., Chase, D. L., et al. : Mandibular Deficiency. Surgical Correction of Dentofacial Deformities, edited by Bell, W. H., Proffit, W. R., White, R. P., Vol.1, pp.684-843, W.B. Saunders Co., Philadelphia, 1980.

4) Molina, F., Oritz-Monasterio, F. : Distraction of the mandible. The Mexico City Experience. Distraction of the Craniofacial Skeleton, edited by McCarthy, J. G., pp.204-218, Springer, New York, 1997.

5) Van, S. J., Larsen, A. J., Thrash, W. J. : Relapse after rigid fixation of mandibular advancement. J. Oral Maxillofac. Surg., 44 : 698-702, 1986.

6) Judge, B., Hamlar, D., Rimell, F. L. : Mandibular distraction osteogenesis in a neonate. Arch Otolaryngol. Head Neck Surg., 125 : 1029-1032, 1999.

7) Guerrero, C. A., Bell, W. H., Contasti, G. I., et al. : Mandibular widening by intraoral distraction osteogenesis. Br. J. Oral Maxillofac. Surg., 35 : 383-392, 1997.

8) 森 浩, 平野明喜, 藤井 徹：下顎骨狭窄に対する骨延長術. 日頭顎顔会誌, 16：27-33, 2000.

9) Guerrero, C. A., Bell, W. H. : Intraoral distraction. Distraction of the Craniofacial Skeleton, edited by McCarthy, J. G., pp.219-248, Springer, New York, 1997.

10) Josson, B., Siemssen, S. J. : Arced segmental mandibular regenration by distraction osteogenesis. Plast. Reconstr. Surg., 101 : 1925-1930, 1998.

11) Hollier, L. H., Kim, J. H., Grayson, B., et al. : Mandibular growth after distraction in patients under 48 months of age. Plast. Reconstr. Surg., 103 : 1361-1370, 1999.

12) Huang, C. S., Ko, W. C., Lin, W. Y., et al. : Mandibular lengthening by distraction osteogenesis in children. A one-

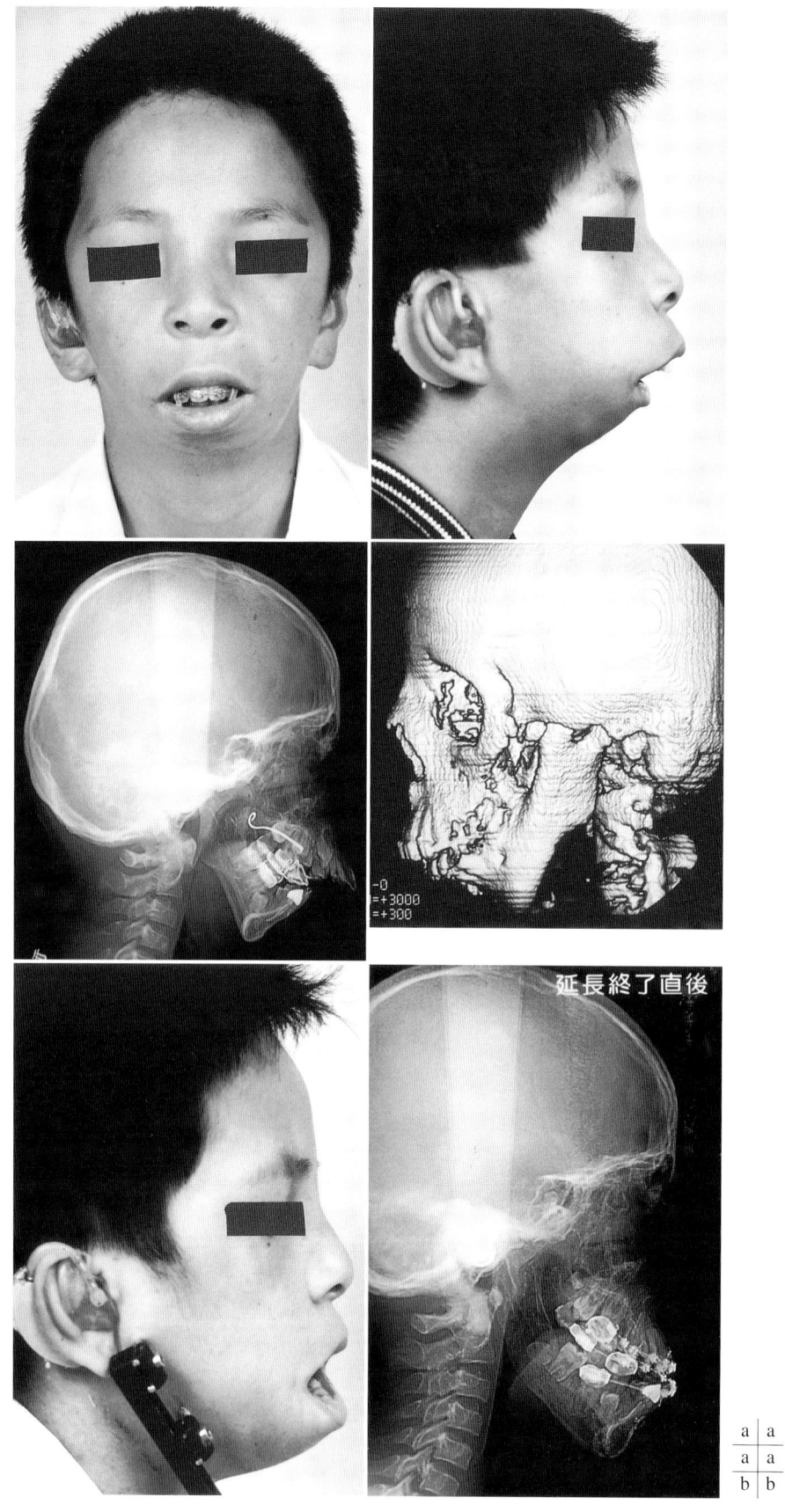

(a) 術前。
(b) 創外式延長器により，反対咬合となるまで延長した。
図7・20 症例4：14歳，男，Nager症候群

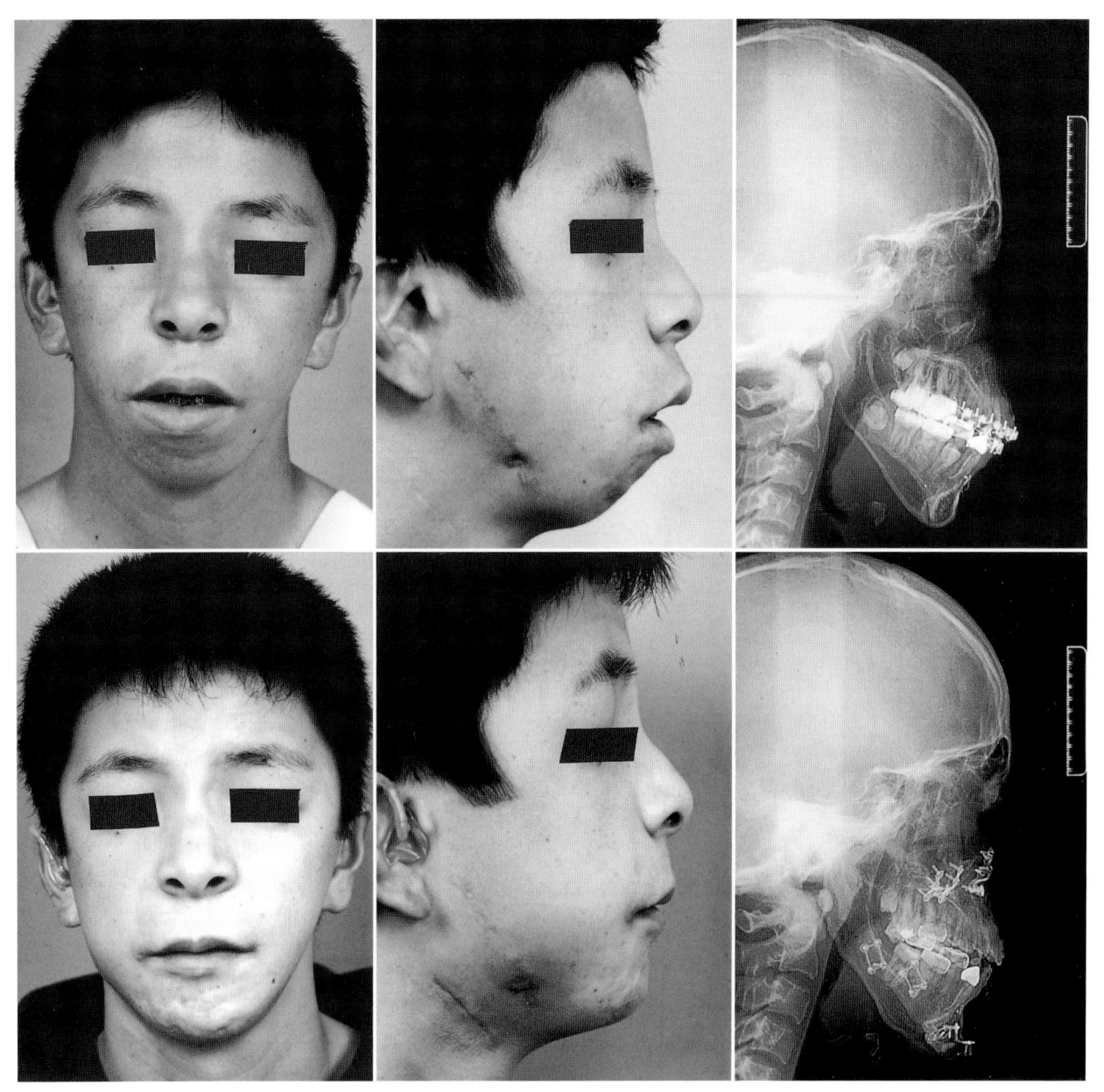

(c) 延長後3年の状態。過矯正位は失われ，オトガイは再び後退したため，上下顎骨切り術を追加した。

(d) 上下顎骨切り術後1年の状態。

図7・20 つづき

    year follow-up study. Cleft Palate-Craniofac. J., 36 : 269-274, 1999.

13) 須佐美隆史．歯科矯正学的診断と治療計画．顎骨延長術の臨床応．伊藤学而，上田　実，高戸　毅編, pp.83-88, クインテッセンス出版, 東京, 1999.

14) Williams, J. K., Maull, D., Grayson, B. H., et al. : Early decannulation with bilateral mandibular distraction for tracheostomy-dependent patients. Plast. Reconstr. Surg., 103 : 48-57, 1999.

15) Cohen, S. R., Simms, C., Burstein, F. D. : Mandibular distraction osteogenesis in the treatment of upper airway obstruction in children with craniofacial deformities. Plast. Reconstr. Surg., 101 : 312-318, 1998.

16) Cohen, S. R. : Craniofacial distraction with a modular internal distraction sysytem : Evolution of design and surgical techniques. Plast. Reconstr. Surg., 103 : 1592-1607, 1999.

17) Carls, F. R., Sailer, H. F. : Seven years clinical experience with mandibular distraction in children. J. Craniomaxillofac. Surg., 26 : 197-208, 1998.

III 臨床

7 疾患
頭蓋骨早期癒合症

SUMMARY

頭蓋骨早期癒合症における骨延長術は，おもに頭蓋骨部と顔面部に分けて考えられる．顔面に対する骨延長術の手技はLe Fort III，IVの項に記述したので，本稿では頭蓋骨部についておもに述べ，顔面については総論的なことを中心に述べた．

頭蓋に対する骨延長術は，一般に乳幼児期に行われるため骨自体が薄くかつ弾性に富んでいるため延長時複雑な三次元的動きをする．このため，頭蓋骨早期癒合症における頭蓋骨骨延長術は，延長時のシミュレーションが重要であるが，骨切り線や延長方向の決定が困難である．また，骨延長器の抜去手術が必要で，一連の治療で2回の手術を行わなければならない．しかしながら，手術時間の短縮・出血量の減少・同種輸血の回避・後戻りの可能性の減少など得られる利点は大きく，頭蓋骨早期癒合症の手術方法にとっては大きな進歩と考えられる．

はじめに

頭蓋骨早期癒合症への骨延長術は上顎骨より試みられ，現在頭蓋骨の骨延長も試みられるようになった．そして，延長器も各種開発されている．しかしながら，骨切りや延長方向については工夫を必要とする．とくに三次元実体モデルを利用した手術シミュレーションは有用である．顔面骨の手技については上顎骨の項で述べているのでこの項では頭蓋骨の骨延長を中心に述べる．

A 術前の評価

1. 頭蓋

頭蓋骨早期癒合症患者に対して通常行われる画像検査（単純X線，CT，MRIなど）をもとに診断と評価を行う．移動量の決定は前頭部をわれわれの報告した基準値[1]をもとに定め，その位置に合うように側頭部と後頭部の骨切り線や移動量を決定する．この際，切削型三次元実体モデルを作製しておくと評価しにくい骨延長器の装着位置や延長方向の決定が容易になる（図7・21）．とくに

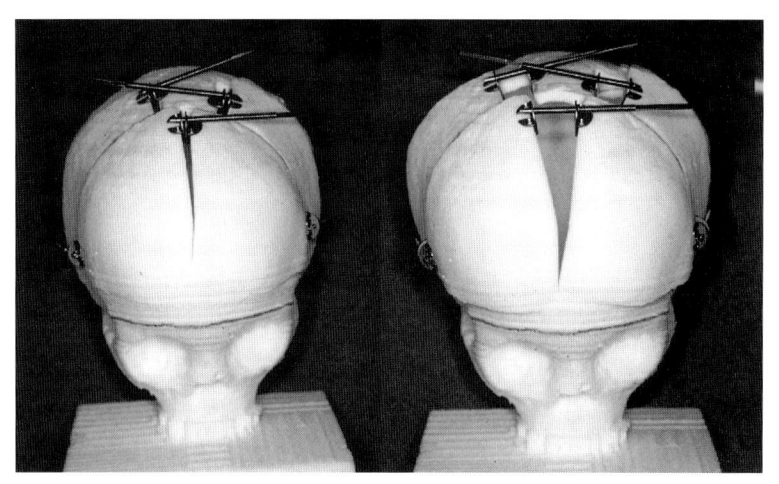

図7・21 切削型三次元実体モデルを用いた手術シミュレーション
頭蓋骨のしなりや三次元方向の移動がよく分かる．
(Imai, K., Komune, H., Toda, C., et al. : Cranial remodeling to treat craniosynostosis by gradual distraction using a new device. J. Neurosurg., 96 : 654-659, 2002. より引用)

2歳未満の症例では頭蓋骨のしなりとモデルのしなりがよく類似しているためきわめて有用と思われる。われわれは，生後2カ月から5歳にこの手技を試みている。

2. 顔面骨

画像での評価は，側面セファログラム，パノラマ撮影，CT，MRIを用いて顔面骨の発育，歯牙の発育や気道の分析を行わなければならない。頭蓋骨の場合と同様にCTデータより三次元実体モデルを作製し，咬合模型を採取してモデルに装着した上でシミュレーションを行うと延長方向や延長量の評価に有用である。これらの結果をもとにLe Fort IVかIIIの術式の選択を行う。

閉塞型睡眠時無呼吸症候群を伴い，高度な上気道狭窄や呼吸障害を認めた場合は気管切開を行っておくことを考えた方がよい。

B 手 技

1. 頭蓋骨

開頭を行う切開線は従来通りでよいが，注意点としては骨延長器の刺入部が切開線にかからないようにした方がよい。また，骨膜と頭蓋骨はできる限り剥離しないようにして展開すべきである。頭皮は骨膜上で挙上し，骨切りを行う部分のみ骨膜の剥離を行う。このことにより出血はかなり抑制される。骨切り線は，三次元実体モデルを用いたシミュレーションにより定めた通りに行うが，当施設では頭蓋の形態により基本的な骨切り線を設定し，早期癒合の状態や変形に合わせて，骨切り線の追加や削除を行うようにしている（図7・22）。

骨切りは骨弁と硬膜ができる限り剥離されないようにする。硬膜の剥離は，骨延長器装着部と骨切りが比較的困難な前頭蓋底の部分だけにとどめる。この操作をより確実に行うため開頭用のエアートームは使用せず，高速回転をもつ刃先をもたないバーで骨を削るようにしている（図7・23）。十分に骨切りが行えたかどうかは，骨弁を動かしてみたり，脳の拍動により骨弁が動いているかどうかを確認することにより容易に判断できる。

骨延長器の固定は装着位置と方向により延長方向がほぼ決定されてしまうので慎重に行わなければならない。骨延長器は骨を挟むような形のものを用いる（図7・24）。1歳未満の例に装置をスクリューだけで十分に固定するのは困難である。装置の幅は通常骨の厚さより広いことが多いが，狭い場合は装置の幅に合うように骨を削除する。装着後，一度延長器のシャフト部を外し，頭皮を縫合した後シャフト挿入部に切開を加え，再度シャフトをつける。硬膜外や頭皮下にドレーンを留置する必要はない。

骨延長は，術後5〜7日より0.5〜1.5mm/dayの延長量で開始する。延長期間中は，週1回単純X線写真の撮影を行い，延長量の確認や骨延長器の状態のチェックを行う。

2. 顔面骨

通常頭蓋骨早期癒合症に伴う顔面骨の劣成長に対する手術は，Le Fort IVもしくはLe Fort III型骨切り術によるものになる。この手技については前項で詳細に述べているので参照されたい。

C 術後管理

1. 頭蓋

従来の頭蓋拡大術に比べて出血量が有意に少なく，術中輸血もほとんどの例で必要ないため循環動態は安定している。また，骨延長器の挿入部よりドレナージが期待できるためドレーンを留置する必要はない。術後管理としては安全のため手術当日ICUでの管理を行うが，翌日より一般病棟で食事制限のない管理となる。骨延長器の軸が頭部より突出した状態になっているため，転倒などの思わぬ外力が加わった場合，予想外の事故に繋がることがある。これを予防すべく頭部には綿花を厚く当てるようにする。

乳幼児については骨延長期間中は入院とし，延長終了後は外来通院（2回/月）としている。月1回単純X線写真で骨形成の状態をチェックし，延長された骨弁に支持性を認めた時点で延長器の除去を行う。これまでの例では骨延長終了後1カ月半〜5カ月で除去可能であった。

除去の場合，初回手術の切開線より頭皮を反転して行ってもよいが，新生骨よりの出血が著しく，症例によっては術後貧血を来すことがある。家族の同意が得られれば，延長器の直上を切開して除去するのが侵襲も少なく簡便である。延長器除去後は，とくに生活制限なく経過観察を行う。

2. 顔面

術後についてはLe Fort III，IVの項で記載したことと同様でよいが，頭蓋骨早期癒合症の場合閉塞型睡眠時無呼吸症候群を伴っていることがある。骨延長術の場合，術直後は上顎骨が前方移動されていないため上咽頭や中

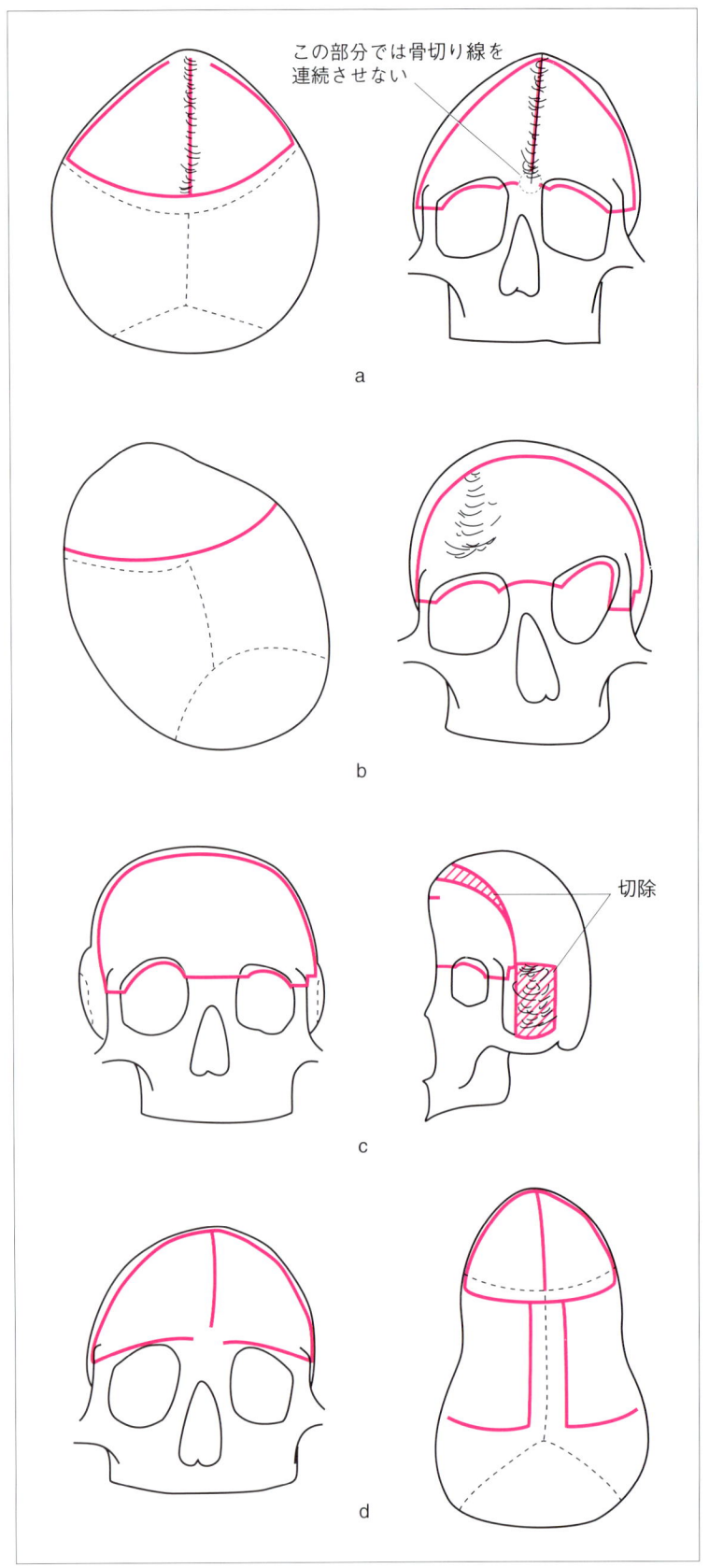

(a) 三角頭蓋の基本的骨切り線。
(b) 斜頭症の基本的骨切り線。両側とも延長するが，左右の延長量は異なる。
(c) 短頭症の基本的骨切り線。Temporal bulgingの部分と前頭骨の上方は切除する。
(d) 長頭症の基本的骨切り線。中央部はhinged flapとして延長する。

図7・22 頭蓋骨の基本的骨切り線

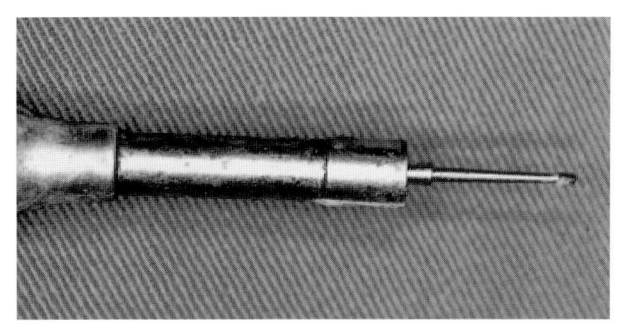

図7・23 骨切りに使用する高速ドリルバー（マイダスレックス®B2バー）

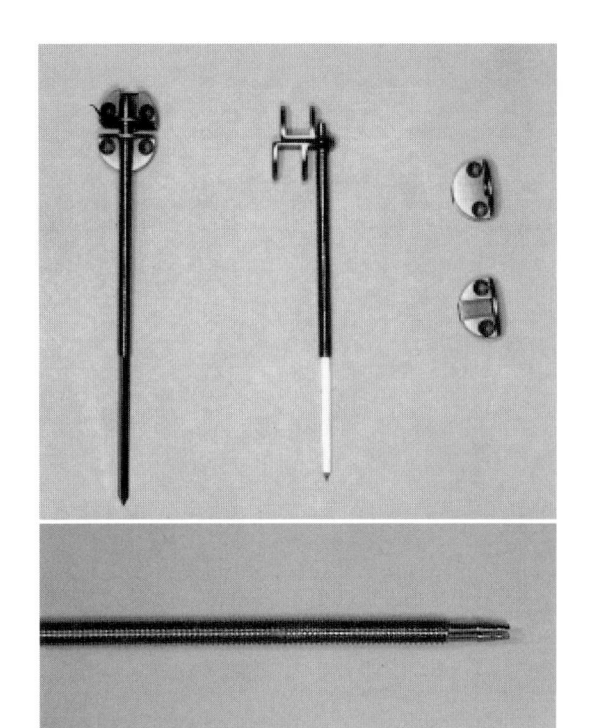

図7・24 現在使用している骨延長器
先端にロック機能があるため，脱落しにくい。

咽頭の大きさは術前と同様である。このため，挿管チューブが手術翌日に抜去できないことがある。長期に抜去できないと副鼻腔よりの感染を併発し，骨融解に及ぶこともある。このような場合は気管切開を行っておくのもよい手段である。

D 症　例

【症例】8カ月，男，長頭症

生後より頭蓋変形に気づいていたが，放置していた。乳幼児検診にて狭頭症の指摘を受けた。頭部単純X線写真にて前頭縫合と矢状縫合の早期癒合と診断され，手術予定となった（図7・25-a，b）。

術前MRI，CT検査により水頭症や血管系の精査を行った。さらに3mmスライスで撮影されたCTデータをもとに三次元実体モデルの作製を行った。このモデルを利用して，骨延長器の装着部位や延長方向の決定を行った。この際，前額部の形態についてはわれわれの基準値を利用した。Bitemporal incisionにて頭皮を骨膜上で反転し，ドリルバーを使用して骨切りを術前シミュレーション通りに行った（図7・25-c）。骨延長器を両側側頭部，前頭部と頭頂部の計5カ所に装着した。シャフト部を一度外し，頭皮を縫合した後切開を加えて，シャフトの取り付けを行った。ドレーンの留置は行わなかった。

術後7日より骨延長を開始し，3週間で終了した。終了後は頭皮より突出しているシャフトは離断した（図7・25-d）。頭部単純X線写真で骨形成の確認を行い，延長後3カ月移動骨片を支持できる程度の骨形成を認めた時点で骨延長器の除去を行った。除去後十分な結果を得

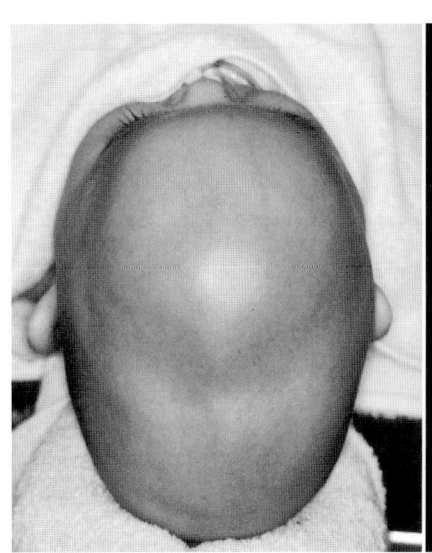

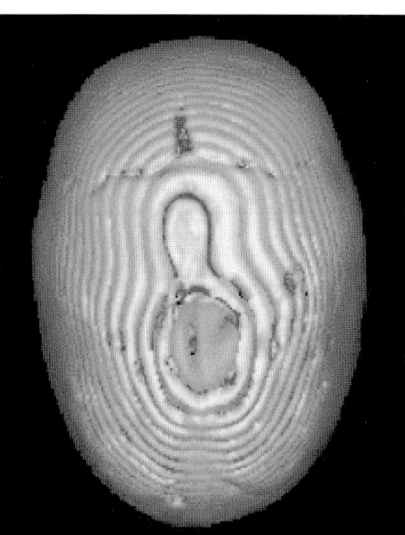

(a) 術前。　　　　　　　　　　　　　　(b) 術前3D-CT。
図7・25　症例：8カ月，男，長頭症

(Imai, K., Komune, H., Toda, C., et al. : Cranial remodeling to treat craniosynostosis by gradual distraction using a new device. J. Neurosurg., 96 : 654-659, 2002. より一部引用)

188　Ⅲ．臨床

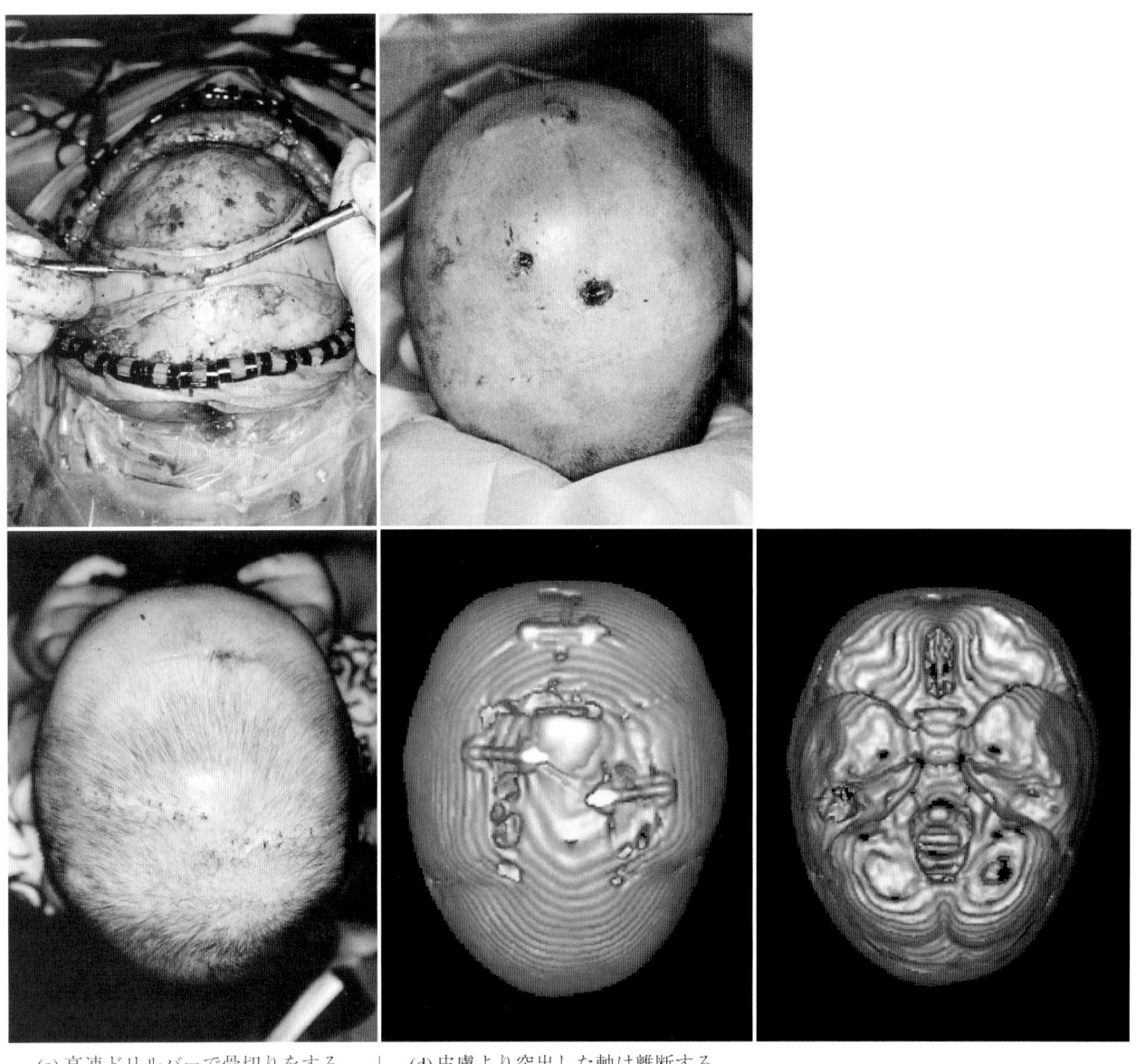

(c) 高速ドリルバーで骨切りをする。
(d) 皮膚より突出した軸は離断する。
(e) 延長器抜去後。十分な改善を認める。
(f) 抜去時の3D-CT。

図7・25　つづき

た（図7・25-e，f）。

E　考　察

　頭蓋骨早期癒合症への骨延長術の目的は，従来の手術術式と同様に機能面と形態面の改善にある。従来の手術方法と比較して骨延長法の利点としては，手術時間の短縮，出血量の減少，軟部組織によって制限されていた前方移動量が目的量までほぼ行える点などが挙げられる[2)～5) 7)]。欠点としては，手術を2回行わなければならない，一連の治療期間が長くなるなどが挙げられる。しかしながら，この術式で出血量の減少は非常に大きな利点である。つまり，術前に貯血式自己血採血を行っておけば，ほぼ全例で同種血輸血を回避できるからである[6) 7)]。

また，自己血の必要なく，手術を行える例もある[5) 6)]。
　骨延長術後における骨欠損部での骨形成は早期より始まっており，このため従来問題とされていた術後の後戻りはかなり抑制されていると考えられる[5)]。さらに呈示した症例でも認められたように術後6カ月から1年位経過すると形態が自然に改善されることも注目すべき点である[7)]。このようなことがなぜ起こりうるのかは明らかではない。
　骨切り線の決定は，基本的に早期癒合により短縮されている部分を延長するようにしているが，従来の頭蓋拡大術と異なり，骨のしなりを含めた三次元的移動を考えなければいけない。これを二次元画像上で判断することは困難である。6カ月から2歳未満の骨の弾性に類似し

て作製された切削型三次元実体モデルを利用することも一つの手だてである。

合併症としては頭蓋においては骨延長器の露出，浸出液の流出は特別な処置を必要とせず経過をみればよいと考えられる。また，内固定型の骨延長器の露出は，かなりの前方移動を行わない限り起こすことは少ない。頭蓋内圧がとくに高い場合は自然脱落を来すことがあるが，菅原らの報告した延長器に改良を加えた軸の先にロックが付いたものを使用すれば解決される[5]（図7・24）。また，外れたとしても骨延長器自体に大きな位置のずれがなければ，皮膚の上からふれることが可能なため盲目的に元の状態に戻すことも可能である。報告例はほとんどないが，感染や髄液の漏出を来した場合は骨延長器を除去せざるを得ないと思われる。

骨延長方法については，現在一定量（0.5～1.5mm/日）の延長を行い，大きな問題は生じていない。しかし，より安全で患者に対して痛みの苦痛を軽減させるならば一定のトルク（0.4～0.6kgf/cm）で延長させる方が良いと思われる[5]。しかし，軟部組織との関係と必要延長量との兼ね合いによりトルクだけで判断し得ない例もあろう。

顔面については，術後に挿管チューブが抜去できない場合副鼻腔からの感染に十分注意しなければならない。頬骨や上顎骨が腐骨になってしまうと除去しない限り，感染を治められなくなるからである。われわれも1例経験し，片側の頬骨を全摘出した。

適応としては，基本的に従来からの手術適応を認める例にはすべて骨延長術の適応があると考える。とくに再手術例などでは骨の不足や骨への血行の状態を考慮すると良い適応である。しかしながら，術野の展開や骨切りの時に硬膜損傷を来した場合，その処理を十分に行わないと髄液漏や感染性髄膜炎を誘発するので注意を要する。頭蓋では水頭症などでシャント術が施行されている場合，骨延長器とシャントチューブが隣接してしまうのは望ましくない。このような場合は，シャントチューブの入れ替えた後期間をおいて骨延長術を行うか，従来の術式で手術を行うべきと考えられる。一方，クローバーリーフ頭蓋のように複雑な形態をもつ頭蓋では骨延長器の装着位置や骨切り線についてさらなる工夫を要すると考えられる。

手術方法の性格上，乳幼児ではとくに問題とならないが，小児以上にこの方法を行う場合患者自身の理解と協力が必要である。

（今井啓介，田嶋定夫）

文　献

1) Imai, K., Tajima, S. : The growth patterns of normal skull by using CT scans and their clinical applications for preoperative planning and postoperative follow up in cranio facial surgery. Eur. J. Plast. Surg., 14 : 80-84, 1991.
2) Kobayashi, S., Honda, T., Saitoh, A., et al. : Unilateral coronal synostosis treated by Internl forehead distraction. J. Craniofac. Surg., 10 : 467-471, 1999.
3) 今井啓介, 辻口幸之助, 戸田千綾ほか : Craniosynostosisに対する頭蓋骨延長術. 日形会誌, 19 : 687-692, 1999.
4) Hirabayashi, S., Sugawara, Y., Sakurai, A., et al. : Frontoorbital advancement by gradual distraction. J. Neurosurg., 89 : 1058-1061, 1998.
5) 菅原康志, 平林慎一, 桜井　淳ほか : 頭蓋拡張法(dynamic skull expansion)による頭蓋縫合早期癒合症の治療. 形成外科, 42 : 1167-1175, 1999.
6) 成者徹, 今井啓介, 辻口幸之助ほか : 幼小児のcraniosynostosis症例に対する自己血輸血の利用. 日形会誌, 18 : 304-308, 1998.
7) Imai, K., Komune, H., Toda, C., et al. : Cranial remodeling to treat craniosynostosis by gradual distraction using a new device. J. Neurosurg., 96 : 654-659, 2002.

8 分析・矯正
顎骨骨延長の周術期における矯正

SUMMARY

骨延長術は，近年のデバイスや治療法の進歩に伴い，顎顔面へ盛んに応用されている。しかし，顎顔面には発音，咀嚼，嚥下，顎運動などといった重要な口腔機能を担う器官があるため，施術に際しては形態分析のみならず，十分な機能分析も必要である。

本稿では形態分析に必要な検査として顔面・口腔内写真，歯列石膏模型，X線写真などを，また，機能分析に必要な検査項目としてface bow transfer，顎運動解析・筋電図，DENTAL PRESCALEなどを歯科の観点から述べた。また，骨延長術の適用に際しては，個体の成長の有無により考え方が異なるため，とくに歯列や咬合の成長発育の観点から成長終了後に適用する場合と成長中に適用する場合とに分けて言及した。

さらに，症例については初診時年齢5歳11カ月の女児の左側hemifacial microsomia症例を提示した。本症例は初診時における各種分析の結果，上下顎同時延長術が必要となった例である。本症例についての各種検査と分析を初診時，顎骨延長終了時，術後1年経過時において評価検討した。

はじめに

Illizarovによって初めて行われた骨延長術は，近年のデバイスや治療法の進歩に伴い，さまざまな部位への応用が可能となり，患者にとって大きな福音になっている。とくに顎顔面への応用は，外貌の改善に大きく寄与するため，社会的な適応という面から患者の要請も強く，ますます適応範囲が広がる傾向がある。一方，顎顔面には発音，咀嚼，嚥下，顎運動などといった重要な口腔機能を担う器官がある。このため，骨延長に際しては歯科の観点からの対応も必要となる。本稿では延長前後の検査を含め，歯科矯正学の立場から顎顔面の骨延長について述べる。

A 概 要

北海道大学では形成外科と歯学部附属病院によるcranio facial conferenceを通じて，顎変形症のみならず，hemifacial microsomiaや口唇口蓋裂などに代表される先天異常に対してチームアプローチを行っている。このうち頭蓋顎顔面の変形を伴う先天異常に対しては骨延長法がとくに有用であるため，近年本法を用いる頻度が高まっている。またこれに伴い，骨延長を施術する時期は患者の両親の要請とも相まって低年齢化する傾向がある。しかし，現在までのところ延長後の頭蓋顎顔面の成長については個人差とともに不明な部分もあり，さまざまな術前検査を行った上で慎重に治療を行う必要がある。本章では骨延長に伴う周術期管理のうち術前後の検査，分析を中心に歯科矯正学の観点から述べることとする。なお，本章では北海道大学で行っている検査項目を症例を交えて報告するが，矯正歯科臨床における一般的な検査項目は本書の意図にそわないため最小限にすることとした。

B 解剖および術前後の評価

1．形態分析

a．顔面写真および口腔内写真

図8・1に歯科にて採得する顔面写真および口腔内写真を示す。

矯正歯科治療に際しては一般に，治療後に顔貌の印象が変わるため，古くから顔貌の審美性やバランスについての検討が重ねられている[1]～[14]。顔面写真はこれら顔貌の状態や変化を知るもっとも簡便かつ無侵襲な方法として用いられており，さまざまな形態計測や左右の非対称の検討などが行われている[15]～[18]。われわれはこれをできる限り規格化する目的で，被写体との距離を一定（1.5m）に保ち，かつ外耳道をear rodで固定し，フラン

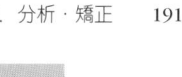

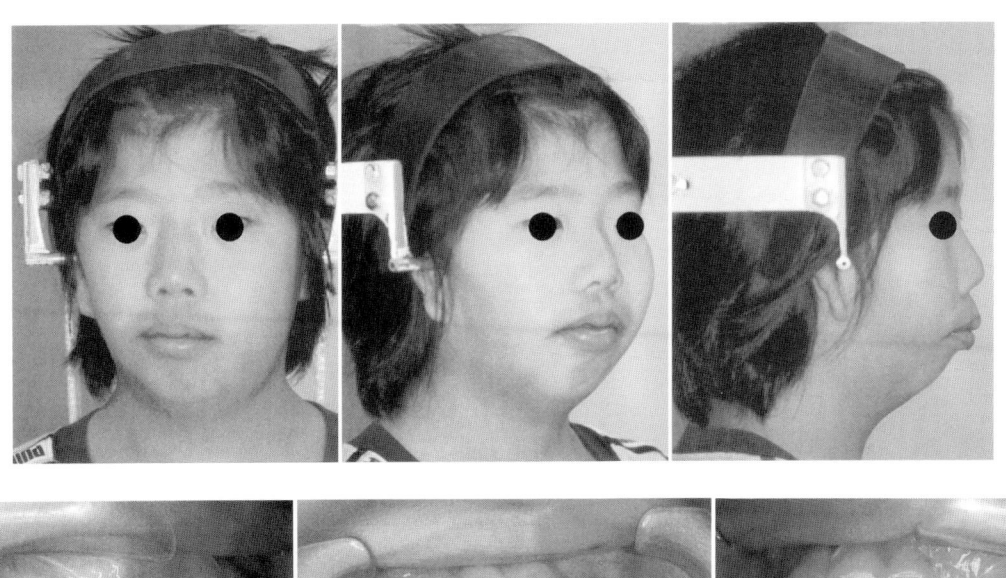

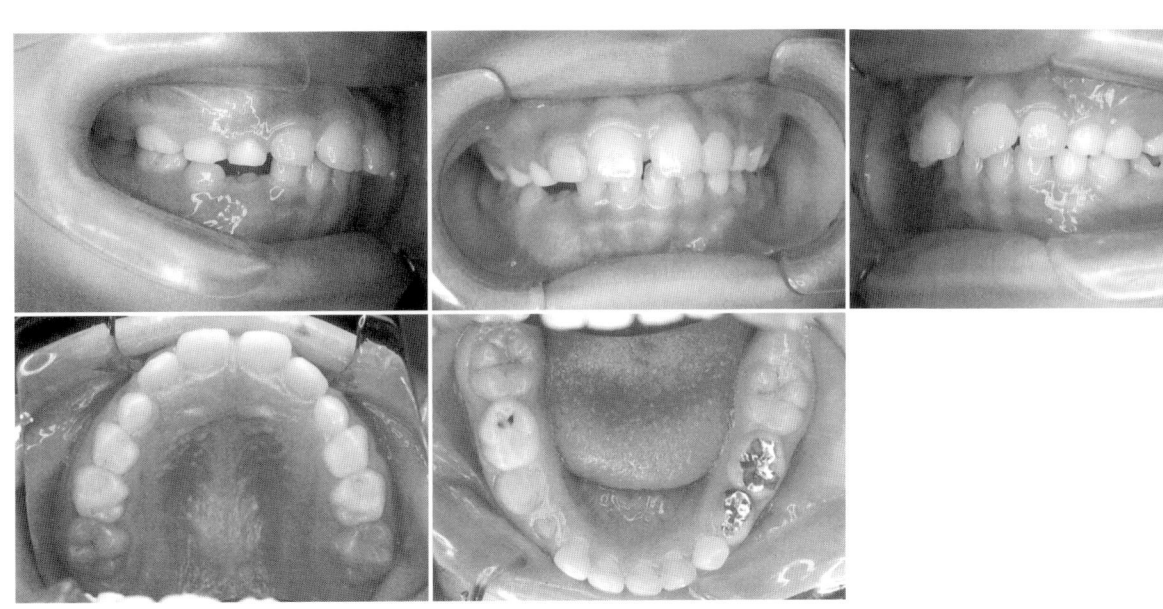

図8・1　顔面写真および口腔内写真
Hemifacial microsomia (right side) の1例。

ククルト平面を水平にして撮影を行っている。

撮影にあたっては上下顎の歯が咬み合った位置である咬合位での正面，側面，45度斜位を基本のセットとしている。また，必要に応じて下顎の安静位[19]，最大開口位，顔貌と前歯および歯肉との関連を見るためのsmile時，さらに鼻翼基部の変形などを検討するために口唇口蓋裂などではフランクフルト平面を斜め45度上方に向かせた位置など，症例によって必要なものを追加し診断時の参考としている。なお，hemifacial microsomiaのように耳介の変形や位置の問題がある例や頭蓋の変形が著しい場合には，ear rodによる固定は行わずnatural head position[20)～22)]での撮影を行う場合もある。

一方，口腔内写真は初診時から治療終了時に至る経過を確認する目的で撮影される場合が多い。これらは正面，左右斜位，上下歯列を中心に撮影される。とくに顎骨延長に際しては口腔内の咬合状態が短期間に大きく変化するため，規格化という問題はあるものの後述する歯列石膏模型よりも有用な場合もある。

b. 歯列石膏模型

歯列石膏模型は咬合診断に際しての重要な資料になる（図8・2）。とくに，乳歯列期や乳歯と永久歯が混在する混合歯列期である若年者に骨延長を行う場合には，咬合状態の変化自体が著しい時期であるため，手術による変化や術後の後戻りの変化との違いを見分ける上で重要になる。また，歯列石膏模型を用いた咬合の評価を十分に行わなければ，最終的に形態や機能のバランスがとれた永久歯列における正常咬合[23)]が確立されない可能性がある。このため矯正歯科治療に際しては，初診時のみならず必要に応じて口腔内の印象を採得し模型作製をすることが多い。作製する模型には咬合平面に平行に基底面をそろえる平行模型（図8・2）のほか，基底面をフランクフルト平面と平行に作製する顎態模型[23)]などの規格がある。一方，咬合器へ装着して機能的な再現が行われることもある。

得られた歯列石膏模型からは，歯冠形態や咬耗，上下の咬合関係，overbiteやoverjet，歯の植立状態や位置異

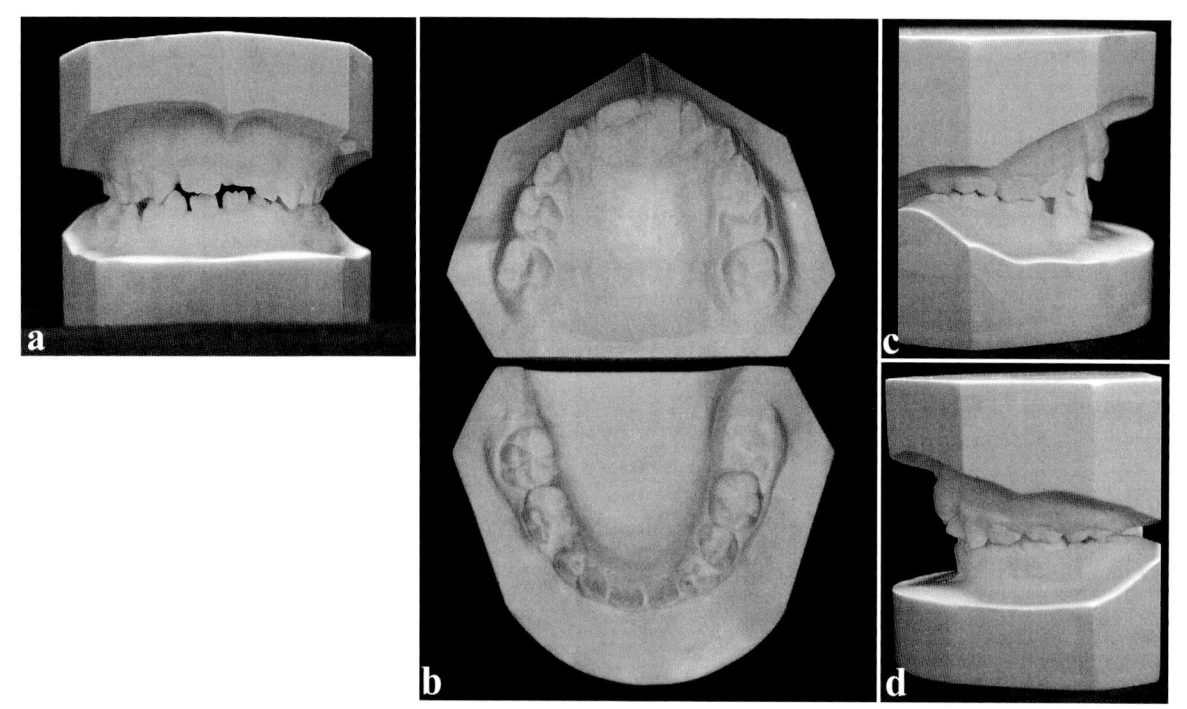

(a) 正面観，(b) 咬合面観，(c) 側面観（右側），(d) 側面観（左側）
図8・2　歯列石膏模型（平行模型）

常，咬合平面に対する歯軸の傾斜[24)25)]，歯列弓の形態や対称性，口蓋の形態，空隙や叢生の有無などを検討する．矯正歯科治療に際してはこれらの模型を各種計測することにより客観的な評価を行っている．これは，上下顎歯列が咬み合うための解剖学的な条件として，上下顎骨の前後，上下，左右的な位置関係が正しいことはもとより，歯列を形成する個々の歯の大きさ，歯列弓や歯槽基底の形や大きさの調和が重要となるためである．

このため模型分析では，①歯の大きさとして歯冠近遠心最大幅径，②歯列弓の大きさとして幅径と長径，③歯槽基底の大きさとして基底部の幅径と長径，をもっとも基本的な計測項目としてとらえている[26)]（図8・3）．これらの要素に不調和が生じている場合には，歯列に叢生や空隙など（arch length discrepancy）を生じることになる．このほか，低年齢の時期に骨延長を行う場合，将来の永久歯列を想定して治療計画を練る必要があるため，未萌出永久歯の大きさを予測する必要がある[27)28)]．さらに，永久歯列で機能的咬合（個性正常咬合）を確立するためには，上下歯列の歯の大きさのバランスの検討も重要である．治療に際しては，tooth size ratio[29)]を検討することで対応する必要がある．

一方，歯列石膏模型は現症の分析のみならず，診断時に治療結果を前もって検討するために模型上で歯あるいは顎骨を移動させて治療をシミュレーションする予測模型（setup model）[23)]としても応用されている．

なお，歯槽骨は「上下顎骨上で，歯が植立している部分を歯槽部（下顎）または歯槽突起（上顎）という」と解剖学的に定義されており[30)]，歯の有無や年齢により容易に変化しやすい部位である．また，矯正歯科治療では，歯は歯槽骨上のみを移動するという点で頭蓋顎顔面の中でも特徴的な部位である．近年，歯槽骨延長という概念が定着してきているが[31)]，本法は歯の移動可能な部位を増大させるという点で矯正学的には大きな利点を有する．しかし，前述の特徴に加え，皮質骨の厚みが部位により大きく異なることや歯槽窩間の中隔の骨が薄いこと，さらには歯髄をはじめ歯周組織には神経系が多いなど留意すべき点が多いことから，顎骨の延長とは区別して考えられるべきである．今後は唇顎口蓋裂に見られるような，歯槽骨のvolumeが少ないケースでは本法がより多く応用されるものと考えられる．

c. X線写真など

骨延長法は周囲軟組織の延長も得られるという利点があり[32)33)]，tissue distractionとしてとらえられることが多い．しかしながら，骨延長を行う上でわれわれがもっとも期待することは骨自体のvolumeの増大である．この評価にわれわれは従来のX線写真やCTなどの画像診断を行っている．

1）口腔内X線写真（図8・4）

パノラマX線写真（断層方式）は，上下顎の歯や歯槽骨，顎骨の形状のみならず，過剰歯，欠損歯，埋伏歯，混合歯列期における後続永久歯の萌出状態の確認，さらには上顎洞，鼻腔，顎関節の状態まで1枚の写真で確認

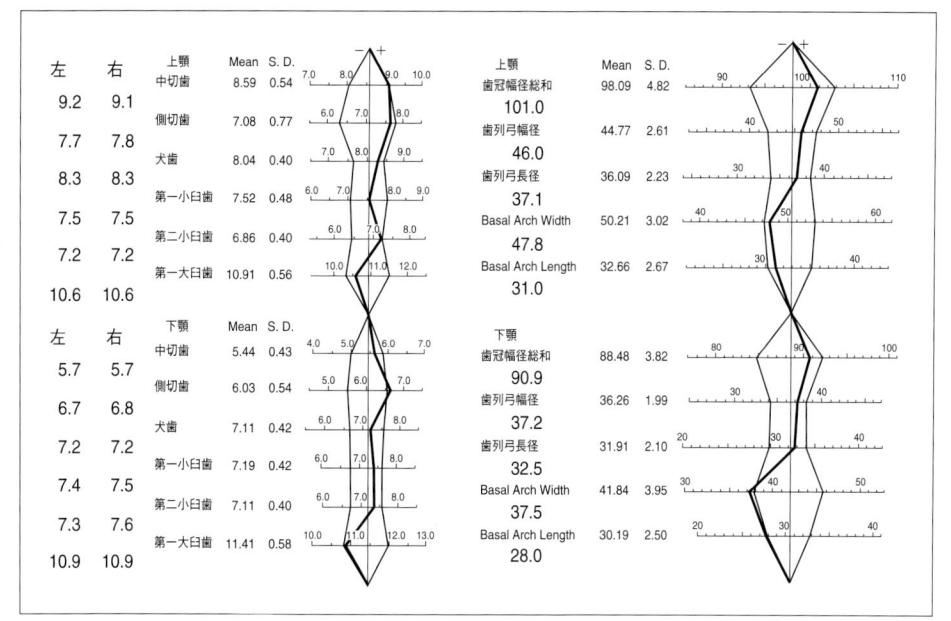

左	右	上顎	Mean	S.D.			上顎	Mean	S.D.	
9.2	9.1	中切歯	8.59	0.54	7.0 8.0 9.0 10.0		歯冠幅径総和 101.0	98.09	4.82	90 100 110
7.7	7.8	側切歯	7.08	0.77	6.0 7.0 8.0		歯列弓幅径 46.0	44.77	2.61	40 50
8.3	8.3	犬歯	8.04	0.40	7.0 8.0 9.0		歯列弓長径 37.1	36.09	2.23	30 40
7.5	7.5	第一小臼歯	7.52	0.48	6.0 7.0 8.0 9.0		Basal Arch Width 47.8	50.21	3.02	40 50 60
7.2	7.2	第二小臼歯	6.86	0.40	6.0 7.0 8.0		Basal Arch Length 31.0	32.66	2.67	30 40
10.6	10.6	第一大臼歯	10.91	0.56	10.0 11.0 12.0					
左	右	下顎	Mean	S.D.			下顎	Mean	S.D.	
5.7	5.7	中切歯	5.44	0.43	4.0 5.0 6.0 7.0		歯冠幅径総和 90.9	88.48	3.82	80 90 100
6.7	6.8	側切歯	6.03	0.54	5.0 6.0 7.0		歯列弓幅径 37.2	36.26	1.99	30 40
7.2	7.2	犬歯	7.11	0.42	6.0 7.0 8.0		歯列弓長径 32.5	31.91	2.10	20 30 40
7.4	7.5	第一小臼歯	7.19	0.42	6.0 7.0 8.0		Basal Arch Width 37.5	41.84	3.95	30 40 50
7.3	7.6	第二小臼歯	7.11	0.40	6.0 7.0 8.0		Basal Arch Length 28.0	30.19	2.50	20 30 40
10.9	10.9	第一大臼歯	11.41	0.58	10.0 11.0 12.0 13.0					

図8・3 模型分析の1例

この例では全般に個々の歯冠幅径が大きく，これに伴い総和も大きい値を示している。一方，歯槽基底の大きさを示す値である basal arch width および basal arch length は上下ともに小さい傾向を示す。このような症例では，歯と歯槽基底の大きさの間に不調和（arch length discrepancy）を生じ，叢生などを呈することが多い。

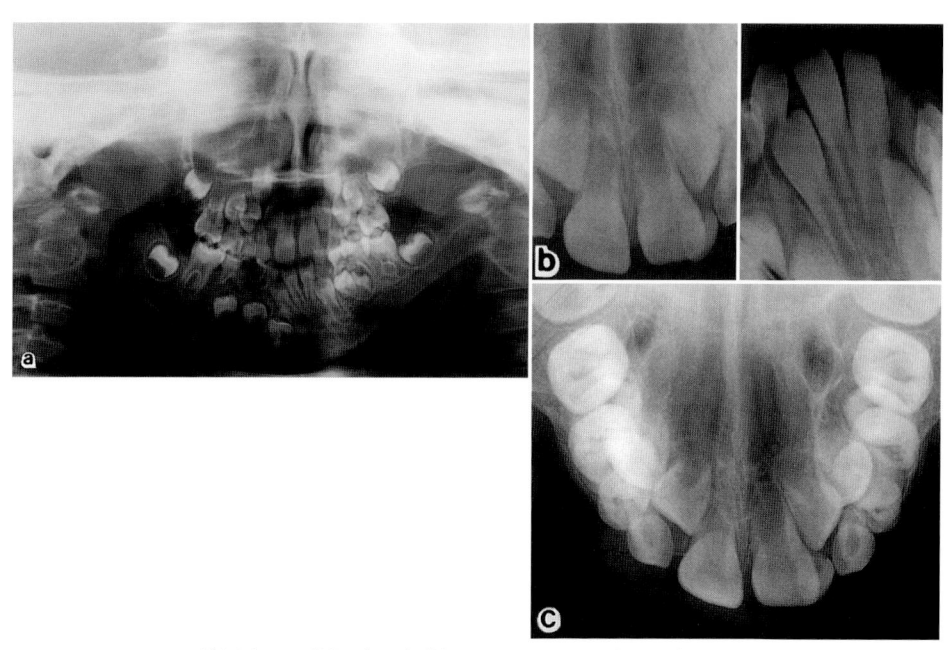

(a) パノラマX線写真：下顎切歯の欠損が認められる。また，左側の下顎枝の短小と下顎頭の低形成が見られる。
(b) デンタルX線写真：萌出中の切歯歯根は未完成である。また，下顎切歯の欠損が確認される。
(c) オクルーザルX線写真。

図8・4 口腔内X線写真

することが可能であるため，とくに顎顔面の骨延長に際する検査資料としては欠くことのできないX線写真の1つである。

デンタルX線写真は歯科に特有のものであり，個々の歯や歯槽骨，歯根膜などを詳細に検討する場合に有効である。

いずれのX線写真も，デバイスを刺入する部位を確認する際に必要になることが多い。とくに，乳歯列期や混合歯列期に骨延長を行う場合には，デバイスの刺入部位が後続永久歯の歯胚や根尖部未完成の永久歯に近接する可能性が高い。このためこれらの損傷を避けるための位置確認や術後の状態確認に有効である。

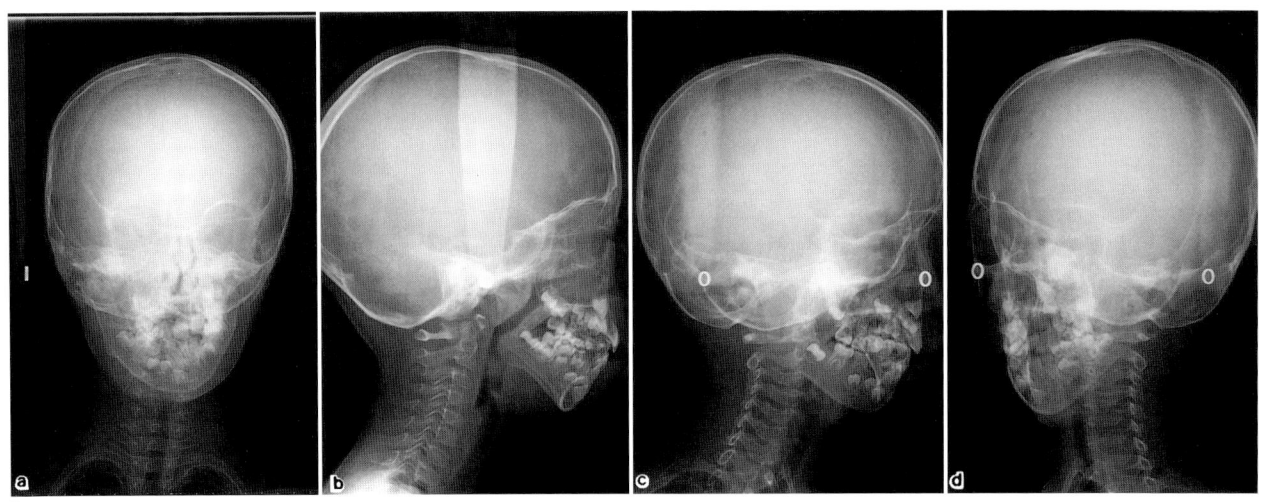

(a) 正面, (b) 側面, (c, d) 左右斜位
図8·5 頭部X線規格写真

上顎の正中口蓋縫合部などの骨延長に際しては，術前後にオクルーザルX線写真を用いて正中口蓋縫合の離開や骨化状況を確認することが多い．

2) 頭部X線規格写真（図8·5）

1931年Broadbent[34]が頭部X線写真を規格化する装置（cephalometer）を開発して以来，頭部X線規格写真は矯正歯科治療で必須のものとなっている．本法はX線写真上の頭蓋顎顔面に基準点を設定することが可能であるため，個人の成長に伴う骨格の形態変化を質的量的に分析することが可能である．さらに，Downsらにより側面頭部X線規格写真を用いたさまざまな症例分析法が確立され[35]〜[37]，現在は患者の頭蓋顎顔面の構成要素を正常咬合を有する者と比較検討することで形態学的な特徴の抽出を行っている．われわれは側面のほか，正面，および左右斜位，さらに必要があれば軸位方向の撮影も行っている[38]．

正面頭部X線規格写真（図8·5-a）：正面からは顔面正中の決定を骨上で行い[39]〜[41]，形態的な左右差の検討を行う．また，片側性のhemifacial microsomiaなどで見られる咬合平面の左右的な傾斜についても定量的な計測を行う．

側面頭部X線規格写真（図8·5-b）：側面からはおもに上下顎骨の相対的位置関係や大きさ，さらには前歯部の歯軸などの検討を行う．図8·6にもっとも基本的な基準点と基準平面を示す．これらの基準平面および骨上の基準点を用いて角度および距離計測を行い日本人の平均的なポリゴン表に記載し，頭蓋顎顔面形態の評価を行う[42][43]．

左右斜位頭部X線規格写真（図8·5-c, d）：図に示すように一般に正面や側面からではとくに下顎骨の左右差が抽出しにくい場合がある．このような場合には左右斜位を併用することが望ましい．また斜位は歯列の交換前に顎骨内に存在する永久犬歯と小臼歯の大きさの予測にも有効であることが分かっている[28]．

3) Computed tomography（CT）（図8·7）

骨延長法が適用されるさまざまな疾患の中でも，とくにhemifacial microsomiaなどに代表される先天異常においては，一般にその変形は頭蓋顎顔面の広範囲に及び，しかも三次元的にさまざまな変形の程度を有する[44][45]．こうした変形を口内法X線写真や規格写真のような二次元のデータで表現することは，簡便であるという利点がある反面，三次元的な多様性を抽出するのには不十分である．近年のcomputed tomography（CT）およびこれらの三次元画像処理の発達はこれらの問題点を解決しうる可能性をもっており，従来の二次元的な撮影法との併用により，より的確な形態分析が可能になってきた[44][46][47]．とくにわれわれのカンファレンスの中で松野が報告を行ったスケレトグラム[47]は頭部X線規格写真の手法を三次元的に展開したものであり，その有用性は高い（図8·8）．現時点では被爆の問題があるものの，今後の三次元的なアプローチの重要性からCTは欠かすことのできない検査になると考えられる．また，近年ではCT像から実体模型を作製することが可能になり，これを診断に用いたり，手術のシミュレーションに用いることも盛んに行われている（図8·9）．

4) Magnetic Resonance Imaging（MRI）（図8·10）

顎関節は関節結節，関節窩，下顎頭などの骨組織と関節円板，靱帯，筋などの軟組織から構成されており，その構成は生体内でも特有のものである．この顎関節に現れる疾患のうち，顎関節症は，「顎関節や咀嚼筋の疼痛，関節（雑）音，開口障害ないし顎運動異常を主要症候とする慢性疾患群の総括的診断名であり，その病態には咀

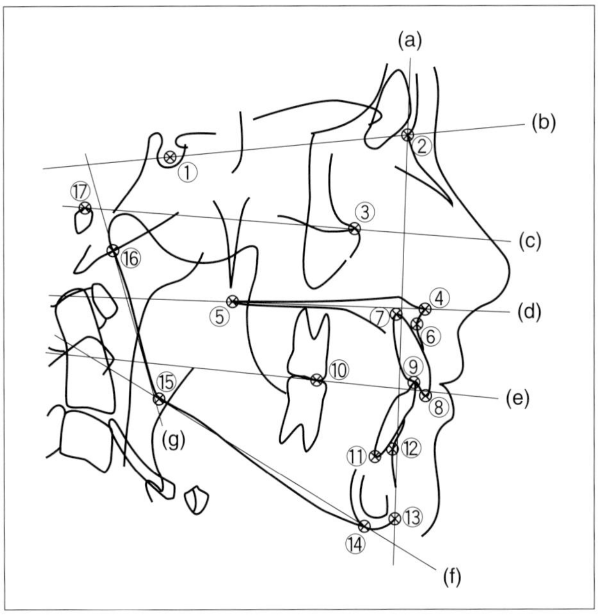

図8・6 側面頭部X線規格写真分析

①Sella turcica (S)：トルコ鞍の壺状陰影像の中心点
②Nasion (N)：前頭鼻骨縫合の最前点
③Orbitale (Or)：左右の眼窩骨縁最下点の中点
④Anterior Nasal Spine (ANS)：前鼻棘の最尖端点
⑤Posterior Nasal Spine (PNS)：後鼻棘の最尖端点
⑥Point A (A)：ANSとProshtionとの間の上顎間縫合線上の最深点
⑦U1-Ap：上顎中切歯根尖
⑧U1-Ed：上顎中切歯切縁（左右中切歯が一致していない場合は唇側の中切歯を用いることが多い）
⑨L1-Ed：下顎中切歯切縁
⑩Molar point (Mo)：上下顎第一大臼歯の咬頭嵌合の中央点
⑪L1-Ap：下顎中切歯根尖
⑫Point B (B) (Supramentale)：InfradentaleとPogonionとの間の下顎唇側歯槽骨縁上の最深点
⑬Pogonion (Pog)：下顎オトガイ隆起の最突出点
⑭Menton (Me)：オトガイ断面像の最下縁点
⑮Gonion (Go)：下顎枝後縁平面と下顎下縁平面との2等分線が下顎角骨縁と交わる点。
⑯Articulare (Ar)：下顎関節突起後縁と外頭蓋底の交点
⑰Porion (Po)：外耳孔上縁
(a) Facial plane (顔面平面)：NとPogを結んだ直線
(b) SN plane：SとNを結んだ直線
(c) FH plane (Frankfort Horizontal plane)：OrとPoを結んだ直線
(d) Nasal floor = Palatal plane：ANSとPNSを結んだ直線
(e) Occlusal plane (咬合平面)：上下顎中切歯切縁の中点と，上下第一大臼歯の咬頭嵌合の中央点（Mo）とを結んだ直線
(f) Mandibular plane (下顎下縁平面)：Meから下顎隅角部に引かれた2つの接線の二等分線
(g) Ramus plane (下顎枝後縁平面)：Arから左右の下顎角後縁部に引かれた2つの接線の二等分線

咀嚼筋障害，関節包・靱帯障害，関節円板障害，変形性関節症などが含まれる」と定義されている[48]。下顎の骨延長に際しては，関節部に直接的な力がかかるためこれら疾患のうちでもとくに顎関節症に対する注意が必要になる。現在のところ脚延長とは異なり，一般に下顎の延長に際しては顎関節構造に大きな問題は認められないとされている[49)50]。しかしながら，骨延長に伴い顎関節部に生じる応力をバイオメカニクスの手法の一つである有限要素解析を用いて検討すると，術式や筋の付着位置により応力分布に多様性があり，顎関節への急激な力学的変化には留意すべきであるとの報告もある[51]。さらに，下顎の成長に対して下顎頭が大きな役割を担うことを考えると，下顎の延長に際しては，顎関節に対する術前後の評価を正しく行う必要性は高い。

われわれは，hemifacial microsomiaや顎変形症などの患者に対して下顎の骨延長を行う場合にはSchuller氏法や顎関節断層撮影法などのほか，magnetic resonance imaging (MRI) により顎関節の検査を行っている。本法は非侵襲で組織の質的な違いを観察でき，関節円板の位置や形態のほか，下顎頭や関節結節も確認できる。撮影に際しては，開口位と閉口位のおのおのの矢状面と前頭面の2方向からの像を評価している。

2. 機能検査

a. Face bow transfer

頭蓋骨と歯列の三次元的位置を正確に把握し，またその機能を評価検討するために，咬合状態および顎運動を咬合器に再現することがある。本法を応用することで，骨延長を適用する患者の顎運動を再現し，処置による変化を予測検討することが望まれる。その方法はまず頭蓋の水平基準面と後方基準点（顆頭点）を介して上顎模型を咬合器に正しくトランスファーし，下顎についてはこの上顎を基準に咬合器に装着する（図8・11）。咬合器の種類にもよるが，チェックバイト法を用いることにより，調節性咬合器の顆路調節機構を調節し，顎運動時の各偏心咬合位を咬合器上に再現することが可能になる（図8・12）[19]。

b. 顎運動解析および筋電図

顎運動の測定は，近年の医療機器の発達とともに顎口腔機能の解析や診断に用いられることが多くなってきている。われわれは術前検査のおり，可能な限り顎運動の解析と咀嚼筋筋電図の測定を行っている。このうち顎運動の測定にはさまざまな方法があるが[52]，われわれはK6（マイオトロニクス社製）を用いて，切歯運動路により下顎運動を代表させることが多い（図8・13）。また必要に応じてナソヘキサグラフ（小野測器社製）などを用いて平均的顆頭点の運動経路を調べることもある（図8・14）[53]。

一方，咀嚼運動を行う咀嚼筋の筋電図は顎運動と同様

196　Ⅲ．臨床

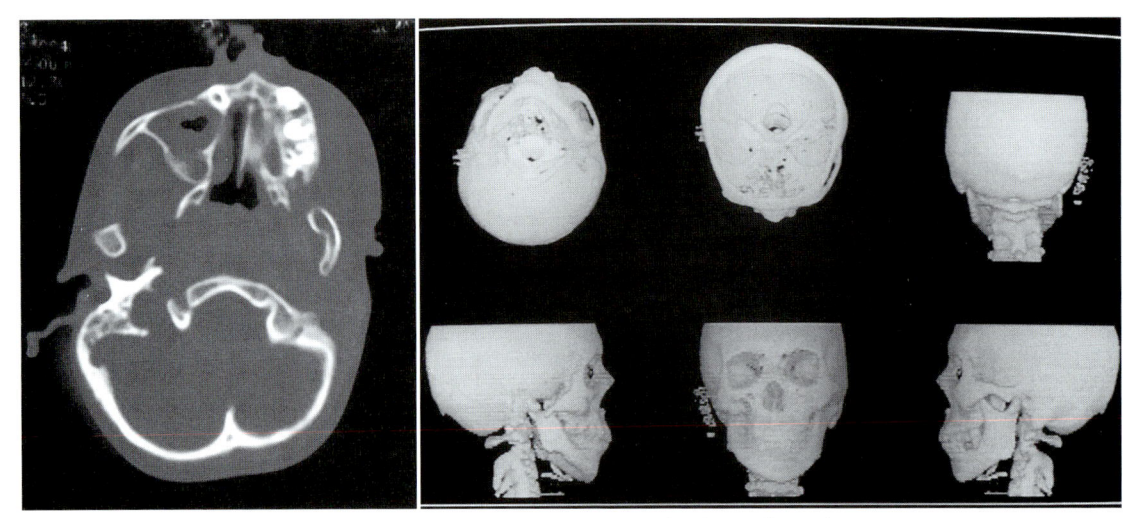

図8・7　Computed tomographyおよび三次元画像の1例
　おのおのの断面像から歯槽骨内にある歯胚や歯根の位置関係が確認できる。また，三次元画像からはあらゆる角度からの評価が可能になる。

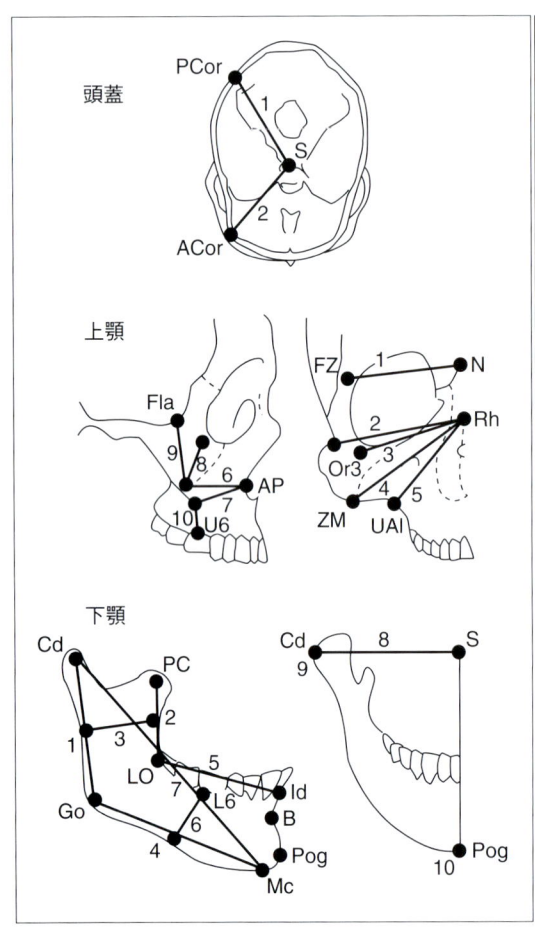

図8・8　スケレトグラムの1例
　Hemifacial microsomia (right side) の例。頭蓋を含め，上顎から下顎にかけて強い変形が生じていることが分かる。また，下顎頭の位置も三次元的な偏位を示す。

に重要な検査事項である。とくにhemifacial microsomia のように片側性の咀嚼筋の萎縮が見られるケースや重度の顎変形症症例では術前後の機能評価を行う上でも必須の検査と考えられる（図8・15）。

c．咬合状態の検討

　矯正歯科治療に限らず，歯科治療の目標の一つにバランスの良い緊密な咬合を獲得することが挙げられる。従来はおもに咬合接触面積を用いて評価を行っていたが，近年では咬合圧検査・咬合接触状態検査用フィルム（DENTAL PRESCALE, FUJI FILM社製）を用いて採得したデータを，オクルーザー（FUJI FILM社製）を用いて解析する手法をとることで[54]，接触面積のみならず，咬合力や咬合のバランスも客観的にとらえられるようになった（図8・16）。

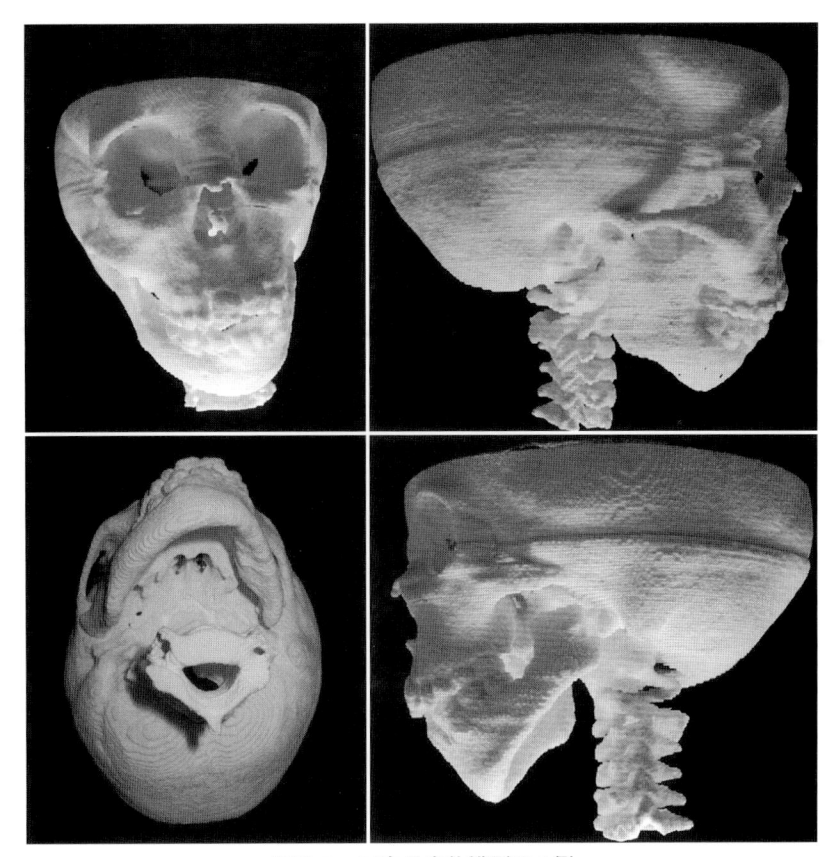

図8・9 三次元実体模型の1例
Hemifacial microsomia (left side) の例であるが，下顎枝と下顎頭の低形成が見られる。

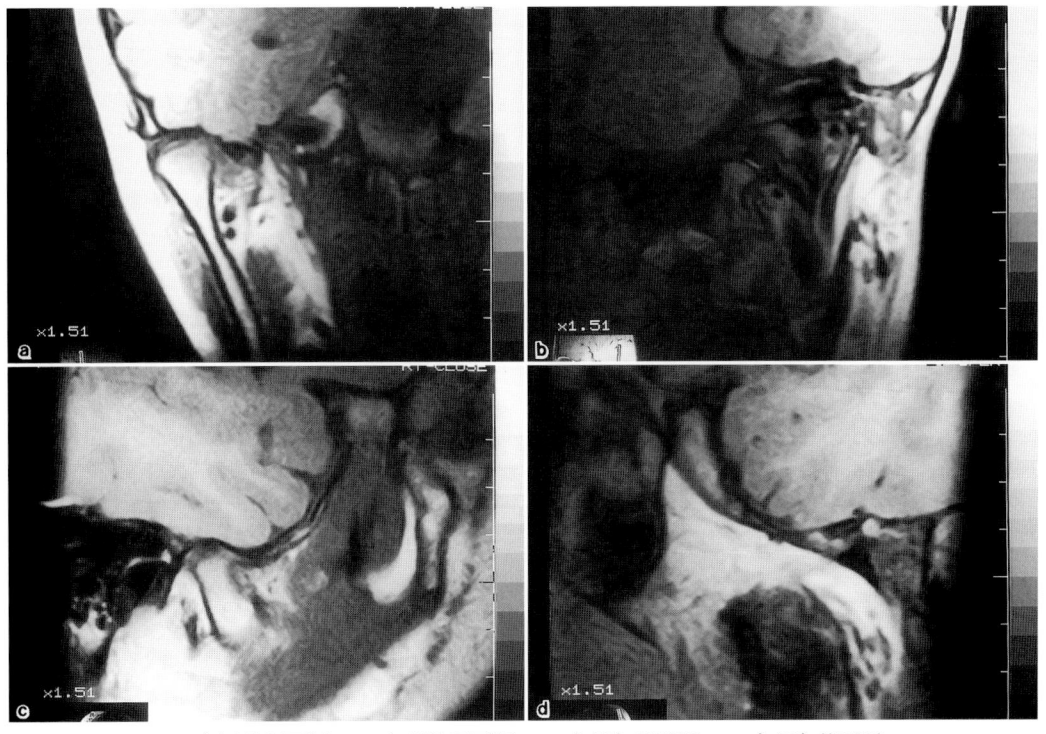

(a) 右側前頭面断，(b) 左側前頭面断，(c) 右側矢状面断，(d) 左側矢状面断
図8・10 MRIの1例
Hemifacial microsomia (left side) の1例。すべて咬合位である。健側である右側に対して左側患側では下顎頭の低形成が著しく，正常な顎関節構造を有していないことが分かる。

C 矯正治療

歯科矯正が関与する頭蓋顎顔面の骨延長には下顎の（片側，両側）延長，中顔面・上顎の前方や下方への延長，顎骨幅径の拡大，歯槽骨部分移動としての延長などが挙げられる[51]。これらの延長を行う患者の周術期における矯正治療に際しては，延長術の施術年齢により，治療が若干異なる。

1. 成長が終了している症例（図8・17）

このような症例は永久歯列であることがほとんどである。また，顎骨の成長がほぼ終了していることから，機能的咬合（個性正常咬合）の確立に際しては顎変形症に準じた矯正治療を考えることが一般的である。したがって，延長前にはmulti bracket applianceを用いて術前の矯正治療を行う必要のある場合が多い。これは顎変形症患者の顎矯正術に先だって術前矯正治療を行う場合と同様で，延長終了時に干渉を起こさず緊密な咬合が得られるようにあらかじめ上下の歯の配列を行うためと，装着したmulti bracket applianceを介して延長中にも顎間ゴムなどを付加して咬合を緊密化させるためである。一部，延長により上下の歯が互いに干渉せず，その時点で機能的咬合がある程度確立されるなどの要件が整っている症例では，延長後にバイトスプリントや機能的矯正装置を用いて保定した後，multi bracket applianceに移行する場合もあるが，まれである。

なお，顎変形症症例では，上下顎の前後的位置関係の

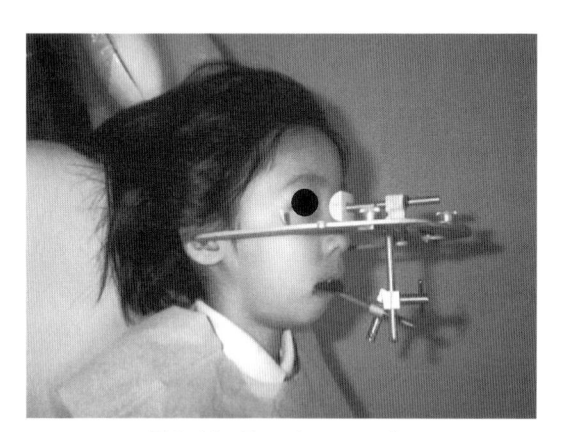

図8・11 Face bow transfer

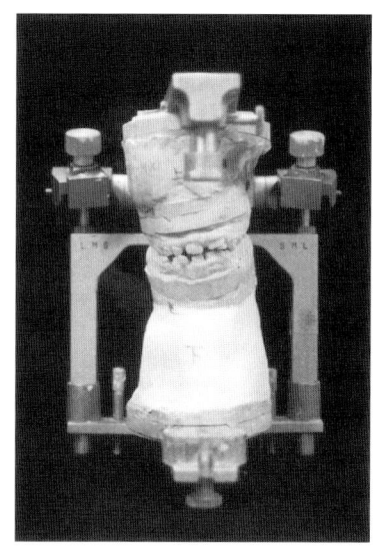

図8・12 半調節性咬合器に装着した歯列石膏模型
Hemifacial microsomia (left side) の1例。咬合平面は左上がりを呈する。

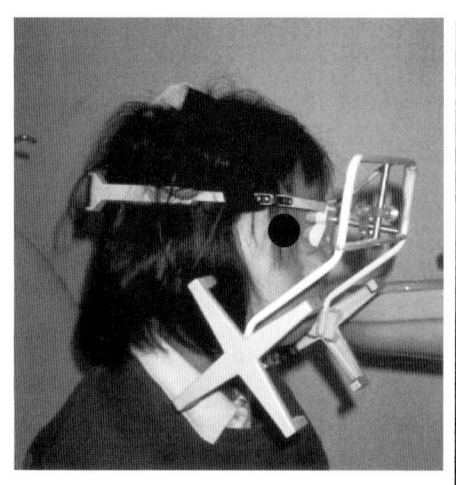

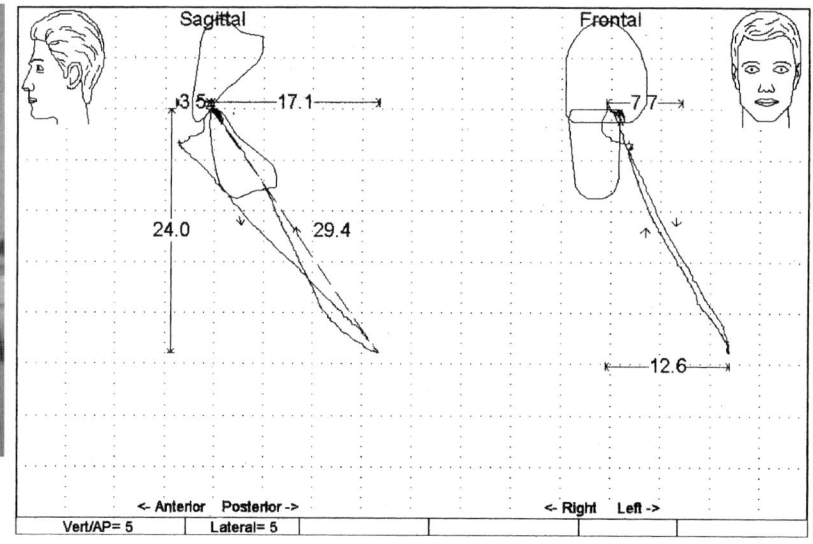

図8・13 K6による切歯運動路の採得
Hemifacial microsomia (left side) 矢状面限界運動路の1例。最大開口時に下顎は患側に大きく偏位している。

不調和などに伴い顎骨の位置の不調和に対する歯系の補償機構（dental compensation[55]）が生じている。このため，術前矯正治療では術後における適切な切歯路角の確保や臼歯部の咬頭干渉を防ぐために，さらには咬合の安定を確保するためにも，こうした歯のdecompensationが必須とされている[25)56)〜58]。

このような咬合に関しての留意点は，上下の顎関係が変わることで咬合が変化する顎骨の延長法を施術する場合においてもまったく同様と考えられるため，われわれは延長前に十分な矯正治療を行うことが多い。これに伴い，症例によっては延長前の矯正治療が1年を越える場合もあり，また，その期間は治療開始以前より一般に咬合が不安定になることがあるため，患者に対する十分な説明が必要となる。

このようにして延長前の矯正治療を行った後，延長によって得られた新たな顎骨の位置関係の中で機能的な咬合を確立するために引き続き矯正治療が行われる。これは顎矯正術の術後矯正治療に相当する部分である。このような延長前後の歯科矯正治療を須佐美らは延長前，延長後矯正治療と呼んでいる[51]。延長後の矯正治療を終了し，機能的咬合を確立した時点でmulti bracket applianceの撤去を行い，保定装置に移行する。保定期間は一般に数年にわたるが，咬合の状態によっては長期にわたる場合もある。なお，北海道大学では治療後の咬合の目標をDesirable Occlusion (D. O.) に設定している[59]。

2. 成長期の乳歯列または混合歯列の症例

北海道大学では，とくにhemifacial microsomiaなどの先天異常を有する症例については，社会参加が本格的に始まる小学校入学前，あるいは小学校の低学年の時期に骨延長を行う場合が多い。この時期の延長は骨や軟組織のボリュームを増大させ，外貌を整えることで社会参加しやすい環境を作ること，および患側下顎の発育障害を早めに改善することで上顎および中顔面の垂直的発育を促すことなど[60)〜62]をおもな目標としている。

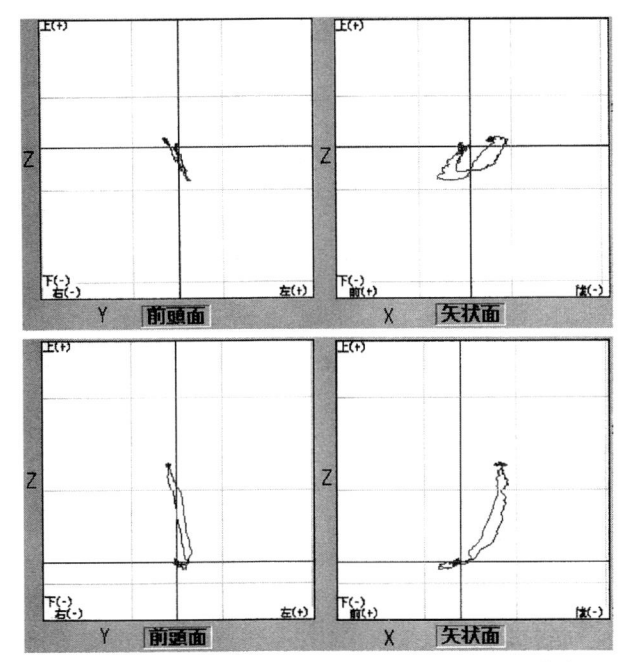

図8・14 ナソヘキサグラフによる平均的顆頭運動路
　Hemifacial microsomia (right side) の1例。上段に右側患側の，下段に左側健側の平均的顆頭運動路を示す。

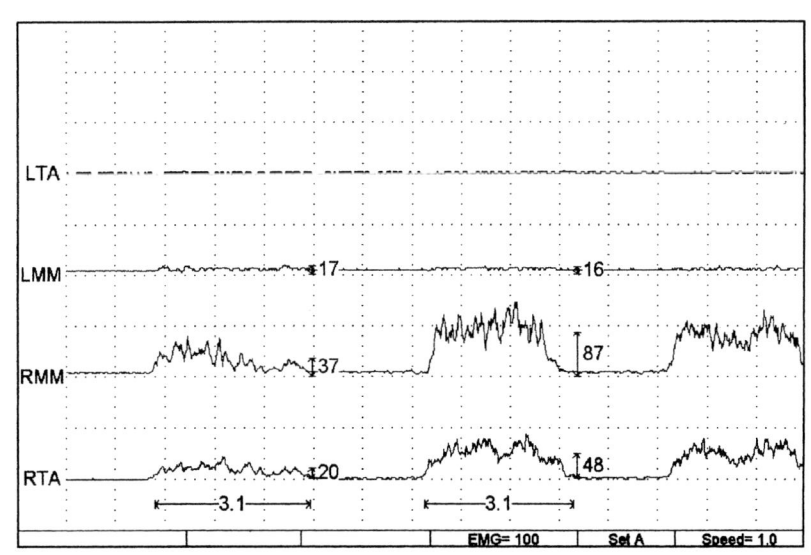

図8・15 咬筋，側頭筋筋電図
　Hemifacial microsomia (left side) の1例。患側である左側は側頭筋，咬筋ともに活動性がほとんど見られず，左右差が著しい。
　LTA：左側側頭筋前部，LMM：左側咬筋，RMM：右側咬筋，RTA：右側側頭筋前部

矯正治療の観点からは，この時期は顎骨や歯列の成長発育，さらには乳歯から永久歯への歯の交換など口腔をとりまく環境が延長後に著しく変化する要素を有しており，延長後の成長の量や方向など予測のつきにくい部分も多い時期である。したがって，延長に関わる矯正治療は低年齢であることも考慮した上で最小限の治療で最大の効果が得られるようにすべきである。

具体的には，延長後に咬頭干渉が予測される乳歯の抜歯や簡単な歯列のalignment，さらには必要最小限のmulti bracket appliance装着などを行い，骨延長をより効果的に行えるようにしている。延長終了後は機能的矯正装置などで歯列や顎位の保定を行い，それ以降は経年的な経過観察を行う。この中で必要があれば成長のコントロールや永久歯群の萌出誘導を行い，永久歯列になってから再度本格的矯正治療により最終的な機能的咬合の確立を図ることになる。

D 症　例

ここでは北海道大学で行っている骨延長術のうち，就学前に延長を行ったhemifacial microsomiaの症例を示す。

症例は5歳11カ月時に矯正科を受診した女児で，形成外科にてhemifacial microsomia（left side）と診断されている。図8・18に示すように当科初診時の顔面変形は強く，オトガイ部の左方への偏位が顕著であり，咬合平面は左上がりであった。上下顎第一大臼歯は萌出を完了していたが，上顎中切歯は萌出途中であり，混合歯列期の前期であった。パノラマX線写真など（図8・4，8・5）より永久歯のうち下顎切歯歯胚の欠損が認められ，左側の下顎枝の短小と下顎頭の低形成が見られた。

図8・5は本症例の頭部X線規格写真である。正面の分析から顔面写真と同様に咬合平面の左上がりが見られ，傾斜角は7度であった（図8・19）。斜位においても，左側下顎頭の低形成および下顎枝の短小が認められた。一方，側面頭部X線規格写真分析からは上下顎骨の前後的位置関係はSN平面を基準とした場合，上下顎骨とも後方位にあるが，その程度は下顎に強く，わずかに骨格性上顎前突の傾向を示していた。また，顎角が大きく開大することで，下顎下縁平面が急傾斜しているが，一般的にこのようなケースでは下顎の前方への成長は望みにくい（図8・20）。

CT像（図8・9）からは，患側である左側の下顎枝，

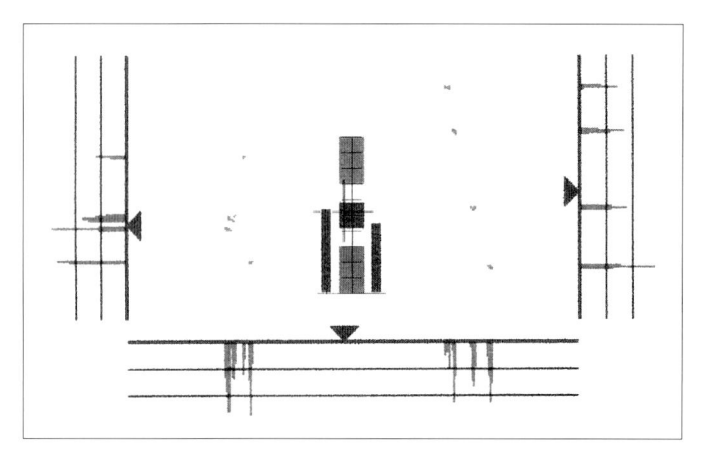

図8・16　DENTAL PRESCALEによる咬合力測定
Hemifacial microsomia (left side) の1例。混合歯列期であるため，左右均等ではないが，両側の咬合が確保されていることが分かる。

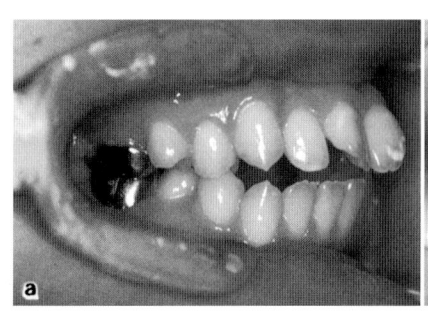

(a) 上顎前突と開咬を有する症例。　　(b) 上下第一小臼歯抜歯による術前（延長前）矯正治療終了時。　　(c) 術後（延長後）矯正治療終了時。

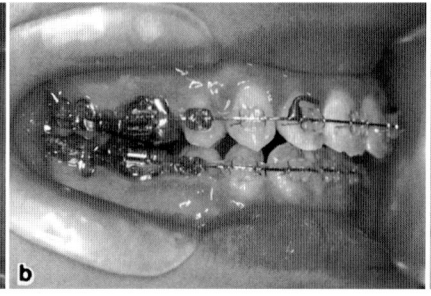

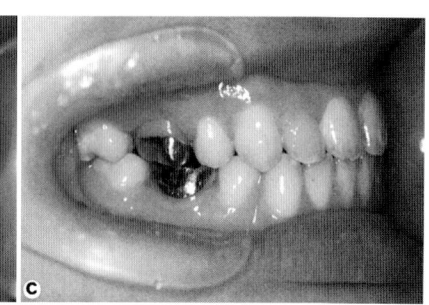

図8・17　成人期に行う骨延長術に伴う矯正治療

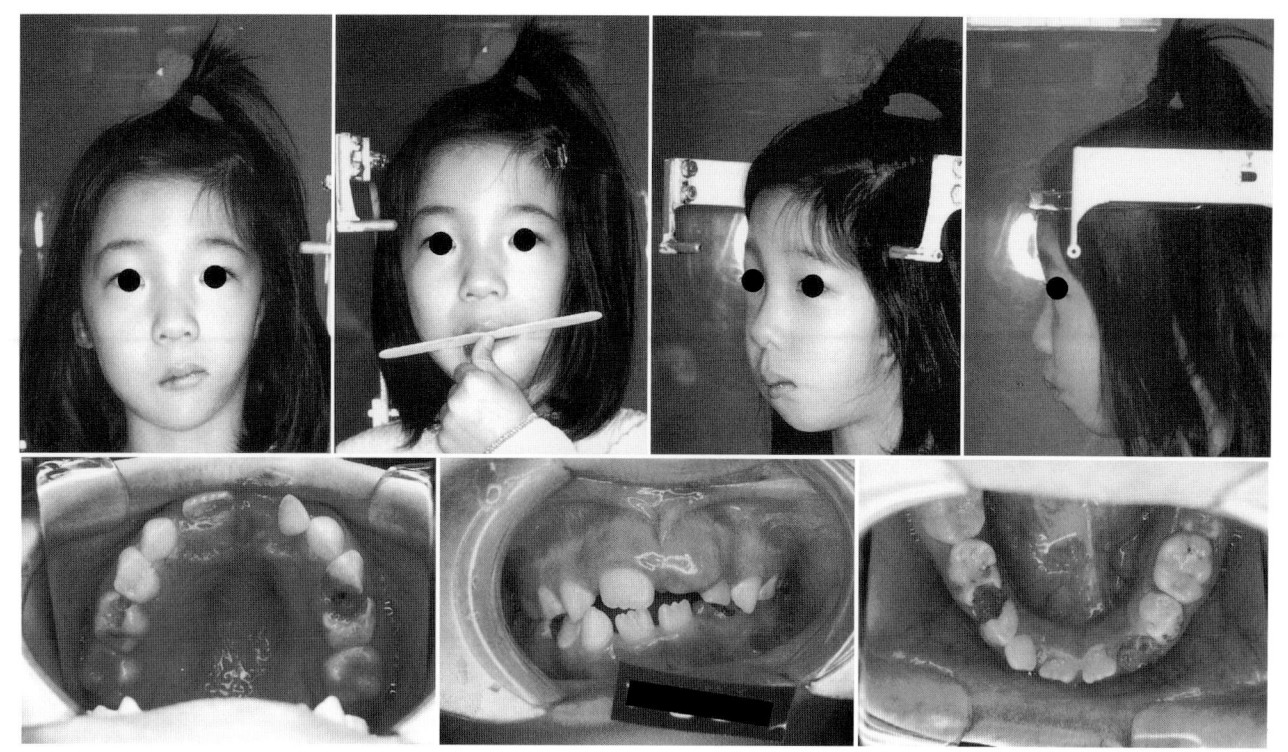

図8・18　初診時の顔面と口腔内写真

筋突起，下顎頭の著しい低形成を認めた。

前頭断および矢状断のMRIからは，患側である左側の下顎頭の低形成が著しく，正常な関節構造を有していないことが分かる（図8・10）。

模型分析からは，初診時に萌出している歯は全般に0.5mm前後平均より幅径が大きく，また，側方歯群についても大きいことが予測された。将来的には歯と歯槽骨の大きさに不調和が生じ，とくに欠損のない上顎では著しい叢生を生じるものと予測された。

機能分析では，下顎の矢状面限界運動路の開口時に，下顎の左方（患側）への偏位が見られた（図8・13）。また，咬筋および側頭筋前部の筋活動に左右非対称が見られた（図8・15）。混合歯列期ではあるもののDENTAL PRESCALEでは両側の咬合が確保されていた（図8・16）。

以上より，矯正科においては「hemifacial microsomiaで上顎前突と下顎の左方偏位，咬合平面の左上がり，下顎切歯の欠損，将来の叢生を認めるもの」と診断した。

治療方針として，上下顎骨の左右の非対称，咬合平面の傾斜，ならびに前後的な不調和を改善する目的で骨延長法が選択された。なお，延長に際しては上下顎骨の同時延長を施術することとした。デバイスは上下顎とも口腔内装置を用いた。また，術式は，上顎には片側のLe Fort I型骨切り術を，下顎には患側である左側下顎枝のみの骨切り術を行った。なお，骨延長に際しては，上下歯の接触を保ちながら延長を行うことに重点を置き，上

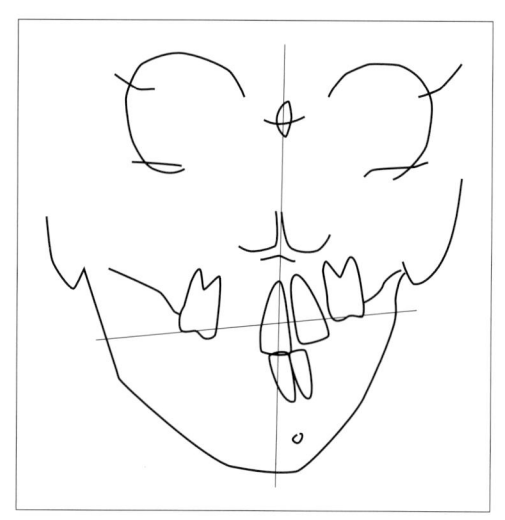

図8・19　初診時正面頭部X線規格写真における
咬合平面の傾斜
咬合平面は設定した顔面正中に対して，7度の左上がりを呈する。

下の乳歯および永久歯にあらかじめmulti bracket applianceを装着し，延長中および保定中には上下顎間ゴムを使用した。

10日間のlatency timeの後，1日2，3回転（0.45mm/回転）で上下顎ともに延長を行った。延長中は正面頭部X線規格写真を適宜撮影し，咬合平面がほぼ水平になることを確認した。16日間の総延長量は上顎で15.85 mm，下顎で17.20mmとなった。図8・21に延長終了時の顔面，口腔内写真を，図8・22にパノラマX線写真と頭部X線規格写真を示す。咬合平面は大きく改善し，咬合も緊密

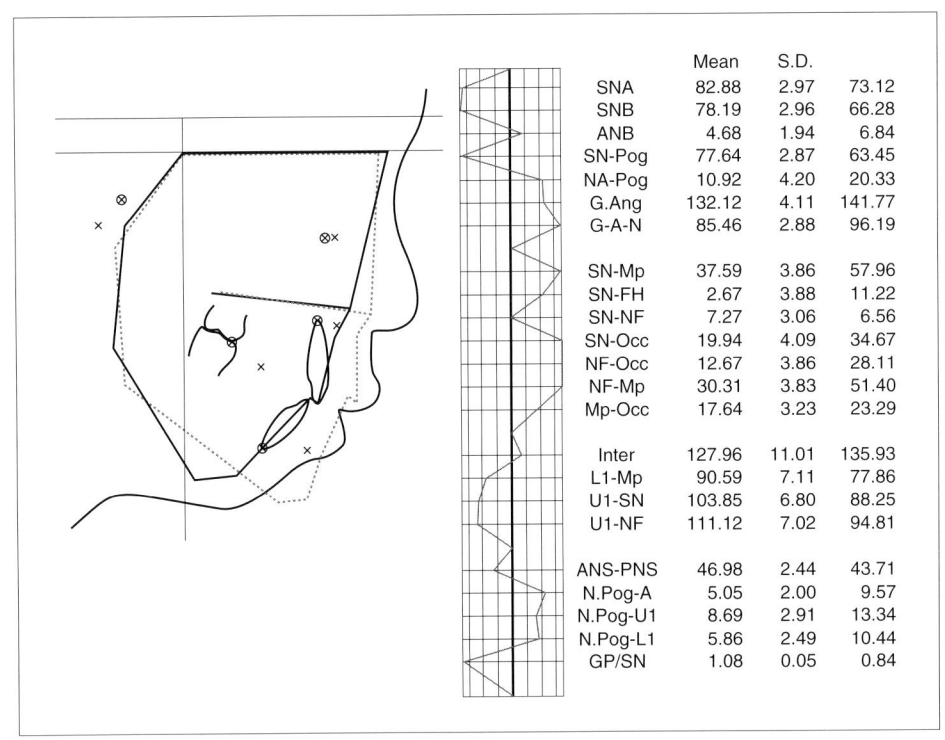

	Mean	S.D.	
SNA	82.88	2.97	73.12
SNB	78.19	2.96	66.28
ANB	4.68	1.94	6.84
SN-Pog	77.64	2.87	63.45
NA-Pog	10.92	4.20	20.33
G.Ang	132.12	4.11	141.77
G-A-N	85.46	2.88	96.19
SN-Mp	37.59	3.86	57.96
SN-FH	2.67	3.88	11.22
SN-NF	7.27	3.06	6.56
SN-Occ	19.94	4.09	34.67
NF-Occ	12.67	3.86	28.11
NF-Mp	30.31	3.83	51.40
Mp-Occ	17.64	3.23	23.29
Inter	127.96	11.01	135.93
L1-Mp	90.59	7.11	77.86
U1-SN	103.85	6.80	88.25
U1-NF	111.12	7.02	94.81
ANS-PNS	46.98	2.44	43.71
N.Pog-A	5.05	2.00	9.57
N.Pog-U1	8.69	2.91	13.34
N.Pog-L1	5.86	2.49	10.44
GP/SN	1.08	0.05	0.84

図8・20　初診時側面頭部X線規格写真分析

に確保されていることが分かる．この後，約3カ月の保定後，抜釘を行った．同時期にmulti bracket applianceも撤去した．図8・23に装置撤去時のDENTAL PRESCALEを示す．その後は機能的矯正装置にて積極的な保定を行った（図8・24）．また，術後の下顎運動像および筋電図から，術前に比して大きな機能的改善は認められなかったが，少なくとも健側への悪影響を示唆する所見は認められなかった（図8・25）．さらに，MRIからは健側である右側の顎関節についても，円板の前方転位などの所見は見られず，また，臨床症状もないことから，延長による健側下顎頭への直接的な影響も見られないと判断された．

図8・26に延長終了後12カ月時に採得した一連の資料を示す．軟組織については左右の非対称が残存するものの，オトガイの位置は初診時に比べて改善され，咬合平面の傾斜の改善とともに12カ月経過後にも良好な状態を維持していることが分かる．また，延長は上下の咬合関係を維持したまま行われたため，術後においても咬合接触状態は左右臼歯部で確保されていることが分かる．さらに，パノラマX線写真およびデンタルX線写真から，左側上顎の永久歯胚への悪影響はないことが確認される．

図8・27に正面，および側面頭部X線規格写真のトレースの頭蓋基準の重ね合わせを示す．正面の重ね合わせより，初診時に見られた咬合平面の左上がりの傾斜はほぼ改善されていることが分かる．また，側面の重ね合わせより，骨延長術による上下顎骨の大きな移動が認められる．さらに，術後にも上下顎骨は前下方へ良好な成長をしていることが分かる．

E 考　察

近年distraction osteogenesisは，デバイスや術式の進歩とともに，頭蓋顎顔面部などさまざまな領域に適応され，とくに高度の変形を有する症例では欠くことのできない手法となっている．しかし，一般に高度な変形を有する症例は，延長量が多くなるばかりでなく，延長法に工夫を要することが少なくない．これに伴い，治療計画の立案に際しては従来の二次元的な硬軟組織の評価のみでは不十分な場合も生じる．これに対してわれわれは，二次元データである頭部X線規格写真においても多方向からの撮影による三次元情報を積極的に取り入れ，また，可能な限りCTを利用して診断の一助としている．CT検査では，なるべく客観的な情報を得るためにスケレトグラムを用いているが，現時点では本手法は三次元の情報を十分反映するものではない．今後は三次元情報をそのまま評価できるシステムの開発が急務となる．また，今のところCTのデータに口腔内，とくに咬合関係に関する情報が十分反映されているとはいい難い．歯列石膏模型をCTに組み込む方法なども検討されてはいるが[63]，将来的には形態だけではなく，顎運動をはじめとした口腔機能をも組み込んだシミュレーションモデルが必要にな

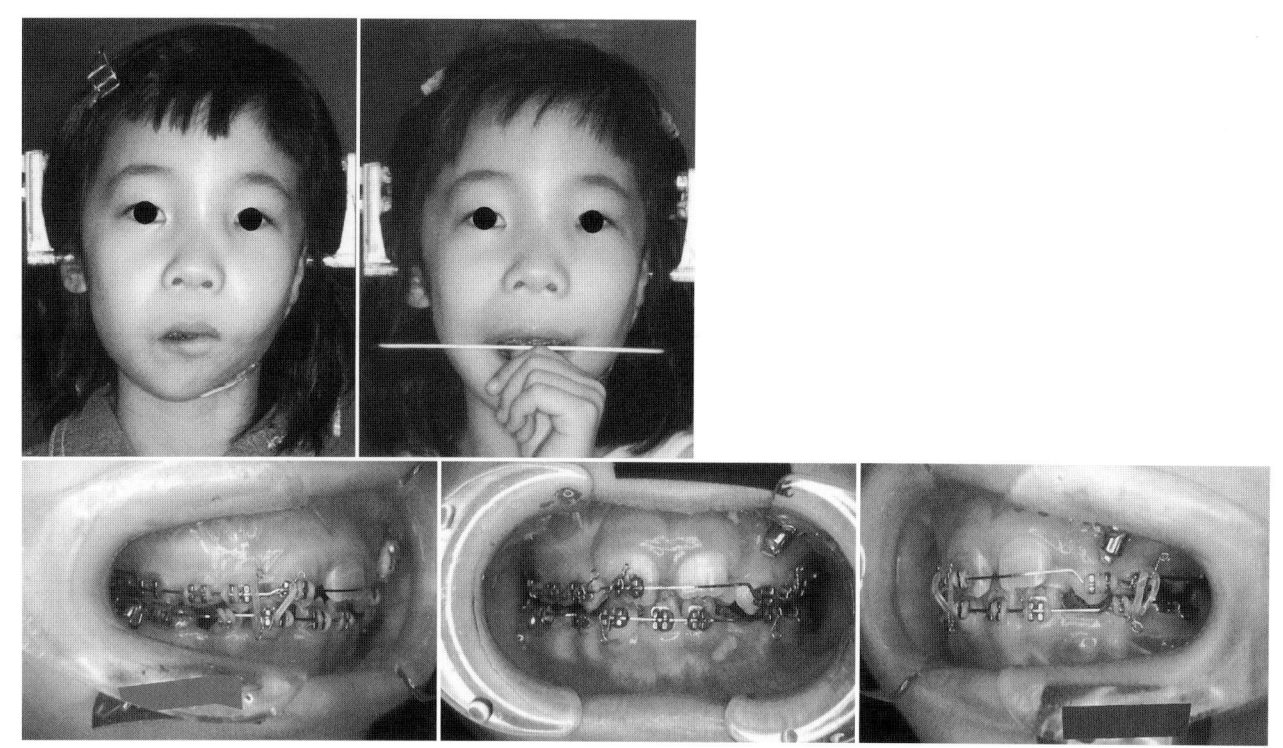

図8・21 延長終了時の顔面と口腔内写真
初診時（図8・18）に比べ，咬合平面は改善し咬合も緊密に確保されている。

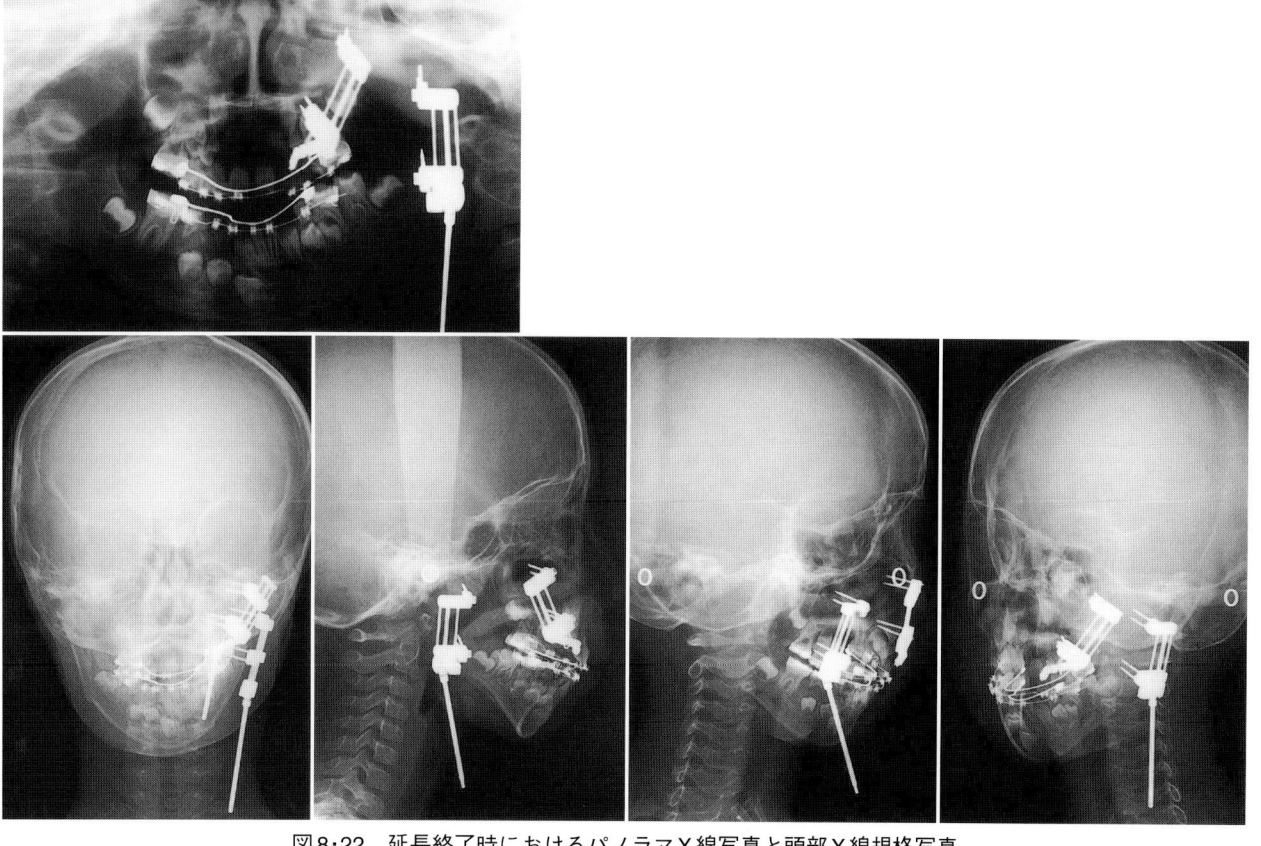

図8・22 延長終了時におけるパノラマX線写真と頭部X線規格写真

ると考えられる。

歯科が関与する顎口腔領域には，発音，咀嚼，嚥下および顎運動など重要な機能を担う部位が多く，骨延長の治療に際しては，これら機能の維持もしくは増進をも念頭に置く必要があり，術前の検査では形態分析のみならず，機能分析を十分に行う必要がある。このうち，咬合と顎運動については，これまで十分な論議が行われているとはいい難い。

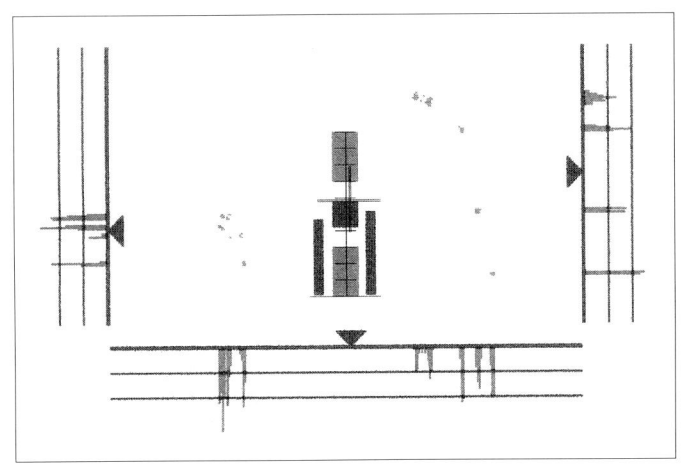

図8・23 装置撤去時のDENTAL PRESCALE
両側で咬合が確保されたまま，骨延長が行われたことが分かる。

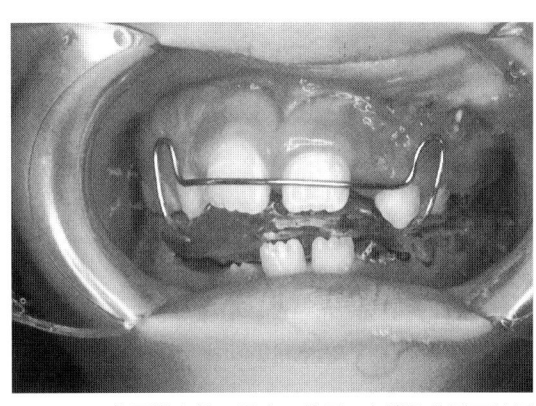

図8・24 装置撤去後の保定に使用した機能的矯正装置

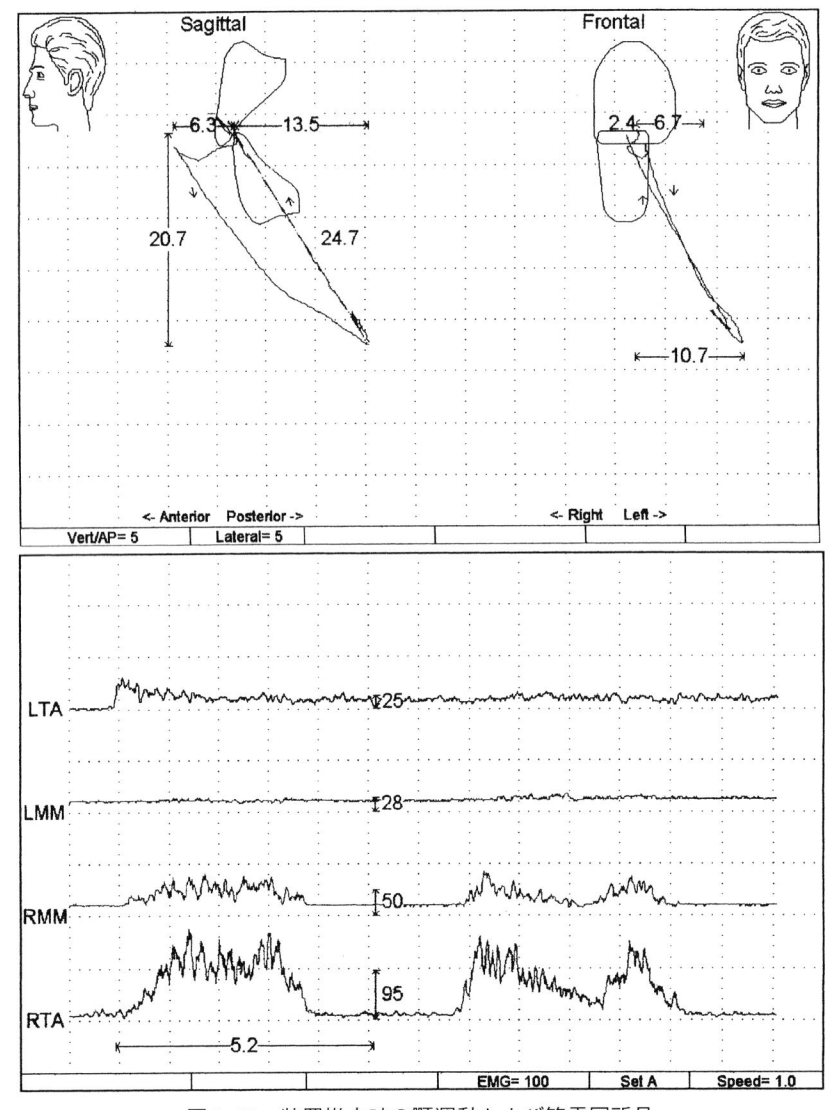

図8・25 装置撤去時の顎運動および筋電図所見

とくにhemifacial microsomiaなどの変形の強い症例については，一般的に患側下顎骨の延長を図ることが多いものの[60)～62)]，下顎のみの対応では，侵襲が少ないという利点を有する反面，延長後には上下歯列間に開咬が生じ，一時的に咀嚼障害が生じることになる．これに対しては，矯正装置を用いることによって患側上顎歯列の挺出および歯槽部の成長を促し，可能な限り速やかに上下顎歯列の接触が得られるように矯正治療を継続するが

[60) 62) 64)]，上下の開咬に伴う間隙の量が大きい症例については，延長後の矯正治療の期間が長くなることや閉鎖が困難な場合があるなど，対応に苦慮することがある。こうした場合，長期にわたり上下の歯列が咬みあわないため，この期間に異常嚥下癖や舌突出癖などの悪習癖を二次的に生じさせることも考えられる。また，摂食時には患側の下顎は上顎と接することなく，力が直接下顎頭に伝達される恐れもある。さらに，延長後の後戻りの一因として骨延長時に生じる咬合破壊が挙げられていることからも[65]，症例によっては本稿で述べたような上下顎の同時延長[66) 67)]を考慮する必要があると考えられる。

一般に顎変形症の症例を外科的に下顎枝矢状分割術やLe Fort I型骨切り術などの従来法により改善を図る場合においては，術後に緊密な咬合が得られるように術前の矯正治療を十分に行うことが理想的であるとされている[59]。骨延長においても基本的には同様で，延長後に可能な限り緊密な咬合が得られるように延長前の矯正治療を行うことが望ましいと考えられる。その際には，顎関節や顎運動などの機能的な回復を適切に診断，予測することが望まれる。

一般的な顎変形症における骨延長では，とくに延長中の顎関節の臨床症状に注意して延長を行うが，hemifacial microsomiaなどでは顎関節の変形が著しい場合や，関節の構造を有しない場合もあるため[68]，顎関節，顎運動などの機能面に対する診断や予測に関してはまだ困難な面が多い。しかしながら，このようなhemifacial microsomiaなどの症例における骨延長に際し

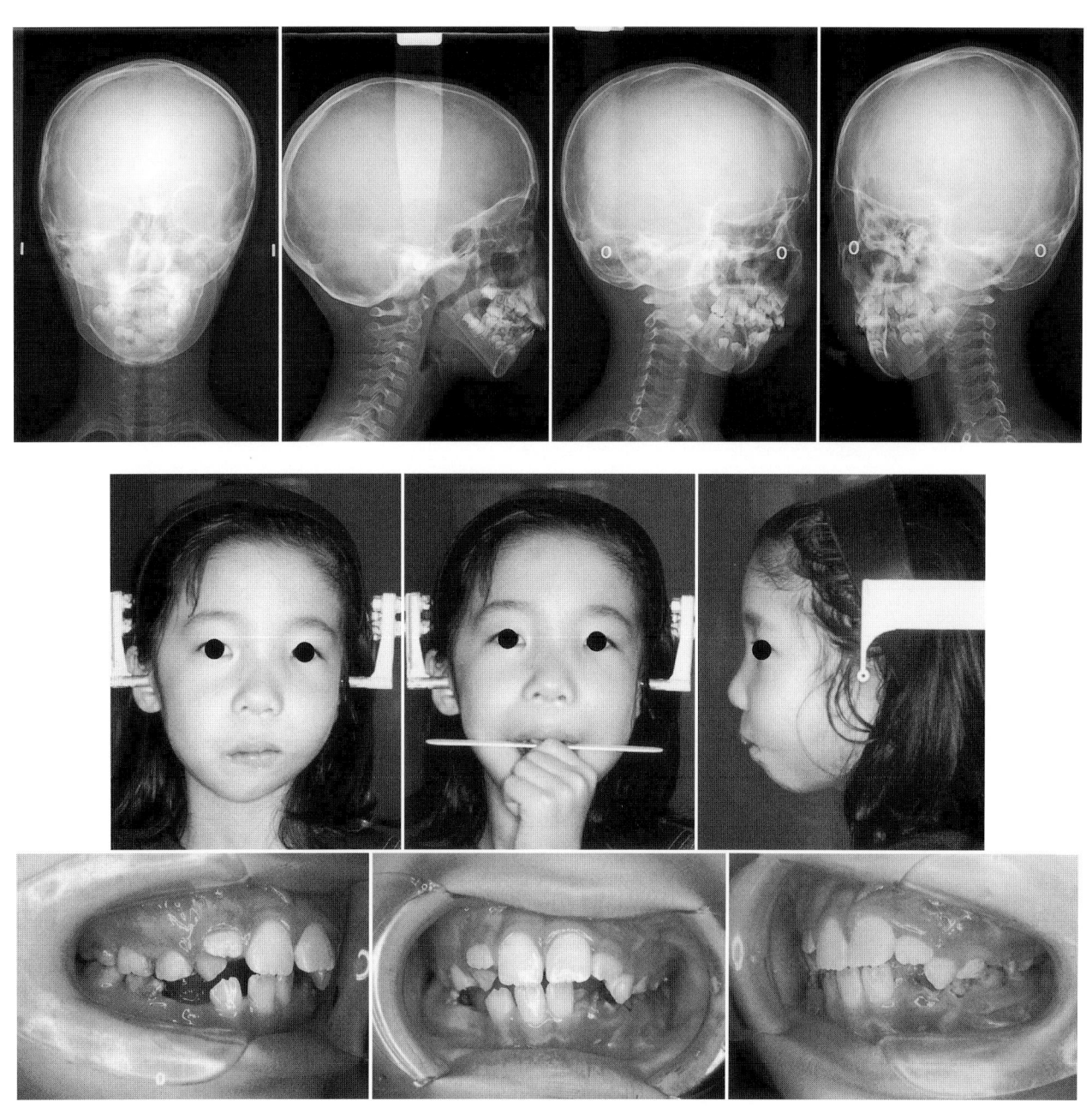

図8・26　延長終了後12カ月時の各種資料

ては，少なくとも患側のみならず健側の臨床症状に留意し，最低限，延長終了時にはMRIや顎運動などにより顎関節および顎運動状態の変化を確認する必要があると考えられる。

本稿では症例としてhemifacial microsomiaの上下同時延長術を提示した。このように顔面の著しい変形を伴う場合には，両親が小学校以降の本格的な集団生活に入る前に外貌の治療を希望する場合が少なくない。この時期に骨延長を行う場合には，思春期成長期前の手術になるため，術後の成長発育を明確に予測ができないこと，乳歯列期や混合歯列期であるためデバイスの固定を顎骨内の永久歯の歯胚や根未完成歯に影響しない位置に置く工夫が必要であること，矯正治療や検査に対する患者の協力が得にくい場合があること，などが問題となる。

本症例では上下の咬合を術前後を通じて確保し，咬合平面の是正も上顎骨の延長により達成することを目的としたために，上顎へのデバイスの装着および延長前後のmulti bracket applianceの使用が必要となった。そのため

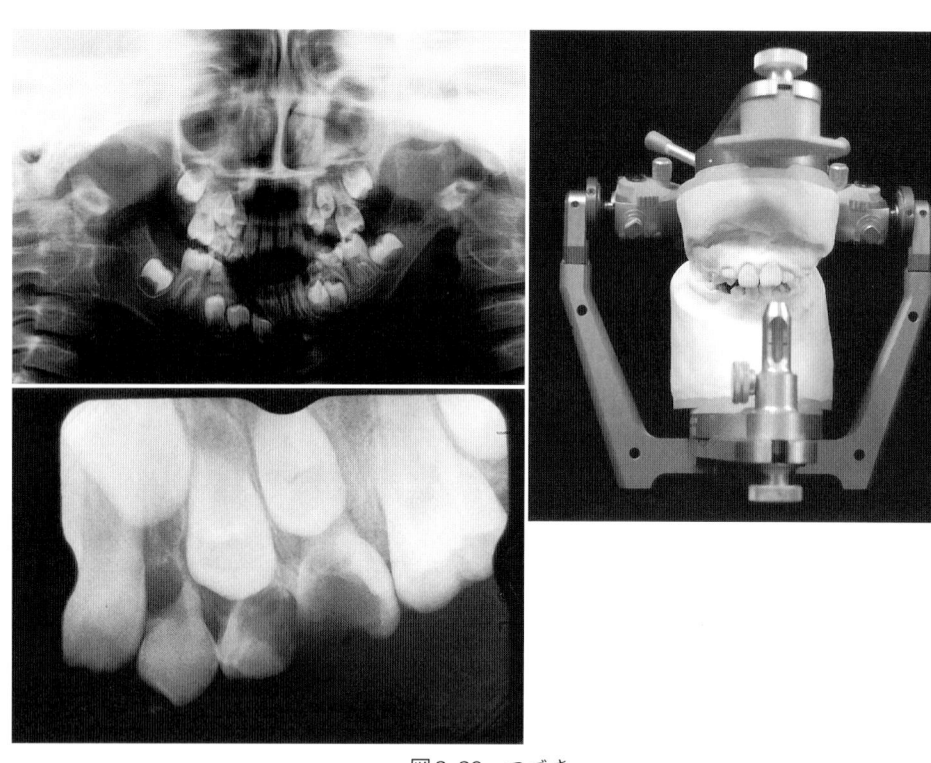

図8・26　つづき

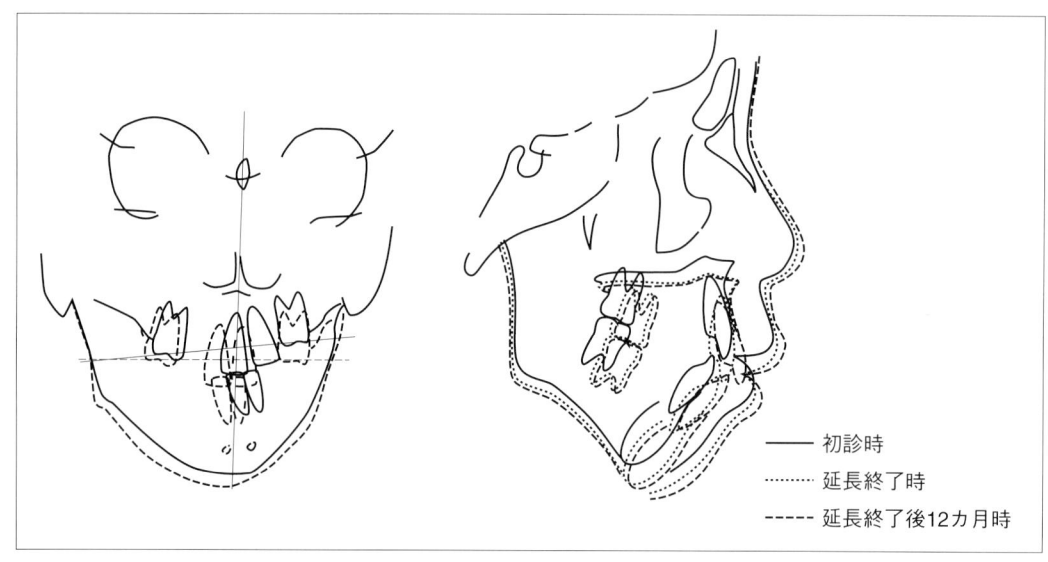

図8・27　正側面頭部X線規格写真のトレースの重ね合わせ
正面より，初診時に見られた咬合平面の左上がりの傾斜はほぼ改善されている。また，側面の重ね合わせより，骨延長術による上下顎骨の大きな移動が認められる。さらに，術後にも上下顎骨は前下方へ良好な成長をしていることが分かる。

― 初診時
⋯ 延長終了時
--- 延長終了後12カ月時

患者や術者への負担がやや大きい症例であったと考えられる。上顎へのデバイスは一端を歯槽部に置かなければならないため，その部位での永久歯胚への損傷を回避することを目的に，X線写真やCT，およびCTを構成するslice dataから，事前にデバイスの固定位置についての十分な検討を行った。その結果，術後1年のパノラマX線写真に見られるように，永久歯胚への損傷は回避されたと考えられる。また，上下顎の骨延長を同時に施術したことにより，DENTAL PRESCALEの検査結果に見られるように，術後の患側での咬合もほぼ維持されており，当初の目的は達成されたものと考えられる。このように骨延長後に良好な咬合が維持獲得されていることは，以後の成長発育にも好ましい条件を保持できるものと考えられるが，さらに今後の成長を観察するとともに，永久歯咬合への積極的な誘導を図り，また，今後も矯正治療を加えることにより機能的な咬合の確立を図る必要があるものと考えられる。

（佐藤嘉晃，日下部豊寿，飯田順一郎，井川浩晴）

文献

1) Angle, E. H. : Malocclusion of teeth, Angle's 7th. Edition, S. S. White Co., Philadelfia. 1907.
2) 斉藤 久：矯正歯科学上より観察した側貌とその調和について．日矯歯誌, 9 : 1-7, 1941.
3) 滝本和男：顔面写真の研究 (第1報)，日本人と米国人との側貌の比較．口病誌, 19 : 118-122, 1952.
4) Tweed, C. H. : Evolutionary trends in orthodontics, past, present, and future. Am. J. Orthod., 39 : 81-108, 1953.
5) Ricketts, R. M. : Planning treatment on the basis of the facial pattern and an estimate of its growth. Angle Orthod., 27 : 14-37, 1957.
6) 山内和夫：日本人成年女性の所謂「美しい顔」に関する研究，第1編『頭部X線規格写真法による分析』(第2報)．日矯歯誌, 20 : 7-12, 1961.
7) 滝本和男, 山内和夫：日本人成年女性のいわゆる"美しい顔"に関する研究, 第2編．規格顔面写真による分析 (第1報)．阪大歯学誌, 6 : 23-30, 1961.
8) 滝本和男, 山内和夫：日本人成年女性の所謂美しい顔に関する研究, 第2編．規格顔面写真法による分析 (第3報)．阪大歯学誌, 7 : 7-15, 1962.
9) 山内和夫ほか：頭部X線規格写真計測による日本人成年男女正常咬合者の側貌形態の比較．日矯歯誌, 26 : 155-160, 1967.
10) 瀬端正之ほか：調和のとれた日本人側貌構成基準に関する研究, 5．軟組織上の計測について．日矯歯誌, 31 : 87-104, 1972.
11) 本橋康助, 柏木宏之, 町田雅博ほか：E-lineを基準とする好まれる側貌に関する研究 (第1報)．歯学, 64 : 988-995, 1977.
12) 花田晃治：審美性の客観的評価を求めて－外科的矯正治療における美の基準とは－．別冊the Quintessense デンタルエステティック, pp.116-133, クインテッセンス出版, 東京, 1992.
13) 氷室利彦, 堀毛祐子, 変態116～133, 丹羽ひさえほか：顎変形症者の自己イメージの解析：2．自己顔描画テストの応用．日顎変形誌, 5 : 137-145, 1995.
14) 田代友子：日本人側貌の美的調和に関する研究．シミュレーションによる評価および判定者による評価の差異について－．歯科学報, 95 : 1-20, 1995.
15) 佐藤嘉晃, 井上則子, 大瀧尚子ほか：顔貌に関する意識調査．北海矯歯誌, 26 : 21-30, 1998.
16) 野田好矩：顔面規格写真を用いた日本人顔面形態の分析．顔面三角分割法, Gonzalles-Ulloaのprofile plasty line, Rickettsのesthetic planeの日本人成人女性における側貌評価での有用性について．日本頭蓋顎顔面外科学会誌, 5 : 5-24, 1989.
17) 山方秀一, 山本隆昭, 今井 徹ほか：顔面正中線の視覚認知に関する解析．北海矯歯誌, 28 : 20-26, 2000.
18) Proffit, W. R. : プロフィトの現代歯科矯正学, pp.128-131, クィンテッセンス出版, 東京, 1989.
19) 保母須弥也：咬合学辞典, 15, pp.442-444, 書林, 東京, 1978.
20) Moorrees, C. F. K., Kean, M. R. : Natural head position, a basic consideration in the interpretation of cephalometric radiographs. Am. J. Phys. Anthropol., 16 : 213-234, 1958.
21) Cooke, M. S., Wei, S. H. Y. : The reproducibility of natural head posture : a methodological study. Am. J. Orthod. Dentofac. Orthop., 93 : 280-288, 1988.
22) Viazis, A. D. : A cephalometric analysis based on natural head position. J. Clin. Orthod., 3 : 172-181, 1991.
23) 葛西一貴, 後藤滋巳, 亀田 晃ほか：歯科矯正学, pp.75-80, 129, 132, 医歯薬出版, 東京, 2001.
24) 山崎 篤, 佐藤嘉晃, 北澤慎一ほか：Skeletal Class IIIの顎態に対応した歯系の補償について－矯正治療後の歯列模型の計測から－．北海矯歯誌, 26 : 1-9, 1998.
25) 佐藤嘉晃, 山方秀一, 岡本 亨ほか：顎変形症患者における上下顎基底骨幅径の不調和と臼歯部歯軸に関する検討．日顎変形誌, 11 : 21-28, 2001.
26) 大坪淳造：日本人成人正常咬合者の歯冠幅径と歯列弓及びBasal Archとの関係について．日矯歯誌, 16 : 36-46, 1957.
27) 小野博志：乳歯および永久歯の歯冠近遠心幅径と各歯列間における相関について．口病誌, 27 : 221-234, 1960.
28) 鈴木 暁：斜位 (45°) 頭部X線規格写真からの未萌出側方歯群歯冠幅径総和の予測．日矯歯誌, 35 : 122-129, 1976.
29) 本橋康助：Tooth-size ratiosの臨床応用について．日矯歯誌, 30 : 270-282, 1971.
30) 上條雍彦：口腔解剖学, 1骨学, , p.185, アナトーム社, 東京, 1966.
31) Chin, M. : Alveolar process reconstruction using distraction osteogenesis. International Proceedings. Division of International Congress on Cranial and Facial Bone Distraction Processes : 51-54, 1997.
32) Ilizarov, G. A. : The tension-stress effect on the genesis and growth of tissues. Part 1. The influence of stability of fixation and soft-tissue preservation. Clin. Orthop., 238 : 249-281, 1989.

33) Timmenga, E. J. F. : Biomechanical and histomorphological changes in expanded rabbit skin. Br. J. Plast. Surg., 43 : 101-106, 1990.
34) Broadbent, B. H. : A new X-ray technique and its application to orthodontia. Angle Orthod., 1 : 45-66, 1931.
35) Downs, W. B. : Variations in facial relationships : Their significance in treatment and prognosis. Am. J. Orthod. Oral Surg., 34 : 812-840, 1948.
36) Riedel, R. A. : The relation of maxillary structures to cranium in malocclusion and in normal occlusion. Angle Orthod., 22 : 142-145, 1952.
37) Graber, T. M. : New horizons in case analysis − clinical cephalometrics. Am. J. Orthod., 38 : 603-624, 1952.
38) 村上有二, 井上農夫男, 小野貢伸ほか：オトガイ頭頂方向X線写真撮影法の検討. 北海道歯誌, 16：49-54, 1995.
39) 近藤悦子：日本人成人男女についての頭部X線規格正貌写真法による検討. 日矯歯誌, 31：117-136, 1972.
40) Sassouni, V. : Orthodontics in Dental Practice, pp.332-333, The C. V. Mosby Co., Saint Louis, 1971.
41) 町屋仁躬：第一第二鰓弓症候群の歯科矯正学的観察. 口科誌, 22：409-424, 1973.
42) 和田義彦：歯科医療におけるコンピュータの利用. 北海矯歯誌, 6：1-11, 1976.
43) 武内 豊：基準平面修正機能をもつ頭部X線規格写真分析システム. 日矯歯誌, 37：353-363, 1978.
44) 石井教生, 安藤葉介, 岡崎恵一郎ほか：Hemifacial microsomiaの臨床統計学的観察と形態的特徴. 北海矯歯誌, 2：1-11, 1996.
45) 小玉晃平, 安藤葉介, 岡崎恵一郎ほか：Hemifacial microsomia の顎顔面形態の成長変化. 北海矯歯誌, 25：41-59, 1997.
46) Sikder, M. A., 山村雅彦, 石川博之ほか：3D-CTを用いた下顎骨の3次元携形態分析. 北海道歯学雑誌, 15：75-88, 1994.
47) 松野 功：Hermifacial microsomiaの分類および矯正治療. 三次元表示CTを用いた分析. 日矯歯誌, 51：219-227, 1992.
48) 大西正俊, 飯塚忠彦ほか：顎関節症診療に関するガイドライン, p.27, 日本顎関節学会, 東京, 2001.
49) Karaharju-Suvant, T., et al. : The effect of gradual distraction of the mandible on the steep temporomandibular joint. Int. J. Oral Maxillofac. Surg., 25 : 152-156, 1996.
50) Harper, R. P., et al. : Reactive changes in the temporomandibular joint after mandibular midline osteodistraction. J. Oral Maxillofac. Surg., 35 : 20-25, 1997.
51) 伊藤学而, 上田 実, 高戸 毅：顎骨延長術の臨床応用, pp.51-54, 83-88, クインテックス出版, 東京, 1999.
52) 長谷川成男, 板東永一：臨床咬合学辞典, p.335, 医歯薬出版, 東京, 1997.
53) 常磐 肇, 桑原洋助：顎機能の臨床的診査−ナソヘキサグラフを用いて−. 補綴誌, 42：902-912, 1998.
54) 遠藤泰昭, 水谷英樹, 上田 実：感圧シート (Dental prescale) を用いた咬合状態の分析−中高生の歯科検診時における調査結果について−. D-Logue, 4：1-4, 1998.
55) Worms, F. W., et al. : Surgical orthodontic treatment planning : profile analysis and mandibular surgery. Angle Orthod., 46 : 1-25, 1976.
56) 菅原準二ほか：現代外科的矯正治療の理論と実際, pp.152-168, 東京臨床出版, 東京, 2000.
57) 大畑 昇ほか：骨格性反対咬合のチームアプローチによる治療−(3) 上顎側方拡大とDesirable Occlusion (D. O.) について−. 日顎変形誌, 2：63-64, 1983.
58) 花田晃治：外科的矯正治療へ至る道−下顎前突の治療計画について−. 西日矯歯誌, 29：1-17, 1985.
59) 大畑 昇ほか：骨格性不正咬合のチームアプローチによる治療− (2) Desirable Occlusion (D. O.) のプランニングについて−. 顎変形症研究会会誌, 1：43-45, 1982.
60) Kaban, L. B., et al. : Surgical correction of hemifacial microsomia in the growing child. Plast. Reconstr. Surg., 82 : 9-19, 1988.
61) Kaban, L. B., et al. : Three-dimensional approach to analysis and treatment of hemifacial microsomia. Cleft Palate J., 18 : 90-99, 1981.
62) Mulliken, J. B., et al. : Analysis and treatment of hemifacial microsomian childhood. Craniofac. Surg., 14 : 91-100, 1987.
63) 寺井陽彦, 島原政司, 崎中伸晃ほか：歯列模型組み込み式3次元モデル−その精度と臨床応用について−. 日顎変形誌, 8：18-24, 1998.
64) 萩野浩子, 澤木佳弘, 小田知生ほか：小児期に下顎骨仮骨延長を施行したHemifacial microsomiaの2症例−3年経過時の評価−. 日顎変形誌, 8：25-31, 1998.
65) 小宮徳春, 須佐美隆史, 杉林奈賀子ほか：下顎骨仮骨延長症例の中期変化−延長後5年以上経過して−. 日顎変形誌, 9：12-22, 1999.
66) Monasterio, F. O., et al. : Simultaneous mandibular and maxillary distraction in hemifacial microsomia in adults : avoiding occlusal disasteres. Plast. Reconstr. Surg., 100 : 852-861, 1997.
67) 三次正春, 藤澤 徹, 酒井昭行ほか：顔面非対称に対して上下顎同時骨延長を行った1例. 日顎変形誌, 11：58-62, 2001.
68) McCarthy, J. G. : Distraction of the Craniofacial Skeleton, pp.249-271, Springer, New York, 1997.

Ⅲ 臨床

8 分析・矯正
中顔面骨延長術における軟部組織の変化と
延長骨の後戻りについて

SUMMARY

頭蓋顔面骨の延長術は，骨切り，骨移動と骨移植を一期的に行う従来法と比較すると，骨組織の移動量に対する軟部組織の制約が少ないことが大きな利点の一つである。すなわち，骨延長法では骨組織だけでなく軟部組織も徐々に延長されるため骨組織の大きな移動量が得られることが利点として強調される。

骨延長法では従来法と比較して倍以上の骨組織の移動量を得ることも可能であるが，このことはその骨組織を取りまく軟部組織の変化も従来法より大きくなることを示している。中顔面の骨延長術は，頭蓋顎顔面領域の骨延長術の中でももっとも大きな組織が移動していく上，眼瞼や外鼻，口唇などの顔貌形態に直接かかわる重要な構成要素の形態に変化をもたらすため，軟部組織への影響がもっとも大きいと考えられる。

中顔面の骨延長術における軟部組織の変化は，眼球，眼瞼周囲や外鼻に顕著に認められた。中顔面骨延長を行っても眼窩内軟部組織はほとんど移動しないため眼球突出が改善するが，一方，骨延長量が大きい症例では，下眼瞼外反や眼窩内軟部組織の陥没などの合併症ともいえる好ましくない変化が生じることがあった。外鼻では鼻長，鼻背長ともに延長され，鼻唇角などの上口唇との位置関係の改善が認められた。そのほか，中顔面骨延長後には眼窩外側部の陥凹変形が生じる症例があった。これらの軟部組織の変形は，各種組織移植や人工物の移植により，比較的容易に改善された。

軟部組織の変化は延長された骨組織の後戻りの程度によってもある程度修飾を受けると考えられるが，延長された中顔面骨組織の後戻りに関する中期観察結果からは，後戻りは比較的少ないという結論が得られた。中顔面延長の経時的CT観察では，術後6カ月位から良好な骨新生が認められたが，これが後戻りが少ないことの裏づけとなると考えられる。

はじめに

頭蓋顔面骨の延長術は，McCarthyら[1]による下顎骨の臨床報告以来，craniofacial surgeryの強力な武器の一つとなった。本法は，骨切り，骨移動と骨移植を一期的に行う従来法と比較すると，骨組織の移動量に対する軟部組織の制約が少ないことが大きな利点の一つである。すなわち，骨延長法では骨組織だけでなく軟部組織も徐々に延長されるため骨組織の大きな移動量が得られることが利点として強調されている[2)～4)]。

骨延長法では従来法と比較して倍以上の骨組織の移動量を得ることも可能であるが，このことはその骨組織を取りまく軟部組織の変化も従来法より大きくなることを示している。本稿では頭蓋顎顔面領域の骨延長術において，軟部組織への影響がもっとも大きいと考えられる中顔面の骨延長術における軟部組織の変化について述べる。骨延長術に伴う軟部組織の変化は，異常形態を改善する上で望ましいものと，望ましくないもの，すなわちある意味では骨延長術の合併症と見なされるべき変化がある。

さらに，軟部組織の変化は延長された骨組織の後戻りの程度によってもある程度修飾を受けると考えられるので，延長された骨組織の後戻りに関する中期観察結果についても述べる。

A 中顔面骨延長術における軟部組織の変化

1996年以降，当科において施行した内固定型中顔面骨延長術[5)6)]28例において経験した顔面中1/3の軟部組織の変化で顕著なものは，眼球眼瞼周囲，外鼻，眼窩外側部から側頭部にかけての変化であった。

1. 眼球，眼瞼周囲

中顔面の骨延長術でもっとも顕著な軟部組織の変化が起こる部位は眼球，眼瞼周囲である。延長により中顔面の骨組織とその周囲の軟部組織は前方へ移動する。しかし，眼球は筆者らの経験でも諸家の報告[7)8)]でも，骨切り，骨移動と骨移植を一期的に行う従来法と同様に，前

210　Ⅲ. 臨床

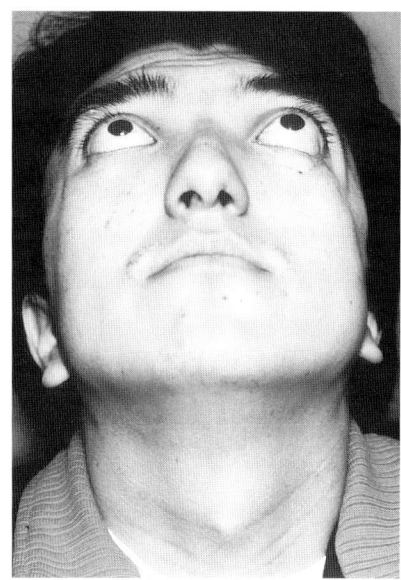

(a) 術前，眼球突出を認める。

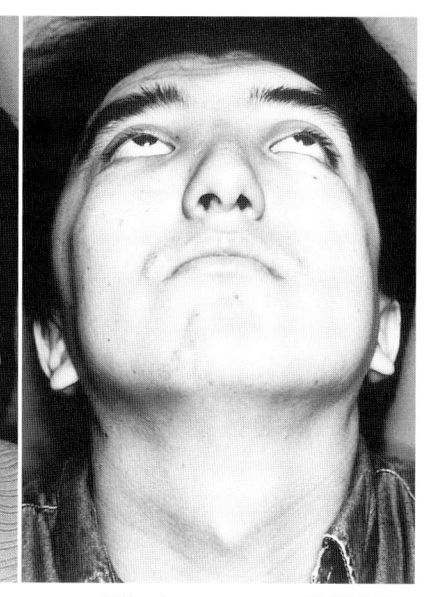

(b) 術後1年。Le Fort Ⅳ型骨延長術を施行し，前頭骨は前方へ9mm，中顔面は前下方へ16mmの延長を行った。眼球突出は良く改善している。

図8・28　25歳，男，Crouzon症候群

方移動することはほとんどない。したがって，Crouzon症候群などで眼球突出を来している症例に中顔面骨延長術を行えば，眼球突出は改善する（図8・28）。

中顔面骨延長術における軟部組織の変化は望ましい形態変化だけではなく，ある意味で合併症的な望ましくない変化も生じる。眼瞼周囲の軟部組織に生じる望ましくない形態変化は，①下眼瞼外反（兎眼），②外眼角斜下（たれ目），③下眼瞼の下垂，④眼窩軟部組織の陥没，⑤眼窩外側縁の骨突出などである（図8・29～8・31）。これらの望ましくない軟部組織変化は当然のことながら骨延長量が多い場合に生じやすい。中等度以上の中顔面劣成長を来している症例では，中顔面高を確保するために前方だけではなく下方への延長ベクトルが必要となることが多いが，このような場合に前述した眼瞼周囲の望ましくない軟部組織変化が生じやすい。

2. 外鼻

中顔面骨延長術において眼球，眼瞼周囲の軟部組織変化についで大きな変化が現れる部位が外鼻である。術前，術後の側貌セファログラム変化に示されるごとく，中顔面骨延長術では鼻背長，鼻長ともに延長効果が認められる（図8・32，8・34）。

中顔面骨延長術において筆者らは，側貌セファログラムでN点とANS点間距離が女性では延長後50～55mm，男性では55～60mmになるように術前シミュレーションを行い延長方向や延長量を決定している[5)6)]。比較的高度な中顔面劣成長を呈するCrouzon症候群やApert症候群で10歳以上の症例では，術前のN-ANS間距離が45mm前後のことが多いので，中顔面延長の下方成分ベクトルは約10mm前後となる。

中顔面骨延長術は外鼻の延長だけではなく鼻腔内も延長されるため，上気道の拡大も得られる[2)9)]。Crouzon症候群やApert症候群など高度の上顎劣成長を来している症例ではしばしば睡眠時無呼吸やいびきが問題となるが，筆者らの経験では中顔面の骨延長を行った症例では全例でいびきの程度に改善が認められた。

3. 眼窩外側部

中顔面骨延長術に伴うそのほかの軟部組織の変化として，眼窩外側部の陥凹変形が挙げられる（図8・35）。これは，中顔面骨延長術に伴う軟部組織の変化で望ましくないものの一つである。

筆者らの経験からは，この変化は程度の差こそあれほぼ全症例に起こるものである。この眼窩外側部の陥凹変形は，頭蓋骨と中顔面骨を同時に延長するいわゆるLe Fort Ⅳ型骨延長術でとくに生じやすい。

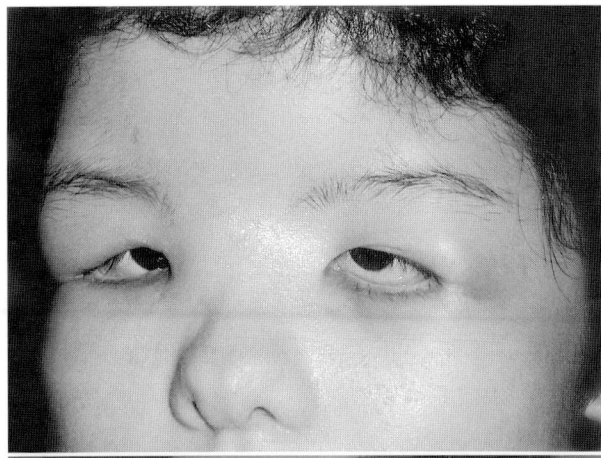

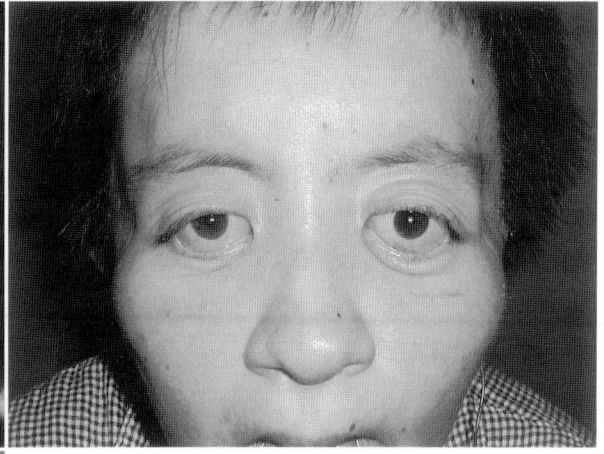

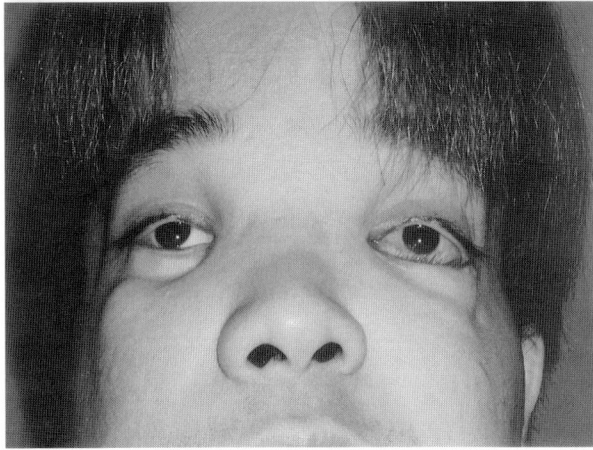

図8・29　下眼瞼外反，外眼角斜下と眼窩外側縁の骨突出
　10歳，女，frontonasal dysplasia症例，Le Fort IV型骨延長術後の状態。

図8・30　下眼瞼下垂
　35歳，女，Crouzon症候群，Le Fort III型骨延長術後の状態。

図8・31　眼窩軟部組織陥没
　21歳，男，Crouzon症候群，Le Fort III型骨延長術後の状態。

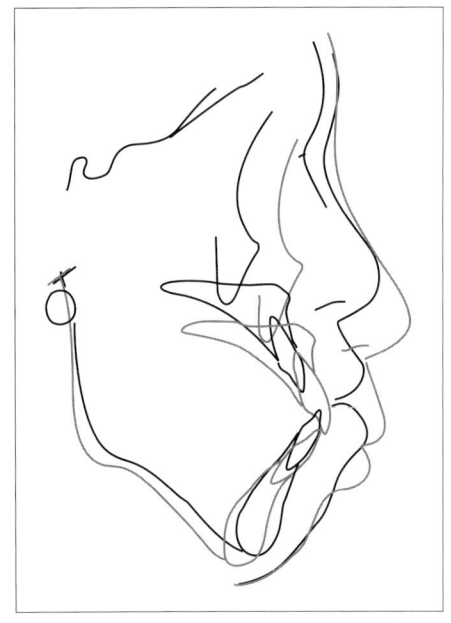

図8・32　側貌セファログラムの変化
　13歳，女，Crouzon症候群，Le Fort III型骨延長術前（黒線）と術後（灰色線）。軟部組織の変化では，鼻長，鼻背長の延長や鼻唇角の変化，上下口唇の相対的位置変化が認められる。

B 中顔面骨延長術における延長骨の後戻りの観察

1. 材料および方法

　1996年以降，当科において施行した内固定型中顔面骨延長術28例中，骨延長器全抜去あるいは延長軸のみを抜去後1年以上経過した症例のうち10症例を対象とし，側貌セファログラム上で，延長された中顔面の後戻りや回転などの位置的変化を経時的に観察した。

　症例の内訳は，Crouzon症候群4例，Apert症候群2例，Pfeifer症候群1例，唇裂を含む各種の顔面裂に続発して生じた中顔面劣成長に対する延長術が3例である。

　中顔面骨延長に先立つ骨切りは，Le Fort III型骨切り術が8例，Le Fort IV型骨切り術が2例である。Le Fort IV型骨延長術は，2対の内固定型骨延長器を用いた，前頭骨と中顔面の2方向同時骨延長である。いずれの骨切りにおいても，中顔面はフランクフルト平面に対して約45度の角度で前下方へ延長した。骨延長終了から延長器抜去までの後固定期間は，2〜3カ月であった。

　延長器もしくは延長軸のみの抜去時の年齢は，7〜28歳，平均18歳である。また，延長器抜去後の経過観察

期間は平均22カ月である。

中顔面は水平前方ではなく斜め前下方へ延長されているので，延長軸抜去後の後戻りについては水平成分と垂直成分に分けて考える必要がある。そこで，側貌セファログラム上でANS点のフランクフルト平面に対して水平方向と垂直方向の移動距離を計測した。

セファログラムは，延長軸抜去前，抜去後1カ月，3カ月，6カ月，1年，以降は6カ月ごとに撮影した。

2．結果

ANS点の水平成分すなわち後方への後戻りは最大でも1mm程度と比較的少なかった（表8・1）。

垂直成分すなわち上方への後戻りは水平成分の後戻りより大きい値であったが，おのおのの症例の最大値の平均は，約1.5mmであった。ANS点の変位を時系列で観察すると，後戻りは延長軸抜去後1～3カ月の比較的早期に生じており，3カ月以降はあまり認められなかった。また，15歳以下のまだ成長段階にある症例では，ANS点の後戻りではなくむしろ前下方への移動が認められた症例もあった（表8・2）。

また，延長器抜去後に中顔面に若干の回転が認められた症例が存在した。この回転は時計方向と反時計方向の両方が認められたが，いずれの症例においても咬合状態が改善する方向へ回転していた。

C 考　察

1．中顔面骨延長術後の軟部組織の変化について

a. 眼球，眼瞼周囲

中顔面骨延長術では，図8・32に見るように眼窩を構成する骨が骨切りされて前下方へ移動するので眼窩容積が増大する。一方，眼窩内容物すなわち眼球，眼窩脂肪，外眼筋や眼窩骨膜などは，骨切りに先立ち一塊として眼窩骨から骨膜下で十分に剥離されるので，中顔面の延長移動に伴う移動は少ないと考えられる[7)8)]。したがって，眼窩縁の骨が前方へ延長移動すると眼窩内容物が取り残されることになり眼球突出が改善する。Le Fort III型骨延長術の場合は眼窩の下1/2だけが完全骨切りされ前下方へ移動するのに対し，Le Fort IV型骨延長術の場合は眼窩全体が延長移動されるので，眼窩容積の拡大効果が大きく眼球突出の改善度が大きい。

表8・1　ANSの水平方向の変位量（mm）

症例	1カ月後	3カ月後	6カ月後	12カ月後	18カ月後	24カ月後	30カ月後
1	−1	−1	0	0	0	0	0
2	−1	−1	−1	−1	−1	0	0
3	−2	−1	−1	−1	−1	−1	
4	−1	−1	−1	0	0	0	
5	0	0	0	0	0	0	
6	−2	−1	−1	−2	−1		
7	0	1	1	1			
8	−1	−1	−1	−1			
9	0	0	1	1			
10	−1	−1	−1	−1			

延長器抜去あるいは延長軸抜去時を0カ月とするANS点の水平方向の時系列変位量を側貌セファログラム上で計測。マイナスが後方移動（後戻り）を示す。
なお，フランクフルト平面を水平面とした。

表8・2　ANSの垂直方向の変位量（mm）

症例	1カ月後	3カ月後	6カ月後	12カ月後	18カ月後	24カ月後	30カ月後
1	−2	−2	−1	−2	−1	0	0
2	−1	−2	−2	−2	−1	−1	−1
3	−2	−3	−3	−2	−3	−2	
4	−1	−1	−2	−2	−2	−2	
5	−1	−2	−2	−1	−1	−1	
6	−2	−2	−2	−2	−2		
7	−2	−2	−1	0			
8	−1	−2	−2	−1			
9	−2	−1	0	1			
10	−1	−1	−1	−1			

延長器抜去あるいは延長軸抜去時を0カ月とするANS点の垂直方向の時系列変位量を側貌セファログラム上で計測。マイナスが上方移動（後戻り）を示す。

もし，眼窩内容物が骨膜下で十分に剥離されていないならば，中顔面骨の延長移動に伴って前方（前下方）へ牽引されることになり，視神経が牽引される。このような状態で中顔面の延長を続けるならば，視神経が過伸展され失明の危険が生じる恐れがある[10]。このことから，筆者らは眼窩内容を眼窩骨膜下で十分に広く剥離し，眼窩骨から極力遊離するようにしている。

顔面中1/3の中顔面高を長くするには中顔面を下方ベクトル成分にも十分に延長する必要がある。このような症例では，しばしば延長後に縦長の眼窩形態となってしまう（図8・30）。中顔面を下方ベクトルに下げすぎると下眼瞼外反，眼窩組織の陥没，下眼瞼の下方への垂れ下がりや外眼角斜下を招来しやすい。このような眼瞼周囲軟部組織の変形を来した症例に対しては，下眼瞼に肋軟骨移植や耳後部からの全層植皮術，筋膜による吊り上げ術などのいわゆるtouch-up surgeryを行うことにより改善することが可能である（図8・33）。

ところで，中顔面劣成長はある1カ所のみが短縮しているという単純なものではなく，むしろありとあらゆる箇所が三次元的に少しずつ短縮していて全体的に劣成長を呈していると考えられる。一方，現段階の中顔面骨延長術では，骨切り線の1カ所だけ，しかも1方向だけが延長されるにすぎない。したがって，中顔面が延長された顔貌は依然として正常顔貌ではなく，術前より"改善"された顔貌にすぎない[11]。この事実が中顔面骨延長術後に眼球，眼瞼周囲に新たな変形を生じさせる原因であろう。すなわち，ある1カ所だけの骨延長で全体的な変形を代償的に改善した歪みが眼球，眼瞼周囲などに新たに生じていると考えられるのである。この観点に立つと，高度な中顔面劣成長を呈している症例では，中顔面のLe Fort III型骨延長術だけでは限界があり，たとえばLe Fort I型骨切り術や下顎枝矢状分割骨切り術などの上下顎の骨切り術を二期的に行い，正常な咬合関係と側貌を得る必要があるのではないかと思われる。

b. 外鼻

中顔面劣成長を来している症例では，眼球突出とともに顔面中1/3の高さの不足が目立ち，いわゆる短鼻変形を呈している。中顔面延長術を行えば，骨組織だけではなく軟部組織にも延長効果があるため，外鼻の延長量は一期的に前進を行う従来法より優れていると考えられ

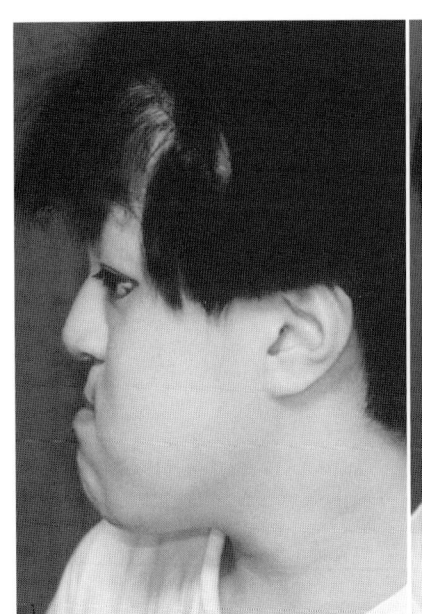

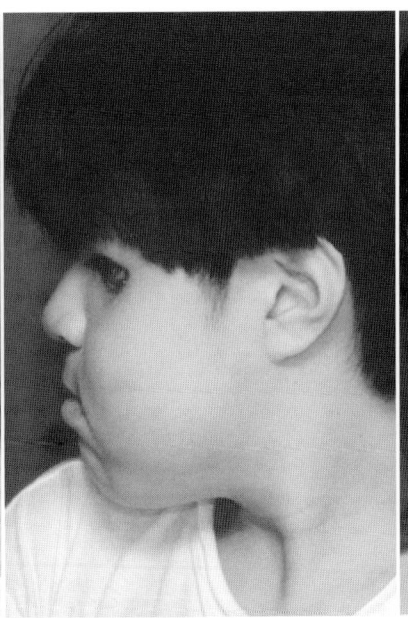

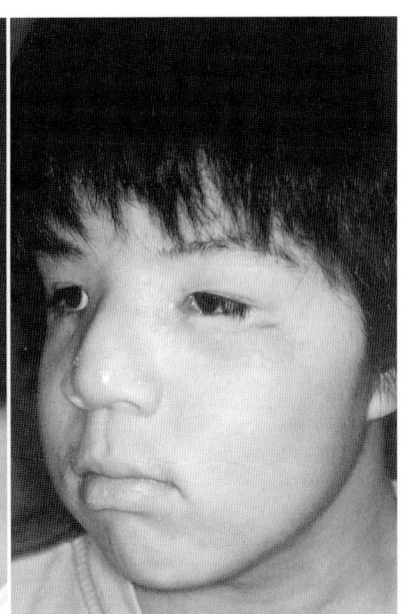

a	b	d
c		

(a) 術前。上顎劣成長，短鼻を認める。鼻唇角は鋭角である。
(b) Le Fort III型骨延長術後。下眼瞼外反，下垂と眼窩軟部組織の陥没を認める。鼻長は延長され，鼻唇角も改善している。
(c) 下眼瞼に肋軟骨移植。全身麻酔下の延長器抜去手術時に両側下眼瞼変形の改善を図って，肋軟骨移植と左下眼瞼には耳後部からの全層植皮術を行った。
(d) 術後2年の状態。下眼瞼の変形は改善している。

図8・33　13歳，男，Apert症候群

る。

外鼻の延長は鼻唇角などの外鼻と口唇の相対的位置関係にも変化をもたらす．Wen-Chingら[12]は上顎劣成長を呈している唇裂症例に対するLe Fort I型骨延長術で，鼻唇角が改善し上下口唇の相対的位置関係も改善したと述べているが，筆者らのLe Fort III型骨延長術においても鼻唇角の改善が経験された．とくにCrouzon症候群症例ではしばしば鼻唇角が鋭角を呈するが，中顔面骨延長術を行えばANSが下方へ移動するために鼻唇角が改善するものと思われる（図8・34）．

c．眼窩外側部

眼窩外側部の陥凹は，従来のLe Fort III型骨切り＋一期的前進術や眼窩隔離症に対する眼窩骨切り術などにおいてもある程度認められた変形である．これは，眼窩外側縁の骨組織が前方移動したことにより側頭筋が後方に取り残されることと，術後の側頭筋の萎縮によるボリュームの低下が主因であると思われる．筆者らの経験からも，中顔面の前方移動距離が大きい症例ほど，また20歳を超えている症例ほど眼窩外側部の陥凹変形が大きかった．

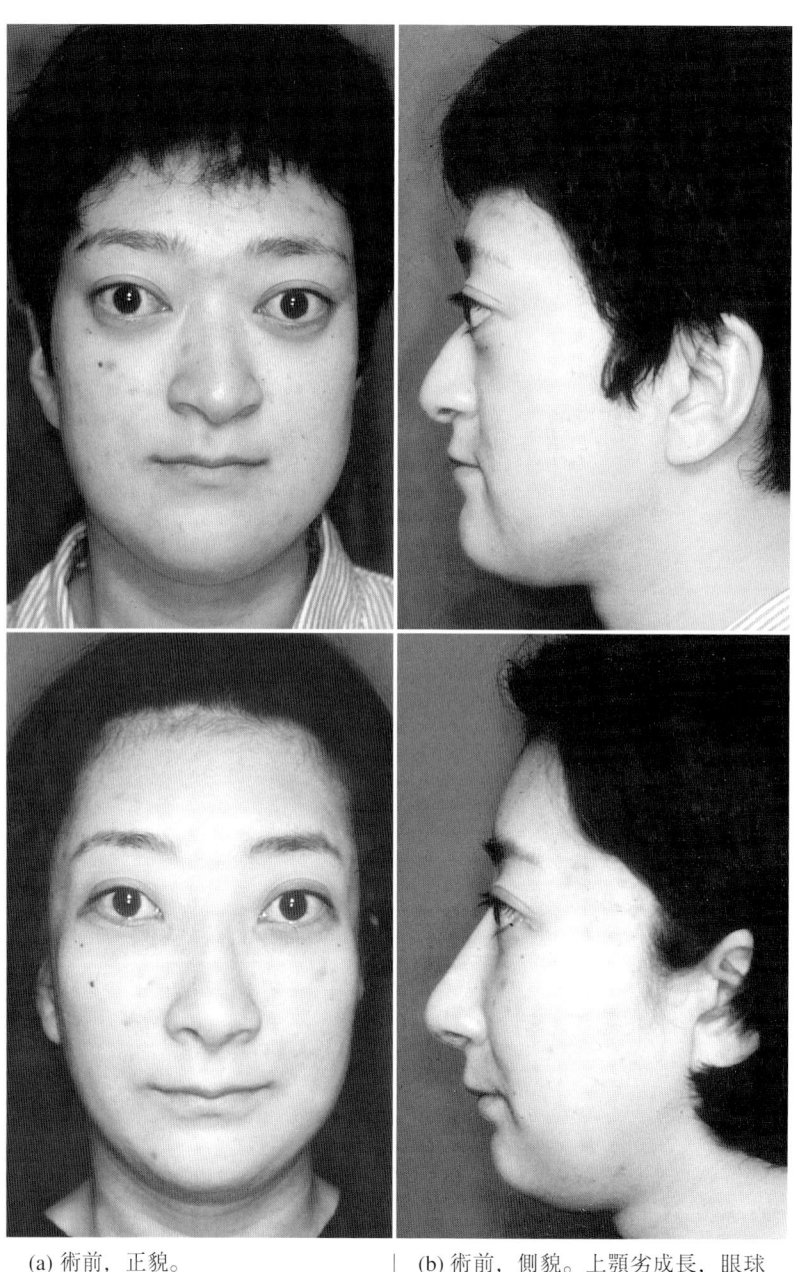

(a) 術前，正貌．	(b) 術前，側貌．上顎劣成長，眼球突出を認める．鼻唇角は鋭角である．
(c) 術後，正貌．10mmのLe Fort III型骨延長術を行った．	(d) 術後，側貌．中顔面の陥凹，眼球突出は良く改善している．鼻唇角，上下口唇の位置関係も良い．

図8・34　20歳，女，Crouzon症候群

この術後変形を防止するためには，術中に側頭筋の後方部を切離しておき，眼窩外側縁の移動する骨に強固に固定しておくことが重要である．それでもなお術後に陥凹変形が生じた症例には，筆者らはボーンセメントを用いて局所ボリュームの増大を図っている（図8・35）．

2. 延長された中顔面骨の後戻りについて

筆者らが経験した症例では，延長後の観察期間がまだ2年程度と術後中期のフォローアップであるが，延長された中顔面の後戻りは非常に少ないものであり，骨移植と強固な骨固定を行う従来法と比較してもほぼ同等か，それ以上の成績ではないかと考える．15歳以下のまだ成長段階にある症例では，後戻りではなくむしろ前下方への移動が認められたものもあったが，後戻りと成長という相反する要因をどのように判断するかは難しいところであり，延長後の後戻りの詳細な検討はさらに長期間のフォローアップが必要であろう．

後戻りは垂直方向成分の方が水平方向成分より若干大きかったが，これは咬合と関係していると思われる．すなわち，咬合によって上顎にかかる上方への力によって若干の後戻りが起きるのではないかと考える．ただ，長管骨においては骨延長部にストレスをかけることがかえって骨形成を促進することが知られており[13]，中顔面においても骨延長中および骨延長後を通じて積極的に咬合させることの重要性が示唆されるので，筆者らは患者に柔らかいものを摂取させるのではなく，むしろ通常通りの食事をさせている．また，積極的に咬合させることは延長された上顎にある程度の回転を生じさせ，良好な咬合位を獲得するためにも好都合ではないかとも考える．

後戻りを時系列で観察すると，延長軸抜去後1～3カ月の比較的早期に生じており，3カ月以降はあまり認められなかった．筆者らは延長軸や延長器全体を抜去するのは延長終了後約3カ月としているので，後戻りがあまり認められなくなる時期は延長終了後約6カ月ということになる．

骨延長部を定期的にCTや三次元CTで観察すると，術後6カ月位までは骨化（石灰化）はあまり認められないが，その後，良好な骨化が起こるようになり，術後1年でかなりしっかりした骨が新生され，術後2年でほぼ術前と同様なボリュームとなる（図8・36）．また，延長部の組織学的観察でもこのようなことが確認されている[14]．これらの事実から考えると，骨延長においては術後の後戻りはかなり少ないのではないかと思われる．

（秋月種高，大森喜太郎）

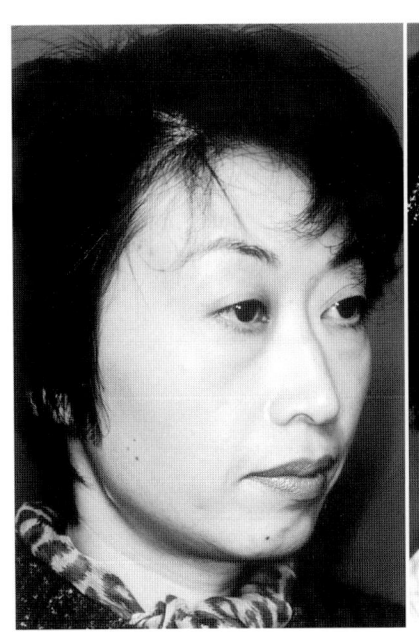

(a) 術前．

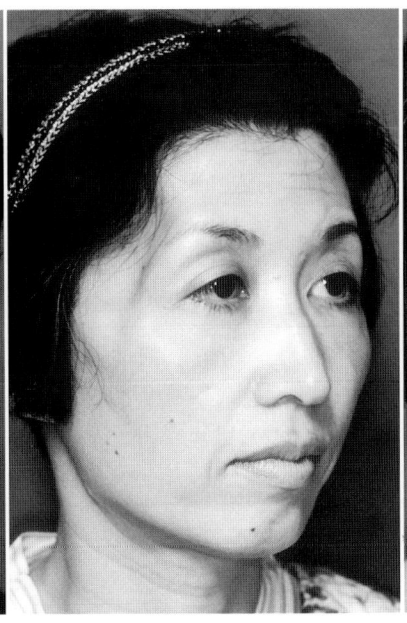

(b) 延長後，眼窩外側部の陥凹変形．Le Fort IVマイナスI型骨延長術で前頭骨と中顔面を8mm前方へ延長した．眼窩外側から側頭部にかけての陥凹変形が目立つ．この症例に対しては，延長器抜去手術時に陥凹部の側頭骨上にボーンセメントをon layした．

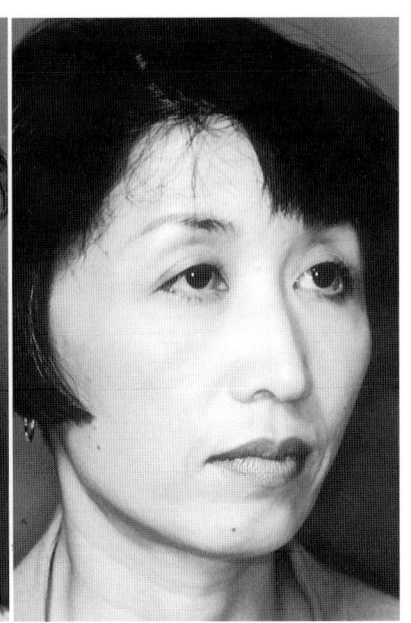

(c) 術後1年．陥凹変形は良く改善している．

図8・35　42歳，女，眼球突出

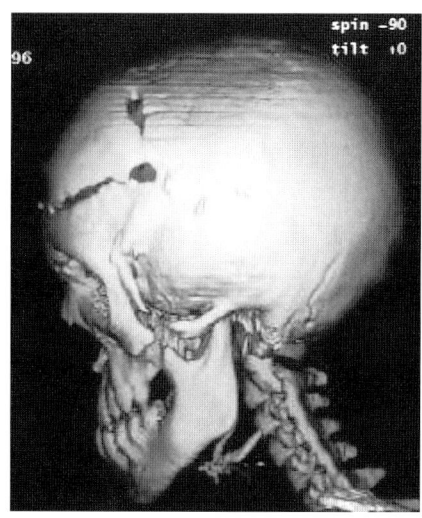

(a) 術前3D-CT。Le Fort III型骨延長術を行った。

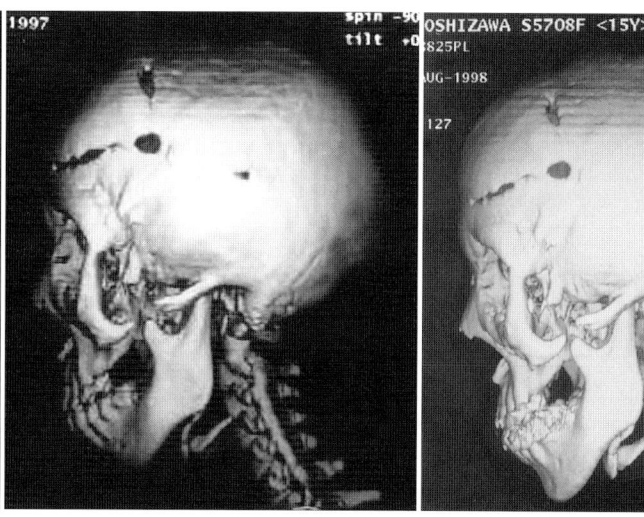

(b) 延長術後8カ月。眼窩外側の骨延長部にまだ細いが，すでに明瞭な骨化を認める。

(c) 延長術後2年。骨延長部の新生骨は術前とほぼ同じ幅となっている。

図8・36　13歳，女，Crouzon症候群

文　献

1) McCarthy, J. G., Schreiber, J., Karp, N., et al. : Lengthening the human mandible by gradual distraction. Plast. Reconstr. Surg., 89 : 1-8, 1992.
2) Chin, M., Toth, B. A. : Le Fort III advancement with gradual distraction using internal devices. Plast. Reconstr. Surg., 100 : 819-830, 1997.
3) Cedars, M. G., Linck, D. L. 2nd, Chin, M., et al. : Advancement of the midface using distraction techniques. Plast. Reconstr. Surg., 103 : 429-441, 1999
4) Cohen, S. R. : Midface distraction. Semin. Orthod., 5 : 52-58, 1999.
5) 秋月種高, 大森喜太郎：頭蓋顔面骨延長術. 形成外科, 40 : S149-S158, 1997.
6) 秋月種高, 小室裕造, 倉片　優ほか：中顔面骨延長術. 形成外科, 42 : 1155-1165, 1999.
7) Talisman, R., Hemmy, D. C., Denny, A. D. : Frontofacial osteotomies, advancement, and remodeling by distraction : an extended application of the technique. J. Craniofac. Surg., 8 : 308-317, 1997.
8) Britto, J. A., Evans, R. D., Hayward, R. D., et al. : Maxillary distraction osteogenesis in Pfeiffer's syndrome: urgent ocular protection by gradual midfacial skeletal advancement. Br. J. Plast. Surg., 51 : 343-349, 1998.
9) Lo, L. J., Chen, Y. R. : Airway obstruction in severe syndromic craniosynostosis. Ann. Plast. Surg., 43 : 258-264, 1999.
10) Amaral, C. M. R., Domizio, G. D., Tiziani, V., et al. : Gradual bone distraction in craniosynostosis. Preliminary results in seven cases. Scand. J. Plast. Reconstr. Hand Surg., 31 : 25-37, 1997.
11) Cutting, C., Grayson, B., McCarthy, J. G., et al. : A virtual reality system for bone fragment positioning in multisegment craniofacial surgical procedures. Plast. Reconstr. Surg., 102 : 2436-2443, 1998.
12) Wen-Ching, K. E., Figueroa, A. A., Polley, J. W. : Soft tissue profile changes after maxillary advancement with distraction osteogenesis by use of a rigid external distraction device : a 1-year follow-up. J. Oral Maxillofac. Surg., 58 : 959-969, 2000.
13) Ilizarov, G. A. : Transosseous Osteosynthesis ; Theoretical and Clinical Aspects of the Regeneration and Growth of Tissue, pp.453-543, Springer-Verlag, Berlin, 1992.
14) Komuro, Y., Akizuki, T., Kurakata, M., et al. : Histological examination of regenerated bone through craniofacial bone distraction in clinical studies. J. Craniofac. Surg., 10 : 308-311, 1999.

III 臨床
9 骨トランスポート法

SUMMARY

骨トランスポート法とは，骨延長法の一方法で，骨のセグメントを一定方向に徐々に移動させ，移動骨の後方に新生骨を形成させて骨欠損を修復する方法である。この方法は，頭蓋顔面領域においてはおもに下顎骨において用いられているが，下顎骨は形態的に複雑な弯曲をなしていることや，膜性骨は管状骨に比較して骨形性能が劣ることから，比較的骨欠損が小さい場合に使用されることが多い。この点から骨トランスポート法は，歯槽骨の高さが不足している場合などに良い適応となる。すなわち，外傷による歯槽骨部分欠損や口腔癌における下顎辺縁切除後の下顎骨に対し，残存している下顎骨の垂直的な骨延長が行われる。骨延長と同時に，その上に存在する粘膜などの軟部組織を同時に拡張可能である。同法により顎堤形成を行うことにより，可撤式義歯の装着やデンタルインプラントの植立が可能になる。また，顎関節部の欠損に対し，下顎枝に骨トランスポート法を応用し，顎関節部の再建も行われている。

これらの方法は，瘢痕や軟部組織の不足のために従来の骨移植法が困難な場合に選択されることが多い。しかし，放射線照射を受けている場合や，骨髄炎などを有している場合には，骨形成が期待できない。また，装置が長期間にわたり装着され感染の問題を生じるため，このような場合に同法の適応は禁忌と考えられる。

はじめに

近年，microsurgeryの発達により，腫瘍切除後や外傷後の骨欠損に対して，血管柄付骨移植が施行されるようになり，大きな骨欠損や合併した軟部組織欠損に対しても良好な結果が得られている。一方，生体の骨形成反応を利用した仮骨延長法の一つである骨トランスポート法により，骨を別の場所から移植することなく骨欠損を修復することも可能になっている[1]〜[14]。

骨トランスポート法とは，残存骨の位置関係を保ちながら，骨断端部に作成した骨のセグメント（移動骨片：transport segment）を一定方向にわずかずつ徐々に移動させ，移動骨片の後方に新生骨を形成させて骨欠損を修復する方法である。頭蓋顔面領域において，この方法はおもに下顎骨において用いられているが，下顎骨は形態的に複雑な弯曲をなしていることや，膜性骨は管状骨に比較して骨形性能が劣ることから，比較的骨欠損が小さい場合に使用されることが多い[15]。本稿では，この骨トランスポート法を用いた下顎骨の再建について述べる。

A 概念

骨トランスポート法は，骨を延長することにより骨を新生する仮骨延長法の一方法である。骨トランスポート法には，1個の移動骨片を用いるbifocal distraction（図9・1）と2個の移動骨片を用いるtrifocal distraction（図9・2）がある[1)2)16)]。Trifocal distractionは，骨欠損が大きく延長量が多い場合に，移動骨片を2個作成し同時に延長することにより，治療期間を短縮することを目的としている。またtrifocal distractionでは，2方向に延長することによりある程度の曲線的な骨欠損も再建可能であるが（図9・3-a〜c），bifocal distractionでは1方向の延長であるため，曲線的な骨再建は困難である[16]。骨トランスポート法を用いれば，骨移植を行わずに骨欠損を修復でき，延長距離に制限がないという特長がある。しかし，頭蓋顔面領域においては，管状骨と異なり三次元的に複雑な形態を再建することが困難なことや，膜性骨では骨形成が劣るという欠点もあるので術前計画が重要である[17)〜19)]。

218　Ⅲ．臨床

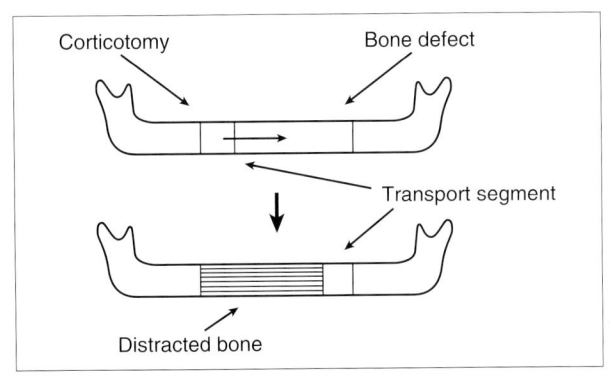

図9・1　1個のtransport segmentを用いるbifocal distraction
（小田知生：仮骨延長による顎骨欠損の再建．顎骨延長術の臨床応用，pp.42-46，クインテッセンス出版，東京，1999．より引用）

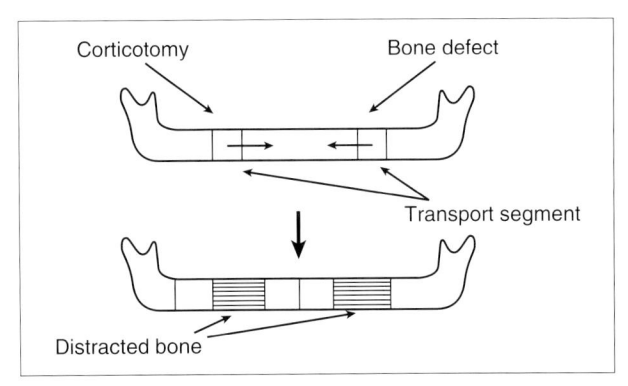

図9・2　2個のtransport segmentを用いるtrifocal distraction
（小田知生：仮骨延長による顎骨欠損の再建．顎骨延長術の臨床応用，pp.42-46，クインテッセンス出版，東京，1999．より引用）

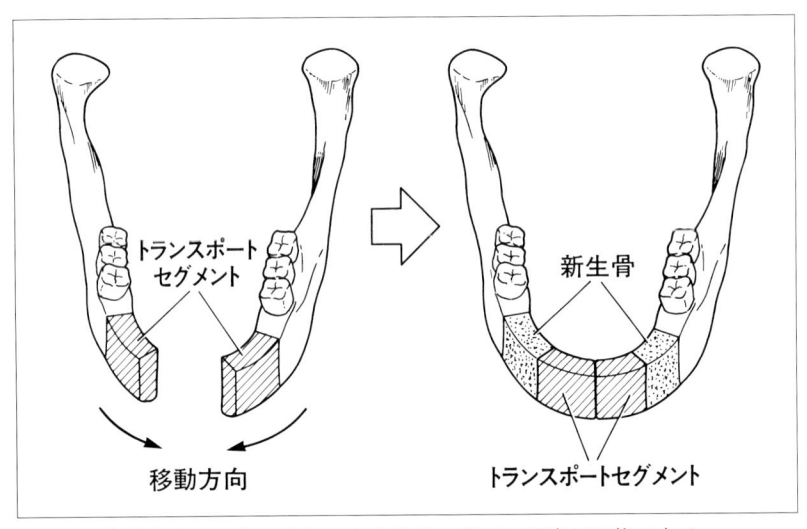

(a) 2個移動することにより，ある程度の曲面の再建が可能である。

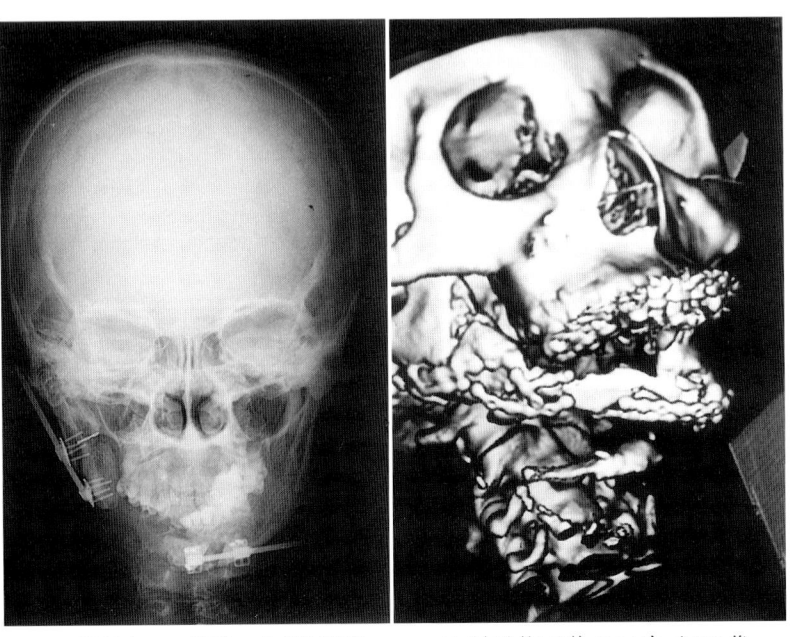

(b) 延長中のX線像。右側下顎骨欠損に対し，残存下顎骨の両断端より延長を行う。

(c) 延長終了後の三次元CT像。骨片同士を吸収性ミニプレートにて固定している。

図9・3　右下顎骨欠損修復のため，2個のtransport segmentを用いたtrifocal distraction

B 適応

骨トランスポート法は，頭蓋顔面骨においては小さな骨欠損修復が良い適応と考えている（図9・4）。とくに，下顎骨において歯槽骨の高さが不足している場合などが良い適応となる[20)〜22)]。すなわち，外傷による歯槽骨部分欠損や口腔癌における下顎辺縁切除後の下顎骨に対し，残存している下顎骨の垂直的な骨延長が行われる（図9・5-a，b）。骨延長と同時に，その上に存在する粘膜などの軟部組織を同時に拡張可能である。同法により顎堤形成を行うことにより，可撤式義歯の装着やデンタルインプラントの植立が可能になる。また，顎関節部の欠損に対し，下顎枝に垂直方向に骨トランスポート法を応用し，顎関節部の再建も行われている（図9・6）[23)〜26)]。

すなわち骨トランスポート法は，瘢痕や軟部組織の不足のために，遊離骨移植法では良い結果が期待できず，また逆に骨欠損が小さすぎて血管柄付骨移植が適応し難い場合などに選択されることが多い。

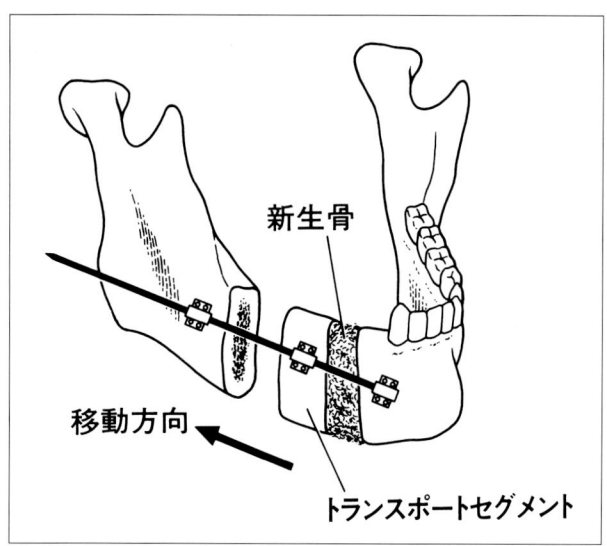

C 術前の評価

パノラマX線写真，頭部X線規格写真，三次元CT像などによる評価を行い，骨欠損の状態を十分に把握しておく。また，口腔内石膏模型を作製し，歯列や咬合状態を把握しておく。さらに，延長装置の装着，延長終了時の状態などを確認するため，プラスチック実体モデルを作製し，模擬手術を行うことが好ましい[27)]。

また，口腔内の粘膜，瘢痕，移植皮膚および歯牙の状態などを把握しておく。放射線照射などについて，過去における治療歴の確認が必要である。

D 手技

骨トランスポート法を実施するにあたりもっとも重要な点は，使用する延長装置の選択である。骨欠損の形態は症例によって異なるので，延長部位の形状や延長距離に応じて装置を選択する必要がある。通常は既成の延長装置の中から選択するが（図9・7-a〜c），症例に応じて特殊な延長装置を作製することが必要な場合もある。

手術法は，下顎骨の延長の場合，口腔前庭切開か皮膚

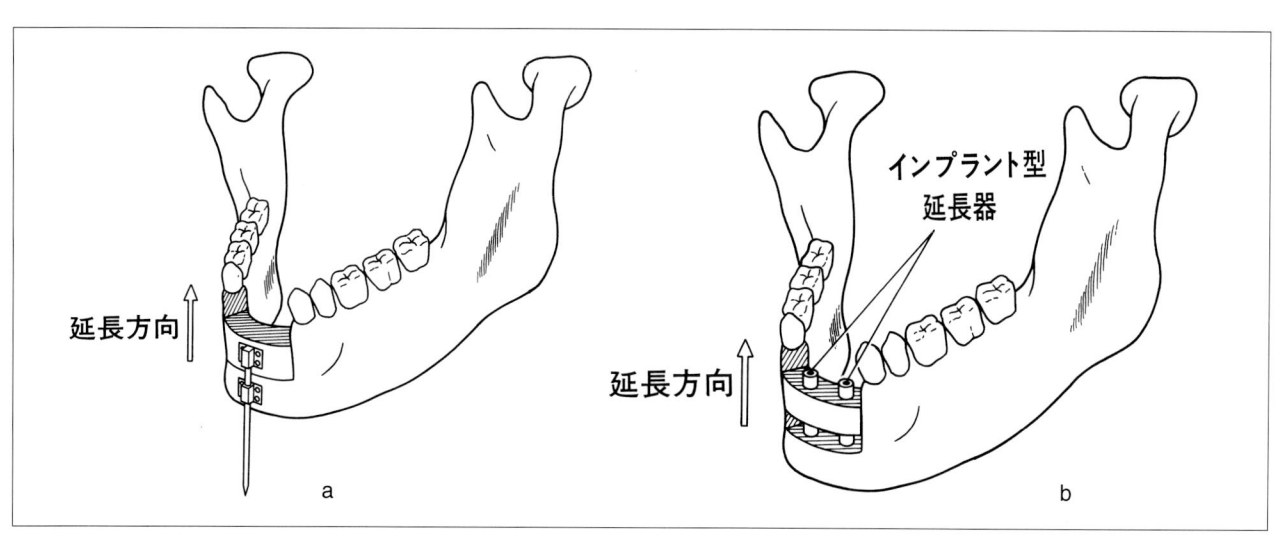

図9・4 比較的小さな下顎骨欠損に対する骨トランスポート法の適応
（森　良之，高戸　毅，波利井清紀：骨延長術と骨トランスポート法による下顎の再建．頭頸部腫瘍，25：421-425，1999．より引用）

(a) 口腔外調節型延長器による延長。　　　　　　　　　　(b) インプラント型延長器。
図9・5　歯槽骨の垂直的骨延長術
（森　良之，高戸　毅，波利井清紀：骨延長術と骨トランスポート法による下顎の再建．頭頸部腫瘍，25：421-425，1999．より引用）

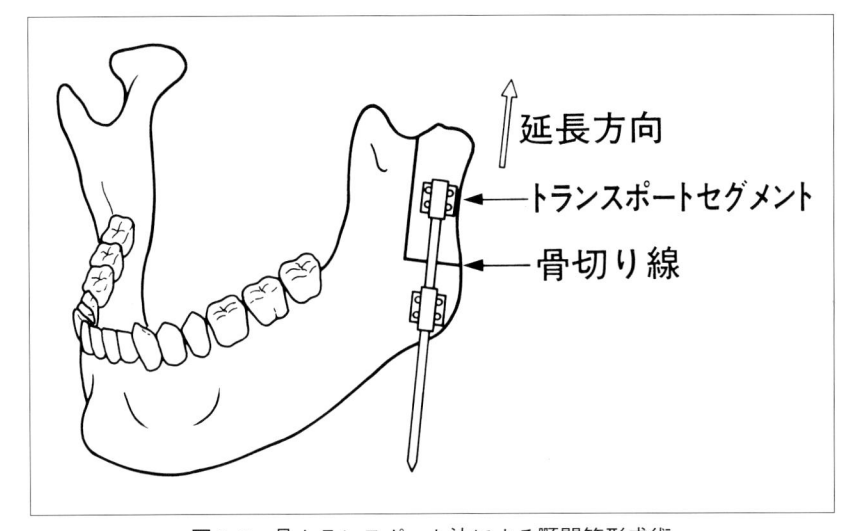

図9・6 骨トランスポート法による顎関節形成術
トランスポートセグメントの先端には膠原線維の被膜が形成される。
(森 良之, 高戸 毅, 波利井清紀：骨延長術と骨トランスポート法による下顎の再建. 頭頸部腫瘍, 25：421-425, 1999. より引用)

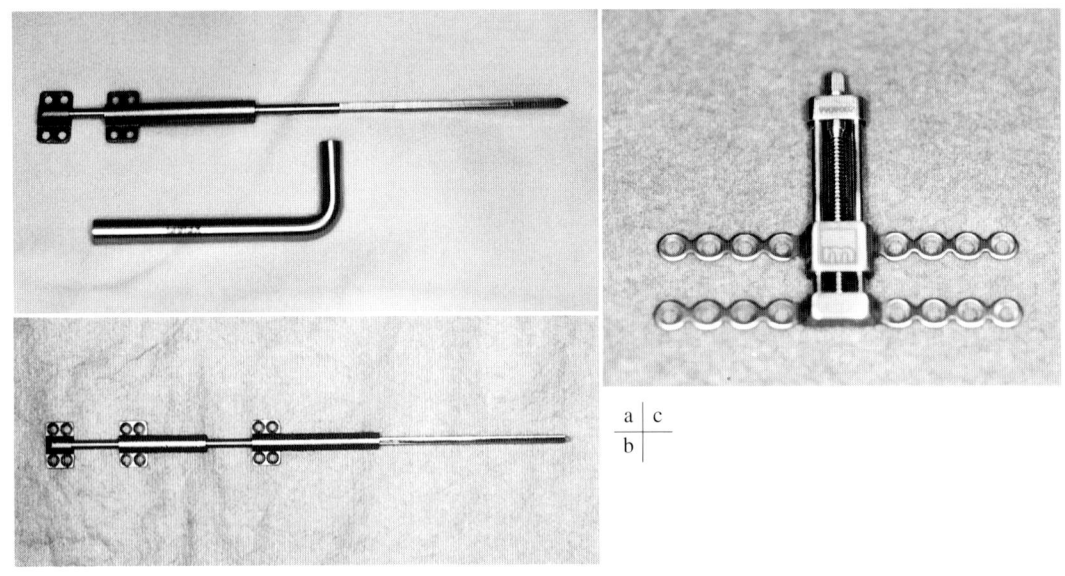

(a) 骨断端からトランスポートセグメントを移動させる骨延長器と延長に使用するドライバー（ケイセイ医科工業社製）。
(b) 残存骨の位置関係を保ちながら, 中央のプレートに固定されたトランスポートセグメントを移動させる骨延長器（ケイセイ医科工業社製）。
(c) 歯槽骨の垂直的骨延長器（マーチン社製）。

図9・7 骨トランスポートに用いられる創内型の骨延長器

切開のいずれかを選択する。延長に伴い, 縫合部に緊張がかからないように, 切開線の位置に注意が必要である。いずれの切開においても通常, 舌側の骨膜は剥離せず, 移動骨片の血行を温存するよう注意が必要である。移動骨片のデザインを行った後, 延長装置固定のネジの位置に専用のドリルを用いて穴をあけておく。移動骨片には骨切り前に延長装置を装着しておく方がよい。つぎに, 全層で骨切りを行って骨延長装置を装着する。

E 術後管理

術後4〜5日間の待機期間をおいた後, 1回0.25〜0.5mm, 1日2回すなわち1日延長量0.5〜1.0mmの速度で骨延長を行う。この延長量は延長装置によってそれぞれ設定されているが, 差はわずかである（図9・8）。延長は咬合状態などを参考に最終的に延長終了時期を決定するが, 数mmは過矯正に行う必要がある。延長装置の回転部分が露出している場合は, 延長終了後にカッターにて露出部分を切断する。

骨トランスポート法においては，延長距離や部位により骨形成に差があるので，2週間ごとにX線写真を撮影して骨形成状態を観察する．移動骨後方に十分な骨陰影が確認されたら，延長装置を除去する．この時，移動骨の先端部と相手骨との接触部分（docking site）には軟部組織が介在しているので，これを除去しミニプレートにて固定する．このためにも，骨延長は過矯正であることが必要である．長期間，延長装置を装着していても骨形成が十分でない場合には，装置除去時に海綿骨を骨延長部に充填することも考慮する．

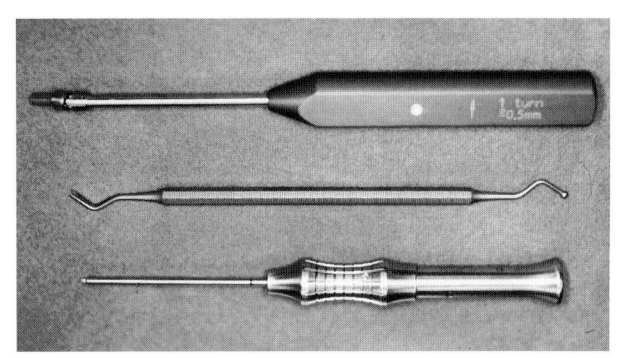

図9・8 歯槽骨の垂直的骨延長器用の各種ドライバー
1回転につき0.5mm延長するように設定されている（マーチン社製）．

F 症 例

1．区域切除後の下顎再建（図9・9-a〜e）

骨欠損が3cm以下と比較的小さい症例（図9・4）や，すでに口腔癌の再建において遊離組織移植による軟部組織再建が施行され，移植床に吻合血管がないため血管柄付骨移植が困難な症例に本法を施行している．原則的には歯牙を有しない，長さ2〜3cmの長さの骨セグメントを下顎骨断端に作成し移動させる．

2．歯槽部の再建（図9・10-a〜f）

下顎骨再建の最終目標は，咬合の回復であるが，腫瘍切除後に腓骨などによる再建下顎では，顎骨形態が回復されても歯槽部の形態回復は非常に困難である．つまり歯槽骨の高さが不足していることがほとんどで，可撤式義歯の装着やデンタルインプラントの植立には顎堤形成（歯槽骨形成）が必要となる．このような症例では創外固定装置やインプラントを用いて，移植骨あるいは歯槽骨の垂直的な骨延長が行われる（図9・5-a, b）．

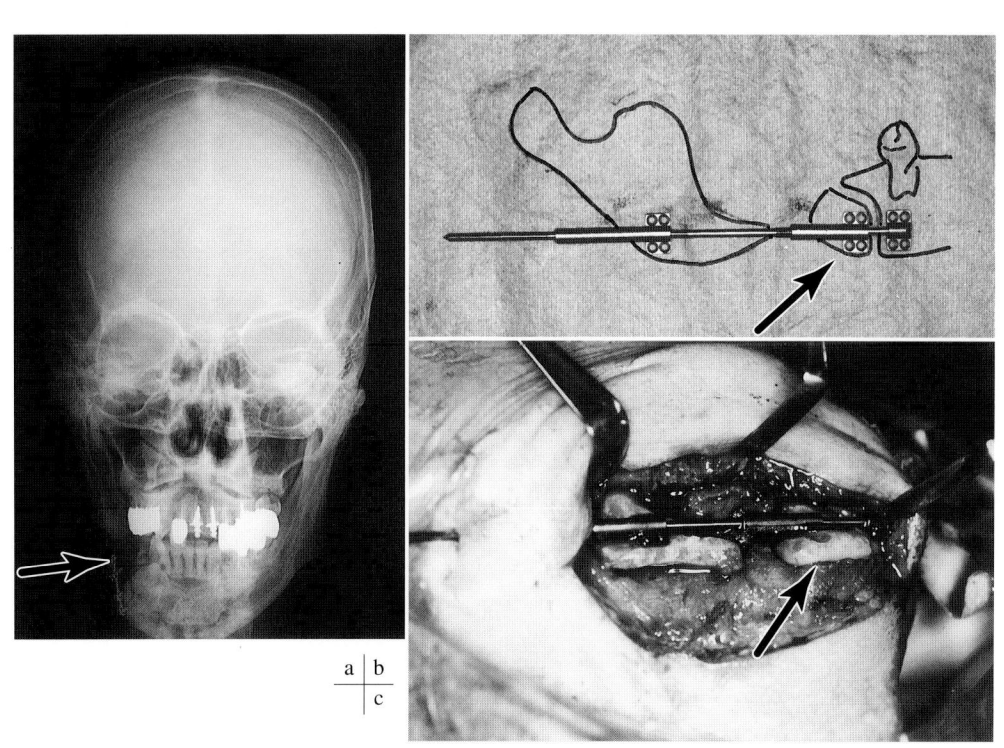

(a) 術前のX線像（矢印は骨欠損部を示す）．
(b) 術前の骨欠損と移動させる骨セグメント（矢印）のシェーマ．
(c) 骨延長器を装着したところ（矢印は移動させる骨セグメント）．
図9・9 症例1：67歳，男，右側中咽頭癌術後の下顎骨欠損
（高戸 毅, 森 良之, 江口智明ほか：顎顔面領域における骨延長術の応用. Hosp. Dent. (Tokyo), 10：2-17, 1999. より引用）

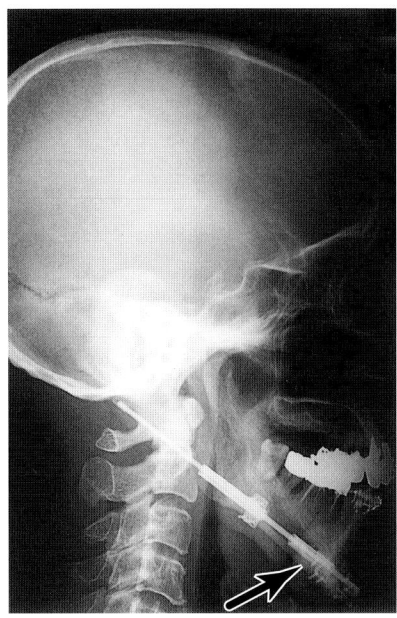

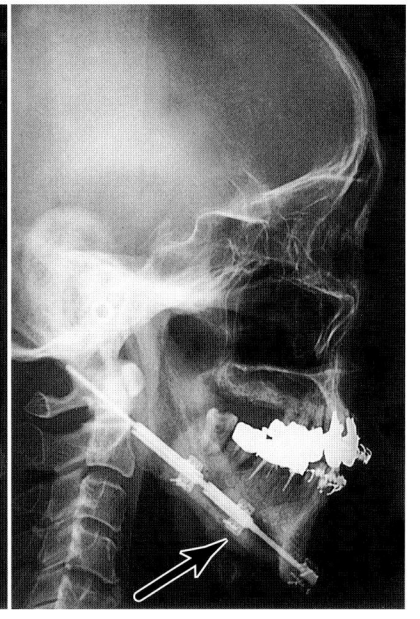

(d) 骨延長開始時のX線像（矢印は移動さす骨セグメント）。

(e) 1日0.5mmずつ延長し，計16mm延長終了後のX線像（矢印は移動した骨セグメント）。移動した骨セグメント上にあるプレートの移動が認められる。

図9・9 つづき
（高戸 毅，森 良之，江口智明ほか：顎顔面領域における骨延長術の応用．Hosp. Dent. (Tokyo), 10：2-17, 1999. より引用）

3．顎関節形成（図9・11-a〜e）

口腔癌根治手術における下顎骨切除や先天的に欠損した下顎枝（関節突起）の再建，あるいは外傷や感染による顎関節強直症の治療において，可動性を有し機能する関節を再建することは非常に困難である．このような症例に対して，関節突起部の再建に骨トランスポート法が応用される（図9・6）[23)～26)]．この方法では，骨延長中に積極的に咀嚼運動を行うことにより，移動骨の先端に関節円板に相当する膠原線維の被膜が形成され，可動性を有する関節形成が可能であることが実験的に確認されている[24) 25)]．腫瘍切除後の下顎骨関節突起欠損症例において骨トランスポート法による顎関節形成が行われ，MRI画像上で関節円板に相当する線維性組織の形成が報告されている[23)]．

手術法は，口内法，口外法の両者があるが，当科では下顎下縁切開から下顎枝外側面を明示し，下顎切痕からL字型に骨切りを行い骨延長装置を装着し，関節窩方向へ骨セグメントの移動を行う．この間，顎運動は制限しない．

G 考 察

骨延長法は生体の骨形成反応を利用した手技で，口腔顎顔面領域においてはhemifacial microsomiaや小下顎症の下顎骨延長に用いられてきたが[28)～30)]，現在では腫瘍切除後や外傷などによる骨欠損の修復にその応用範囲が広がっている[15) 16)]．口腔腫瘍切除手術において下顎骨区域切除が施行された場合には，腓骨などの血管柄付骨移植による即時再建が第一選択として行われる．しかし，下顎骨が即時再建されず比較的小さな骨欠損が残存したり，下顎骨辺縁切除後に歯槽骨が欠損しているため，義歯やデンタルインプラントの植立が困難で，咀嚼機能に障害を残す場合がある．このような問題点の解決法として，骨トランスポート法はたいへん有用な術式と考えられる．残存している下顎骨の一部を用いて骨延長を行うことにより，骨を新たに移植することなく下顎骨を再建することができる[15)31)]．歯槽骨の垂直方向への延長では歯槽骨を被覆している粘膜なども同時に拡張可能である．最終的な咬合回復に際しては，デンタルインプラントの植立および義歯を装着するため，水平方向の骨延長ばかりでなく，歯槽堤の垂直方向の増量が必要不可欠である場合が少なくない[20)]．

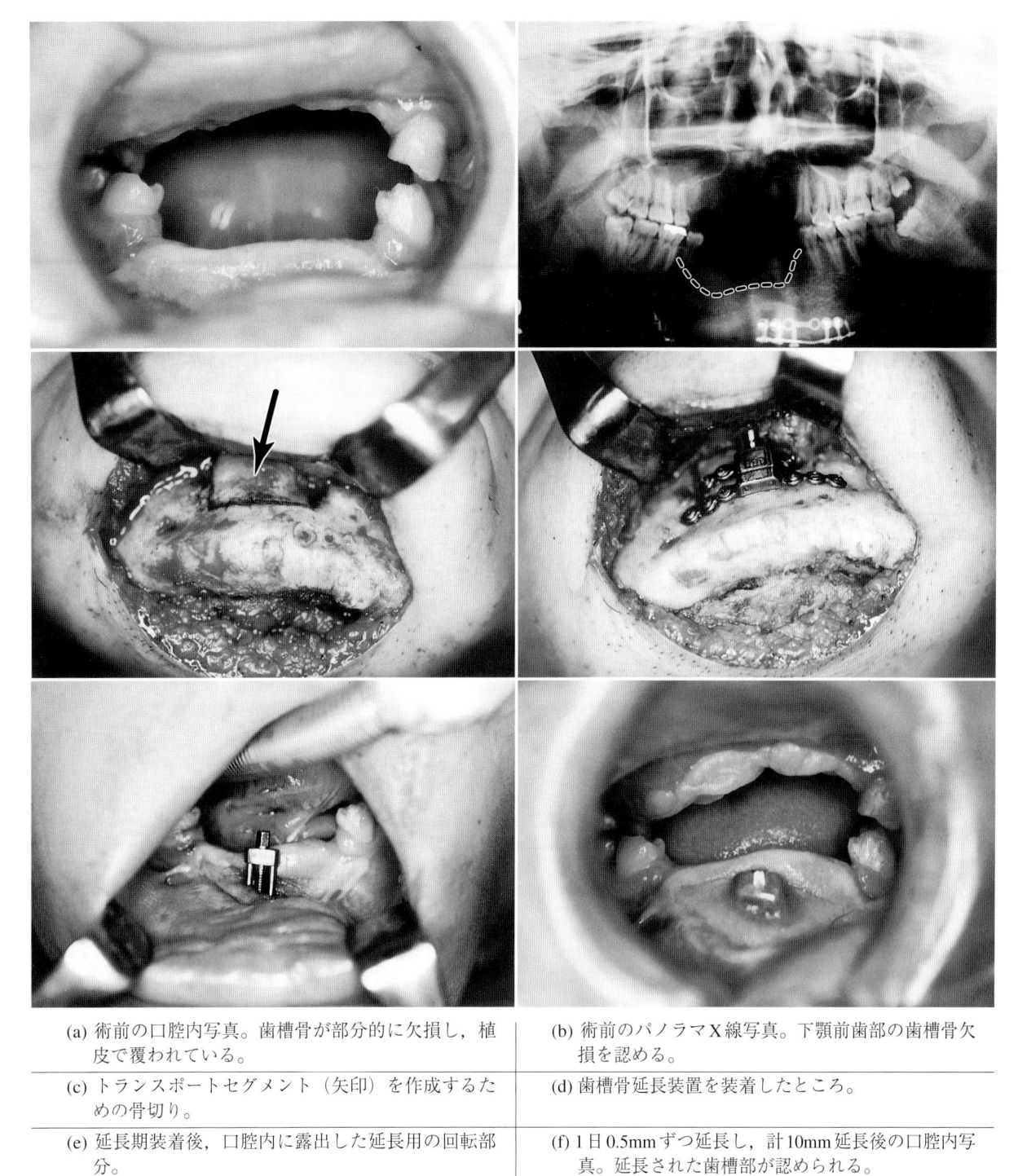

(a) 術前の口腔内写真。歯槽骨が部分的に欠損し，植皮で覆われている。
(b) 術前のパノラマX線写真。下顎前歯部の歯槽骨欠損を認める。
(c) トランスポートセグメント（矢印）を作成するための骨切り。
(d) 歯槽骨延長装置を装着したところ。
(e) 延長期装着後，口腔内に露出した延長用の回転部分。
(f) 1日0.5mmずつ延長し，計10mm延長後の口腔内写真。延長された歯槽部が認められる。

図9・10　症例2：29歳，男，外傷による下顎前歯部歯槽骨欠損

　下顎骨欠損修復における骨トランスポート法の適応については，骨欠損が比較的小さい場合あるいは移植床に吻合血管がなく，血管柄付骨移植が困難な症例に適応があると考えられる。臨床例で長さ約60mmの骨欠損においても骨形成が可能であったとの報告もされている（図9・12）[14]。しかし，装置を長期に装着していることは患者にとって苦痛であり，感染の危険性も高いので，長い骨欠損における同法の選択は慎重に行う必要がある。われわれは，20〜30mm以内の骨欠損が適応と考えている。放射線照射を受けている場合や，骨髄炎などを有している場合には，骨形成が期待できないので同法の適応は禁忌と考えているが，放射線照射後でも骨延長における骨形成に問題はなかったとする実験報告もあり，今後の追試を待ちたい[32]。

　また，同法の欠点として，移動骨の先端部分に膠原線維の被膜が形成され，相手骨との間に偽関節を形成して骨癒合が完成しないことが挙げられる[6)8)12]。すなわち，骨移動が終了したdocking siteにおいては軟組織の除去あるいは遊離骨移植が必要となる。一方，この欠点を利用して，同方法を顎関節形成に応用する試みがなされて

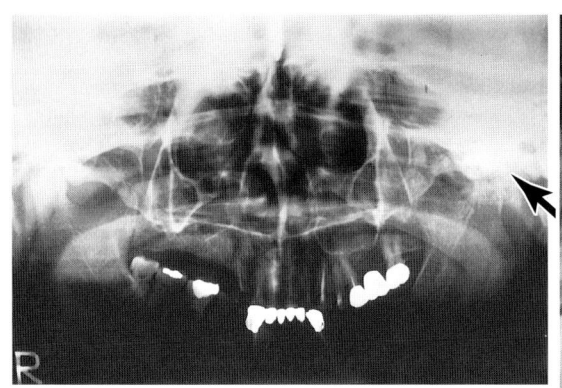

(a) 術前のパノラマX線像(矢印は欠損した関節突起部を示す)。

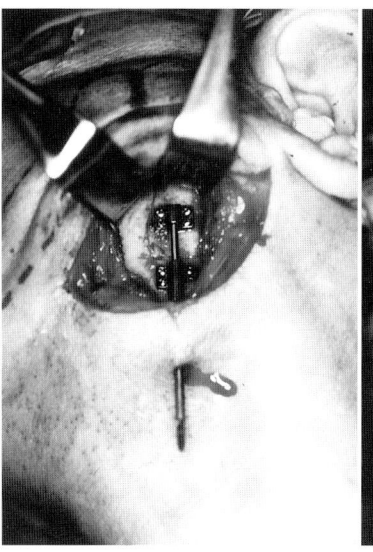

(b) 延長器を装着したところ。

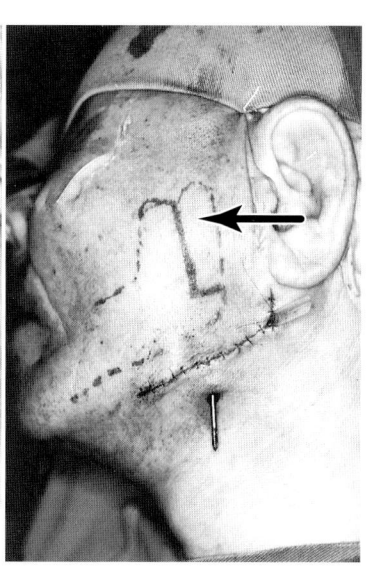

(c) 術直後の状態(矢印は移動させる骨セグメント)。

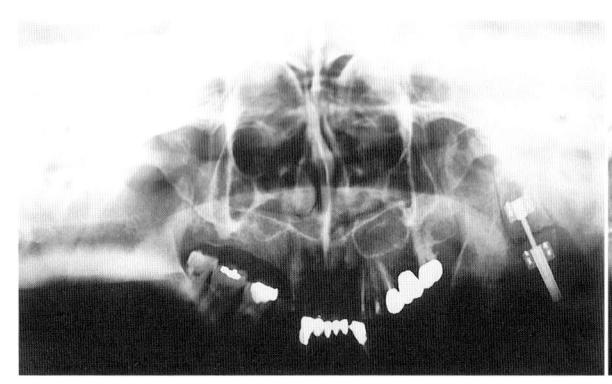

(d) トランスポート開始前のパノラマX線像。

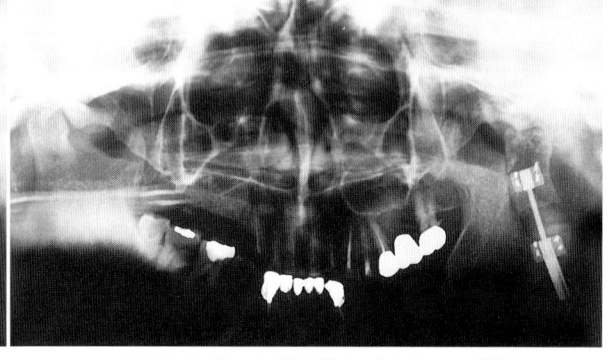

(e) トランスポート終了後のパノラマX線像。

図9・11 症例3:64歳,男,左側関節突起部欠損
(森 良之,高戸 毅,波利井清紀:骨延長術と骨トランスポート法による下顎の再建.頭頸部腫瘍,25:421-425,1999.より引用)

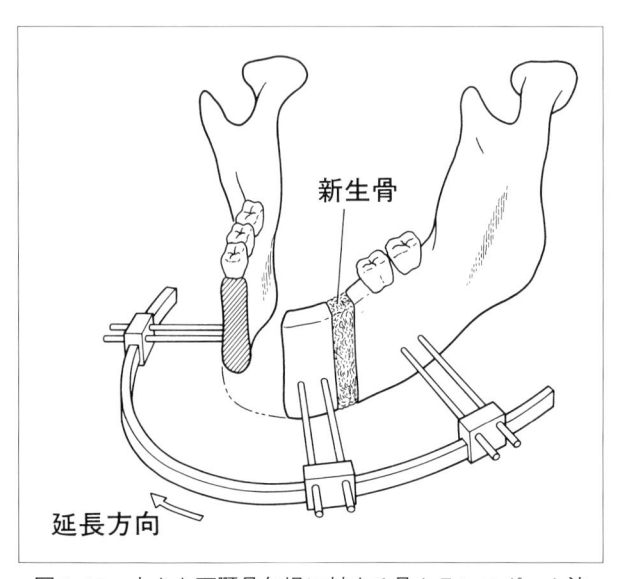

図9・12 大きな下顎骨欠損に対する骨トランスポート法
(森 良之,高戸 毅,波利井清紀:骨延長術と骨トランスポート法による下顎の再建.頭頸部腫瘍,25:421-425,1999.より引用)

いる[15)23)~26)]。被膜による偽関節を作成することにより,可動性を有する関節突起部を形成することを目的とするが,長期結果の報告はなく今後のさらなる臨床報告が待たれる。

以上述べたように,骨トランスポート法の下顎骨に対する応用範囲は広く,今後さらなる延長装置の開発が適応症例の拡大につながるものと考えられる。

(高戸 毅,志田裕子)

文 献

1) Ilizarov, G. A. : Basic principle of transosseus compression and distraction osteogenesis. Orthop. Travematol. Protez., 32 : 7-15, 1971.
2) Ilizarov. G. A. : The princilpes of the Ilizarov method. Bull. Hosp. Jt. Dis., 48 : 1-11, 1988.
3) Morandi, M., Zembo, M. M., Ciotti, M. : Infected tibial pseudoarthrosis. A 2-year follow-up on patients treated by the Ilizarov technique. Orthopedics, 12 : 497-506, 1989.
4) Paley, D., Catagni, M. A., Argnani, F., et al. : Ilizarov treatment of tibial nonunions with bone loss. Clin. Orthop.

241 : 146-152, 1989.
5) Pearson, R., Perry, C. R. : The Ilizarov technique in the treatment of infected tibial nonunions. Orthop. Rev., 18 : 609-615, 1989.
6) Constantino, P. D., Shybut, G., Friedman, C. D., et al. : Segmental mandibular regeneration by distraction osteogenesis. Arch Otolaryngol. Head Neck Surg., 116 : 535-545, 1990.
7) Marsh, J. L., Nepola, J. V., Biermann, J. S. : Segmental bone transport with a unilateral fixator-a report of two cases. Iowa Orthop., 10 : 72-77, 1990.
8) Constantino, P. D., Friedman, C. D. : Distraction osteogenesis: applications for mandibular regrowth. Otolaryngol. Clin. North Am. 24 : 1433-1442, 1991.
9) Biermann, J. S., Maarsh, J. L., Nepola, J. V. : A unilateral bone transport system for segmental defects of bone. Orthp. Trans., 15 : 639-650, 1991.
10) Dagher, F., Roukoz, S. : Compound tibial fractures with bone loss treated by the Ilizarov technique. J. Bone Jt. Surg., 73B : 316-320, 1991.
11) Ilizarov, G. A., Ledyaev, V. I. : The replacement of long tubular bone defects by lengthening distraction osteotomy of the fragment. Clin. Orthop. Res., 280 : 7-10, 1992.
12) Constantino, P. D., Friedman, C. D., Shindo, M. L., et al. : Experimental mandibular regrowth by distraction osteogenesis. Otolaryngol. Head Neck Surg., 119 : 511-516, 1993.
13) Marsh, J. L., Prokuski, L., Biermann, J. S. : Chronic infected tibial nonunions with bone loss : conventional techniques versus bone transport. Clin. Orthop. Res., 301 : 139 -146, 1994.
14) Sawaki, Y., Hagino, H., Yamamoto, H., et al. : Trifocal distraction osteogenesis for segmental mandibular defect : a technical innovation. J. Cranio-Maxillofac. Surg., 25 : 310-315, 1997.
15) 高戸 毅, 森 良之, 江口智明ほか：顎顔面領域における骨延長術の応用. Hosp. Dent. (Tokyo), 10 : 2-17, 1999.
16) 小田知正：仮骨延長による顎骨欠損の再建. 顎骨延長術の臨床応用, pp.42-46, クインテッセンス出版, 東京, 1999.
17) 米原啓之, 高戸 毅, 須佐美隆史ほか：膜性骨の骨形成に関する実験的研究－第1報：骨折後の骨修復過程について－. 日形会誌, 14 : 197-207, 1994.
18) 米原啓之, 高戸 毅, 須佐美隆史ほか：膜性骨の骨形成に関する実験的研究－第2報：膜性骨骨膜の骨形成について－. 日形会誌, 14 : 258-267, 1994.
19) 米原啓之, 高戸 毅, 須佐美隆史ほか：下顎骨骨延長術施行例のX線学的検討. 日形会誌, 14 : 654-660, 1994.
20) Chin, M., Toth, B. A. : Distraction osteogenesis in maxillofacial surgerey using internal devices: review of five cases. J. Oral Maxillofac. Surg., 54 : 45-53, 1996.
21) Oda, T., Sawaki, Y., Ueda, M. : Alveolar ridge augmentation by distraction osteogenesis using titanium implants: an experimental study. Int. J. Oral Maxillofac. Surg., 28 : 151-156, 1999.
22) Gaggl, A., Schultes, G., Karcher, H. : Distraction implants : a new operative technique for alveolar ridge augmentation. J. Cranio-Maxillofac. Surg., 27 : 214-221, 1999.
23) Stucki-McCormic, S. U. : Reconstruction of the mandiblar condyle using transport distraction osteogenesis. J. Cranio-Fac. Surg., 8 : 48-52, 1997.
24) 上田俊豪, 高戸 毅, 米原啓之ほか：骨トランスポート法による顎関節形成術に関する実験的研究－第1報：形態学的検討－. 日形会誌, 18 : 74-82, 1998.
25) 上田俊豪, 高戸 毅, 米原啓之ほか：骨トランスポート法による顎関節形成術に関する実験的研究－第2報：組織学的検討－. 日形会誌, 18 : 83-91, 1998.
26) Dean, A., Alanillos, F. : Mandibular distraction in temporomandibular joint ankylosis. Plast. Reconstr. Surg., 104 : 2021-2031, 1999.
27) Takato, T., Harii, K., Komuro, Y. et al. : Mandibular lengthening by gradual distraction: analysis using accurate skull replicas. Br. J. Plast. Reconstr., 46 : 686-693, 1993.
28) McCarthy, J. G., Schreiber, J., Karp, N., et al. : Lengthening the human mandible by gradual distraction. Plast. Reconstr. Surg., 89 : 1-8, 1992.
29) 高戸 毅, 波利井清紀, 小室裕造ほか：片側下顎発育不全に対する下顎骨延長法. 日形会誌, 13 : 187-197, 1993.
30) Molina, F., Monasterio, F. O. : Mandibular elongation and remodeling by distraction : A farewell to major osteotomies. Plast. Reconstr. Surg., 96 : 825-840, 1995.
31) Yonehara, Y., Takato, T., Mori, Y., et al. : Secondary lengthening of the reconstructed mandible using a gradual distraction technique-two case reports. Br. J. Plast. Surg., 51 : 356-358, 1998.
32) Gantous, A., Phillips, J. H., Cotton, P., et al. : Distraction osteogenesis in the irradiated mandible. Plast. Reconstr. Surg., 93 : 164-168, 1994.

和文索引

あ
後戻り　91, 109, 177, 209
アポトーシス　17
アルビジア特殊髄内釘　12

い
生田式延長器　74
移行層　35
一期的延長法　12
遺伝子発現　16
イヌ　51
いびき　210
インプラント型延長器　219

え
永久歯胚　207
永久歯列　200
嚥下　203
延長器　68
延長後固定期間　28
延長速度　4
延長方向　175, 177
延長量　28

お
オクルーザルX線写真　193
オルソフィックス・ミニ延長器®　139

か
外眼角斜下　210
開口制限　177
外骨膜　74
外固定型骨延長　102
外固定型骨延長器　102, 103
外固定装置　6
外側翼突筋　35
下顎角部　38
下顎骨　40
下顎骨延長　102, 145
下顎骨延長術　93
下顎骨骨延長　31
下顎骨骨延長術　4
下顎骨単独延長術　158
下顎骨低形成の分類　157
下顎枝　24, 36
下顎枝延長　37
下顎枝矢状分割術　164, 174
下眼瞼外反　210
顎運動　195, 203
顎間固定　111, 159
顎間ゴム　198
顎関節　34, 36, 95
顎関節形成　222
顎関節形成術　220

顎関節症　194
顎関節部の再建　217
顎顔面骨形成不全症　166
顎堤形成　219, 221
顎変形症　198
仮骨　12
化骨形成　75
仮骨形成　20
仮骨軸加圧　12
仮骨のX線分類　13
仮骨表層超音波反射率　14
可撤式義歯　217
家兎　51
川端法　77
眼窩，頬骨の骨延長術　104
眼球突出　212
眼瞼欠損　167
眼瞼裂斜下　167
管状構造　23
関節円板　195
関節窩　36
関節拘縮　12
関節脱臼　12
関節頭　34, 38
関節軟骨　38
関節変形の矯正　12
貫通ピン　137
顔貌の審美性　190
顔面写真　190
顔面裂　167
間葉系骨原細胞　13
間葉系細胞　24

き
偽関節　223
気管切開　174
気管切開離脱　177
気道狭窄　174
機能的矯正装置　202
筋電図　195

け
形成不全　12
血管・神経障害　12
血管内皮成長因子　17
牽引型骨延長器　104

こ
硬化帯　23
口腔内型装置　37
口腔内写真　190
口腔内装置　93
口腔内装着型延長器　171
咬合位　191
硬口蓋部の骨延長術　5

咬合器　195
咬合平面　201
口唇閉鎖不全　174
後部開咬　175
硬膜外死腔　57, 59, 132
呼吸障害　94, 98
骨移動式仮骨充填術　11
骨陰影　20
骨延長　11, 40
骨延長術　57, 60
骨延長装置　5
骨延長の適応　67
骨延長術の歴史　3
骨芽細胞　24, 30, 39
骨吸収　59
骨吸収像　58
骨切り　69
骨切り線　185
骨再生過程　21
骨再生機序　3, 32
骨髄炎　223
骨粗鬆症　17
骨端軟骨板牽引法　12
骨透過性　23
骨トランスポート法　217
骨膜付趾節骨移植術　77
骨密度測定　14
骨癒合　23
骨離断　27
骨リモデリング　25
コラゲナーゼ液　41
コロイド相　24
混合歯列　199

さ
サイトカイン　17
サル　50, 51
三次元実体模型　197
三次元実体モデル　158
三次元線図形　158
三次元的移動　109

し
歯科矯正学　190
自家骨髄細胞注入　12
死腔　58, 132
指趾骨　73
四肢骨延長術　68
四肢短縮型小人症　68
歯槽骨　192
歯槽骨延長　192
歯槽骨形成　221
歯槽骨，硬口蓋の骨延長術　105
歯槽骨部分欠損　217
歯胚の損傷　177

和文索引

シミュレーション　121
シミュレーション・サージャリー　87
手術シミュレーション　184
小下顎症　93
上顎骨　118, 123
上顎骨・頭蓋骨の骨延長術　5
上顎骨の骨延長　149
小顎症　166
上下顎同時延長法　171
上下顎同時骨延長術　111, 157, 159
上下顎の同時骨切り　111
上下同時延長術　206
小児期　163
初期延長　91
食物摂取障害　174, 175
歯列石膏模型　191
唇顎口蓋裂　149
新生骨　58
振動評価　14

す
髄液腔　59
髄腔形成　22
垂直方向延長　175
水平方向延長　175
睡眠時無呼吸　210
スケレトグラム　158, 196

せ
成熟骨梁層　13
成熟判定　12
成熟不全　12
正常咬合　191
成長軟骨帯牽引法　12
赤色骨髄　39
舌骨上筋群　174
舌状突出　167
線維性結合組織　25
線維性組織　23
線維層　35
先天性腓骨列欠損症　70
先天性指欠損症　77
前頭骨延長術　104
前頭洞　59
前部開咬　174

そ
創外延長器　171
創外型延長装置　93
創外固定型骨延長器　58
創外固定器　102, 137
増殖層　35
創内固定型装置　37
層板状　21
層板状骨　22, 24, 25, 26, 39
側頭骨　34
側方拡大　176
組織学的所見　30
咀嚼　203
咀嚼運動　195

咀嚼筋筋電図　195

た
第一・第二鰓弓症候群　111, 156
待機期間　96, 220
多方向骨延長　109
弾力的固定　137

ち
中顔面延長　54
中顔面骨延長　103
中顔面骨延長術　102, 102
超音波　12
超音波刺激　12
長管骨　20
長管骨延長術　3
長頭症　187
直接膜性骨化　15

て
電気刺激　12, 16
デンタルインプラント　217
デンタルX線写真　193

と
頭蓋顔面異骨症　103
頭蓋骨早期癒合症　5, 184
頭蓋縫合早期癒合症　128
同時延長　201
頭部X線規格写真　194
動物実験　4, 58
透亮帯　23
ドリルポイント　75
トルク　189

な
内骨膜　74
内固定型骨延長　102
内固定型骨延長器　102, 103, 143
内固定型中顔面骨延長術　209
内固定装置　6, 116
内固定用エクステンションプレート　44
内軟骨性骨化　25, 74
斜方向延長　176
軟骨細胞　20, 21, 38
軟骨性骨化　32
軟骨組織　22, 25
軟骨内骨化　35
軟骨無形成症　68, 69

に
肉眼的観察　28
乳歯列　199

は
ハーフピン　137
培養骨膜由来細胞　40
培養細胞　42
破骨細胞　30
発音　203

パノラマX線写真　192
瘢痕形成手術　12

ひ
ヒアルロニダーゼ活性　24
鼻咽腔閉鎖機能不全　50
非貫通ピン　137
鼻骨骨延長　54
皮質骨化　22
皮質骨切り　109
皮質骨の代謝　17
鼻唇角　214
肥大層　35
ヒツジ　49, 51
ピン　68

ふ
ファイファー症候群　124
プロテオグリカン　24

へ
閉塞型無呼吸発作　121
閉塞性睡眠無呼吸　174
ベクトル　104, 175, 176, 210
変形性関節症　12
変性層　35
片側下顎骨延長術　86
片側下顎骨体部延長　37

ほ
縫合部延長　51
放射線照射　223
母指欠損の再建　75
保定　202

ま
埋入型の骨延長器　59
膜性骨　20
膜性骨化　13, 25, 74

み
未熟骨梁層　13
ミラーイメージ・スコア　158

も
網状骨　22, 26

ゆ
遊離骨移植　60
遊離骨膜付趾節骨　74

よ
横方向延長　176

り
リモデリング　34, 39
両側下顎骨延長　166, 174
両側下顎骨延長術　93

る

類骨 30

ろ

肋軟骨移植術 86

欧文索引

A
antigonial notching　168, 169
antimongoloid slant　167, 169
Apert症候群　128

B
bicoronal synostosis　128
bifocal distraction　217
bifocal distraction osteogenesis　5
bilateral craniofacial microsomia　174
bone transport　11, 141
BrdU染色　42

C
callotasis　73
c-fos　16
clover leaf skull　135
coloboma　167
computed tomography　194
consolidation　75
consolidation period　54
corticotomy　3, 27, 109
costochondral graft　86, 157, 164
Crouzon症候群　128, 130
Crouzon病　59, 103, 119
CT　194
CT像　58

D
dental compensation　199
dental prescale　196
desirable occlusion　199
DEXA　12
distraction histoneogenesis　67
distraction osteogenesis　3, 67, 73, 202
docking site　221
dynamic axial fixation　137
dynamization　75

E
ECHO評価　14
enchondral ossification　74
endosteum　74

F
face bow transfer　195
frontal advancement　57
functional appliance　87, 88, 157, 164
functional matrix　86, 157

G
Gillis cocked-hat flap法　76

Goldenhar症候群　168
greenstick fracture　88

H
hair tongue　167, 169
halo　102
halo型の固定装置　150
Ham's F-12培地　41
healing index　69
hemifacial microsomia　87, 156, 204
HFM　87, 156
Hoffmann型ミニ延長器　74
Howmedica Mini Hoffman延長器　28

I
Ilizalov式骨延長器　137
Ilizarov法の概念　67
initial gap　28, 54
interposisional graft　77
intramenbranous ossification　74

J
Joshi法　76

L
latent period　4, 52
Le Fort I型骨延長術　103
Le Fort I型骨切り　149
Le Fort II型骨延長術　104
Le Fort II型骨切り術　104
Le Fort III型　103, 118
Le Fort III型骨延長術　104, 212
Le Fort IV　123
Le Fort IV型骨延長術　103, 104, 212

M
magnetic resonance imaging　194
mandibulofacial dysostosis　166
Matev法　76
Miller症候群　168
Mini Hoffmann延長器　139
monobloc advancement　57, 59
monofocal distraction osteogenesis　5
MRI　194
multi bracket appliance　198
Multi-Guide®下顎骨延長器　140
Murrey　170
Murrey分類　169

N
Nager症候群　94, 168, 174
NIH image　42

O
Orchicochea法　76
Orthofix M-100®　41, 74
Orthofix Minirail System®　139
osteocalcin　17
osteonectin　17
osteoprogenitor cell　13, 74

P
%ECHO評価　12
percutaneous multidrilling osteotomy　69
periosteum　74
Pierre Robin sequence　94, 174

R
REDシステム®　140, 151, 159
relapse　54
rigid external distraction システム®　140
rotatory distraction　12

S
sagittal synostosis　129, 130
scaphocephaly　128
suture distraction　49
syndromic craniosynostosis　126

T
tension-stress effect　67
tissue engineering　40
toe-to thumb transfer　76
touch-up surgery　213
transport disk　5
Treacher Collins症候群　94, 103, 166, 169, 174
trifocal distraction　217
trifocal distraction osteogenesis　5

V
VEGF　17

W
Wagner式骨延長器　138
waiting period　27, 52
wrap around flap　76

X
X線　12
X線所見　28

形成外科ADVANCEシリーズⅡ-9
骨延長術：最近の進歩　　　　　　　〈検印省略〉

2002年4月20日　第1版第1刷発行

定価（本体19,000円＋税）

監修者　波利井清紀
編集者　杉原　平樹
発行者　今井　良
発行所　克誠堂出版株式会社
　〒113-0033　東京都文京区本郷3-23-5-202
　電話（03）3811-0995　振替00180-0-196804

ISBN4-7719-0250-X C3047 ¥19000E　　印刷　倉敷印刷株式会社
Printed in Japan　© Tsuneki Sugihara 2002

- 本書の複製権・翻訳権・上映権・譲渡権・公衆送信権（送信可能化権を含む）は克誠堂出版株式会社が保有します。
- JCLS ＜㈱日本著作出版権管理システム委託出版物＞
本書の無断複写は著作権法上での例外を除き禁じられています。複写される場合は，そのつど事前に㈱日本著作出版権管理システム（電話03-3817-5670，FAX 03-3815-8199）の許諾を得てください。